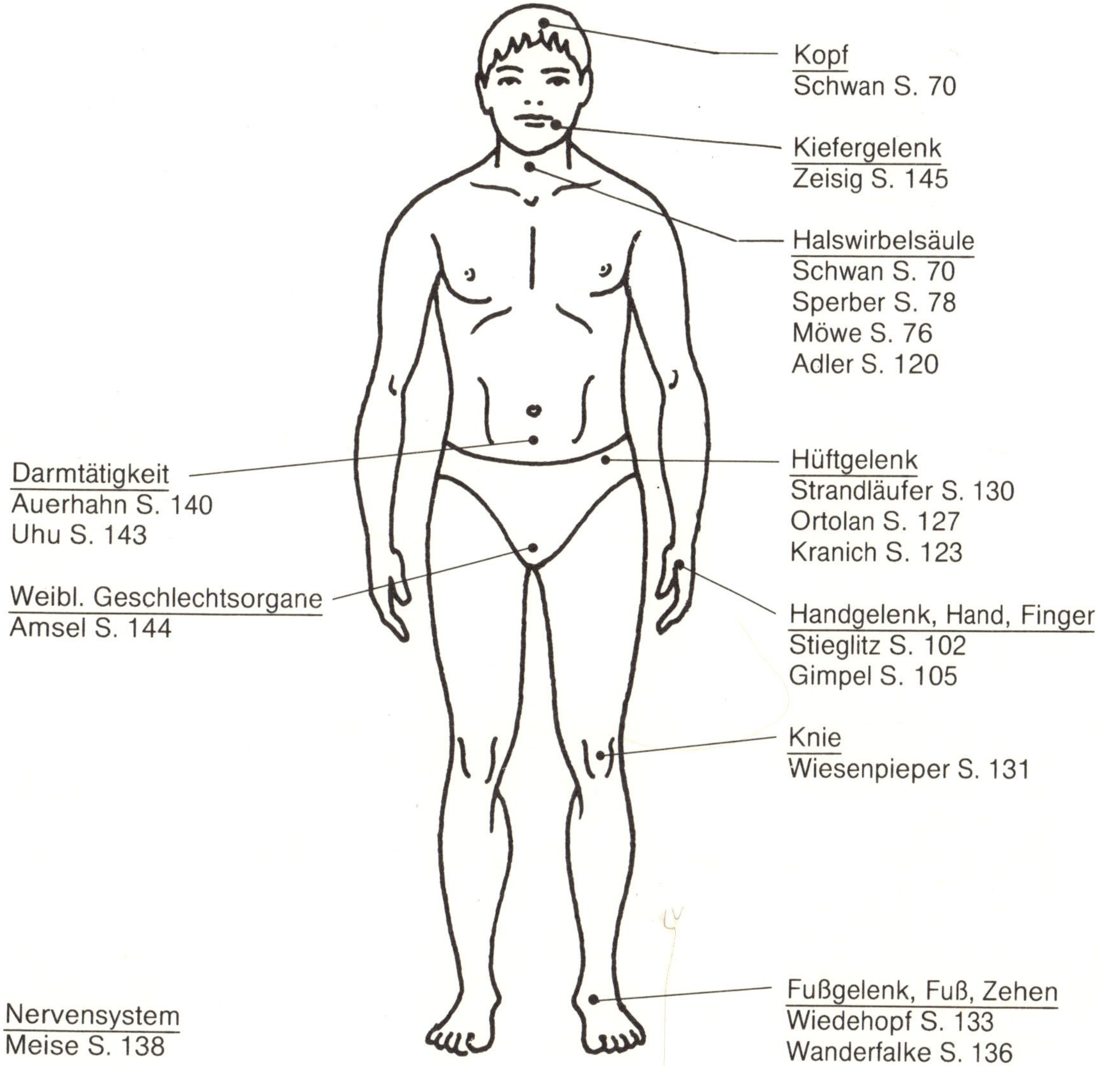
Kopf
Schwan S. 70
Kiefergelenk
Zeisig S. 145
Halswirbelsäule
Schwan S. 70
Sperber S. 78
Möwe S. 76
Adler S. 120
Darmtätigkeit
Auerhahn S. 140
Uhu S. 143
Hüftgelenk
Strandläufer S. 130
Ortolan S. 127
Kranich S. 123
Weibl. Geschlechtsorgane
Amsel S. 144
Handgelenk, Hand, Finger
Stieglitz S. 102
Gimpel S. 105
Knie
Wiesenpieper S. 131
Nervensystem
Meise S. 138
Fußgelenk, Fuß, Zehen
Wiedehopf S. 133
Wanderfalke S. 136

Mosaik

Adriana Zillo / Hans Greissing

Neue Hoffnung: Zilgrei®

Schmerzfrei durch eine kombinierte Haltungs- und Atemtherapie

Mosaik-Verlag

Übersetzung des englischen Manuskripts: Charlotte Rogers
Bearbeitung: Bruna Forti und Charlotte Rogers
Zeichnungen: Carlo Crovetto
Einbandentwurf: Wilfried Becker

Der Mosaik Verlag ist ein Unternehmen
der Verlagsgruppe Bertelsmann

Satz: Filmsatz Schröter GmbH, München
Druck und Bindung: Mohndruck Graphische Betriebe GmbH, Gütersloh
ISBN 3-576-00783-0 · Printed in Germany

Inhalt

Vorwort

Lieber Leser,
was immer Sie bewogen haben mag, dieses Buch zu kaufen, sei's der Wunsch, sich einer natürlichen Heilmethode zu bedienen, um gesund zu werden und zu bleiben, sei's die Hoffnung, endlich eine wirkliche Abhilfe für Ihre lästigen Rückenschmerzen zu finden, oder weil Sie einfach wissen möchten, was es Neues auf dem »Gesundheitsmarkt« gibt – was immer auch der Grund war, wir begrüßen Sie herzlich zur Zilgrei-Selbstbehandlungsmethode. Falls Sie zu jenen zählen, die seit Jahren an hartnäckigen Schmerzen und Beschwerden leiden, die stets der Arthrose zugeschrieben wurden, und zu deren Linderung Sie schon praktisch alles – leider erfolglos – probiert haben, werden Sie hoffentlich bald zu den Tausenden gehören, denen mit Zilgrei geholfen werden konnte. Wenn Sie sich andererseits vollkommen gesund fühlen und Zilgrei momentan nicht zur Bekämpfung von Schmerzen oder Beschwerden brauchen, hoffen wir, daß Sie nach Lektüre dieses Buches zumindest Ihren Körper und seine Funktionen besser verstehen und, was noch wichtiger ist, daß Sie wissen, was Sie tun können, um Ihren guten Gesundheitszustand zu erhalten und gegen gewisse Schmerzen von Anfang an vorzubeugen.
Damit Sie den größtmöglichen Vorteil aus diesem Buch ziehen können, erlauben Sie uns, kurz zu erläutern, wie man es am besten liest. Das Buch besteht aus drei Hauptteilen: der erste, theoretische Teil (Seite 13) enthält allgemeine Informationen über Zilgrei, wie die Methode entwickelt wurde und worauf sie aufgebaut ist. Der zweite Teil (Seite 47) befaßt sich fast ausschließlich mit der Praxis der Methode. Er besteht aus zwei Teilen, wovon der erste lehrt, wie man die Zilgrei-Selbstuntersuchungen vornimmt, und der zweite, wie man die Zilgrei-Selbstbehandlungen anwendet. Dieser zweite Teil interessiert sicherlich insbesondere jene Leser, die Beschwerden irgendwelcher Art haben. Bevor Sie jedoch mit der Anwendung der Selbstbehandlungen beginnen, ist es absolut notwendig, daß Sie die im ersten Teil enthaltenen Grundbegriffe der Zilgrei-Methode verstanden haben und beherrschen.
Zilgrei ist äußerst wirksam und hat schon in vielen, auch als hoffnungslos bezeichneten Fällen erstaunlich gute Ergebnisse erzielt. Jedoch genau wie jede andere Methode oder Therapie setzt der Erfolg von Zilgrei ihre korrekte Anwendung voraus. Nehmen Sie sich daher ein wenig Zeit, um zunächst den ersten Teil des Buches zu studieren und zu verstehen, bevor Sie sich mit dem Praxisteil befassen.
Der dritte Teil des Buches (Seite 149) enthält einige nützliche Informationen über die Funktionen des Körpers, über Schmerzursachen und darüber, wie man Beschwerden verhindern und gesund bleiben kann.
Jede der in diesem Buch enthaltenen Selbstbehandlungen ist durch einen Vogelnamen gekennzeichnet. Einerseits kann man sie sich dadurch leichter merken, andererseits wollten wir auf diese Weise auf unsere Umwelt und unsere gefiederten Freunde aufmerksam machen, die in der heutigen »fortschrittlichen« Welt leider allzuoft in Vergessenheit geraten. Anfänglich hatte jede Selbstbehandlung nur eine Nummer, aber wir merkten bald, daß das zu abstrakt war und keiner sie sich recht merken konnte. Dann stellten wir fest, daß viele Patienten nach Anwendung der Zilgrei-Selbstbehandlungen in gleicher Weise reagierten: »Jetzt fühle ich mich frei und leicht wie ein Vogel!«, hörten wir immer wieder. Da lag es nahe, jeder Selbstbehandlung einen Vogelnamen zu geben. Mit der Zeit wurden dann noch andere Arten von Zilgrei-Selbstbehandlungen entwickelt, z.B. sogenannte assistierte Selbstbehandlungen, die jeweils nach Bäumen benannt wurden, um sie von den reinen Selbstbehandlungen, die man ohne jegliche Hilfe von Dritten anwendet, zu unterscheiden.
Für den Fall, daß Ihnen nach Durchlesen dieses Buches einige Einzelheiten über die Zilgrei-Methode noch nicht ganz klar sind, oder wenn Sie Hilfe bei der Anwendung der Selbstuntersuchungen bzw. Selbstbehandlungen benötigen, wenden Sie sich an die Deutsche Zilgrei Gesellschaft e. V., Geschäftsstelle, Savignystr. 80, 60325 Frankfurt/M., Tel. 0 69/74 95 84, oder an die Österreichische Zilgrei Gesellschaft, A-5541 Altenmarkt/Pg. 385, Tel. 0 64 52/78 18, die Ihnen gerne eine Liste der tätigen Zilgrei-Therapeuten und Zilgrei-Lehrer zur Verfügung stellt. Es handelt sich dabei um Personen, die von den Gründern der Zilgrei-Methode abgehaltene oder autorisierte Lehrkurse und Seminare besucht haben und ein entsprechendes Zertifikat besitzen. Wenn jemand vor-

gibt, sachverständig in der Zilgrei-Methode zu sein bzw. Sie diesbezüglich beraten zu können, verlangen Sie zuerst, das entsprechende Zertifikat zu sehen. Die Tatsache allein, daß jemand Chiropraktiker, Arzt, Heilpraktiker, Osteopath, Physiotherapeut, Yogalehrer, Gymnastiklehrer oder sonst Angehöriger einer medizinischen, paramedizinischen oder anderweitigen Fachrichtung ist, setzt nicht automatisch die Kompetenz oder ausreichende Kenntnisse der Zilgrei-Methode voraus. Wir empfehlen Ihnen daher, sich über Zilgrei nur von Personen beraten zu lassen, die von der Deutschen Zilgrei Gesellschaft e. V. empfohlen werden.

Wir möchten noch darauf hinweisen, daß dieses Buch für die nicht fachbezogene Öffentlichkeit geschrieben wurde. So haben wir uns bemüht, für jedermann verständlich zu sein. Wo medizinische, fachliche oder wissenschaftliche Ausdrücke benutzt wurden oder Bezeichnungen, die sich spezifisch auf Zilgrei beziehen, finden Sie die entsprechenden Erklärungen am Ende des Buches (Seite 186). Eigens für den Fachmann zusammengestellte Literatur und Unterlagen über Zilgrei können von der Deutschen Zilgrei Gesellschaft e. V. angefordert werden.

Verbleibt uns nur noch, Ihnen unsere besten Wünsche für Erfolg und baldige Genesung mit auf den Weg durch dieses Buch zu geben. Wir sind überzeugt, daß Zilgrei auch Ihnen helfen wird, gesund zu werden und zu bleiben und daß Ihnen diese Art der Selbsthilfe das vermitteln wird, was wir für das gute Recht eines jeden Menschen halten: unabhängig und selbständig, kurz, der Steuermann seines eigenen Schiffes zu sein!

Adriana Zillo · Hans Greissing

Wie es begann – Geschichte einer Patientin

Im Laufe seiner Entwicklung entdeckte der Mensch vieles durch reinen Zufall, anderes, weil es galt, eine Lösung zu einem bestimmten Problem zu finden. Die Zilgrei-Selbstbehandlung ist das Ergebnis der Suche nach der Lösung eines ganz persönlichen, dringlichen Problems.

Die Entstehungsgeschichte dessen, was zur Entwicklung einer echten und wirksamen Selbstbehandlungsmethode geführt hat, ist meine, Adriana Zillo Montis Geschichte. Ich will sie Ihnen gerne erzählen und kann mir dabei gut vorstellen, daß zumindest der Anfang meiner Geschichte jener von vielen von Ihnen, die diese Seiten lesen, sehr ähnlich ist.

Es begann damit, daß ich etwa Mitte Dreißig plötzlich von starken Schmerzen befallen wurde, die als schwere Zervikalarthrose und Ischias diagnostiziert worden waren. Die Schmerzen waren derart, daß ich kaum noch ein normales Leben führen konnte. So unterzog ich mich über Jahre hinweg der Reihe nach allen möglichen und erdenklichen Kuren und Heilmethoden, angefangen bei den herkömmlichen Therapien, die leider bald dazu führten, daß ich wegen Arzneimittelvergiftung in eine Klinik eingeliefert werden mußte. Meine »Arthrose« plagte mich jedoch nach wie vor. Dann versuchte ich es mit Thermalbädern, Physiotherapie, Akupunktur, Yoga, Mikromassage, Reflextherapie, autogenem Training und was es sonst noch so alles gibt. Zu Beginn jeder neuen Therapie hatte ich das Gefühl, daß sich mein Zustand tatsächlich verbesserte, aber schon nach kurzer Zeit kehrten die alten Schmerzen zurück.

Per Zufall empfahl mir eines Tages jemand, es doch einmal mit der Chiropraktik zu versuchen. Warum nicht, sagte ich mir, schließlich habe ich praktisch alles andere schon erfolglos durchprobiert, und auf eine Therapie mehr oder weniger kommt es nun auch nicht mehr an. Trotz meiner Verzweiflung hatte ich die Hoffnung auf Genesung noch nicht gänzlich aufgegeben. Aber ich gestehe, daß ich manchmal nahe daran war. Ich wandte mich also an Hans Greissing, Doktor der Chiropraktik aus den Vereinigten Staaten, der als internationale Kapazität auf seinem Gebiet gilt. Schon nach einigen wenigen Sitzungen bemerkte ich, daß seine Behandlungen mir auch über einen längeren Zeitraum hinweg erhebliche Linderung meiner Schmerzen verschafften. Ich konnte es kaum fassen. Der einzige Nachteil bestand darin, daß ich für jede Behandlung eine Reise von etwa 600 km antreten mußte, von meinem Wohnsitz in Treviso (Provinz Veneto, Italien) nach Mailand, wo Dr. Greissing seine Praxis hat, und wieder zurück. Bei meiner damals noch angeschlagenen Gesundheit war das besonders anstrengend und ermüdend. Ich überlegte, ob es nicht möglich wäre, mich auf irgendeine Art selbst zu manipulieren, ohne auf jemanden angewiesen zu sein. Der Reihe nach ging ich in Gedanken die verschiedenen Heilmethoden durch, denen ich mich bereits unterzogen hatte, und stellte fest, daß die einzigen beiden Behandlungsmaßnahmen, die mir eine merkliche und einigermaßen anhaltende Linderung verschafft hatten, Chiropraktik und Yoga waren. Als ich dann eines Tages, um die üblichen Schmerzen zu bannen, Yogaübungen machte, bemerkte ich plötzlich im Spiegel, daß sich bei der Tiefenatmung die Wirbelsäule bewegte und veränderte; nach tiefem Einatmen sah sie anders aus als nach komplettem Ausatmen. Einige Minuten lang beobachtete ich aufmerksam, wie die natürlichen Kurven der Wirbelsäule während des Einatmens zunahmen und während des Ausatmens abnahmen. Wie ein Blitz kam die Erkenntnis: der Zweck der chiropraktischen Manipulation ist die Wiederherstellung der Beweglichkeit bzw. die Beseitigung von Fehlstellungen der Wirbel durch entsprechende Handgriffe. Nun hatte ich entdeckt, daß auch die Tiefenatmung die Wirbelsäule mobilisierte. Was würde wohl geschehen, wenn ich, anstatt Yoga-Übungen zu machen und zu einem Chiropraktiker zu gehen, diese beiden Elemente, d. h. also Tiefenatmung und Körperstellungen bzw. -bewegungen, die Dr. Greissing bei mir anwendete, kombinieren würde? Gedacht, getan! Ich drehte meinen Hals in eine Stellung, die auch Dr. Greissing angewendet hatte, und atmete einige Male tief ein und aus. Meine Schmerzen in der Halswirbelsäule ließen nach! Ungläubig versuchte ich andere Stellungen, jeweils koordiniert mit der Tiefenatmung. Das Ergebnis war das gleiche: meine Schmerzen ließen nach, und die Beweglichkeit nahm zu! Es schien zu gut, um wahr zu sein, und noch traute ich meinem Glück nicht ganz. Um eine Bestätigung meiner Entdeckung zu erhalten, bat ich einige Leute aus meinem Bekanntenkreis, die ähnliche Beschwerden hatten wie ich, diese Technik an sich selbst auszuprobieren. Die Wirkung meiner Methode wurde ausnahmslos bestätigt; auch sie konnten damit ihre Schmerzen beseitigen und sich wieder besser bewegen. Ich faßte Mut und wandte mich an verschiedene Ärzte mit der Bitte, meine Entdeckung zu überprüfen. Aber leider stieß ich nur auf Ablehnung. Es sei ja schön und gut, wenn es mir dadurch besser ginge, aber schließlich sei die Sache nicht »wissenschaftlich« erwiesen, und man habe keine Zeit, sich mit unwissenschaftlichen Dingen zu befassen.

Angespornt durch die ständige Besserung meines Gesundheitszustandes durch Anwendung meiner selbstentwikkelten Technik beschloß ich jedoch, mich nicht geschlagen zu geben. Vielleicht ist, dachte ich, Dr. Greissing bereit, mich anzuhören. Ich reiste wieder nach Mailand und versuchte, ihm meine Beobachtungen zu erklären. Das Problem, das es zunächst zu überwinden galt, war die Verständigung: meine Englischkenntnisse waren damals noch recht begrenzt und sein Italienisch noch mangelhafter. Der Zufall kam mir zu Hilfe. Zu meinem Glück und Dr. Greissings Unglück litt er seit einiger Zeit an lästigen und hartnäckigen Schmerzen im Nacken und in der rechten Schulter, und außerdem konnte er den rechten Arm nicht heben. Er erklärte mir, daß er nach Jahren harter Arbeit kürzlich die Manuskripte für 84 Bände über Chiropraktik und statisch-dynamische Röntgenanalyse der Wirbelsäule handschriftlich fertiggestellt hatte und daß seine Beschwerden sicherlich daher rührten. Er habe schon einige seiner fähigsten Kollegen in Amerika und andere Ärzte deswegen aufgesucht, aber leider erfolglos. Nun werden wir ja sehen, ob meine Technik etwas taugt oder nicht, dachte ich. Ich brachte ihm sogleich die von mir entwickelte Atemtechnik, die ich von der Yogaatmung abgeleitet hatte, bei und zeigte ihm, wie man diese Atmung mit gewissen Körperstellungen koordiniert. Schon nach einigen Minuten ließen seine Schmerzen merklich nach, und er konnte den Arm wieder heben! Vollkommen verblüfft versprach er, meine Entdeckungen zu überprüfen und mich dann anzurufen.

Zwei endlose Monate verstrichen ohne Nachricht von Dr. Greissing. Ich hatte schon fast jegliche Hoffnung aufgegeben, als eines Tages das Telefon läutete. »Madame, Sie sind ein Genie. Wahrscheinlich können weder Sie noch ich die Bedeutung dessen ganz ermessen, was Sie entdeckt haben. Auf jeden Fall müssen wir unbedingt zusammenarbeiten, um die Methode weiterzuentwickeln.« Dr. Greissing fügte hinzu, daß er meine Technik an vielen seiner Patienten erprobt habe und daß die meisten ausgezeichnet darauf angesprochen hätten. Im übrigen habe er sofort die Logik der zugrundeliegenden physiologischen Prinzipien erfaßt und akzeptiert, da er seit längerer Zeit selbst Untersuchungen in dieser Richtung betrieben habe mit dem Ziel der Entwicklung einer chiropraktischen Technik, die die starke Kraftanwendung praktisch erübrigt.

Schon am nächsten Tag befand ich mich wieder im Zug nach Mailand. Unsere Arbeit begann. Aber zunächst mußten wir unser Verständigungsproblem lösen, vor allem schon deshalb, weil wir uns mit einer Materie befaßten, in der Dr. Greissing Fachmann ist, ich jedoch ein völliger Laie war. Nachdem ich in Italien, in der Schweiz, in Indien und Venezuela unter den bekanntesten Meistern unserer Zeit Yoga studiert hatte, wußte ich einiges darüber. Die Kunst und Wissenschaft der chiropraktischen Manipulation war mir jedoch vollkommen neu. Es galt also, mir zunächst zumindest Grundkenntnisse anzueignen. Ausgerüstet mit einem Berg von Fachliteratur über Anatomie und Chiropraktik, einige davon auch von Dr. Greissing selbst, machte ich mich an das Studium.

Das war vor fünf Jahren. In der Zwischenzeit haben wir gemeinsam über 1200 Zilgrei-Konzepte und -Theorien, viele Tests zur Selbstuntersuchung und über 1100 Selbstbehandlungen entwikkelt, wovon jede durchschnittlich zehn verschiedene Varianten umfaßt. Aus den paar Samenkörnern und Beobachtungen, die ich Dr. Greissing damals vorgelegt hatte, und aufgebaut auf seinen besonderen Fachkenntnissen und über 30 Jahren Erfahrung auf dem Gebiet der Chiropraktik entstand eine echte Therapie, eine »Hilfe zur Selbsthilfe«, mit der die Menschen anhand einer einfachen, natürlichen und vor allem ungefährlichen Methode sich selbst behandeln und gewisse Schmerzen selbst bekämpfen können.

Zilgrei hat auch viele Freunde aus medizinischen Fachkreisen gewonnen. Durch wertvolle Ratschläge, Überprüfung, Korrektur und Vervollständigung vieler der von uns entwickelten Selbstbehandlungen haben sie zum heutigen Umfang und zur Vielseitigkeit von Zilgrei beigetragen. Darunter sind praktische Ärzte, Chiropraktiker, Neurologen, Spezialisten der Orthopädie, Röntgenologen und Osteopathen, die alle die Bedeutung der Neuentdeckung und Reaktivierung natürlicher Methoden erkannt haben, nicht nur um der diesbezüglich wachsenden Nachfrage der Öffentlichkeit Rechnung zu tragen, sondern auch angesichts der Möglichkeit, neue und wirksame Behandlungsmethoden für jene Beschwerden zu finden, bei denen unsere traditionelle Medizin bis heute versagt hat.

Teil I
Zilgrei –
was es ist und
wie es wirkt

Was ist Zilgrei?

Der Name ZILGREI setzt sich aus den Anfangsbuchstaben der Nachnamen der Gründer der Methode zusammen: Adriana Zillo und Hans Greissing. In ihrer Gesamtheit umfaßt Zilgrei Selbstbehandlungen und assistierte Selbstbehandlungen, die auf einer breiten Skala von natürlichen Vorgängen, Techniken und Phänomenen aufgebaut sind und dazu dienen, derart auf den menschlichen Organismus einzuwirken, daß er sich im Falle von Fehlfunktionen normalisiert bzw. seine normale Tätigkeit beibehält, wenn keine Störung vorliegt. Aus diesem Grund haben wir die Methode »ZILGREI – ANGEWANDTE BIO-KYBERNETIK« genannt. Bios heißt zu Griechisch »Leben« und Kybernetike, ebenfalls aus dem Griechischen, heißt »Steuermannskunst«. Im modernen Sprachgebrauch wird der Ausdruck Kybernetik als der Vorgang der Aufnahme, Verarbeitung und Übertragung von Informationen der verschiedensten Art bezeichnet. Im Falle der Bio-Kybernetik sind dies die noch weitgehend unbekannten natürlichen Kräfte, die die organischen und psychischen Vorgänge in unserem Körper steuern. Es handelt sich also um jene angeborene Intelligenz oder Fähigkeit, die jeder einzelnen der Millionen und Abermillionen Zellen in unserem Körper mitteilt, was sie zu tun hat, um den Lebensprozeß zu erhalten, zu fördern und eventuell auftretende Fehlfunktionen zu beheben. Unsere Beobachtungen und Untersuchungen geben Anlaß zur Annahme, daß die bei Zilgrei angewendeten, ausschließlich natürlichen Mechanismen unsere angeborenen biokybernetischen Kräfte unterstützen und anregen.

Die in diesem Buch enthaltenen Selbstbehandlungen fallen unter die Kategorie der »Zilgrei-Respiro-Dynamogenik«. Auch hier haben wir uns des Griechischen und Lateinischen bedient: Respiro = lat. der Atem, Dynamis = grch. die Kraft und gennan = grch. erzeugen. Es handelt sich dabei um Selbstbehandlungen, die aus der Koordinierung gewisser Stellungen und Bewegungen des Körpers oder von Körperteilen mit der sogenannten Zilgrei-dynamogenen Atmung bestehen.

Diese Art der Zilgrei-Selbstbehandlung kann von Leuten jeden Alters angewendet werden und ist sehr wirksam bei der Vorbeugung, Bekämpfung und Beseitigung vieler der herkömmlichsten Beschwerden, die häufig der Arthrose, Arthritis, dem Rheumatismus und Streß zugeschrieben werden. Sie hilft auch bei Kopfschmerzen, Migräne, Nacken-, Schulter-, Lenden-, Becken- und allgemeinen Rückenschmerzen, sowie bei steifem Knie, Ischias, geschwollenen Knöcheln und Beinen, nervösen Spannungen, Verstopfung und bei vielen anderen Beschwerden, deren Ursache oft nicht eindeutig feststellbar ist.

Vielleicht gehören Sie zu jenen, die bei dem Wort Arthrose instinktiv ihren schmerzhaften Nacken oder ihr Kreuz reiben. Möglicherweise klingen Ihnen auch noch die ominösen Worte in den Ohren: »Sie haben Arthrose, und am besten gewöhnen Sie sich daran, damit zu leben, denn Ihre Schmerzen und Beschwerden werden Sie nie los, weil sie zum natürlichen Alterungsprozeß gehören!« Das stimmt natürlich schon; Arthrose ist tatsächlich nichts anderes als der natürliche Alterungsprozeß der Knochen, begleitet von der Bewegungseinschränkung der Gelenke. Aber träfe es zu, daß dies unbedingt Schmerzen mit sich bringt, dann müßten logischerweise alle Menschen beim Altern, genauer gesagt ab 30 Jahren, wenn der Arthroseprozeß beginnt, von Schmerzen befallen werden. Und das trifft keineswegs zu. Arthrose ist häufig der Sammelbegriff, der für eine Unmenge aspezifischer Schmerzen und Beschwerden herhalten muß, die klinisch nicht klar definierbar sind.

Arthrose kann von Unregelmäßigkeiten der Oberfläche der Gelenkknochen, Entkalkung der Wirbelknochen und auch von Schmerzen begleitet sein. Das muß aber nicht unbedingt der Fall sein. Da Arthrose, wie gesagt, ein natürlicher Alterungsprozeß ist, gibt es dafür logischerweise keine Heilung, und man sollte sich vor Leuten hüten, die vorgeben, Arthrose heilen zu können. Andererseits können die Schmerzen, die so häufig – unseres Erachtens fälschlicherweise – der Arthrose zugeschrieben werden, sehr oft beseitigt werden. Seit der Entwicklung von Zilgrei vor fünf Jahren kamen buchstäblich Hunderte von Patienten zu uns, bei denen Arthrose klinisch diagnostiziert worden war und die deshalb als unheilbar gelten mußten. Die meisten haben ausgezeichnet auf die Zilgrei-Selbstbehandlungen angesprochen, und bei einem Großteil sind jegliche Schmerzen und Beschwerden gänzlich verschwunden. Die logische Folgerung liegt daher nahe, daß Zilgrei Arthrose zwar nicht heilt, jedoch die Schmerzen, für die sie oft fälschlicherweise verantwortlich gemacht wird, lindert oder beseitigt. In anderen Worten, Zilgrei scheint die Ursache der Schmerzen zu beseitigen, die wahrscheinlich von Anfang an nicht durch Arthrose hervorgerufen worden waren.

Es erscheint uns wichtig, zu erwähnen, daß Zilgrei keineswegs den Anspruch erhebt, Exklusivität oder eine Monopolstellung auf ihrem Gebiet einzunehmen. Allenfalls behaupten wir, daß Zilgrei eine Anpassung an heutige Gegebenheiten und Erfordernisse der von der Natur vorgesehenen Grundelemente und Wirklichkeiten physiologischer Prinzipien ist, die der Menschheit seit jeher bekannt sind. Aus diesem Grund sprechen wir von Zilgrei auch nicht als Erfindung sondern als Neuentdeckung.

Woraus besteht Zilgrei-Respiro-Dynamogenik?

Die sogenannten Zilgrei-Respiro-Dynamogenik-Selbstbehandlungen (kurz RD-Selbstbehandlungen) bestehen aus drei Grundelementen:
1) dynamogene Atmung
2) Körperbewegung
3) Körperstellung

Obwohl jeder dieser Bestandteile eine entscheidende Rolle spielt, haben unsere Beobachtungen und Untersuchungen gezeigt, daß, wenn sie unabhängig voneinander eingesetzt werden, die Wirksamkeit nur minimal ist. Wir haben festgestellt, daß nur die Koordinierung der dynamogenen Atmung mit Körperbewegungen oder -stellungen Wirkungen erzielt, deren Ausmaß selbst Fachleute ins Staunen versetzt.

Außer diesen drei Elementen werden gewisse Prinzipien, Techniken und Konzepte angewendet, die im Einzelnen in diesem Buch beschrieben sind. Sie finden sie in den Kapiteln »Bewegungsebenen des Körpers« (Seite 22), »Bewegungsspanne der Gelenke« (Seite 23), »Grundsatz der Zilgrei-Gegenposition« (Seite 25), »Einseitige Körperbeanspruchung – Monolateralismus« (Seite 29), »Das ganzheitliche Körperkonzept« (Seite 33), »Selbstwahrnehmung und Körperbewußtsein« (Seite 30) und »Die Zilgrei-Selbstuntersuchung« (Seite 48).

Wir werden häufig gefragt, warum eigentlich so viele verschiedene Selbstbehandlungen notwendig sind. Wie bereits erwähnt, gibt es davon über 1100 mit je durchschnittlich 10 Varianten. Die Antwort liegt auf der Hand: weil wir es mit einem äußerst komplexen Wesen zu tun haben – dem Menschen. Nehmen wir als Beispiel Kreuzschmerzen. Dafür kann es viele verschiedene Ursachen geben. Der Einfachheit halber befassen wir uns jedoch nur mit einem Aspekt dieser Beschwerde. Manchmal sind die Schmerzen derart, daß der Patient nicht liegen oder stehen, aber sitzen kann, oder er kann nicht sitzen, aber liegen und stehen, oder er kann bequem liegen, aber beim Sitzen und Stehen nehmen seine Schmerzen zu, usw. Je nach Fall ist eine entsprechende Selbstbehandlung erforderlich, die der Patient bequem anwenden kann. Nehmen wir nun noch an, daß der Patient außerdem an einer oder einer Kombination der folgenden Erscheinungen leidet: Skoliose mit Krümmung nach links oder rechts, Hypo- oder Hyperlordose, Hypo- oder Hyperkyphose, nach links oder rechts verdrehte Wirbel, Verschiebung der Beckenknochen, Muskelkrämpfe. Man braucht kein mathematisches Genie zu sein, um zu verstehen, warum wir es für notwendig hielten, so zahlreiche Selbstbehandlungen zu entwickeln. Hinzu kommt die Notwendigkeit einfacher Selbstbehandlungen für die am häufigsten auftretenden Beschwerden, die jedermann anwenden kann, und jene für die komplizierteren Fälle, die nur unter Aufsicht von medizinischem Hilfspersonal bzw. Ärzten angewendet werden können. Die in diesem Buch enthaltenen Selbstbehandlungen gehören zu der ersten Kategorie und können von jedermann, ungeachtet des Alters, angewendet werden.

Zum Zweck der Klarstellung, welche Zilgrei-Selbstbehandlungen und assistierte Selbstbehandlungen von welchen Laien- bzw. unter Aufsicht welcher Fachkreise angewendet werden können, haben wir sie in folgende Kompetenzgrade eingeteilt:

Grad 1 Sämtliches Material, d. h. Informationen, Selbstuntersuchungen, Selbstbehandlungen usw., ist jedermann zugänglich und kann von jedem Laien angewendet werden.

Grad 2 Diese Selbstbehandlungen umfassen die des Grades 1, enthalten jedoch auch assistierte Selbstuntersuchungen und -behandlungen, die mit Hilfe einer x-beliebigen Person ausgeführt werden können.

Grad 3 Diese Selbstuntersuchungen und -behandlungen dürfen nur unter Aufsicht von medizinischem Hilfspersonal angewendet werden, das die entsprechenden Zilgrei-Lehrkurse und -Seminare besucht und absolviert hat und ein entsprechendes Zertifikat besitzt.

Grad 4 Diese Selbstuntersuchungen und -behandlungen dürfen nur unter Aufsicht von ärztlichen Chiropraktikern und medizinischen Fachkreisen angewendet werden, die die entsprechenden Zilgrei-Lehrkurse absolviert haben und im Besitz eines entsprechenden Zertifikats sind.

Was ist mit Zilgrei möglich und was nicht?

Es ist erstaunlich, bei wievielen verschiedenen Beschwerden sich Zilgrei als wirksam erwiesen hat. Trotzdem möchten wir unsere Leser auf die Möglichkeiten und die Grenzen dieser Methode aufmerksam machen.

Erwarten Sie von Zilgrei nur das, was die Selbstheilungskräfte des Körpers vollbringen können: Linderung und in vielen Fällen völlige Befreiung von Schmerzen, Förderung und Wiederherstellung der normalen Gelenkbeweglichkeit und Normalisierung der Körperfunktionen im Rahmen des Möglichen. Zilgrei ist kein Allheilmittel, es kann keine Wunder geschehen machen. Unterschätzen Sie jedoch niemals das gewaltige Selbstheilungspotential Ihres Körpers. Zilgrei unterstützt den Körper in seinem Normalisierungsprozeß. Da alle Körperfunktionen, die physischen wie auch die psychischen, eng miteinander verbunden sind, wirkt sich die Normalisierung einer dieser Funktionen unweigerlich auch auf die anderen aus. Ein normaler, gesunder Körper ist wesentlich widerstandsfähiger gegen krankheitserregende oder -fördernde Einflüsse.

Erwarten Sie nicht, daß Ihnen Zilgrei bei Krankheitszuständen Hilfe oder Heilung bringt, die die Grenzen und Möglichkeiten der Selbstheilungskräfte des Körpers übersteigen. Zilgrei kann einen anatomisch kürzeren Knochen nicht zum Wachsen bringen, noch kann es bleibende Schäden einer Vergiftung oder einer Sucht beheben. Es kann auch für alternde Leute das Rad der Zeit nicht zurückdrehen. Zilgrei ist nicht imstande, schlechte Lebensgewohnheiten zu verändern oder schwere pathologische Erscheinungen rückgängig zu machen. Zilgrei hat seine Grenzen wie alles auf der Welt.

Zilgrei und die geistige Einstellung

Im Unterschied zu vielen therapeutischen Ansätzen, die uns aus dem Osten überliefert wurden, ist es bei Zilgrei nicht nötig, eine bestimmte Philosophie zu übernehmen oder daran zu glauben, damit es wirkt.

Die Wissenschaft hat allerdings beeindruckende Beweise dafür erbracht, daß der Glaube an das, was wir selbst oder ein Therapeut oder sonst jemand für uns tun, die Ergebnisse äußerst günstig beeinflussen kann. Die Ärzte hätten es in der Tat recht schwer, würden die Patienten nicht an ihre Behandlungen glauben. Wenn jemand ein Aspirin schluckt, dann glaubt er vernünftigerweise daran, daß es ihm Linderung bringen wird. Und ganz zweifellos hilft diese Überzeugung mit, die gewünschte Wirkung zu erzielen. Placeboversuche haben diese Annahme bestätigt. Placebos sind neutrale, unschädliche Substanzen, z. B. Milchpulver in Tablettenform. Man verabreicht dem Patienten ein Placebo mit dem Hinweis, daß es sich um ein wirksames Medikament zur Bekämpfung seiner Beschwerden handle. Außerdem wird der Patient auf die möglichen Nebenwirkungen dieses »Medikaments« aufmerksam gemacht. Erstaunlich häufig geht es dem Patienten nach Einnahme des Placebos nicht nur besser, es treten auch die von ihm erwarteten Nebenwirkungen auf.

Wären alle, die Zilgrei-Selbstbehandlungen anwenden, voll von dessen Wirksamkeit überzeugt, könnte man sagen, daß wir allein schon aufgrund des Placebo-Effekts positive Resultate erzielen. Das trifft jedoch in den wenigsten Fällen zu. Die meisten Leute sind zu Beginn einer Zilgrei-Selbstbehandlung sehr schwer davon zu überzeugen, daß eine so einfache Methode derart wirksam sein kann; sie setzen daher kaum ihre Geisteskraft, ihre Autosuggestion ein. Und trotz dieses mangelnden Glaubens hat Zilgrei ausgezeichnete Erfolge erzielt. Man kann sich also gut vorstellen, wie stark sich diese Ergebnisse noch steigern ließen, wenn man Zilgrei mit Unvoreingenommenheit und ohne Vorurteile und Ungläubigkeit anwendet.

Was ist an Zilgrei anders?

Immer wieder wird uns diese Frage gestellt, die ja, da die Methode neu ist, auch logisch und gerechtfertigt ist. Einige sagen: »Wenn Zilgrei eine Kombination von Atmung und Körperbewegung oder -position ist, dann ist es dasselbe wie Yoga.« Andere meinen: »Das ist nichts Neues, viele Gymnastikarten arbeiten heute auch mit der Atmung.« Wir wollen Ihnen erklären, was an Zilgrei anders, ja eigentlich einmalig ist.

In erster Linie ist Zilgrei eine Selbstbehandlung, die man an sich selbst zu dem Zweck anwendet, das körperliche Wohlbefinden wiederherzustellen oder zu erhalten und Krankheiten vorzubeugen. Dafür bedient sich Zilgrei verschiedener natürlicher Phänomene und Mechanismen wie der körpereigenen Selbstheilungskräfte, der Ganzkörpertheorie, der atembedingten Bewegungen und Mikrobewegungen der Wirbelsäule, der Zilgrei-Gegenbewegung/-Gegenposition usw., die in diesem Buch noch genauer beschrieben werden. Aus diesem Grund läßt sich Zilgrei weder als Körperübung, noch als Gymnastik oder eine Art Physiotherapie definieren; es ist eine Selbstbehandlung.

Vergleichen wir Zilgrei mit Yoga. Wenn jemand fähig ist, Yoga richtig auszuüben, und wenn er die dafür erforderliche geistige Haltung besitzt, dann

ist Yoga eine ausgezeichnete Art, für sein geistiges und physisches Wohlbefinden zu sorgen. Wäre Yoga nicht so gut fundiert, hätte es kaum so viele Jahrhunderte überdauert. Yoga in seiner Gesamtheit erfordert allerdings auch die Annahme einer gewissen, in der orientalischen Zivilisation verwurzelten Philosophie und verfolgt in seiner letzten Konsequenz als Ziel die Erleuchtung des Geistes. Dem gegenüber sind der Ablauf und die Funktion von Zilgrei rein mechanisch, insofern, als es vornehmlich auf den physischen Organismus und seine beeinträchtigten Körperteile gerichtet ist. Jede Zilgrei-Selbstbehandlung verfolgt einen besonderen Zweck, z. B. die Mobilisierung der Wirbelsäule, die Beseitigung von gewissen Schmerzen, die Förderung der Beweglichkeit von blockierten Gelenken oder die Wiederherstellung des Muskeltonus der paarigen Muskeln auf der rechten und linken Körperseite.
Meistens strebt man mit gymnastischen Übungen die Stärkung und Entwicklung der Muskeln an, indem man sie belastet und anstrengt. Zilgrei bezweckt genau das Gegenteil, nämlich die Entspannung und den Ausgleich der Muskeln zum Zweck der Wiederherstellung ihrer normalen Tätigkeit und der Beseitigung von Schmerzen.
Noch ein Aspekt unterscheidet Zilgrei unseres Wissens von anderen Methoden: der Grundsatz der »Zilgrei-Gegenbewegung – Gegenposition« (Seite 25).
Bei richtiger Anwendung ist Zilgrei nicht schmerzhaft, denn man wirkt nicht direkt auf die schmerzende Stelle ein, wie das bei den meisten anderen Methoden der Fall ist, sondern auf jene Stelle, die der schmerzauslösenden genau gegenüberliegt. In diesem Sinne behandelt Zilgrei auch eines der Hauptübel, das direkt oder indirekt für viele Schmerzen verantwortlich ist: die einseitige Körperbeanspruchung (Seite 29). Besondere Selbstbehandlungen helfen nicht nur, deren schädliche Wirkungen zu beheben, sie lassen sie gar nicht erst aufkommen.
Im Gegensatz zu vielen anderen Therapien, die oft lange Zeit angewendet werden müssen, bevor Erfolge sichtbar werden, stellt sich die Wirkung bei Zilgrei meistens fast unmittelbar ein; sei es in Form einer Schmerzlinderung oder einer gesteigerten Bewegungsfähigkeit. Paradoxerweise macht dieses verblüffende Phänomen Leute oft skeptisch gegenüber Zilgrei, anstatt sie von dessen Wirksamkeit zu überzeugen. Sie weigern sich schlicht zu glauben, daß eine so simple Methode in so kurzer Zeit so viel bewirken kann.
Typisch für Zilgrei ist auch der Einsatz der drei Basisbewegungsebenen des Körpers (Seite 22).
Alle in diesem Buch enthaltenen Zilgrei-Selbstbehandlungen wenden nur drei Basisbewegungsebenen an. Dadurch sind komplizierte und schwer einzunehmende Körperstellungen und Bewegungen überflüssig.
Hat man erst einmal dieses äußerst einfache Prinzip verstanden und beherrscht man die Bewegung auf diesen drei Basisebenen, dann ist die korrekte Durchführung der Zilgrei-Selbstuntersuchungen und -Selbstbehandlungen ein Kinderspiel.
Eine besondere Eigenart von Zilgrei ist die Selbstuntersuchung (Seite 48). Sie können damit bestimmen,

- welche Bewegung oder Position für die notwendige Selbstbehandlung erforderlich ist
- welche Zilgrei-Selbstbehandlung für Sie in Frage kommt.

Für die Anwendung von Zilgrei gibt es entsprechende Lehrkurse für Einzelpersonen, Familien und für größere Gruppen, z. B. aus Handel und Industrie, aus dem Gemeindewesen, für medizinische Hilfsberufe und für Ärzte.
Überdies haben wir einige einfache Hilfsmittel entwickelt, die oft gute Dienste leisten können zum Zweck der richtigen Durchführung gewisser Zilgrei-Selbstuntersuchungen und -Selbstbehandlungen.
Über Kurse und Hilfsmittel informiert Sie gern auf Anfrage die Deutsche Zilgrei Gesellschaft (Seite 8).

Wie wirkt Zilgrei?

Abgesehen von der Linderung und Beseitigung einer Vielzahl von Schmerzen und Beschwerden verschiedenen Ursprungs und der häufig gänzlichen Wiederherstellung der normalen Beweglichkeit der Gelenke – der hauptsächlichen Wirkung also von Zilgrei – konnten wir feststellen, daß Zilgrei-Selbstbehandlungen oft direkt oder indirekt auf verschiedene Weise den Organismus positiv beeinflussen.
Nehmen wir als Beispiel den entspannenden Effekt. Die meisten Menschen sind am Morgen nach einem erholsamen Schlaf zirka einen Zentimeter größer als am Ende des Tages. Eine der wohltuenden Wirkungen, die wir dem Schlaf verdanken; der Organismus, der tagsüber unter Streß stand, hat sich entspannt, die Muskeln sind entkrampft, die Wirbelsäule hat sich gestreckt. Dürfte man nun nicht auch annehmen können, daß alles, was auf natürliche, gewaltlose und ungefährliche Art die gleiche Wirkung erzielt, als wohltuend und wertvoll für den Menschen betrachtet werden kann? Durch Messungen vor und nach Anwendung der Zilgrei-Selbstbehandlung haben wir sehr häufig beweisen können, daß ein Großteil der Ausübenden nach Anwendung der Zilgrei-Basis- und ein oder zwei der geläu-

figsten -Selbstbehandlungen das gleiche Phänomen aufweist, d. h. sie sind danach zirka einen Zentimeter größer als vorher. Das trifft vor allem bei Leuten zu, die großem Streß ausgesetzt sind, an verhältnismäßig starken Schmerzen leiden oder müde und überarbeitet sind und sich allgemein nicht wohlfühlen.
Eine weitere positive Wirkung von Zilgrei ist, daß häufig die für einen spezifischen befallenen Körperteil angewendeten Selbstbehandlungen auch in benachbarten oder damit verbundenen Körperbereichen Erleichterung bringen. Zum Beispiel haben Leute mit Schulterproblemen oft auch Nackenbeschwerden und Kopfweh. Da die stärksten Symptome jedoch in der Schulter auftreten, wird eine dafür indizierte Selbstbehandlung angewendet. Der Patient ist dann häufig erstaunt, wenn nicht nur seine Schulterschmerzen verschwinden, sondern auch die Nacken- und Kopfschmerzen. Eigentlich ist das gar nicht überraschend, bedenkt man, daß der Körper ein Ganzes ist und daß alle seine Teile miteinander verbunden sind.
Ebenso positiv für unseren Gesundheitszustand ist die natürliche Streckung, die bei den Zilgrei-Selbstbehandlungen zustande kommt und der Schwerkraft entgegenwirkt, der Skelett und Muskulatur ausgesetzt sind. Da wir Menschen aufrecht gehen und in unserem täglichen Leben nicht genügend Bewegungen ausüben oder Stellungen einnehmen, die den Gravitationseffekt dämpfen, ist unsere Wirbelsäule ständig einer starken Belastung ausgesetzt, die uns anfälliger für gewisse Beschwerden macht. Unsere Vorfahren hatten die gesunde Angewohnheit – einige Völker tun dies heute noch –, beim Arbeiten, beim Plaudern oder beim Essen eine halb sitzende, halb liegende Stellung einzunehmen. Indem sie sich behaglich hinstrecken, entlasten sie ihre Wirbelsäule, so daß die starke Beanspruchung derselben weitgehend ausgeschaltet wird. Einen ähnlichen Effekt können wir heute mit Zilgrei erzielen.
Eine der ersten positiven Veränderungen, die die meisten Leute zu Beginn eines regelmäßigen Zilgrei-Selbstbehandlungsprogramms feststellen, ist, daß sie sich deutlich weniger aufgedunsen oder -gebläht fühlen. Erleichtert berichten sie, daß sie nun besser in ihre Kleider passen und sich nicht mehr dadurch beengt fühlen. Andere erzählen hocherfreut, daß ihr Bauch flacher und fester geworden ist. Das ist zweifellos auf den Gebrauch der Bauchmuskulatur während der Zilgrei-Atmung zurückzuführen. Es ist erstaunlich, wieviele Leute irrtümlicherweise meinen, daß das Aufblähen des Bauches während des Einatmens ihren Bauch im Gegenteil dehne und dick mache. Das ist absolut falsch. Wenn Sie Ihre Bauchmuskeln gut trainieren, werden sie kräftiger und der Bauch entsprechend flacher.

Reaktionen

In den meisten Fällen hat die falsche Ausführung der Zilgrei-Selbstbehandlungen keine nachteiligen Folgen; die positive Wirkung bleibt einfach aus, oder im schlimmsten Fall treten eine oder mehrere der nachstehenden Reaktionen auf. Beachten Sie jedoch, daß diese Reaktionen nicht zwangsläufig die Folge einer falschen Anwendung sind, sondern sie können auch das Ergebnis der Anregung und Aktivierung von Muskeln und anderen Körpersystemen und -funktionen sein, die bis dahin nicht ihre volle Tätigkeit entfaltet hatten. In diesem Fall sind die Reaktionen ein gutes Anzeichen dafür, daß Ihr Körper auf die Zilgrei-Selbstbehandlungen anspricht, und sie beweisen die Wirksamkeit von Zilgrei. Was immer auch die Ursache der Reaktionen sein mag, machen Sie sich keine unnötigen Sorgen; die meisten sind vorübergehend und verschwinden, sobald sie den Fehler beheben – dieses Buch enthält eine ziemlich vollständige Liste der häufigsten Fehler – oder Ihr Organismus sich an die reaktivierende Wirkung von Zilgrei gewöhnt und sich normalisiert hat. Halten solche Reaktionen jedoch an und treten sie auch auf, wenn Sie keine Zilgrei-Selbstbehandlungen machen, dann sollten Sie Ihren Arzt aufsuchen. Die aufgeführten Reaktionen sind eigentlich sehr selten, da sie jedoch in vereinzelten Fällen aufgetreten sind, erachten wir es als unsere Pflicht, Sie darauf aufmerksam zu machen.
Die erste Gruppe enthält Reaktionen, die meistens auf die Normalisierung des Körpers, auf dessen Entgiftung, auf die Anregung und Reaktivierung der Körperfunktionen, z. B. Verdauung und Ausscheidung, zurückzuführen sind:

Blähungen. Verstärkte Tendenz zu Darmwinden oder Aufstoßen, weil der Verdauungsapparat angeregt wird. Unterdrücken Sie auf keinen Fall das Bedürfnis, Luft loszuwerden.

Gesteigerte Darmtätigkeit. Es ist möglich, daß Sie häufiger zur Toilette gehen müssen als gewöhnlich und daß der Stuhl einen stark penetranten Geruch hat. Das ist ein gutes Zeichen für die Entgiftung und Normalisierung des Verdauungssystems. Vermehrter Stuhlgang kann auch auftreten, wenn man Zilgrei gleich nach dem Essen ausführt, was unter allen Umständen vermieden werden soll.

Starkes Schwitzen. Auch das gehört zum normalen Entgiftungsprozeß. Die

Haut besteht aus demselben Embrionalgewebe wie die Nieren und dient ebenfalls der Ausscheidung.

Starker Durst. Wenn sich der Körper reinigt, braucht er häufig zusätzliche Flüssigkeit. Trinken Sie einfach mehr reines Wasser, am besten Mineralwasser ohne Kohlensäure.

Verstärkter Harndrang. Bei dieser ziemlich verbreiteten Reaktion kommt es vor, daß der Harn stark und unangenehm riecht. Wie das starke Schwitzen ist auch dies ein Zeichen der Entgiftung.

Anregung der Sexualität. Einige Patienten, Männer wie Frauen, haben von einer verstärkten sexuellen Stimulierung und Aktivität berichtet, die etwa 10 Tage bis zwei Wochen nach Beginn eines Zilgrei-Selbstbehandlungsprogramms auftrat, mit dem sie andere als sexuelle Probleme beheben wollten. Das kann auf die allgemeine Normalisierung des Organismus zurückzuführen sein.

Die Reaktionen der zweiten Gruppe können durch falsche Anwendung der Selbstbehandlungen entstehen oder als Folge der ungewohnten Atmung oder gewisser Bewegungen:

Schwindelgefühl. Es kann vorkommen, daß sich zu Beginn der Zilgrei-Selbstbehandlung Schwindelgefühle oder -anfälle während der Ausübung einstellen. Die Erklärung hierfür ist in den meisten Fällen entweder die ungewohnte Atmung oder die schlechte Koordination der Bauchbewegungen mit den Atmungsphasen (siehe Atmungsfehler Seite 43).

Schmerzen. Einige Leute klagen über leichte Schmerzen in der Brust, dem Becken, an den Arm- und Beinansätzen. Meistens liegt das daran, daß bestimmte Muskeln gebraucht werden, die lange Zeit nicht mehr voll aktiviert waren.

Leicht erhöhter Pulsschlag. In vereinzelten Fällen wurde ein etwas erhöhter Pulsschlag beobachtet, als hätte man anstrengende Körperübungen gemacht. Das geht normalerweise nach kurzer Zeit vorüber. Wenn es anhält und Sie beunruhigt, konsultieren Sie Ihren Arzt.

Schweregefühl. Vereinzelt haben Leute von einem vorübergehenden Schweregefühl berichtet, als trügen sie eine Last auf Kopf und Schultern. Die Gliedmaßen fühlen sich schwer und steif an. Das geht von selbst in kurzer Zeit vorbei.

Druck im Magen und Bauch tritt fast ausnahmslos dann auf, wenn man die Selbstbehandlungen gleich nach den Mahlzeiten ausführt. Wenden Sie die Selbstbehandlungen immer vor dem Essen und nie danach an.

Daß eine natürliche Therapie gewisse Reaktionen hervorruft, beweist eindeutig deren Wirksamkeit. Bleiben diese aus, dann heißt das allerdings nicht, daß die Therapie wirkungslos ist; womöglich ist Ihre Verfassung so gut, daß Ihr Körper wenig Entgiftung und Normalisierung braucht. Die Reaktion kann dann so schwach sein, daß Sie sie nicht einmal merken.

Denken Sie daran, daß jede Aktion eine Reaktion hervorruft, die spürbar sein kann oder nicht. Denken Sie auch daran, daß Reaktionen folgendes bedeuten können:

- ein Hinweis auf die Normalisierung Ihres Organismus
- eine Warnung, daß etwas fehlt oder nicht richtig funktioniert
- ein Hinweis, daß Sie etwas falsch machen.

In keinem Falle besteht ein Grund zur Panik. Wenn eine Reaktion jedoch anhält, sollten Sie Ihren Arzt aufsuchen. Und im übrigen sollten Sie auf folgendes achten:

- Führen Sie die Selbstbehandlungen richtig aus. *Übertreiben Sie nie eine erforderliche Bewegung oder Position!*
- Führen Sie die Zilgrei-Atmung richtig aus.
- Übertreiben Sie nie die Anzahl der Selbstbehandlungen oder ihre Anwendungshäufigkeit.
- *Tun Sie nichts mit Gewalt!*

Kontraindikationen

Zilgrei ist nur in wenigen Fällen kontraindiziert und zwar deshalb, weil die Selbstbehandlung nur von natürlichen Phänomenen, z. B. dynamogener Atmung, natürlichen Bewegungen und Positionen Gebrauch macht, die im Rahmen der normalen Körperfunktionen und -beweglichkeit liegen. Die wenigen zu beachtenden Kontraindikationen müssen jedoch auch bei den meisten anderen Therapieformen berücksichtigt werden.

Zilgrei sollte niemals von Personen angewendet werden, die dermaßen gebrechlich sind, daß eine normale Körperbewegung gefährlich wäre. Dazu gehören das Endstadium bei Knochenschwund, fortgeschrittener Knochenkrebs, Knochentuberkulose, Knochenbrüche usw. Zudem ist Zilgrei im allgemeinen kontraindiziert bei extrem hohem Blutdruck und in schlimmen Fällen von Tachycardie. Für letztere kommen ganz spezifisch darauf abgestimmte Selbstbehandlungen in Frage, die jedoch Bestandteil der vierten Zilgrei-Kompetenzstufe sind und demzufolge nur unter Kontrolle eines Arztes angewendet werden dürfen, der die entsprechenden Zilgrei-Kurse absolviert hat.

Warum ist Zilgrei wirksam?

Dem Menschen scheint eine natürliche Neugierde innezuwohnen, die ihn ständig treibt, den Dingen auf den Grund zu gehen. *Daß* etwas funktioniert, scheint nicht so wesentlich; er will wissen, warum. Dieser natürliche Drang ist zwar zweifellos die Grundlage für die Eröffnung immer neuer Horizonte in unserer Entwicklung, doch leider behindert er uns auch oft, ganz natürliche, zuträgliche, einfache und unschädliche Phänomene zu akzeptieren, nur weil unser Geist ihre Ursache nicht erfassen und erklären kann. Oft begegnen Leute Zilgrei mit eben dieser Skepsis, auch solche, die selber durchaus positive Erfahrungen damit gemacht haben. Wir sind zwar überzeugt, daß die Bedeutung von Zilgrei in erster Linie darin liegt, *daß* es funktioniert und die Schmerzen und Leiden vieler Leute lindern und beheben kann. Da Zilgrei jedoch eine Therapieform ist und nicht nur eine Reihe von Übungen und daher das Ziel verfolgt zu heilen, Krankheiten zu verhindern und Gesundheit zu erhalten, fühlen wir uns der Methode selbst und auch der Wissenschaft gegenüber verpflichtet, zumindest versuchsweise den Gründen für ihre erstaunliche Wirksamkeit nachzugehen.
Bis heute sind erst einige Theorien seitens der Autoren und einiger bekannter medizinischer Kapazitäten aufgestellt worden. Einige dieser Theorien führen wir hier auf. Zur Zeit laufen Untersuchungen an einer europäischen Universität, die sich die Aufgabe gestellt hat, die Funktionstüchtigkeit von Zilgrei anhand von klinischen Kasuistiken zu belegen. Man hofft, dabei auch einige ursächliche Hintergründe für ihre Wirkung zu entdecken. Unsererseits hoffen wir, daß diese Versuche klare Antworten erbringen werden, die sogar die allerskeptischsten Fachleute und Laien zu überzeugen vermögen. Aber wie gesagt, unseres Erachtens liegt die Bedeutung von Zilgrei für die Menschheit in der Tatsache, daß es funktioniert, ungeachtet der Gründe des Wie und Warum. Die Autoren würden es übrigens sehr begrüßen, wenn sich ernsthafte Fachleute oder Fachgruppen an der Zilgrei-Forschung beteiligen würden. Wer diesbezügliches Interesse hat, wende sich an die Deutsche Zilgrei Gesellschaft e. V. oder an die Autoren selbst in Mailand, Italien.
Die vollständigen Namen der aufgeführten Personen, die die nachstehenden Thesen über die Wirksamkeit Zilgreis aufgestellt haben, sind auf Anfrage von der DZG e. V. erhältlich.
Neben der heilsamen Wirkung, die durch die Mobilisierung der Wirbelsäule aufgrund der dynamogenen Atmung zustande kommt (Seite 37), mögen auch folgende Thesen die Funktionstüchtigkeit der Zilgrei-Selbstbehandlungen erklären:

1. In der Zilgrei-Selbstbehandlung entsteht durch die Wirbelsäulen- und Gelenkbewegungen oder entsprechende Positionen aufgrund des Gelenkwinkels ein leichter Streckungs- und Dehnungseffekt, der in Koordination mit der dynamogenen Atmung offensichtlich Fixierungen im Knochen-, Nerven- und Muskelbereich löst. Dieser Dehnungseffekt tritt auch durch das Abwinkeln der Gelenke bei der Drehung der Wirbelsäule auf.
   H. G. und A. Z., Mailand, Italien.

Durch die Koordination der Wirbelsäulen- und Gelenkbewegungen bzw. Positionen in der Zilgrei-Selbstbehandlung mit der dynamogenen Atmung kann:

2. möglicherweise der Druck und die Zirkulation der Hirn-Rückenmarkflüssigkeit beeinflußt werden
   Prof. C. E. W., Stockholm, Schweden.
3. die körpereigene Endorphinproduktion angeregt werden; dies ist ein Hormon der Hypophyse, das der Körper zur Schmerzabwehr einsetzt
   Prof. C. W. Stockholm, Schweden und Dr. B. C., London, G. B.
4. eine gewisse Wirkung auf das elektromagnetische Feld des Körpers entstehen, so daß es verändert oder auf gewisse Bereiche konzentriert wird und somit die Normalisierung herbeiführt
   Prof. C. W. Stockholm, Schweden und Dr. H. G., Mailand, Italien.
5. durch die Spindel- oder Golgizellen eine normalisierende Wirkung auf Muskeln mit Hyper- oder Hypotonie entstehen
   Dr. H. G., Mailand, Italien.
6. der elektrochemische Prozeß beeinflußt werden, durch den Milchsäure aus den Muskeln ausgeschieden wird
   Dr. H. G., Mailand, Italien.
7. durch die dynamogene Atmung möglicherweise eine normalisierende und günstige Wirkung auf den natürlichen Bio-Energiefluß des Körpers ausgeübt werden
   Dr. H. G., Mailand, Italien.
8. durch die dynamogene Atmung die chemische Reaktion in der Synapse zwischen den Nervenzellen positiv und günstig beeinflußt werden, die für die Übermittlung der Nervenimpulse über die Nervenbahnen vom Hirn in die Gewebszellen und umgekehrt verantwortlich sind
   Dr. H. G., Mailand, Italien.

Zilgrei und andere Therapien

Stellen Sie sich vor, Sie hätten einen heftigen Migräneanfall; die Schmerzen sind derart, daß Sie dringend etwas dagegen unternehmen müssen. Sie gehen auf Nummer sicher und nehmen gleich zwei verschiedene Mittel, und obendrein machen Sie noch ein paar Zilgrei-Selbstbehandlungen gegen Migräne. Nach einer halben Stunde läßt der Schmerz langsam nach, und nach einer Stunde ist er vollständig verschwunden. Herrlich, Sie haben erreicht, was Sie wollten, denken Sie. Wirklich? – Es stimmt zwar, daß der Schmerz weg ist, doch Sie wissen nicht, durch welche Maßnahme. War es das eine oder andere Schmerzmittel oder alle beide zusammen, oder waren es die Zilgrei-Selbstbehandlungen? Beim nächsten Migräneanfall müssen Sie die ganze Prozedur wiederholen: Medikamente und Zilgrei. Das ist falsch und sollte unter allen Umständen vermieden werden.

Wenn immer möglich, sollten Sie eine natürliche Therapie wie Zilgrei nicht mit einer medikamentösen Behandlung mischen. Gewisse Medikamente neigen dazu, die natürlichen Selbstheilungskräfte des Körpers zu beeinträchtigen, vor allem Barbiturate, Beruhigungsmittel, Aufpeitschungs- und Schlafmittel, Schmerztabletten und Drogen, die die Gehirntätigkeit beeinflussen. Der Mediziner und Pharmakologe Prof. Peter Parish schreibt in seinem sehr lesenswerten Buch »Medicines – a Guide for Everybody« (Penguin Books, London): »Ich muß betonen, daß alle Medikamente Drogen sind, so auch Kaffee, Tee, Kola, Kakao, Tabak und Alkohol... Als Droge kann man jede Substanz bezeichnen, die die Struktur oder Funktion des lebenden Organismus verändern kann... Die Wirkung der meisten Drogen ist eine Anregung oder Dämpfung von biochemischen oder physiologischen Körperfunktionen...« Es steht eindeutig fest, daß eine natürliche Therapie wie Zilgrei, die ihre Wirkung in Harmonie mit den bio-kybernetischen Selbstheilungskräften des Körpers entfaltet, unter dem Einfluß solcher Drogen nicht richtig funktionieren kann. Man könnte sagen, das eine, die Droge, hebe die Wirkung des anderen, Zilgrei, auf.

Diese Feststellung macht jedoch auch eine *wichtige Warnung* notwendig: Sie sollten nie eigenmächtig Medikamente absetzen oder die Dosis einschränken, wenn diese vom Arzt verordnet waren, vor allem dann nicht, wenn sie lebenswichtig sind, z. B. bei Diabetes, Herzbeschwerden, sehr hohem Blutdruck usw. Beraten Sie sich erst mit Ihrem Arzt, bevor Sie ein Medikament absetzen oder die Dosis reduzieren.

Der Ratschlag, Medikamente nicht mit Zilgrei zu kombinieren, richtet sich vor allem an Leute, die gewohnheitsmäßig selbstverordnete Medikamente zu sich nehmen. Denken Sie daran: es gibt tatsächlich kein Medikament, das mit Sicherheit keine schädlichen Nebenwirkungen hat. Zitieren wir nochmals Prof. Parish: »Jede Droge bringt neben den erwünschten Wirkungen auch gewisse unerwünschte mit sich.« Ist es nicht viel gescheiter und ratsamer, erst eine natürliche Therapie zu versuchen, bevor Sie sich mit den möglichen unerwünschten Nebenwirkungen belasten, und erst dann zur Droge zu greifen, wenn die natürliche Therapie versagt?

Zilgrei-Selbstbehandlungen sollten auch nicht zusammen mit gymnastischen oder Yogaübungen angewendet werden, denn diese verfolgen Prinzipien und Zwecke, die genau entgegengesetzt zu jenen von Zilgrei sind. Im Kapitel »Was ist an Zilgrei anders?« (Seite 16) haben wir erläutert, daß Zilgrei die Beseitigung von Schmerzen anstrebt durch die Wiederherstellung der normalen Funktionen, durch das Ausgleichen des Muskeltonus der paarigen Muskeln auf beiden Körperhälften, durch die Entspannung verspannter oder verkrampfter Muskeln. Gymnastik und andere Übungen streben in der Regel die Entwicklung der Muskeln an. Wenn man Zilgrei-Selbstbehandlungen und Gymnastik miteinander mischt, entsteht der gleiche Effekt wie bei der Kombination von Medikamenten und Zilgrei: das eine hebt die Wirkung des anderen auf oder beeinflußt sie nachteilig. Nach Beendigung eines Zilgrei-Selbstbehandlungsprogramms allerdings, wenn sich die Funktionen wieder normalisiert haben und die Schmerzen oder Bewegungsbeschränkung behoben sind, sind Übungen und Gymnastik sehr empfehlenswert. Dann können die Zilgrei-Basis-Selbstbehandlungen eingesetzt werden, um die Muskeln *nach* den gymnastischen Übungen wieder zu entspannen und auszugleichen.

Auch Massage sollte aus denselben Gründen nicht zusammen mit Zilgrei angewendet werden. Vermeiden Sie es insbesondere, unmittelbar vor oder nach einer Zilgrei-Selbstbehandlungssitzung irgendeine Form von Massage anzuwenden. Wenn Sie im Laufe Ihres Zilgrei-Selbstbehandlungsprogramms nicht auf Massage verzichten können, dann unterziehen Sie sich einer solchen mindestens zwei Stunden *vor* der Selbstbehandlungssitzung.

Versuchen Sie auch, Manipulation der Wirbelsäule zusammen mit Zilgrei zu vermeiden. Spezielle chiropraktische Manipulationen können angewendet werden, aber wenn möglich nicht am selben Tag. Ist eine Manipulation erforderlich, empfehlen wir die Zilgrei-Selbstmanipulation oder ihre assistierte Form.

Zilgrei und seine Grundkonzepte

Die bestehenden über 1200 Zilgrei-Selbstbehandlungen und assistierten Selbstbehandlungen stützen sich auf etwa 30 verschiedene Grundkonzepte. Dieses Kapitel enthält eine kurze Darstellung derjenigen Konzepte, die für die in diesem Buch vorgestellten Selbstbehandlungen von Bedeutung sind. Da der Inhalt der folgenden Abschnitte für das Erlernen der Zilgrei-Selbstbehandlungen im praktischen Teil des Buches ausschlaggebend ist, empfehlen wir ihn Ihrer vollen Aufmerksamkeit. Wir haben wohl versucht, diese Grundkonzepte so darzustellen, wie sie tatsächlich sind: klar und einfach, doch haben Worte oft die unangenehme Eigenschaft, die einfachsten Dinge kompliziert erscheinen zu lassen. Wir schlagen deshalb vor, daß Sie beim Lesen die Bewegungen und Positionen und die beschriebenen Situationen nachvollziehen. Das wird alle Ihre Zweifel an der Einfachheit von Zilgrei ausräumen.

Bewegungsebenen des Körpers

Der menschliche Körper ist nicht nur eines der wunderbarsten und komplexesten Gebilde, er besitzt auch eine höchst verblüffende Beweglichkeit. Das rührt von den vielen Gelenken her, die Bewegung in den verschiedensten Richtungen und auf einer großen Anzahl von Bewegungsebenen erlauben. Für die Zilgrei-Selbstuntersuchungen und -behandlungen werden nur drei Basisbewegungsebenen verwendet, die Sie in den folgenden Zeichnungen erklärt sehen. Mit anderen Worten, der jeweils zu behandelnde Körperteil wird nur auf einer der drei Basisbewegungsebenen bewegt oder positioniert. Das ist einer der zahlreichen Gründe, warum Zilgrei einfach, leicht erlern- und anwendbar ist.

Die drei Basisbewegungsebenen durchqueren den Körper an jedem beliebigen Punkt oder auf jeder beliebigen Höhe, und man kann alle Gelenke auf mindestens einer dieser drei Basisebenen bewegen. Die Bewegung erfolgt immer entlang der Schnittlinie der entsprechenden Bewegungsebene, zum Beispiel beim Kopf Beugen nach vorne und Strecken nach hinten auf der *Sagittalebene*, Drehen von der einen Seite zur anderen auf der *Horizontalebene* und Neigen nach beiden Seiten auf der *Frontalebene*.
Bevor Sie die Zilgrei-Selbstbehandlungen anwenden, müssen Sie lernen, Kopf, Rumpf und Gliedmaßen richtig auf jeder dieser Ebenen zu bewegen. Häufig liegt die ausbleibende positive Wirkung der Zilgrei-Selbstbehandlungen daran, daß man nicht die richtige Bewegungsebene des Körpers benutzt bzw. die Bewegung auf dieser Ebene falsch ausführt. Erfordert also eine Selbstbehandlung die Bewegung oder Position auf einer dieser drei Basisbewegungsebenen – Sagittal-, Horizontal- oder Frontalebene –, darf diese Bewegung *nur* auf der erforderlichen Ebene stattfinden und nicht auch gleichzeitig auf einer anderen. Die beiden wichtigsten Gründe dafür sind zum einen, daß man vermeiden will, jene Muskeln zu beanspruchen oder anzuspannen, die man ja eigentlich durch die Selbstbehandlung normalisieren und entspannen will, und zum zweiten, daß man jene Muskeln aus dem Spiel läßt, die bei einer bestimmten Selbstbehandlung nicht zum Einsatz gelangen sollen.
Schreibt eine Selbstbehandlung zum Beispiel ein Beugen und Strecken von Nacken und Kopf auf der Sagittalebene vor (Zilgrei-Selbstbehandlung MÖWE, Seite 76), muß man sorgfältig darauf achten, daß man der Bewegung nicht unbemerkt eine kleine Drehung auf der Horizontalebene beifügt oder eine leichte Neigung auf der Frontalebene.
Das Bewegen auf den drei Basisbewegungsebenen ist recht einfach, mit ein wenig Übung beherrschen Sie es bald. Am besten lernen Sie es zu zweit: einer beobachtet und korrigiert, während der andere die verschiedenen Bewegungen ausführt. Fehlt Ihnen diese Möglichkeit, dann üben Sie die Bewegungen vor dem Spiegel.

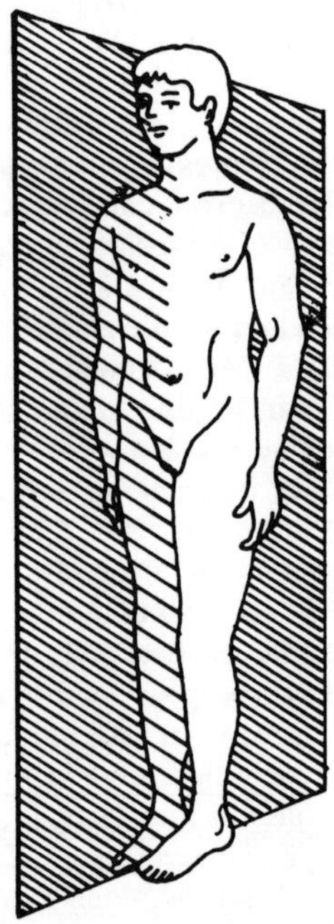

a

a) Sagittalebene des Körpers
Die mediale Sagittalebene trennt den Körper gewissermaßen in eine linke und eine rechte Hälfte. Bitte beachten Sie, daß diese Ebene nicht unbedingt in der Mitte des Körpers, sondern auch an vielen anderen Stellen verlaufen kann. Sie bleibt jedoch stets die Sagittalebene, solange sie parallel zur mittleren Sagittalebene verläuft.

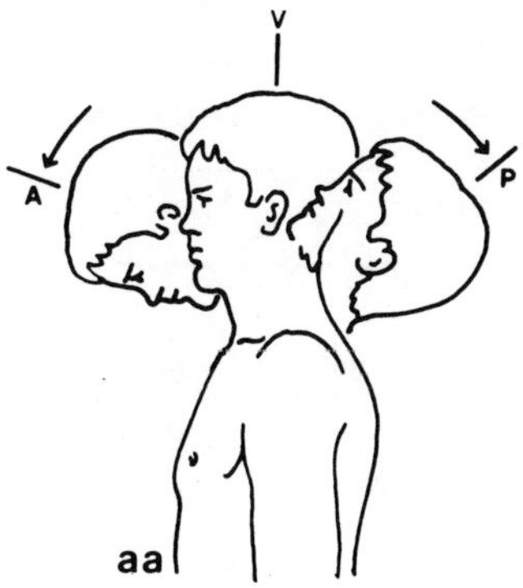

aa

Die Bewegungen auf der Sagittalebene bezeichnen wir als *Beugen (nach vorne)* und *Strecken (nach hinten)* bei Kopf und Rumpf, *Senken* und *Heben* der Gliedmaßen, und *Kippen* des Beckens, des Kreuzbeins, der Hüftknochen und der Wirbel. Abbildung aa) zeigt die Kopfbewegung, die einem bejahenden Nikken gleichkommt.

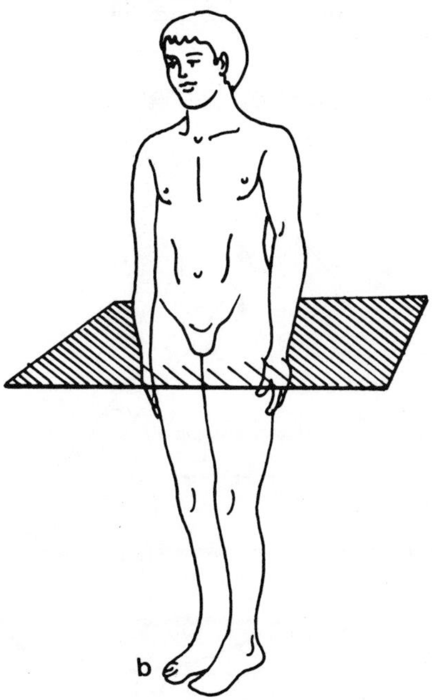

b

b) Horizontalebene des Körpers

Die mediale Horizontalebene trennt den Körper in die untere und obere Hälfte. Auch hier kann die Horizontalebene an einem x-beliebigen Punkt des Körpers verlaufen und bleibt immer die Horizontalebene, solange sie parallel zur medialen Horizontalebene verläuft.

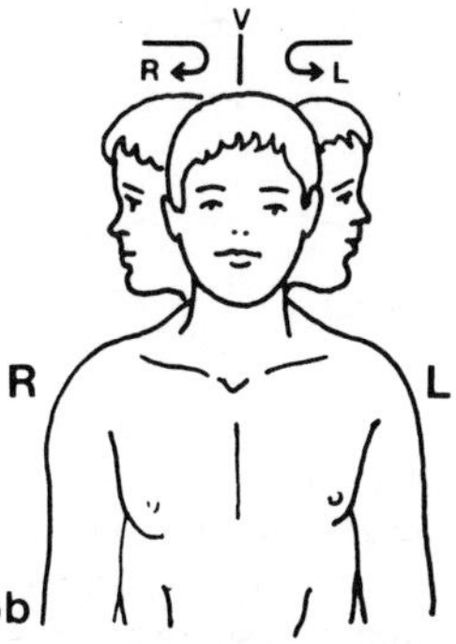

bb

Die Bewegung auf Horizontalebene bezeichnen wir als *Drehen* oder *Rotation*. Sie sieht als Kopfbewegung so aus, als würden sie etwas verneinen (Abb. bb).

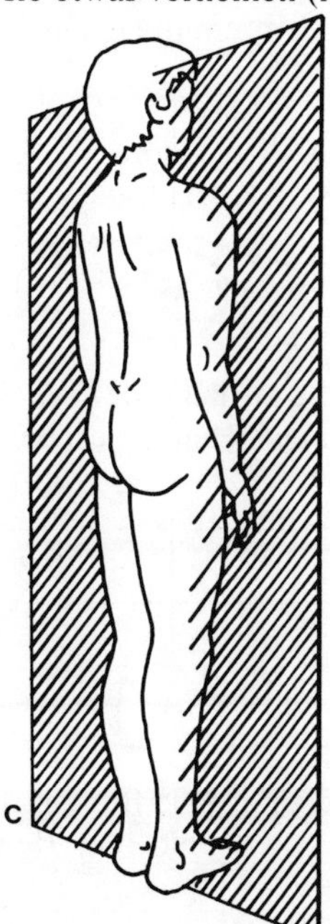

c

c) Frontalebene des Körpers

Die mediale Frontalebene trennt den Körper (Seitenansicht) in eine vordere und hintere Hälfte. Genau wie bei den anderen beiden Bewegungsebenen kann diese auch an verschiedenen Punkten des Körpers verlaufen, muß aber parallel zur medialen Frontalebene bleiben.

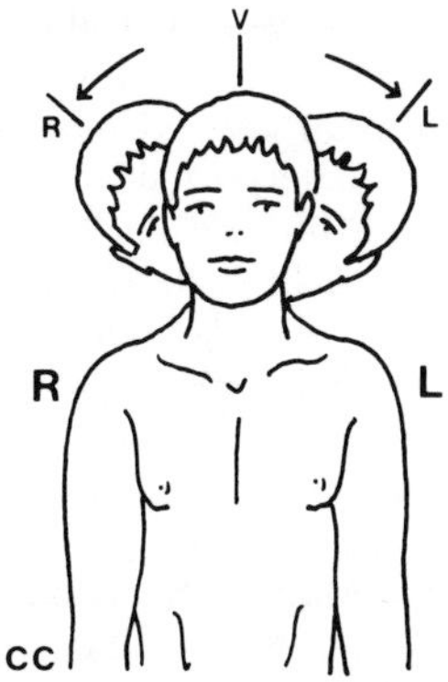

cc

Die Bewegung auf der Frontalebene bezeichnen wir als *Neigen*. Sie sieht als Kopfbewegung so aus, als würden Sie andeuten wollen, daß Sie einer Sache nicht ganz sicher sind oder sie bezweifeln (Abb. cc).

Bewegungsspanne der Gelenke

Alle Gelenke des Körpers, Wirbel, Kiefer, Schultern, Ellbogen, Handgelenk, Finger, Hüftgelenk, Knie, Fußgelenk, Zehen usw. besitzen eine gewisse Bewegungsspanne auf mindestens einer Bewegungsebene. Unter Bewegungsspanne verstehen wir das mögliche Bewegungsspektrum eines Gelenks, wenn man es vom einen Ende zum anderen seiner Bewegungsreichweite auf einer Ebene bewegt.
Nehmen wir den Kopf als Beispiel. Drehen Sie ihn soweit wie möglich nach links und dann, soweit es geht, nach rechts auf der Horizontalebene. Das ist

die gesamte Bewegungsspanne des Kopfes auf der Horizontalebene. Ein normaler, gesunder, junger Mensch kann den Kopf etwa 90 Grad nach links, also von der Körpermitte zur linken Schulter drehen und gleich weit nach rechts. Das bedeutet, daß die gesamte Bewegungsspanne des Kopfes auf der Horizontalebene normalerweise 180 Grad beträgt, also einem Halbkreis entspricht.
Im Verlaufe des natürlichen Alterungsprozesses reduziert sich die Bewegungsspanne aller unserer Gelenke. Man kann daher nicht erwarten, daß eine ältere Person dieselbe Gelenkbeweglichkeit besitzt wie ein Teenager. Eine gewisse Beschränkung der Gelenkbeweglichkeit ist im Alter ganz normal, jedoch sollte sie auf beiden Körperhälften der Horizontal- und Frontalebenen gleich sein. Nur auf diesen beiden Ebenen ist der Vergleich zwischen den beiden Körperhälften überhaupt möglich. Auf der Sagittalebene ist die Beweglichkeit im vorderen Bereich wesentlich größer als im hinteren, so daß man die beiden nicht miteinander vergleichen kann. Ist die Beweglichkeit jedoch auf der Horizontal- und Frontalebene ungleich, die Bewegungsreichweite auf der einen Seite also stärker eingeschränkt als auf der anderen, oder sind von einer altersbedingten Bewegungsbeschränkung nicht beide Seiten gleich stark betroffen, dann liegt meistens ein abnormer Zustand vor. In weitaus den häufigsten dieser Fälle ist die Bewegungsbeschränkung auch von irgendwelchen Beschwerden begleitet. Umgekehrt treten Beschwerden selten ohne eine Bewegungsbeschränkung auf.

Bewegungsspanne des Kopfes auf der Horizontalebene

Die folgenden Abbildungen zeigen die normale Bewegungsspanne sowie die Beschränkungen dieser normalen Spanne.

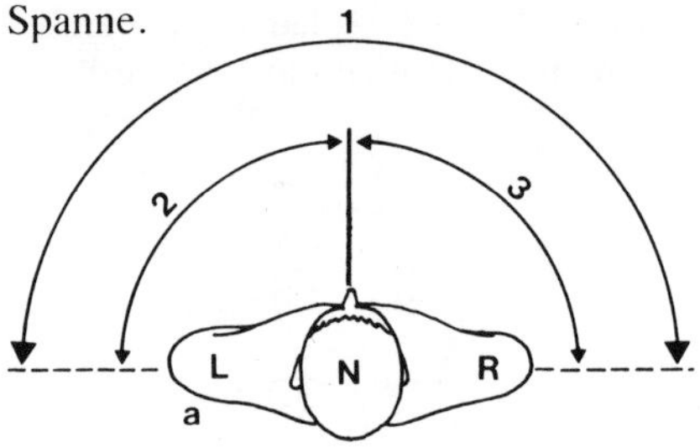

a Der Kopf ist in der neutralen Position, mit »N« bezeichnet. Bogen 1 stellt die gesamte Bewegungsspanne eines normalen, gesunden jungen Menschen dar, sie reicht gewöhnlich von einer Schulter zur anderen. Bogen 2 zeigt die linke Hälfte, von der Körpermitte zur linken Schulter, und Bogen 3 die rechte Hälfte, von der Körpermitte zur rechten Schulter.

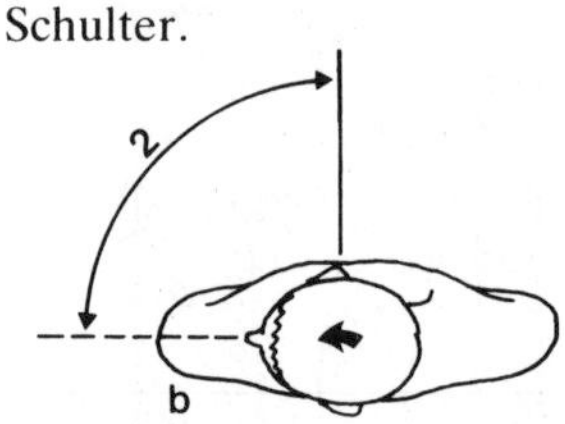

b zeigt die normale Beweglichkeit auf der linken Hälfte der Bewegungsspanne.

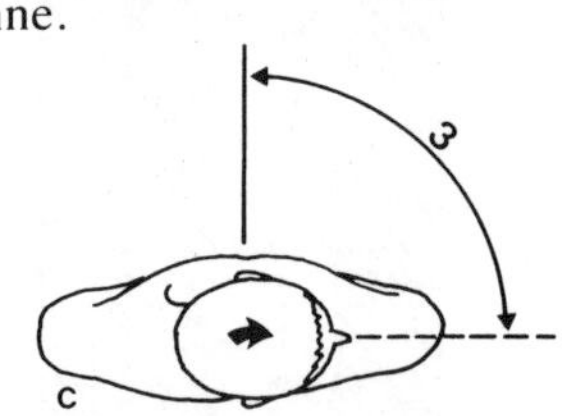

c zeigt die normale Beweglichkeit auf der rechten Seite der Bewegungsspanne.

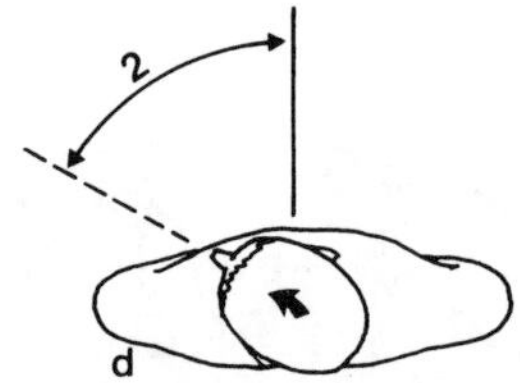

d zeigt eine Bewegungsbeschränkung auf der linken Hälfte der Bewegungsspanne, d. h. die Beweglichkeit des Kopfes ist blockiert.

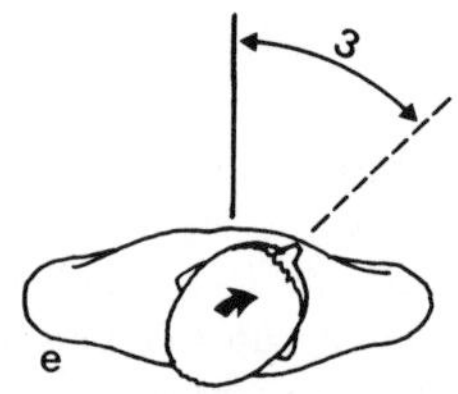

e zeigt eine Bewegungseinschränkung auf der rechten Hälfte der Bewegungsspanne.
Beachten Sie auch, daß die Bewegungsbeschränkung in Abb. e stärker ist als in Abb. d.

Bewegungsspanne des Armes auf der Sagittalebene

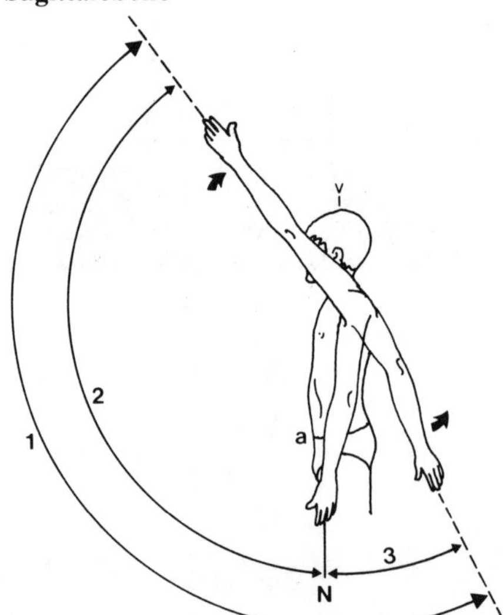

[a] Der Arm hängt in der neutralen Position, mit »N« bezeichnet. Bogen 1 stellt die normale Bewegungsspanne einer normalen, gesunden jungen Person dar. Bogen 2 bezeichnet den vorderen Teil und Bogen 3 den hinteren Teil der Bewegungsspanne.

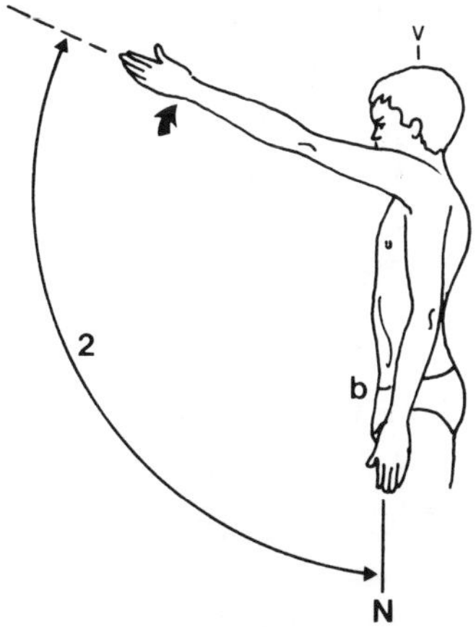

[b] zeigt eine Beschränkung der Armbeweglichkeit im vorderen Bereich der Bewegungsspanne.

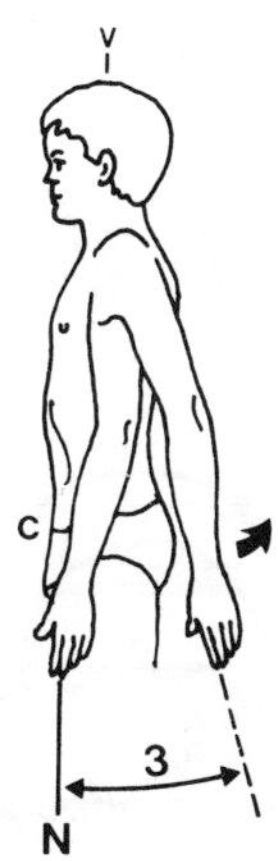

[c] zeigt eine Beschränkung der Armbeweglichkeit im hinteren Bereich der Bewegungsspanne.

Grundsatz der Zilgrei-Gegenbewegung/-Gegenposition

Die meisten Therapien konzentrieren die Behandlung von Beschwerden, Schmerzen oder Bewegungseinschränkungen direkt oder ausschließlich auf den Ort der Symptome. Bei den oft schmerzhaften Bewegungseinschränkungen wird bisweilen sanft, manchmal sogar fast gewaltsam versucht, die Blokkierung des betroffenen Gelenks zu überwinden. Dieses Verfahren kann äußerst schmerzhaft sein, und in vielen Fällen steht der Erfolg in keinem Verhältnis zu den Schmerzen, die dem Patienten zugemutet werden.
Im Gegensatz zu diesen konventionellen Praktiken bedienen sich die Zilgrei-Selbstbehandlungen jener Körperbewegungen und -positionen, die den symptomauslösenden genau entgegengesetzt sind. Wir wollen die verblüffend einfache Logik dieses Grundsatzes der Zilgrei-Gegenbewegung/-Gegenposition kurz erklären.
Eine der zahlreichen Ursachen für Schmerz ist die Verspannung oder Verkrampfung eines Muskels. In einem der vorhergehenden Kapitel haben wir erläutert, daß eines der Hauptziele von Zilgrei die Entspannung der Muskeln und die Wiederherstelluzng des normalen Muskeltonus ist. Wird ein bereits verspannter Muskel forciert und dadurch noch zusätzlich belastet, so wird er sich aufgrund einer natürlichen Abwehrreaktion noch stärker zusammenziehen und folglich noch mehr weh tun. Läßt man ihn jedoch in Ruhe entspannen, während man durch eine sanfte Methode wie Zilgrei die Normalisierung fördert, kann sich die Spannung lösen, so daß der Schmerz verschwindet.
Wir wollen dies an einem praktischen Beispiel erläutern. Angenommen, Sie spüren jedesmal einen stechenden Schmerz rechts im Nacken, wenn Sie den Kopf auf der Horizontalebene zur linken Schulter hin drehen. Wir nennen das die symptomauslösende Bewegung, d. h. die Bewegung, die Schmerzen verursacht. Wenn Sie nun den Kopf zur rechten Schulter drehen, nimmt der Schmerz ab oder verschwindet sogar ganz. Die Bewegung zur rechten Schulter ist in diesem Fall die *Gegenbewegung* zur symptomauslösenden Bewegung, und die rechte Seite entspricht der *Gegenposition.*
Aber was ist eigentlich geschehen? Als Sie den Kopf zur linken Schulter hin drehten, wurden die Muskeln auf der rechten Seite von Nacken und Schulter, die womöglich bereits verspannt waren, zusätzlich belastet und taten deshalb weh.
Als Sie dann den Kopf zur rechten Schulter hin drehten, konnten sich die selben Muskeln auf der rechten Seite entspannen, und der Schmerz verschwand. Sie werden nun verstehen, warum wir in Zilgrei die Gegenbewegung bzw. Gegenposition anwenden.
Allerdings haben diese allein keinen therapeutischen Wert, außer einer zeitweiligen Schmerzbefreiung. Man muß die Gegenbewegung oder -position mit der Zilgrei-Atmung koordinieren, damit die gewünschte Normalisierung der betroffenen Körperteile eintritt.
Sie mögen sich nun fragen: »Warum soll ich nicht einfach die am wenigsten schmerzhafte Bewegung oder Position einnehmen, warum muß man erst die schmerzhafteste herausfinden?« Die Antwort ist logisch, wie alles bei Zilgrei: Es mag viele weniger schmerzhafte oder gar schmerzlose Bewegungen oder Stellungen geben, doch gewöhnlich gibt es nur eine, die am schmerzhaftesten ist und die uns dann den genauesten Hinweis gibt.

Wir verwenden gewisse Ausdrücke zur Benennung der diesem Grundsatz entsprechenden Bewegungen und Positionen, die Sie sich gut einprägen sollten. Sie kommen in diesem Buch immer wieder vor, besonders im praktischen Teil der Zilgrei-Selbstuntersuchungen und -Selbstbehandlungen.

1) Die *symptomauslösende Bewegungsrichtung* auf einer der drei Basisbewegungsebenen des Körpers
2) Die *symptomauslösende Position* auf einer der drei Basisbewegungsebenen
3) Die *Zilgrei-Bewegungsrichtung*, d. h. die Gegenbewegungsrichtung zur symptomauslösenden auf der gleichen Bewegungsebene
4) Die *Zilgrei-Position*, d. h. die Gegenposition zur symptomauslösenden auf der gleichen Bewegungsebene
5) Die *neutrale Position*, d. h. die physiologisch natürliche Position unseres Körpers oder der einzelnen Körperteile

Mit »Symptom« bezeichnen wir Schmerzen oder Beschwerden, Zunahme bereits bestehender Schmerzen oder Beschwerden und/oder Bewegungseinschränkung.

Die folgenden Abbildungen erläutern den Grundsatz der Zilgrei-Gegenbewegung/-Gegenposition. Abb. [a] bezeichnet jeweils die neutrale Position, Abb. [b] die symptomauslösende Bewegungsrichtung oder Position und Abb. [c] die Zilgrei-Bewegungsrichtung bzw. die Zilgrei-Position.

Die *Sagittalebene* ist betroffen

[a] Neutrale Position

[b] Das Beugen des Kopfes nach vorne löst Symptome aus oder verstärkt sie.

[c] Dementsprechend ist das Strecken des Kopfes nach hinten die Zilgrei-Bewegung bzw. -Position.

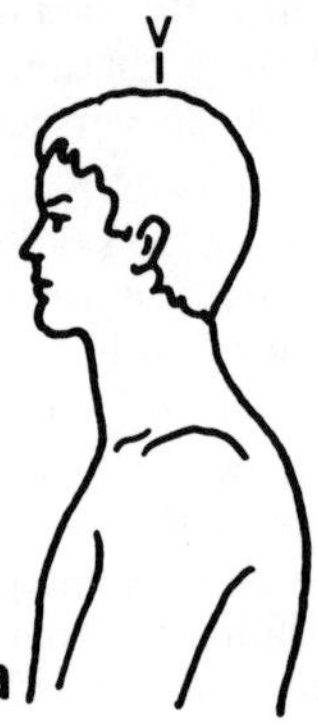
a

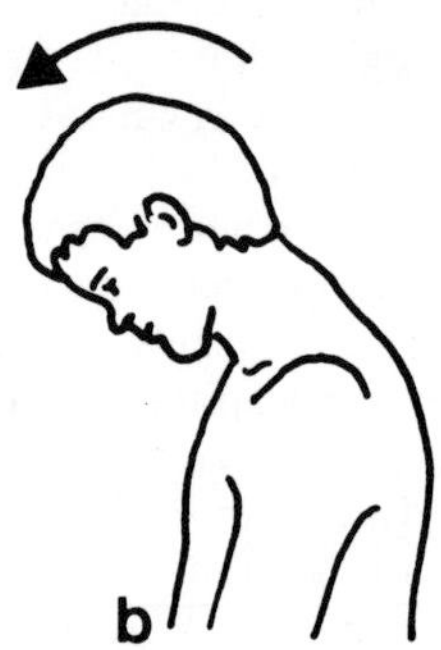
b

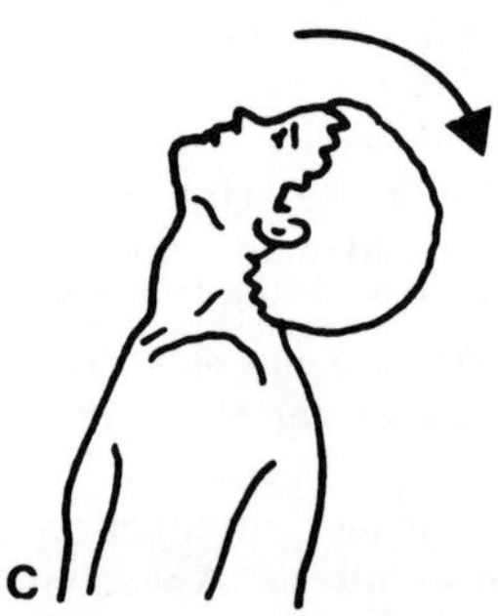
c

Die *Sagittalebene* ist betroffen

[a] Neutrale Position

[b] Hier löst das Strecken des Kopfes nach hinten Symptome aus.

[c] Dementsprechend ist das Beugen des Kopfes nach vorne die Zilgrei-Bewegung bzw. -Position.

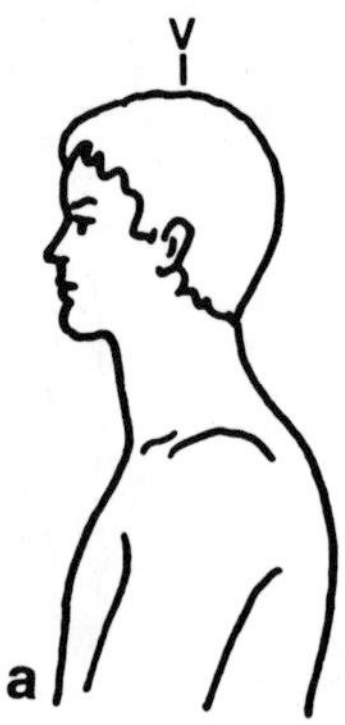
a

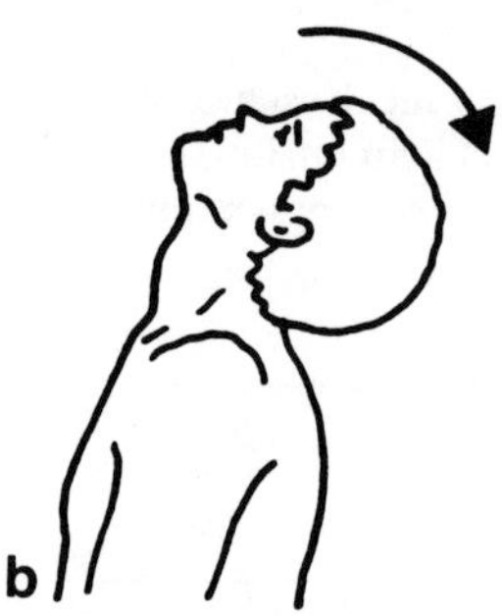
b

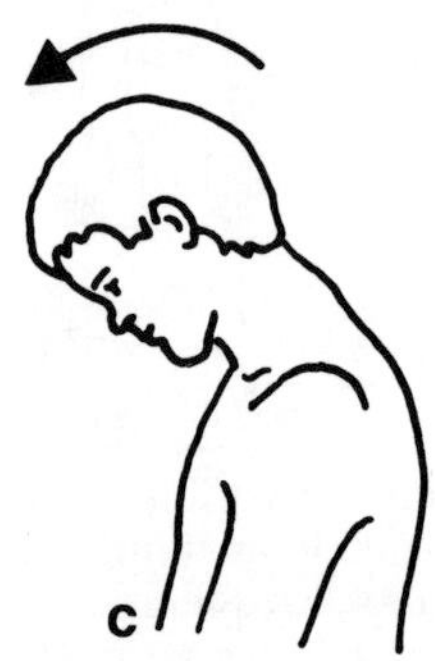
c

Die *Frontalebene* ist betroffen

[a] Neutrale Position

[b] Das Neigen des Kopfes nach rechts löst Symptome aus oder verstärkt sie.

[c] Dementsprechend ist das Neigen des Kopfes nach links die Zilgrei-Bewegung bzw. -Position.

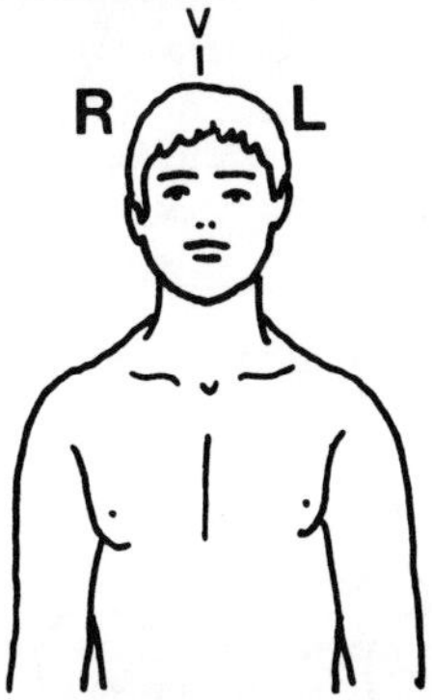

a

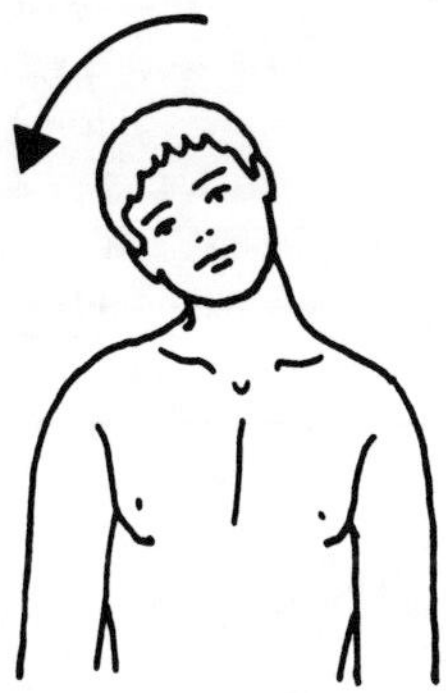
b

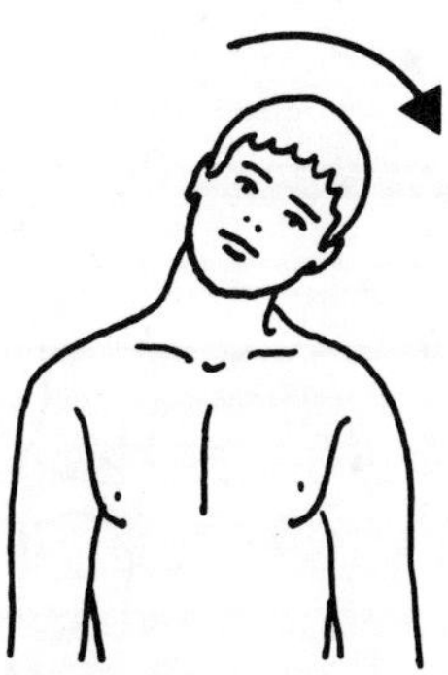
c

Die *Frontalebene* ist betroffen

[a] Neutrale Position

[b] Hier löst das Neigen des Kopfes nach links Symptome aus.

[c] Dementsprechend ist das Neigen des Kopfes nach rechts die Zilgrei-Bewegung bzw. -Position.

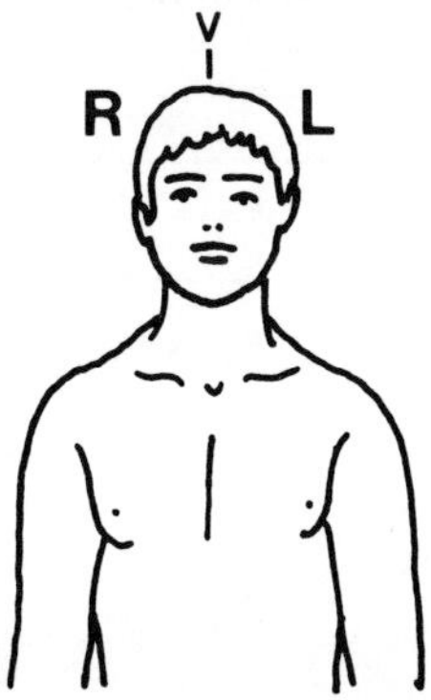

a

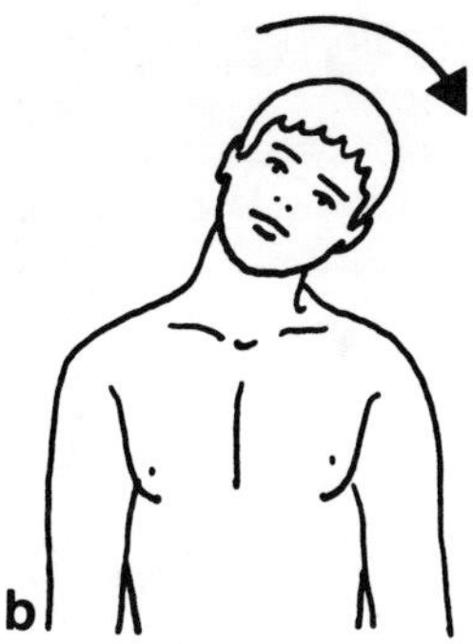
b

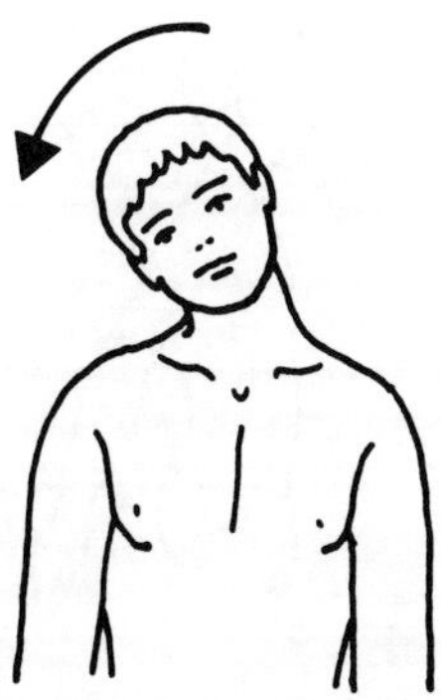
c

Die *Horizontalebene* ist betroffen

[a] Neutrale Position

[b] Das Drehen des Kopfes nach links löst Symptome aus oder verstärkt sie.

[c] Dementsprechend ist das Drehen des Kopfes nach rechts die Zilgrei-Bewegung bzw. -Position.

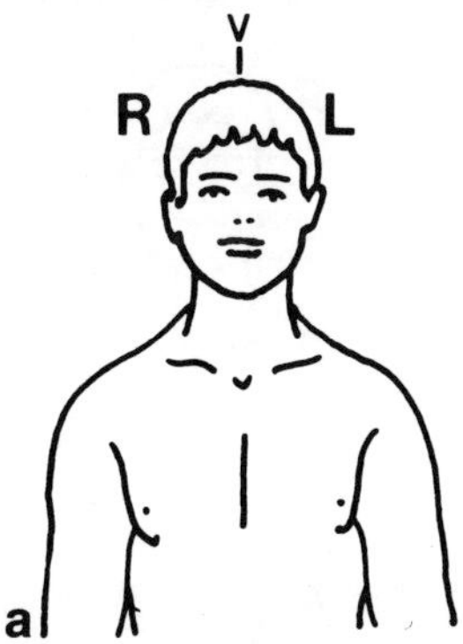

a

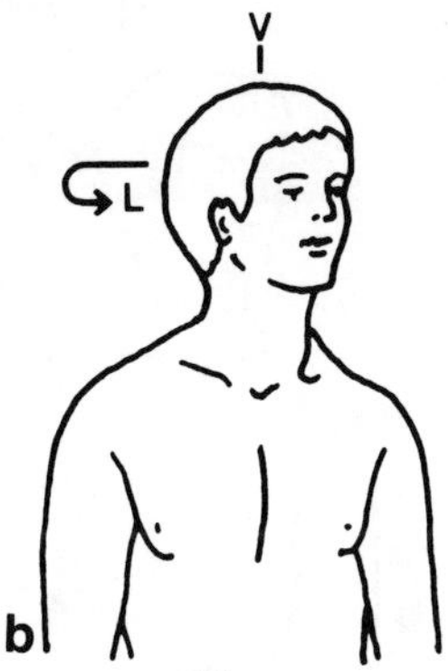

b

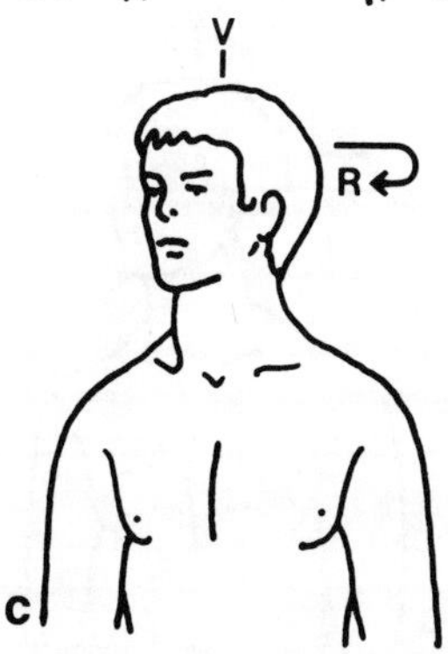

c

Die *Horizontalebene* ist betroffen

[a] Neutrale Position

[b] Hier löst das Drehen des Kopfes nach rechts Symptome aus.

[c] Demzufolge ist die Zilgrei-Bewegung bzw. -Position das Drehen des Kopfes nach links.

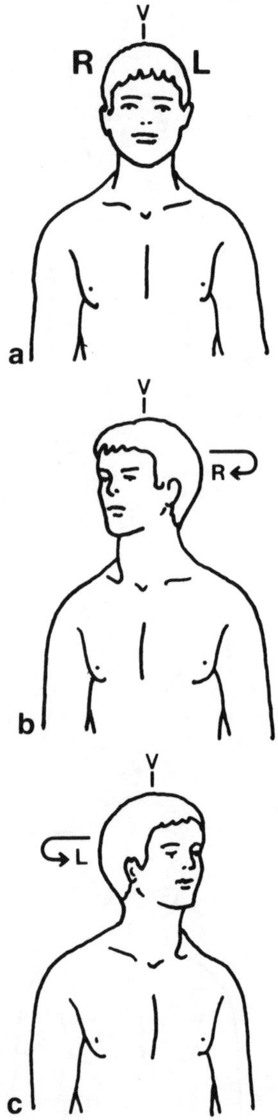

Die *Sagittalebene* ist betroffen

[a] Neutrale Position

[b] Das Heben des Armes nach vorne oben löst Symptome aus bzw. verstärkt sie.

[c] Die Zilgrei-Bewegung bzw. -Position ist daher das Strecken des Armes nach hinten.

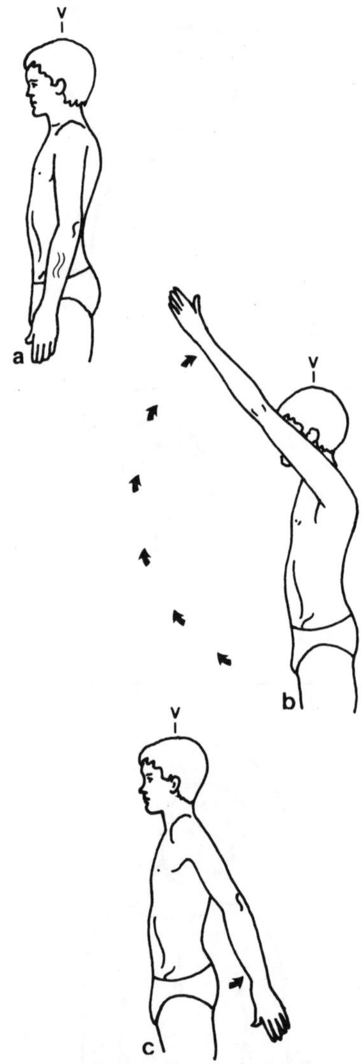

Die *Sagittalebene* ist betroffen

[a] Neutrale Position

[b] Hier verspürt man Symptome bzw. zunehmende Schmerzen beim Strecken des Armes nach hinten.

[c] Die Zilgrei-Bewegung bzw. -Position ist dementsprechend das Heben des Armes nach vorne oben.

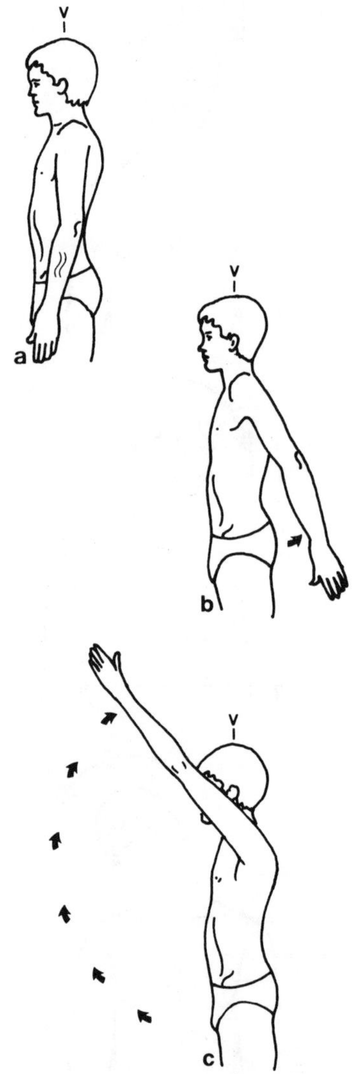

Einseitige Körperbeanspruchung – Monolateralismus

Die Tatsache, daß die meisten Menschen Rechtshänder sind, betrachten wir als ein ganz normales, natürliches Phänomen, und nur wenige würden vermuten, daß das unser körperliches Wohlbefinden beeinträchtigen könnte. Doch schauen wir uns dieses Phänomen ein wenig genauer an. Denken Sie an die vielen Handgriffe, die Sie täglich mit einer Hand tun, aber nicht mit der anderen: schreiben, Licht einschalten, Türen öffnen, Hände schütteln, essen, trinken, nach etwas greifen, rasieren, sich kämmen, eine Telefonnummer wählen, den Schlüssel drehen, Werkzeuge gebrauchen, Tennis spielen usw. – die Reihe ist endlos. Wir führen die meisten unserer täglichen Betätigungen mit der selben Hand, mit der gleichen einseitigen Körperbewegung und ziemlich gleich aus, und das unser ganzes Leben lang. Wenn Sie sich alle diese Handlungen im Geist vorstellen, dann werden Sie auch begreifen, was mit Ihren Muskeln geschieht. Bedenken Sie, daß keine Körperbewegung, wie gering sie auch sein mag, ohne den Einsatz von Muskeln möglich ist. Und nun versuchen Sie, sich vorzustellen, was geschähe, wenn Sie jeden Tag mit einem 5-kg-Gewicht Ihren rechten Bizeps trainierten. Nur die Muskeln des rechten Armes und der Schulter würden sich entwickeln, während sich auf der linken Körperseite praktisch gar nichts tun würde. In etwas beschränkterem Maß passiert genau das, wenn wir unseren Körper den ganzen Tag nur einseitig beanspruchen: die Muskulatur der paarigen Muskeln, die rechts und links der Wirbelsäule liegen, entwickelt sich ungleichmäßig. Bei den meisten Rechtshändern kann man diese unterschiedliche Muskelentwicklung sogar bemerken und ertasten. Das ist eine typische Folge der einseitigen Körperbeanspruchung, die in vielen Fällen für weitverbreitete Beschwerden verantwortlich ist, die irrtümlicherweise häufig der Arthrose und dem Rheuma zugeschrieben werden.

Zilgrei definiert Monolateralismus als jene Beschwerden, die direkt oder indirekt auf die einseitige Beanspruchung des Körpers zurückzuführen sind. Sie machen sich durch einen unausgeglichenen Muskeltonus, in einer ungleichen Entwicklung oder Koordination der paarigen Muskeln und/oder der bei einer Gelenkbewegung eingesetzten synergistischen und antagonistischen Muskeln oder durch Beschränkung der Körperbeweglichkeit bzw. Schmerzen bemerkbar.

Ambidexter, das sind Menschen, die beide Hände gleich gut gebrauchen können, sind in einer wesentlich glücklicheren Lage als ihre rechtshändigen Artgenossen. Sie gebrauchen ihren Körper von Anfang an ziemlich ausgewogen und sind dem schädigenden Einfluß der einseitigen Körperbeanspruchung weit weniger ausgeliefert als Rechtshänder. Aus demselben Grund haben auch die Linkshänder einen großen Vorteil gegenüber der Mehrheit der Rechtshänder. Spontan gebrauchen sie ihre linke Hand, doch da sie in einer Umwelt leben, die für Rechtshänder konzipiert ist, kommen sie nicht umhin, auch die rechte Hand und die rechte Körperhälfte einzusetzen.

Die Entdeckung des Monolateralismus als Syndrom bliebe folgenlos, wenn wir nichts dagegen unternehmen könnten. Untersuchen wir kurz die verschiedenen Möglichkeiten, die uns zur Verfügung stehen. Man könnte zum Beispiel alle Rechtshänder zu Ambidextern umerziehen. Doch das ist in der Praxis unmöglich, und zudem müßten alle nur für die rechte Hand entworfenen Gegenstände für beide Hände umfunktioniert werden. Also ist dieser Vorschlag undurchführbar. Eine andere Möglichkeit ist die regelmäßige Anwendung einer Methode, die den normalen Muskeltonus wiederherstellt. Hier kann uns Zilgrei weiterhelfen. Wie Sie in dem vorangegangenen Kapitel erfahren haben, wird bei Zilgrei unter anderem die Zilgrei-Gegenbewegung/-Gegenposition angewendet, womit man den Muskeltonus der links- und rechtsgelegenen paarigen Muskeln ausgleichen und somit Schmerzen und Bewegungsbeschränkung vorbeugen bzw. beseitigen kann. Wir möchten jedoch klarstellen, daß man die durch Monolateralismus verursachten Beschwerden nicht auf Dauer beseitigen kann. Wie gesagt, bestünde die einzige dauerhafte Lösung des Problems darin, daß jedermann zum Ambidexter würde. Unsere Erfahrung mit Zilgrei in den letzten fünf Jahren hat aber gezeigt, daß die regelmäßige Anwendung der Selbstbehandlungen die schädliche Wirkung der einseitigen Körperbeanspruchung weitgehend eindämmen und manchmal sogar beheben kann.

Einseitige Körperbeanspruchung am Arbeitsplatz

Es besteht kein Zweifel, daß die schlimmsten Auswirkungen des Monolateralismus am Arbeitsplatz zutage treten. Die Millionen von Menschen, die während acht Stunden täglich und fünf Tage in der Woche an Werkbänken, Förderbändern, in Produktionsketten, am Schreibtisch usw. arbeiten und die gleiche Körperbewegung immer und immer wiederholen oder ständig in der gleichen Körperstellung verharren, sind den Folgen der einseitigen Körperbeanspruchung am stärksten ausgesetzt. Der

Preis dafür ist gewaltig, sowohl für den Einzelnen in Form der Einbuße seines physischen Wohlbefindens, als auch für die Unternehmen in Form von Arbeits- und Produktionsausfall durch Krankheit. Um Handel und Industrie in ihren Bemühungen um das körperliche Wohl ihrer Belegschaft zu unterstützen und die gewaltigen Kosten einzudämmen, hat Zilgrei entsprechende Studien über Körperbewegung und -position durchgeführt und aufgrund dieser die erforderlichen Selbstbehandlungen entwikkelt sowie Lehrkurse organisiert, um Fachkräfte auszubilden, die Spezialprogramme für die Arbeitswelt erstellen. Zudem werden den Angestellten einfache Kurse angeboten, die auf die Probleme des Monlateralismus hinweisen und ihnen Mittel in die Hand geben, um selbst etwas gegen dieses Problem zu unternehmen. Es ist allgemein bekannt, daß man bei körperlichem Wohlbefinden weniger unfallgefährdet ist, mehr leistet und größere Befriedigung durch seine Arbeit erfährt.
Eine von Zilgrei durchgeführte Arbeitsplatzstudie hat zu interessanten Ergebnissen geführt.
Genauere Auskünfte über Zilgrei-Programme für Handel und Industrie sind bei der Deutschen Zilgrei Gesellschaft e. V. oder bei den Autoren erhältlich.

Selbstwahrnehmung und Körperbewußtsein

Fast weltweit verfolgen Erziehungs- und Bildungssysteme das ausschließliche Ziel, einen eigentlich nur sehr kleinen Teil des menschlichen Wesens zu trainieren und zur Entfaltung zu bringen: unsere geistigen und intellektuellen Fähigkeiten. Etwas Aufmerksamkeit entfällt auch auf die Körpererziehung, meistens beschränkt auf ein paar Turnstunden und, je nach Kosten und Prestige der Schule, auf eine Sportart. Doch was geschieht mit unseren armen, vernachlässigten Sinnen? Wie Sie wissen, besitzen wir fünf davon, und diese sind weitgehend für unsere Lebensqualität verantwortlich. Das vollständige oder teilweise Fehlen eines dieser Sinne beschränkt automatisch auch unsere Fähigkeit, das, was uns das Leben zu bieten hat, voll auszukosten. Da die meisten Menschen mit intakten Sinnen zur Welt kommen, nimmt man an, der Mensch wisse natürlich und instinktiv, wie er sie richtig gebrauchen soll; man glaubt deshalb, man brauche sie nicht zu üben und zu entfalten. Leider ist das alles andere als wahr. Man kann das leicht überprüfen, wenn man einige

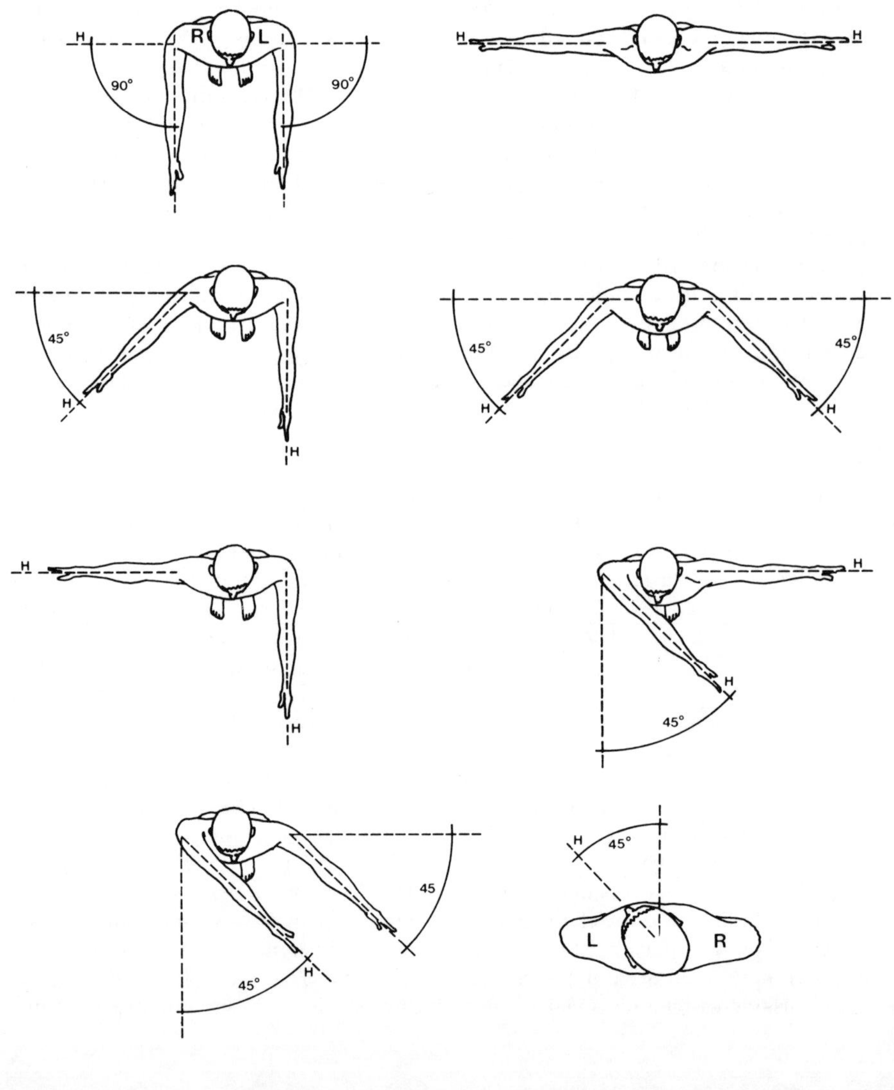

Leute auffordert, die Zahl der verschiedenen Farben aufzuzählen, die sie in einem Gemälde unterscheiden können, oder die verschiedenen Instrumente zu nennen, die sie aus einem Orchesterstück heraushören können usw. Vermutlich wird sie das Ergebnis verblüffen, wenn nicht sogar erschrecken. Und wenn Sie sich selbst auf die gleiche Art testen, wird es Sie erstaunen, wie lückenhaft auch Ihre Sinneswahrnehmung ist.

Was hat denn das mit Zilgrei-Selbstbehandlungen zu tun, mögen Sie sich fragen. Das erfahren Sie gleich.

Gerade weil es eine Selbstbehandlung ist, erhöht Zilgrei die Selbstwahrnehmung des Ausübenden. Ihm wird nicht nur bewußt, wie groß sein Selbsthilfepotential und seine innere Kraft ist, wie stark seine Fähigkeit zur Unabhängigkeit, er begreift auch viele verschiedene Aspekte der eigenen Person. Seine Körperfunktionen, seine geistigen Prozesse, seine psychologische Einstellung, seine Verhaltensmuster, seine Einmaligkeit, denn es gibt nicht zwei genau gleiche menschliche Wesen. Bei der Zilgrei-Selbstbehandlung beginnt man, sich selbst zu beobachten, auf seinen Körper zu hören, dessen Reaktionen zu spüren und seine Signale zu verstehen.

Um diese Empfindungen jedoch voll auswerten zu können, muß man seine Sinne so umfassend gebrauchen lernen wie nur möglich.

Man darf die Selbstwahrnehmung nicht als das morbide Interesse des Hypochonders an allen seinen kleinen Wehwehchen und Unpäßlichkeiten mißverstehen, die wir alle ab und zu haben. »Wahrnehmen« heißt, mit Geist und Sinnen, also mit Augen, Ohren und den anderen Sinnesorganen etwas aufnehmen. Sich in Selbstwahrnehmung zu üben, heißt auch, die eigene Sinnesfähigkeit zu entwickeln.

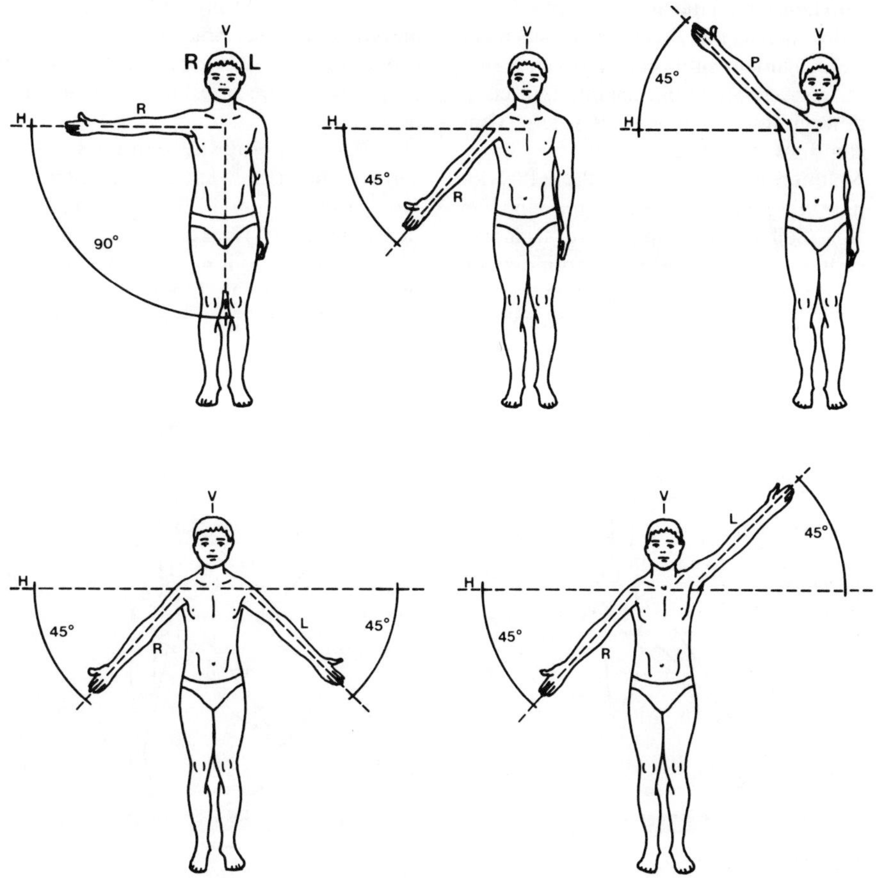

Auf die Frage, welchen Unterschied jemand bei der Kopfdrehung nach links und rechts spürt, erhält man sehr oft die Antwort: »Keinen«. Manchmal mag es ja stimmen, daß tatsächlich kein Unterschied besteht; doch die meisten Leute sind unfähig, eine Differenz zu spüren, auch wenn sie durchaus vorhanden ist. Und dies deshalb, weil ihre Fähigkeit zur Selbstwahrnehmung unterentwickelt oder vernachlässigt ist. Damit Sie bei den Zilgrei-Selbstuntersuchungen zu klaren Antworten gelangen und den größtmöglichen Nutzen aus den Zilgrei-Selbstbehandlungen ziehen können, sollten Sie die Bewegungen und Positionen der Abbildungen in diesem Kapitel einmal ausführen. Das wird zur Entwicklung Ihrer Selbstwahrnehmung und Ihres Körperbewußtseins beitragen. Letzteres definieren wir als die präzise Wahrnehmung der Stellung des Körpers und der Körperteile, wie Kopf, Arme, Beine usw., mit geschlossenen Augen oder im Dunkeln. Jeder kann ohne weiteres die Stellung seiner Gliedmaßen feststellen, wenn er sie sieht, aber bei ausgeprägtem Körperbewußt-

sein kennt man die Stellung der Körperteile auch genau, wenn man sie nicht sieht. Zudem sind diese Übungen eine hervorragende Hilfe, um mit den Basisbewegungsebenen des Körpers vollständig vertraut zu werden.
Nehmen Sie die dargestellten Positionen mit geschlossenen Augen ein. Um Ihre Selbstwahrnehmung zu schärfen, sollten Sie dabei Ihre Empfindungen benennen können. Vergleichen Sie, was Sie fühlen, wenn Sie einen Körperteil erst in eine Richtung und dann in die andere bewegen. Spüren Sie das gleiche, oder ist die Bewegung in eine Richtung etwas mühsamer als die in die andere?
Um Ihr Körperbewußtsein zu verbessern, bringen Sie den entsprechenden Körperteil bei geschlossenen Augen in den gewählten Winkel. Dann schauen Sie, ob die Stellung diesem Winkel wirklich entspricht. Oder noch besser: machen Sie ein Spiel daraus, indem Sie Ihre Kinder, Familie und Freunde einbeziehen. Ein gutes Körperbewußtsein verhilft Ihnen auch zu einer guten Körperhaltung und zu entsprechend weniger Rückenschmerzen.
Nehmen Sie die Positionen in den Abbildungen zu diesem Kapitel ein und üben Sie auch die Gegenposition, d.h. wenn nur der linke Arm oder das linke Bein gezeigt sind, wiederholen Sie die gleiche Position mit dem rechten Arm und dem rechten Bein.

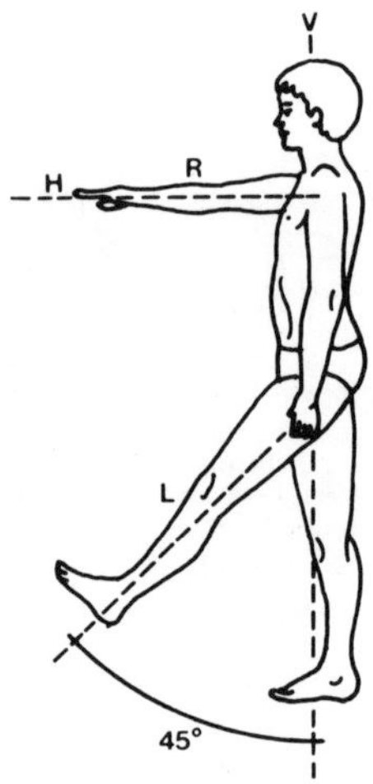

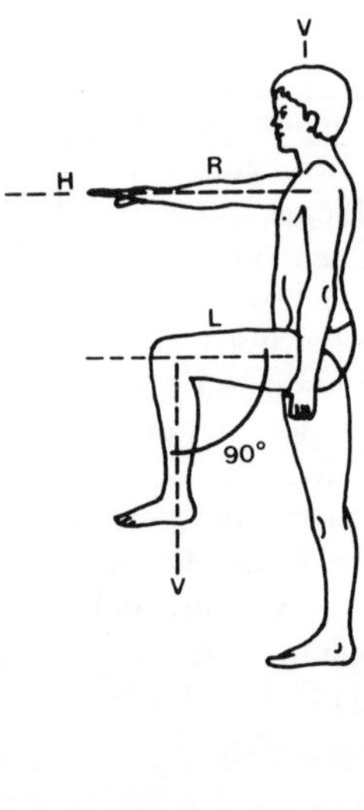

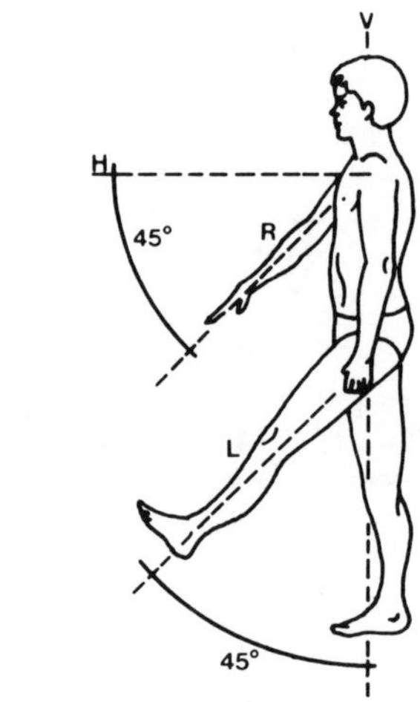

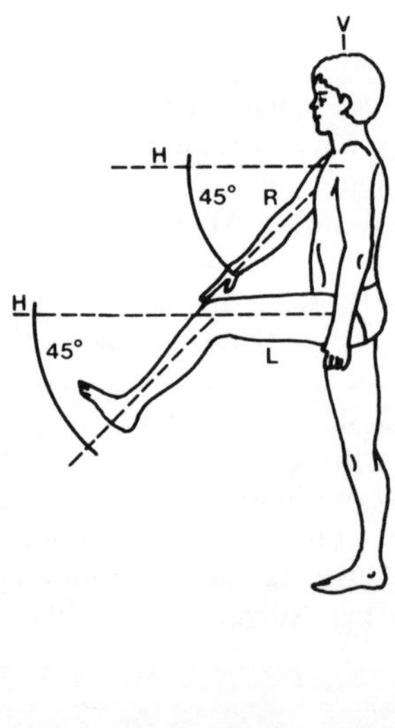

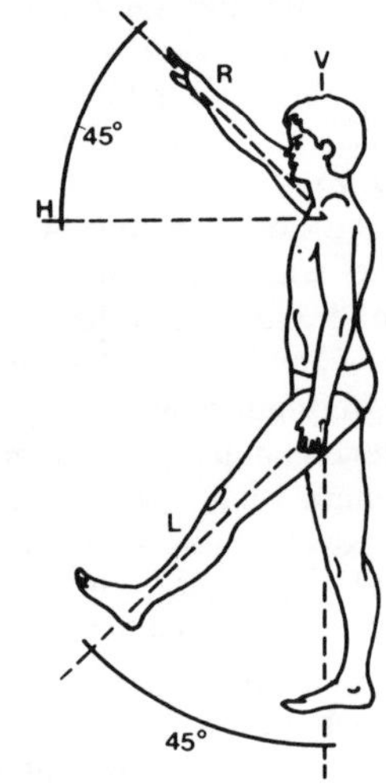

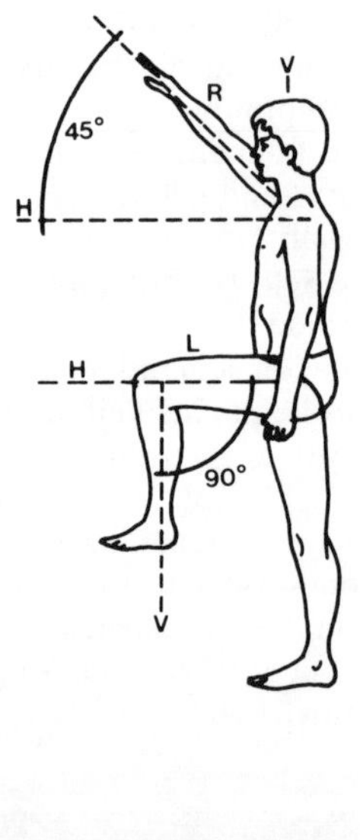

Das ganzheitliche Körperkonzept

Daß wir in einem Zeitalter der Spezialisierung leben, ist zwar ein vielzitierter Allgemeinplatz, dadurch aber nicht minder wahr. Ein hervorragendes Beispiel dafür ist die moderne Medizin mit ihren Dutzenden von Spezialisierungen. Wir wundern uns immer wieder, wie es unsere Vorfahren, ja wie es die Menschheit überhaupt wohl geschafft hat, ohne Neurologen, Psychiater, Kardiologen, Nephrologen und die vielen anderen -ologen, die uns heute zur Verfügung stehen, zu überleben. Schaut man sich jedoch ein bißchen um und hört, was Freunde und Bekannte zu berichten haben, dann hat man keineswegs den Eindruck, die Leute seien heute im allgemeinen gesünder als vor hundert Jahren. Gewiß, wir kennen die schrecklichen Epidemien wie Pest, Tuberkulose, Kinderlähmung usw. nicht mehr, doch unsere Lebensbedingungen haben sich ja auch beträchtlich geändert. Die Medizin hat ohne Zweifel ihren Beitrag geleistet, um diese Epidemien auszurotten, aber man fragt sich, wie groß ihr Anteil daran wirklich ist, denn die Hauptursachen – Schmutz, Unterernährung, Armut, schlechte Behausung usw. – existieren heute in der industrialisierten Welt weitgehend nicht mehr. Wir können das ganze Jahr über frische Früchte und Gemüse kaufen, Wohnhäuser und öffentliche Gebäude sind hygienisch einwandfrei, wir haben gut funktionierende Kanalisationsanlagen, Wohnungen und Arbeitsplätze sind im Winter geheizt, Badezimmer sind kein Luxus mehr. Gar nicht zu sprechen von den verbesserten Arbeitsbedingungen, der kürzeren Arbeitszeit, vom Schutz vor Schadstoffen am Arbeitsplatz usw. Schon dies allein sollte eigentlich bewirken, daß die Menschheit heute wesentlich gesünder ist. Aber trotz alledem, trotz Fortschritten in der modernen Medizin, trotz der hohen Spezialisierung leiden die Menschen immer noch. Wie kommt das?

Nach jahrelangen intensiven Studien hat der kanadische Physiologe Professor Hans Selye das, wie er es nennt, »ökologische Dreieck der Gesundheit« entdeckt. Er behauptet, man müsse drei gleichwertige, voneinander abhängige Elemente berücksichtigen, wolle man eine gute körperliche und geistige Gesundheit anstreben. Diese drei Faktoren seien:

1. *Die Körperstruktur,* vor allem Wirbelsäule, Schädel, Becken und deren Verbindung mit den Nervensystemen und den Innenorganen.
2. *Das biochemische Gleichgewicht unseres Körpers.* Ein Teil davon, unsere Leber, funktioniert wie ein chemisches Labor, und wir sollten sehr sorgfältig darauf achten, was und wie wir essen, damit unser Stoffwechsel normal arbeiten kann.
3. *Die psychische Verfassung.* Diese ist am schwierigsten in den Griff zu bekommen und auch am schwierigsten zu diagnostizieren.

Da diese drei Elemente sehr eng miteinander verbunden sind, kann man sie auch nur im Zusammenhang berücksichtigen. Es wäre töricht und vor allem nutzlos, nur auf eine dieser drei einzuwirken und die anderen beiden außer acht zu lassen.

Doch was können wir unternehmen, um uns eine gute Gesundheit zu bewahren, um diese drei Elemente intakt und leistungsfähig zu erhalten?

Für die Körperstruktur können wir mit Zilgrei sehr viel tun, da wir damit die Knochenstruktur des Beckens, der Wirbelsäule, der Gelenke und der Gliedmaßen sowie auch die Muskeln günstig beeinflussen. Außerdem können wir uns die nötige körperliche Bewegung verschaffen, die zur Erhaltung des physischen Gleichgewichts notwendig ist.

Das biochemische Gleichgewicht erhält man am besten, indem man gute, frische und natürliche Nahrung zu sich nimmt, nur so viel ißt, wie der Körper je nach der Tätigkeit des Einzelnen braucht, und die Mahlzeiten einigermaßen regelmäßig einhält. Einige Ausnahmen bestätigen die Regel und geben dem Leben die Würze, aber es sollten eben nur Ausnahmen bleiben.

Ein weiterer wichtiger Faktor ist die Atmung (Seite 34). Versuchen Sie, nicht nur während der Zilgrei-Selbstbehandlungen, sondern auch sonst richtig zu atmen. Denken Sie daran, daß jedes Organ direkt oder indirekt mit jedem anderen verbunden ist; wenn eines krank ist, ist der ganze Körper beeinträchtigt. Wird die normale Funktion des betroffenen Körperteils wiederhergestellt, gesundet auch der restliche Körper. Wer richtig atmet, fühlt sich nicht nur gesünder, er ist es auch.

Das dritte Element des Dreiecks, die psychische Verfassung, kann man in wenigen Worten zusammenfassen: Begegnen Sie dem Leben, sich selbst und anderen Menschen mit einer vitalen, positiven und heiteren Geisteshaltung, haben Sie Freude an dem, was Sie tun!

Schneller gesagt als getan, meinen Sie. Stimmt. Doch wenn Sie weiterlesen, werden Sie durch einfache, logische Überlegungen zum Schluß kommen, daß jeder von uns das Ziel erreichen kann, das er sich setzt. Nicht durch Zwänge, und nicht durch Glaubensbekenntnisse. Auch nicht, weil wir uns selbst vorsagen: »Ich muß es um jeden Preis erreichen.« Ganz einfach durch logische Überlegung.

Die Wissenschaft hat eine ganze Reihe von Beweisen erbracht, daß der Grund für viele Krankheiten der negative Einfluß des Geistes auf den Körper ist. Beispiele dafür sind die sogenannten »psychosomatischen« Erkrankungen, z. B. gewisse Arten von Durchfall, Magengeschwüre, Herzarrhythmie und viele andere mehr. Die Annahme ist sehr naheliegend, daß besonders eine pessimistische Haltung und eine negative Einstellung Krankheiten fördern können. Wenn das tatsächlich zutrifft, dann müßte das Gegenteil doch auch die umgekehrte Wirkung hervorrufen können, nämlich, daß eine positive Einstellung und optimistische Haltung die Gesundheit fördern. Denken Sie daran, daß Gesundheit in uns liegt und in uns geschaffen wird und daß wir auf die Selbstheilungskräfte unseres Körpers vertrauen können. Haben wir uns verletzt, sogar in ernsten Fällen, dann sind es nicht die Desinfektionsmittel, die Pillen und Spritzen usw., die uns heilen. Wir brauchen zwar diese Mittel, um Komplikationen oder Infektionen zu verhindern, doch ist es unser eigenes Gewebe, unser Blut, unsere Zellen, die sich erneuern und den Schaden beheben, die Wunde schließen und die Heilung möglich machen.

Oft sind unsere Denkmuster in alten Gewohnheiten eingefahren, durch Vorurteile und jahrhundertealte Dogmen oder Anschauungen beschränkt; oft gewöhnen wir uns daran, in einer bestimmten Verfassung oder mit gewissen Schmerzen zu leben, und sind innerlich fest davon überzeugt, es sei ein unabänderlicher Zustand, an dem wir nicht rütteln können. Wir akzeptieren viele unserer Beschwerden als eine unvermeidliche Last und versuchen oft gar nicht erst, uns aus einer Lage zu befreien, in die wir, wie wir meinen, ohne unser Dazutun geraten sind. Dabei sollten wir unseren Geist befreien, den Schmerz ablehnen, uns aus der psychologischen Beschränkung lösen, die wir ererbt oder von der Gesellschaft oder unserer Umgebung übernommen haben.

Gesundheit liegt in uns, deshalb müssen wir zuallererst an uns selbst als gesunde Wesen glauben, die fähig sind, all das zu gebrauchen, was uns die Natur gegeben hat. Wenn wir uns selbst nicht als gesunde Menschen erachten, können wir nicht gesund sein oder werden. Was immer man mit Erfolg tun will, muß man zuerst einmal denken.

Deshalb müssen wir unseren Geist freimachen und eine lebensbejahende, positive Einstellung annehmen. Vor allem wollen wir unseren Körper und unser Wesen nicht als Teilstücke betrachten, sondern als eine unteilbare Einheit, und die natürlichen Mittel verwenden, die uns zur Verfügung stehen, um die angeborenen Heilkräfte, die wir alle in uns tragen, zu unterstützen und zu stärken.

Die Atmung

Bevor wir die sehr wichtigen Aspekte der Atmung im allgemeinen und der Zilgrei-Atmung im besonderen erläutern, möchten wir darauf hinweisen, daß Zilgrei keinen Monopolanspruch auf Entdeckung und Gebrauch einer korrekten oder speziellen Atmungsart für therapeutische Zwecke erhebt. Das Atmen ist ein natürlicher, physiologischer Vorgang, und das Wissen um die Heilkraft der richtigen Atmung ist so alt wie die Menschheit selbst; sie wurde tatsächlich von den meisten Völkern der Welt im Laufe der Jahrhunderte benutzt. Dr. Greissing berichtet von seinen Reisen durch die fünf Kontinente, wo er die Heilmethoden der Eingeborenen studierte, daß er wiederholt bei sogenannten primitiven Stämmen beobachten konnte, wie verschiedene Atemtechniken für Heilzwecke eingesetzt wurden. Wollte Zilgrei überhaupt einen Anspruch erheben, dann lediglich den, dieses natürliche Phänomen wiederentdeckt und für heutige Zwecke nutzbar gemacht zu haben, indem es eine gewisse Art der Atmung mit anderen natürlichen Mechanismen zu einer wirksamen Therapie kombiniert hat, mit der sich die Menschen selbst zu einer guten gesundheitlichen Verfassung verhelfen und Krankheiten verhüten können.

Die Bedeutung der Atmung für den menschlichen Organismus

Das Atmen ist eine Art der Ernährung, denn es versorgt den Körper mit lebenswichtigem Sauerstoff. Es dient auch der Ausscheidung, denn in Form von Kohlendioxid befreien wir uns von Abfallprodukten, die der Körper nicht verwerten kann. Da Atmen ein natürlicher Vorgang ist, erachtet man es als selbstverständlich, daß man automatisch richtig atmet. Das ist allerdings ein großer Irrtum. Der moderne Mensch ist derart vielen störenden Einflüssen ausgesetzt, daß er unter anderem verlernt hat, richtig zu atmen. Unsere sitzende, städtische Lebensweise verleitet uns zu einer Atmung, bei der meistens nur ein Drittel der Lungenkapazität genutzt wird. Zusätzlich zu der Tatsache, daß ein Großteil der eingeatmeten Luft verschmutzt ist, kann dies schlimme Folgen für unsere Gesundheit haben. Der Einsatz nur eines kleinen Teiles der Lunge kann dazu führen, daß der Organismus bei intensiver Muskeltätigkeit zu wenig Sauerstoff erhält, daß unsere Vitalität beeinträchtigt wird, daß Müdigkeit und erhöhte Anfälligkeit für Krankheit auftreten. Das untere und obere Drittel der Lunge ist mit Rückständen angefüllt, nur der mittlere Teil bleibt einigermaßen funktionstüchtig und elastisch. Die Lunge und die beim Atmen notwendige Muskulatur, besonders die Interkostalmuskulatur zwischen den Rippen, verlieren ihre Spannkraft. Beengende Kleidung und das Bemühen, den Bauch aus ästhetischen Gründen einzuziehen, führen zur Versteifung und behindern die richtige Atmung. Es ist aber sehr wichtig, daß die Bauchmuskulatur entspannt und frei beweglich bleibt. Lassen Sie sich nicht durch die Befürchtung beirren, ein entspannter Bauch werde schlaff; im Gegenteil, die korrekte Atmung stellt die Muskelspannung wieder her, und der Bauch wird straffer und flacher denn je.

Kinder und Tiere atmen instinktiv richtig, und erstaunlicherweise tun das auch die meisten Erwachsenen, allerdings nur, wenn sie körperlich und geistig völlig entspannt sind, zum Beispiel im Schlaf. Wir wollen nun lernen, auch am Tag richtig zu atmen. Das ist nicht nur wichtig, um uns einen guten allgemeinen Gesundheitszustand zu verschaffen, sondern ist auch grundsätzliche Voraussetzung für das Erlernen der Zilgrei-Selbstbehandlungen.

Bevor wir die praktischen Übungen erklären, die Ihnen zum Erlernen der korrekten Atmung und der Zilgrei-Atmung verhelfen, wollen wir uns kurz mit dem Atmungsapparat und dessen Mechanismen beschäftigen.

Das Atmen ist grundsätzlich ein spontaner, automatischer Vorgang, jedoch durch die Art der daran beteiligten Muskulatur kann das Atmen auch vom Willen gesteuert werden. Bei richtigem, bewußtem Atmen sind die Muskeln von Bauch, Rücken, Nacken und in einem gewissen Maß auch der Schultern aktiv beteiligt. Zum Atmungsapparat gehören hauptsächlich Nase, Mund, Luftröhre, Lungen, Zwerchfell, Brustbein und die Rippen. Besondere Beachtung gebührt dem Zwerchfell, denn es ist eines der aktivsten Elemente beim Atmen. Das Zwerchfell ist eine gewölbte Muskelplatte, die Brust- und Bauchhöhle voneinander trennt. Durch rhythmisches Zusammenziehen und Entspannen, bei dem sich das Zwerchfell nach oben und unten bewegt, wirkt es wohltuend auf die Organe des Brust- und Bauchraumes. Zieht sich das Zwerchfell beim Einatmen zusammen, dann preßt es gegen die Bauchorgane, die ihrerseits auf die entspannte Bauchwand drücken. Die Wirkung ist ähnlich einer ständigen Massage der Organe, z. B. der Leber, Därme, Nieren usw., sie regt deren Funktion und Leistungsfähigkeit an. Beim Ausatmen entspannt sich das Zwerchfell und nimmt seine normale, gewölbte Form wieder an, so daß es nach oben auf die Organe des Brustraums drückt und die Funktionen der dort gelegenen Organe stimuliert.

Bei korrekter Atmung bewegt sich das Zwerchfell also beim Einatmen nach unten, wodurch sich die Lunge voll aufblähen kann. Beim Ausatmen hilft das Einziehen des Bauchs, die Wölbung des Zwerchfells gegen die Lunge zu drücken, damit die verbrauchte Luft vollkommen ausgestoßen wird. Die meisten Leute müssen zu Beginn des Erlernens der korrekten Atmung den Bauch ganz bewußt einziehen und herausstrecken, damit das Zwerchfell reaktiviert wird, doch mit etwas Übung erfolgt der Vorgang bald ganz automatisch. Denken Sie daran, daß die Lunge bei jedem Ausatmen den Körper entgiftet. Ein häufiger Fehler ist unvollständiges Ausatmen, und eigentlich sollte die Ausatmungsphase immer länger dauern als das Einatmen.

Beginnen Sie, indem Sie bewußt vollständig ausatmen, dann dehnt sich die Lunge automatisch beim nachfolgenden spontanen Einatmen.

Zeichenerklärung der Atemsymbole, die in den folgenden Abbildungen verwendet werden

(←	Ausatmen
((←	Weiter ausatmen
(((←	Ganz ausatmen
O((←	Ganz ausatmen und 5 Sekunden Pause machen
)→	Einatmen
))→	Weiter einatmen
)))→	Ganz einatmen
●))→	Ganz einatmen und die Luft 5 Sekunden lang anhalten

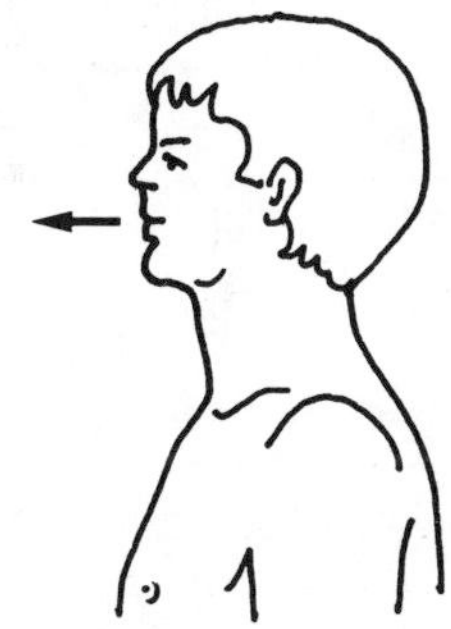

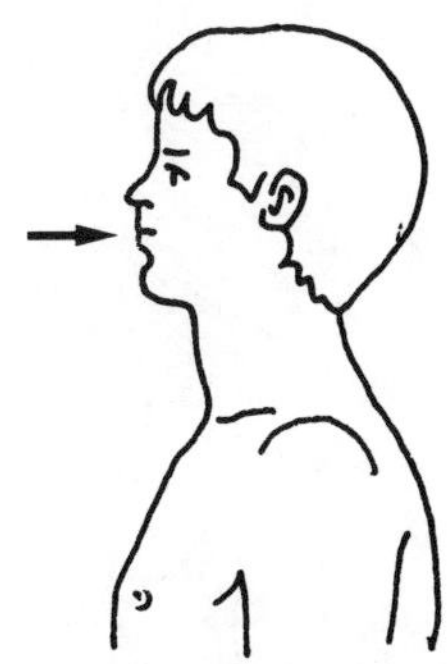

Die Dynamik der Atmung

Zur Atmung braucht man verschiedene Muskeln, die bei zwei gleichzeitigen mechanischen Grundbewegungen zum Einsatz kommen:

- das Heben und Senken des Brustkorbs
- das Heben und Senken des Zwerchfells

Atmungsfehler sind oft auf die schlechte Koordination dieser beiden Bewegungen zurückzuführen. Beim Einatmen sollte sich der Brustkorb heben und das Zwerchfell senken, und umgekehrt sollten sich beim Ausatmen das Zwerchfell nach oben wölben und der Brustkorb nach unten senken.

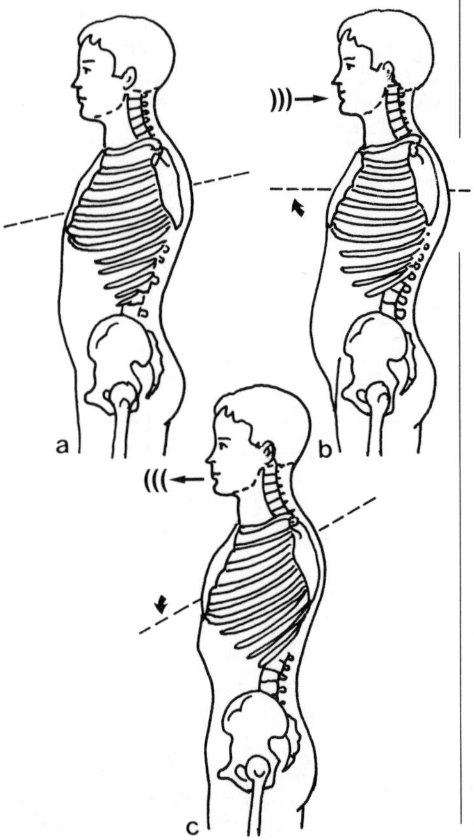

[a] Rippen in der neutralen Position
[b] Einatmungsphase, die Rippenspitzen und das Brustbein heben sich
[c] Ausatmungsphase, die Rippenspitzen und das Brustbein senken sich

Betrachten wir nun die Wirkung der korrekten Atmung auf die Wirbelsäule und auf ihre normalen Konturen (Seitenansicht) bei jedem Atmungszyklus. Beim Einatmen kippt das obere Ende des Beckens leicht nach vorne, die natürliche Krümmung der Lendenwirbelsäule nimmt leicht zu, ebenso die der Brustwirbel- und der Halswirbelsäule; der Kopf kippt ganz leicht nach hinten. Das Gegenteil tritt beim Ausatmen ein: Das Becken kippt leicht nach hinten und bewirkt die Streckung der natürlichen Krümmungen im Lenden-, Brust- und Halswirbelbereich, wobei sich der Kopf unmerklich nach vorne beugt. Während dieses ganzen Ablaufs sind natürlich auch die einzelnen Wirbel ständig in Bewegung, und zwar kippen sie bei jedem Atemzyklus – bestehend aus einmal einatmen und einmal ausatmen – leicht nach vorne und hinten. Natürlich sind das nur sehr geringfügige Bewegungen, und wir nennen deshalb das atmungsbedingte Vor- und Rückwärtskippen der Wirbel und die Betonung und Streckung der natürlichen Krümmungen der Wirbelsäule Mikrobewegungen. Sie sind jedoch sehr wichtig für die Erhaltung der Flexibilität der Wirbelsäule und der damit verbundenen Gelenke.

Würde man von jemandem während der Tiefenatmung einen Röntgenfilm aufnehmen, so könnte man leicht die beachtliche Veränderung des Brustkorbdurchmessers feststellen, die bei jeder Atmungsphase auftritt. Weniger deutlich sind die Veränderungen in der Krümmung der Wirbelsäule (Seitenansicht) erkennbar. Die folgenden Abbildungen zeigen diese Veränderungen während der Atmung, wobei die übertriebene Darstellung der Verdeutlichung des Vorgangs dient.

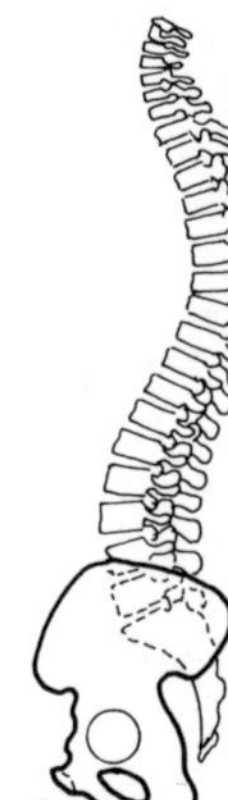

[a] zeigt die normale Stellung der Wirbelsäule, bei neutraler Ruhestellung des Kopfes und Beckens.

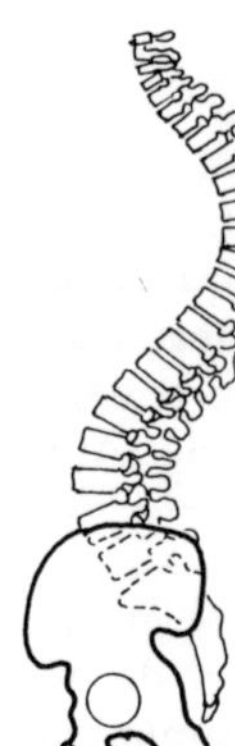

[b] zeigt die verstärkte Krümmung und die veränderten Winkel von Kopf und Becken beim Einatmen. Der Kopf ist ganz leicht nach hinten ge-

kippt. Das Becken kippt leicht nach vorne. Die ganze Wirbelsäule *scheint* kürzer.

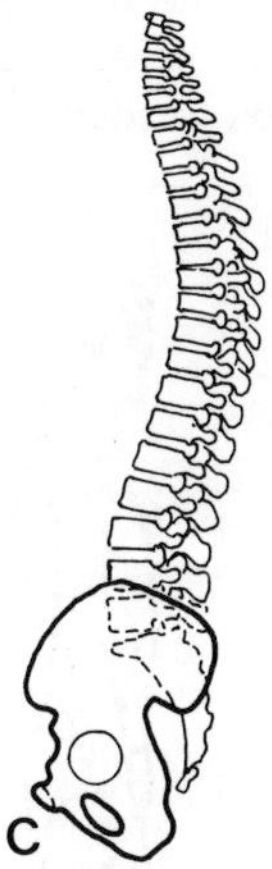

C

[c] zeigt, wie die Krümmungen der Wirbelsäule während des Ausatmens abnehmen; die Wirbelsäule *scheint* sich zu strecken; der Winkel des Kopfes verschiebt sich leicht nach vorne und das Becken nach hinten.

Die dynamogene oder Zilgrei-Atmung

Die Zilgrei-Atmung betont die Mikrobewegungen und steigert die positive Wirkung der korrekten Atmung. Sie ist sehr leicht zu lernen, man braucht nur ein wenig Konzentration, ein bißchen Zeit und Übung.

Ablauf der Zilgrei-Atmung

Abbildung 1

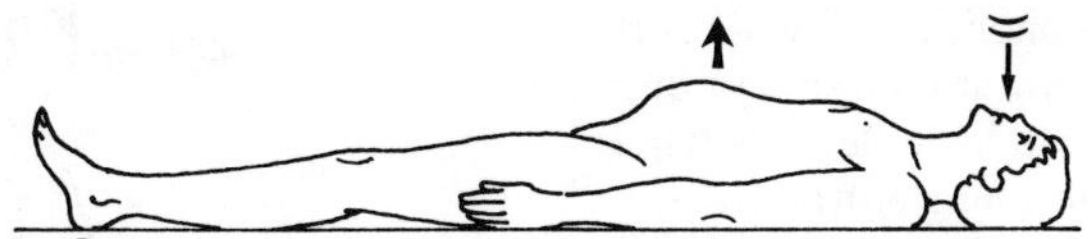

a

- Atmen Sie langsam durch die Nase ein oder durch den Mund, wenn die Nase verstopft ist.

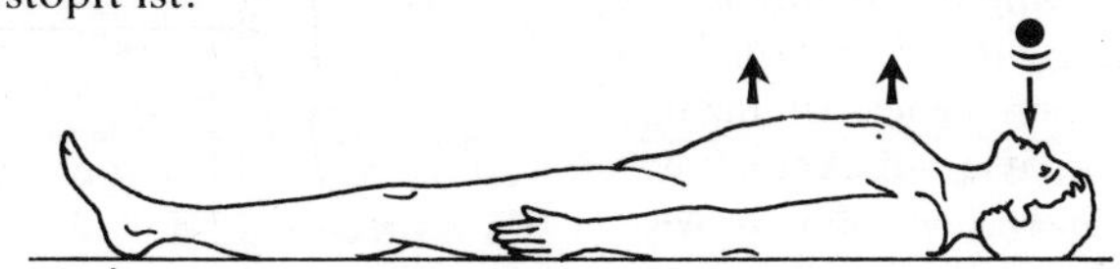

b

- Ziehen Sie die eingeatmete Luft erst in den unteren Teil (Abb. a), dann in den mittleren und schließlich in den oberen Teil der Lunge ein und drükken Sie gleichzeitig den Bauch nach außen (Abb. b).
- Halten Sie nun die eingeatmete Luft fünf Sekunden lang an.

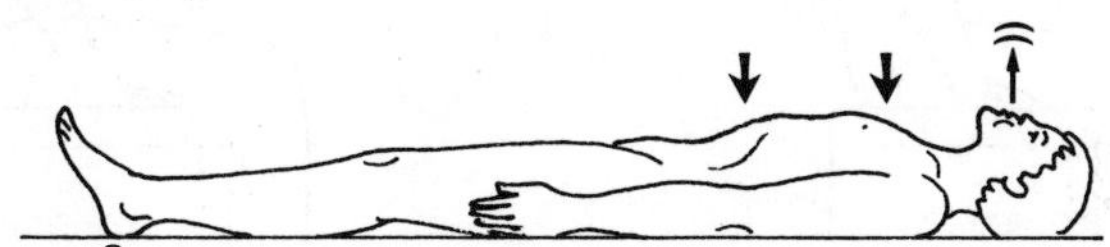

c

- Während Sie den Bauch einziehen (Abb. c), atmen Sie langsam aus, bis die Lunge vollkommen leer ist (Abb. d).

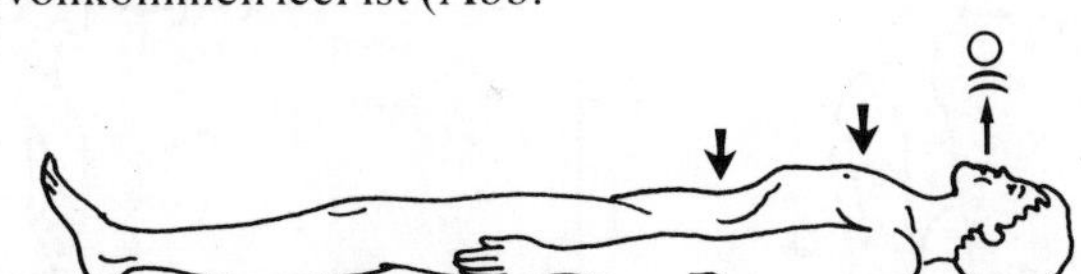

d

- Machen Sie eine Pause von 5 Sekunden mit entleerter Lunge und eingezogenem Bauch und zählen Sie dabei im Geist: eine Sekunde, zwei Sekunden, drei Sekunden, vier Sekunden, fünf Sekunden.

Die Fünf-Sekunden-Pause unmittelbar nach dem Ein- und Ausatmen hat verschiedene Funktionen, z. B. verlängert sie die Ein- und Ausatmungsphase und verhindert Schwindelgefühle, die oft bei anhaltender Tiefatmung auftreten.
Das ist die Standardform der Zilgrei-Atmung, die Sie üben sollten, bis Sie sie vollkommen beherrschen. *Führen Sie keine Zilgrei-Selbstbehandlungen durch, bis Sie die Zilgrei-Atmung nicht hundertprozentig gemeistert haben!*
Man kann die dynamogene Atmung im Liegen ausführen, wie auf Abbildung Nr. 1, oder im Sitzen oder Stehen, wie auf den Abbildungen Nr. 2 und 3.

Abbildung 2

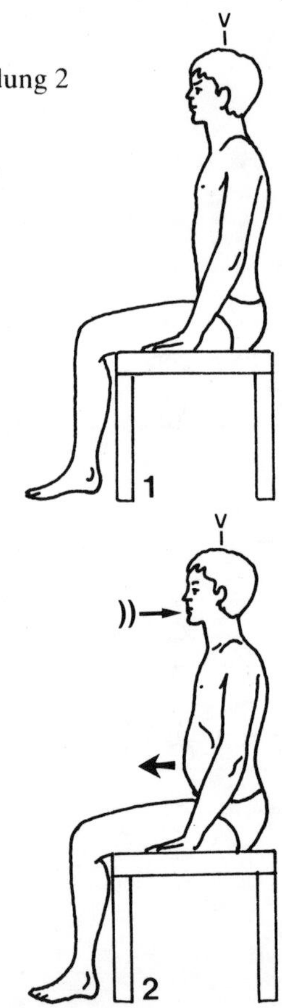

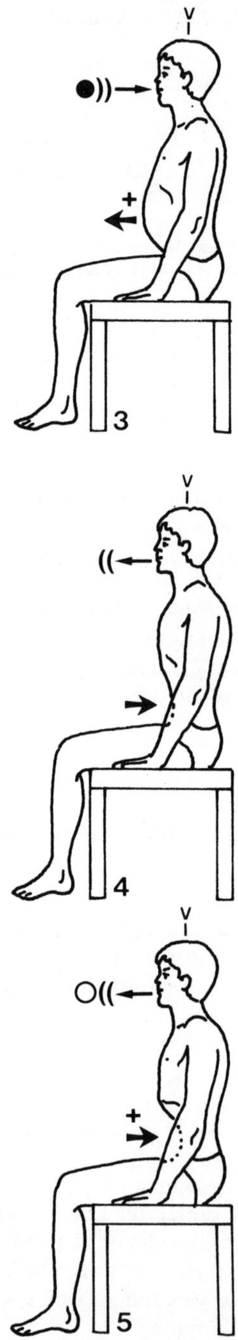

Zilgrei-Standardatmung im Sitzen. Sitzen Sie aufrecht, aber entspannt, die Schenkel sollten gut auf der Sitzfläche aufliegen und beide Füße fest auf dem Boden ruhen. Die aufrechte Sitzhaltung muß während beider Atmungsphasen durchgehalten werden.

Abbildung 3

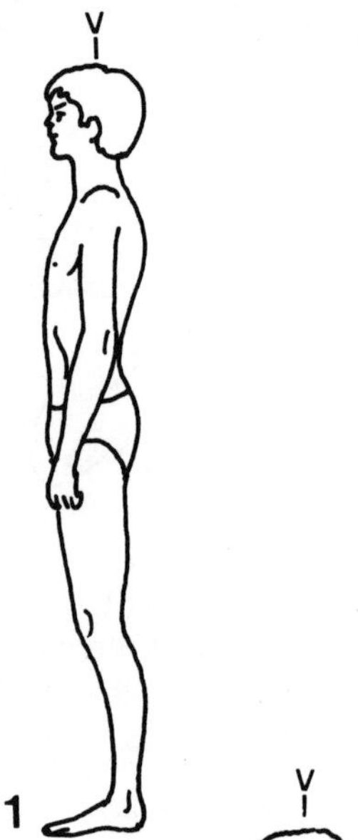

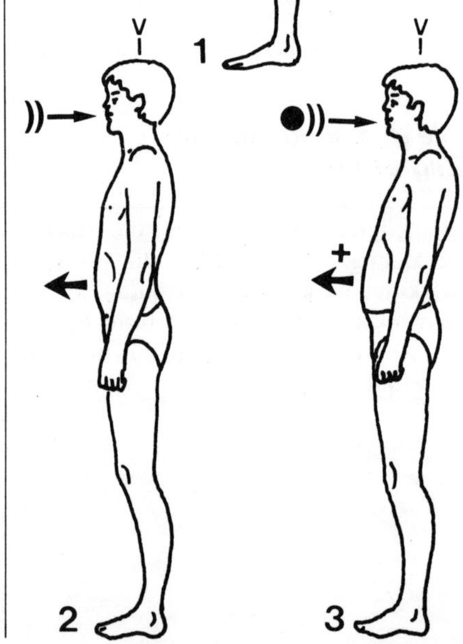

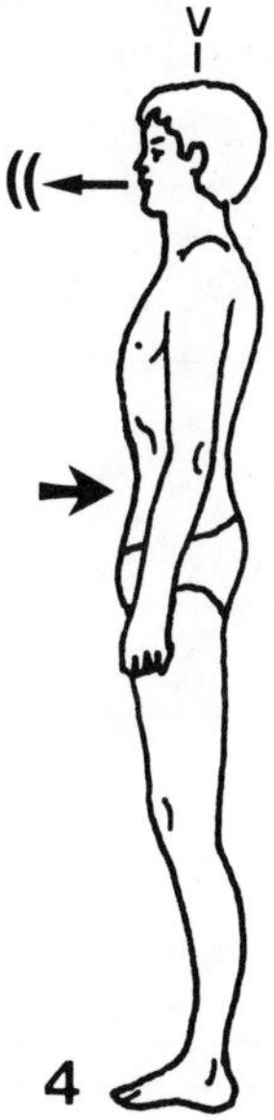

4

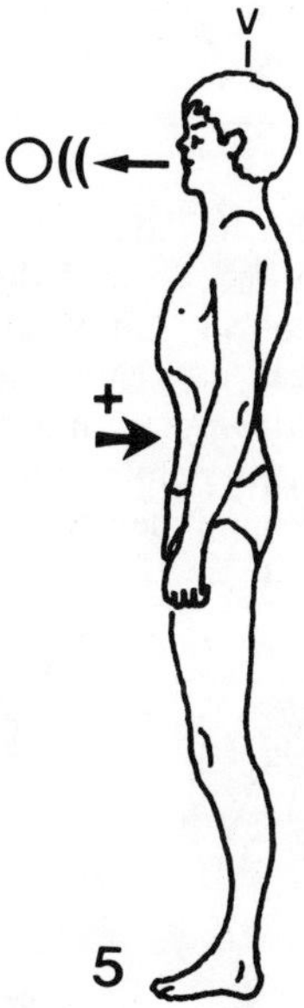

5

Zilgrei-Standardatmung im Stehen. Stehen Sie aufrecht, aber entspannt, die Füße leicht gespreizt und fest auf dem Boden aufgestellt. Der Blick ist gerade nach vorne gerichtet. Tragen Sie keine hochhackigen Schuhe, dies könnte Ihr Gleichgewicht stören und die Lage der Wirbelsäule beeinträchtigen.

Phasen und Stufen der Zilgrei-Atmung

Ein sogenannter Atmungszyklus, sei's bei der normalen Atmung oder bei der Zilgrei-Atmung, besteht immer aus zwei Phasen: eine Einatmungsphase und eine Ausatmungsphase. Das Einatmen ist Phase Nr. 1, das Ausatmen Phase Nr. 2. Sehen Sie hierzu die folgende Abbildung.

Phase 1 EINATMEN | Phase 2 AUSATMEN

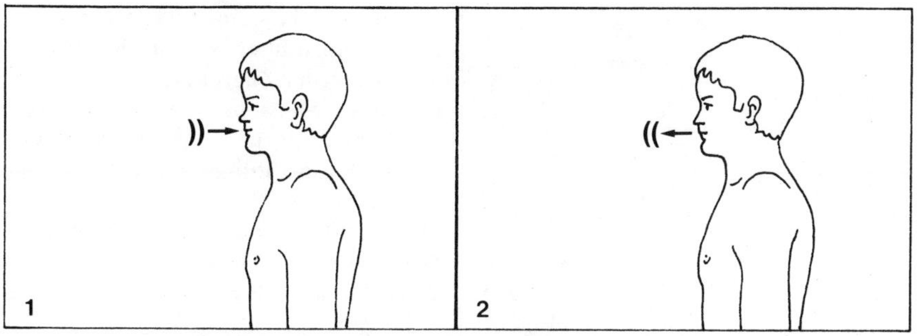

Die Zilgrei-Atmung unterscheidet sich von der normalen Atmung insofern, als jede Atmungsphase nochmals in zwei Stufen unterteilt ist.

Die Zilgrei-Standardatmung hat *zwei Phasen* und *vier Stufen:*

Stufe 1 – Einatmen
Stufe 2 – Pause von 5 Sekunden nach dem Einatmen, d. h. man hält die Luft 5 Sekunden lang an
Stufe 3 – Ausatmen
Stufe 4 – Pause von 5 Sekunden nach dem Ausatmen, d. h. man verharrt 5 Sekunden lang mit entleerter Lunge

Stufen 1 und 2 bilden somit die Einatmungsphase, Stufen 3 und 4 die Ausatmungsphase.

Die Phasen und Stufen der Zilgrei-Standardatmung, graphisch dargestellt:

Phase 1 | Phase 2

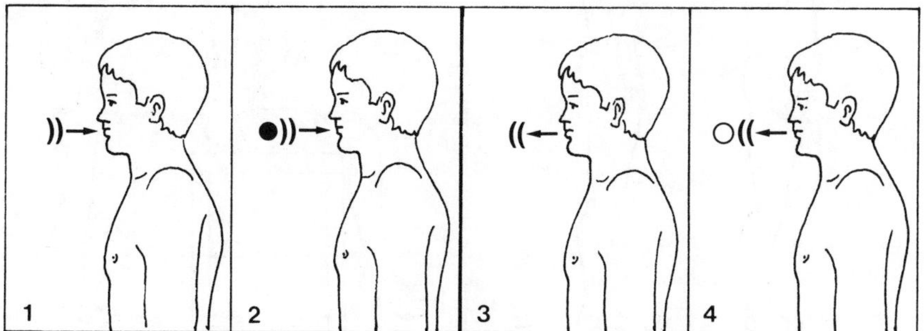

Stufe 1 | Stufe 2 | Stufe 3 | Stufe 4

Die zwei Phasen und vier Stufen bezeichnen wir als einen Atemzyklus.

Hilfen zum Erlernen der Zilgrei-Atmung

Wenn Sie anfänglich Schwierigkeiten haben, die Bewegungen von Bauch und Zwerchfell mit den Phasen der Zilgrei-Atmung zu koordinieren, versuchen Sie es mit folgenden Übungen:

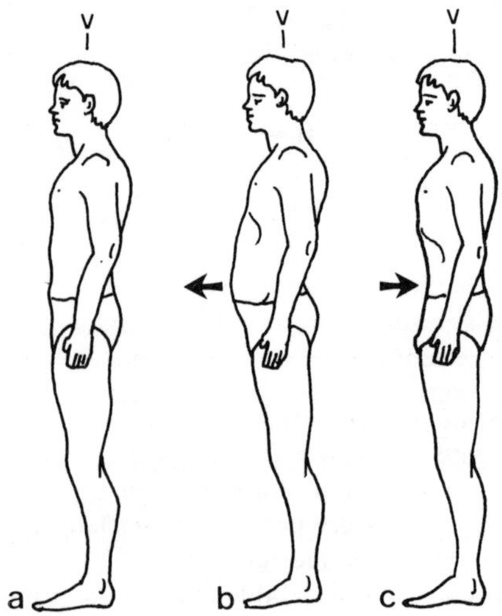

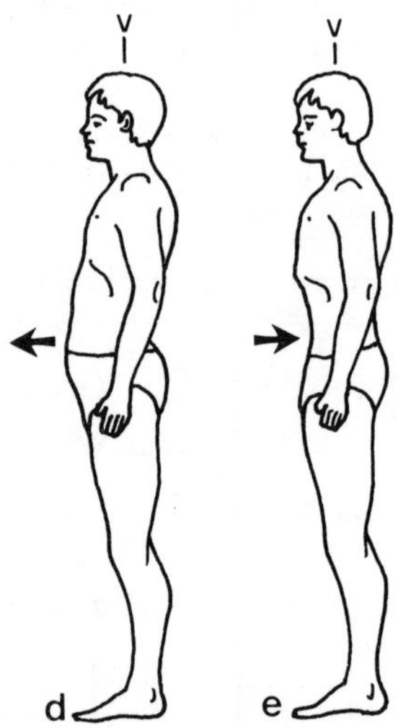

Gewöhnen Sie sich an die Aus- und Einwärtsbewegung des Bauches; strecken Sie den Bauch heraus und ziehen Sie ihn wieder ein. Wiederholen Sie das ein paar Mal, ohne an die Atmung zu denken, und tun Sie das so lange, bis Sie es ohne bewußte Anstrengung automatisch beherrschen.

Erst wenn Ihnen diese Bewegungen vollkommen vertraut sind und Sie sie schnell und langsam beherrschen, gehen Sie dazu über, sie mit den Phasen und Stufen der Zilgrei-Atmung zu koordinieren. Meistens fällt es leichter, wenn man mit dem Ausatmen beginnt und dabei die Lunge erst einmal vollkommen entleert.

Denken Sie an die einfache Formel:

- Einatmen – Bauch raus
- Ausatmen – Bauch rein

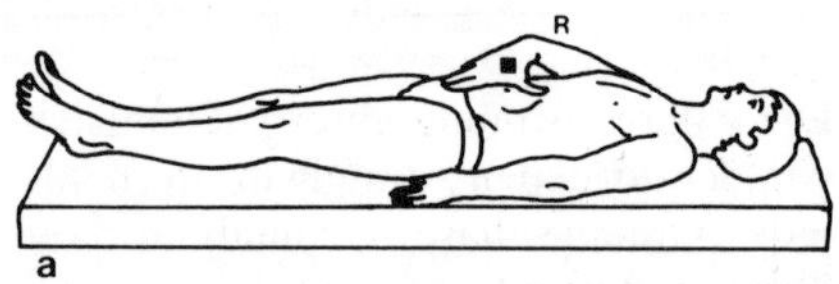

Manche Leute lernen die Zilgrei-Atmung leichter, wenn sie auf dem Rükken liegen.

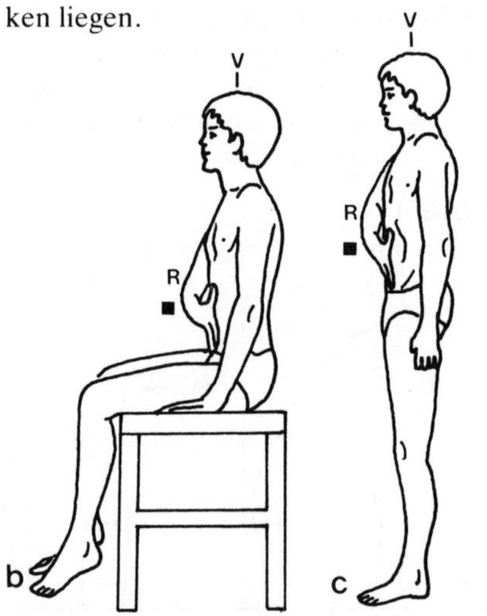

Legen Sie die Hand flach auf den Bauch, um die Bewegungen zu überprüfen. Drücken Sie beim Ausatmen leicht auf den Bauch und lassen Sie den Druck beim Einatmen nach.

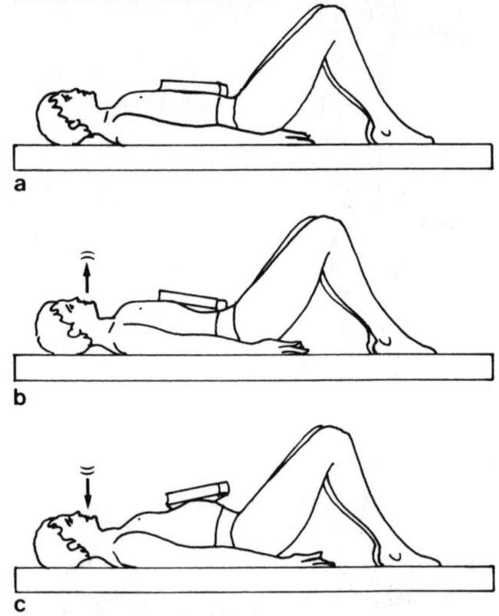

Wenn Sie die Zilgrei-Atmung lernen, während Sie auf dem Rücken liegen, legen Sie ein Buch auf den Bauch. Indem es sich beim Atmen hebt und senkt, zeigt es an, ob Ihre Bauchbewegungen richtig sind und ob Sie diese richtig mit den Atmungsphasen koordinieren.

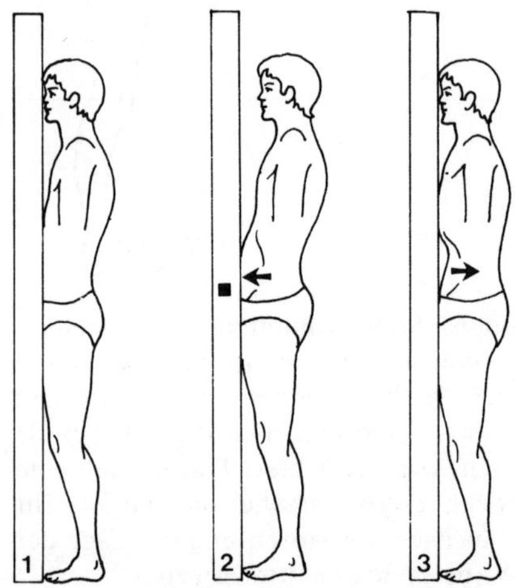

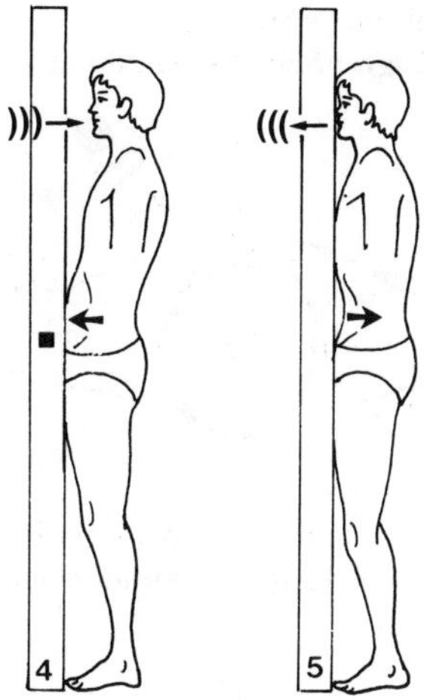

Manchmal hilft es, wenn Sie sich mit dem Gesicht gegen eine Wand stellen. Stoßen Sie sich von der Wand ab, indem Sie nur den Bauch gebrauchen. Wenn Sie ihn dann wieder einziehen, kommen Sie zur Wand zurück. Beherrschen Sie die Bauchbewegungen in dieser Stellung richtig, dann können Sie sie mit der Atmung koordinieren.

Falls es Ihnen schwerfällt, die Pausen unmittelbar nach dem Ein- und Ausatmen genau einzuhalten, dann zählen Sie in Gedanken: eine Sekunde, zwei Sekunden, drei Sekunden, vier Sekunden, fünf Sekunden. Überprüfen Sie die Zeit mit einer Uhr, während Sie dies tun. Gelingt es Ihnen nicht, den Atem gleich von Anfang an fünf Sekunden lang anzuhalten, dann beginnen Sie einfach mit einer kürzeren Zeitspanne und bauen langsam bis zu fünf Sekunden auf. Bitte beachten Sie, daß die Zilgrei-Selbstbehandlungen keinesfalls wirkungsvoller sind, wenn man die Atempause über fünf Sekunden hinaus ausdehnt. In manchen Fällen ist sogar das Gegenteil eingetreten.

Das Koordinieren von Bewegung und Stellung mit der Zilgrei-Atmung

Sie haben bis jetzt gelernt, wie man den Körper auf den drei Basisbewegungsebenen bewegt, wie man die angezeigte Zilgrei-Bewegung oder -Position ausführt bzw. einnimmt. Inzwischen beherrschen Sie auch die Zilgrei-Standardatmung. Wir gehen nun einen Schritt weiter und erklären, wie diese Elemente miteinander koordiniert werden. Vergessen Sie nicht, daß erst die Kombination der Zilgrei-Atmung mit der Körperbewegung und/oder Körperposition die therapeutische Wirkung erzielt.
Zunächst müssen wir zwischen zwei Varianten der Zilgrei-Selbstbehandlungen unterscheiden. Die eine ist die statische, die ohne Bewegung durchgeführt wird, die andere ist die dynamische, bei der man sich bewegt. Lesen Sie auch das Kapitel »Verschiedene Arten und Varianten von Zilgrei-Selbstbehandlungen« (Seite 65), wo Sie zusätzliche wichtige Informationen über die statischen und die dynamischen Varianten der Zilgrei-Selbstbehandlungen finden. Bei der statischen Zilgrei-Selbstbehandlung nimmt man die erforderliche Zilgrei-Position ein und bleibt während fünf Zyklen der Zilgrei-Standardatmung in dieser Stellung, dann kehrt man zur neutralen Position zurück. Bei der dynamischen Variante bewegt man sich während des Ein- und Ausatmens zwischen der neutralen und der erforderlichen Position hin und her und hält nur während der Pause von fünf Sekunden nach dem Ein- und Ausatmen in der Bewegung inne.
Die folgenden Abbildungen zeigen die statische und die dynamische Variante in Koordination mit den Atmungsstufen.
Beachten Sie bitte besonders folgende Punkte:

1. Bei den Selbstbehandlungen in diesem Buch bewegt man sich nur während des Einatmens oder des Ausatmens, nie während der darauffolgenden Pause. Das gilt sowohl für die statische wie auch für die dynamische Variante der Zilgrei-Selbstbehandlungen.
2. Die Bewegungen müssen immer langsam und dürfen nie abrupt oder schnell sein. Sie müssen die gesamte Dauer der Ein- oder Ausatmungsstufe in Anspruch nehmen. Das heißt, daß Sie mit dem Ausatmen beginnen, wenn Sie sich von der neutralen zur Zilgrei-Position bewegen, und die Bewegung erst beenden, wenn Sie vollständig ausgeatmet haben, bzw. das Ausatmen erst dann beenden, wenn Sie die Zilgrei-Position erreicht haben. Das zeigt, daß das Ein- und Ausatmen weder schnell noch brüsk sein darf.
3. Beginnen und beenden Sie alle Zilgrei-Selbstbehandlungen wie beschrieben, also mit der vorgeschriebenen Atmungsstufe. Dadurch erreichen Sie die gewünschte Wirkung leichter.

Statische Variante einer Zilgrei-Selbstbehandlung

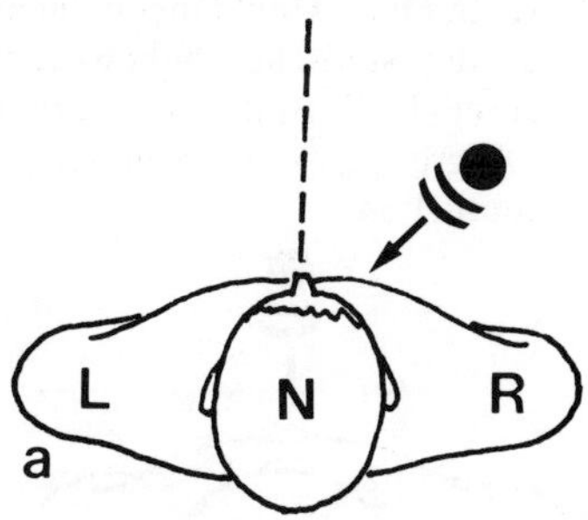

a In der neutralen Position einatmen und die Luft 5 Sekunden lang anhalten.

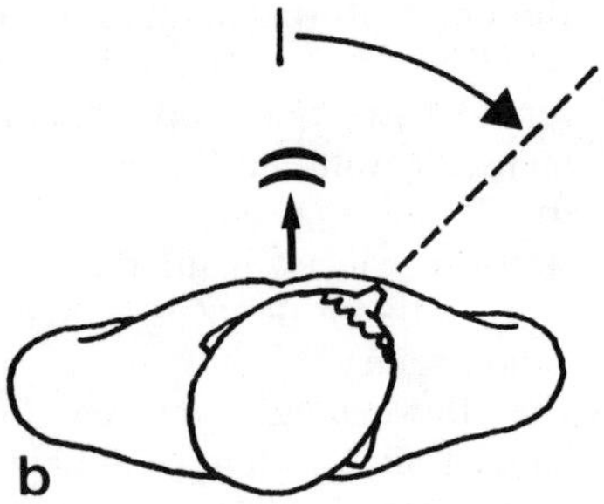

[b] Sich *während* des Ausatmens zur erforderlichen Position hinbewegen.

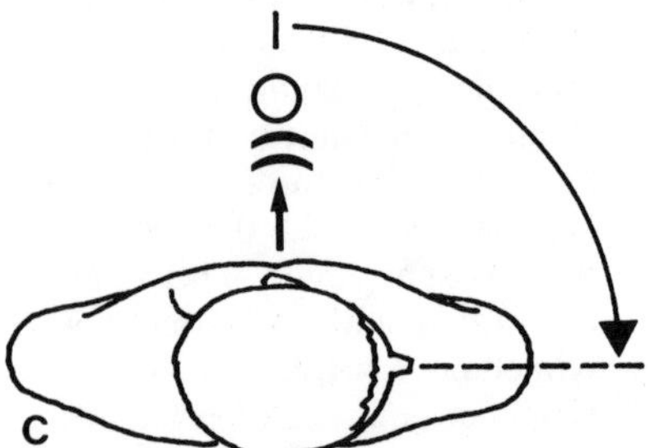

[c] Vollständig ausatmen und fünf Sekunden lang mit entleerter Lunge in der erforderlichen Position verharren.
Danach bleiben Sie in der erforderlichen Position während weiterer vier Zilgrei-Atmungszyklen, wie in den Abbildungen [d] und [e] dargestellt. Diese beiden Abbildungen dienen dazu, die statische, unbewegliche Eigenschaft der statischen Variante der Zilgrei-Selbstbehandlungen zu verdeutlichen.

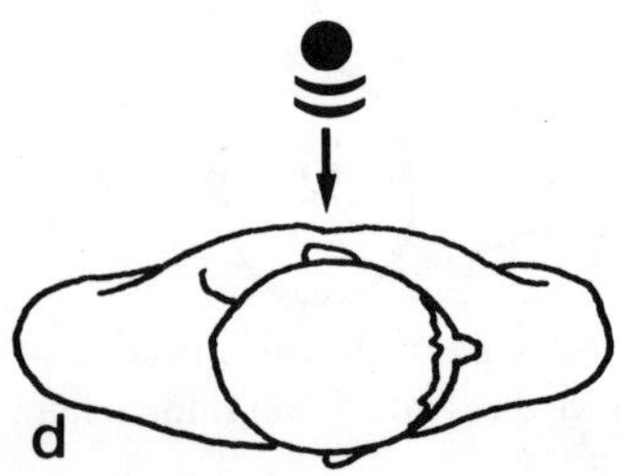

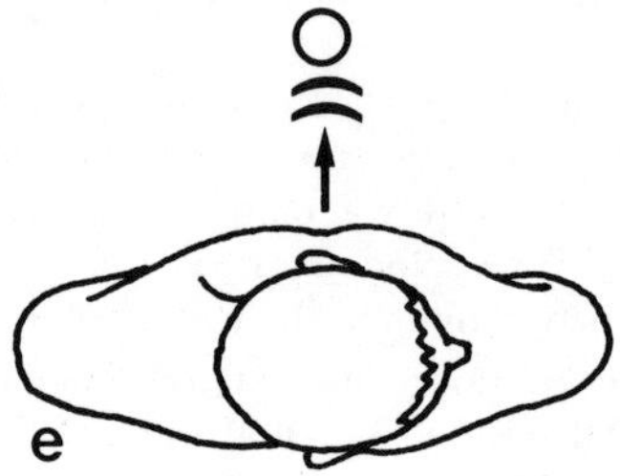

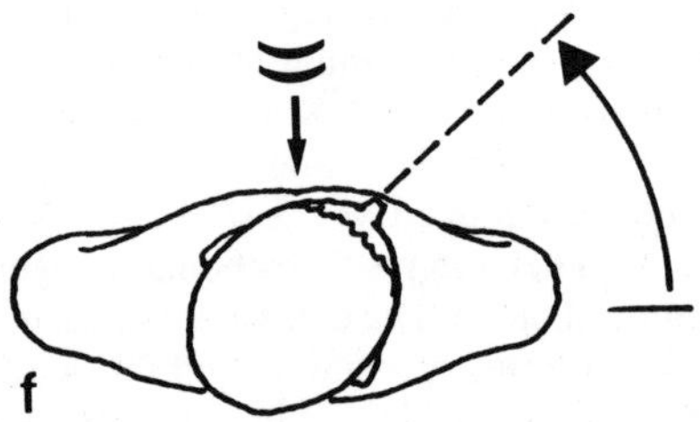

[f] Nach Abschluß des vierten Atemzyklus kehren Sie während des darauffolgenden fünften Einatmens wieder in die neutrale Stellung zurück.

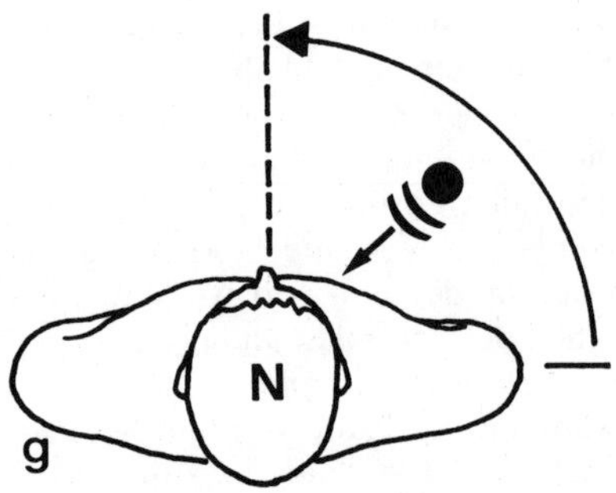

[g] Man beendet die statische Variante einer Zilgrei-Selbstbehandlung, indem man die eingeatmete Luft 5 Sekunden lang anhält.

Dynamische Variante einer Zilgrei-Selbstbehandlung

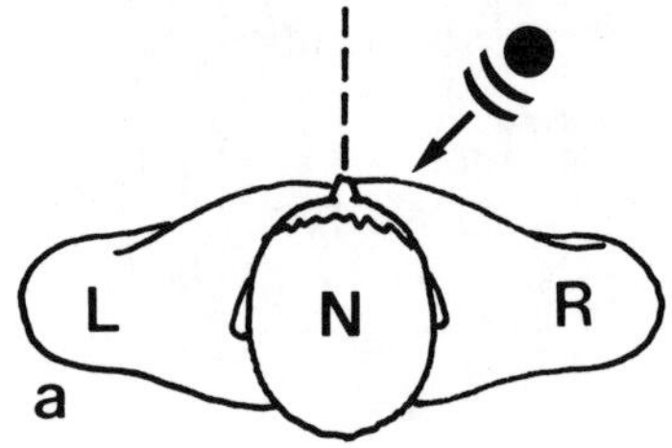

[a] In der neutralen Position einatmen und die Luft 5 Sekunden lang anhalten.

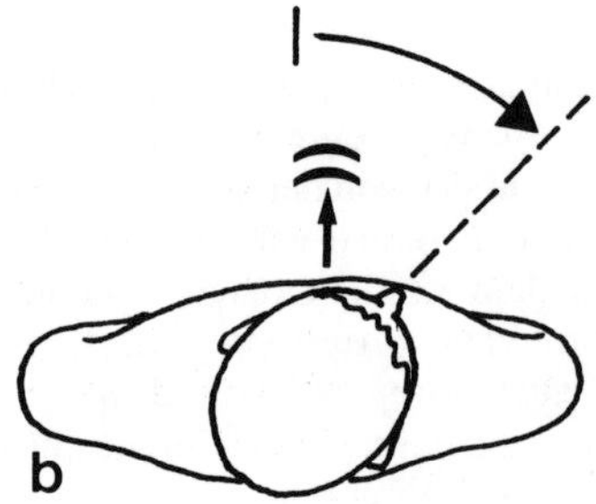

[b] *Während* des Ausatmens sich zur erforderlichen Position hinbewegen.

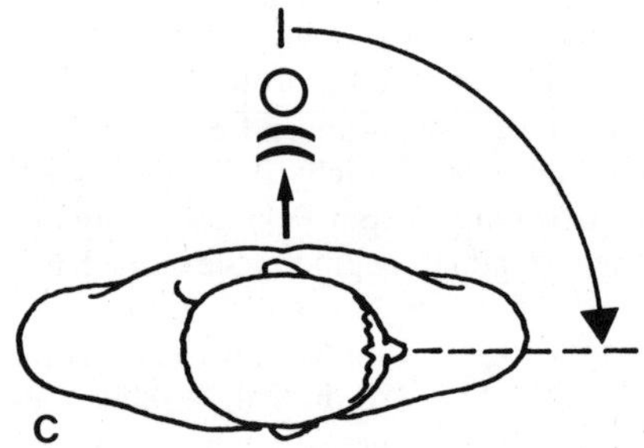

[c] Vollständig ausatmen und mit entleerter Lunge 5 Sekunden in der erforderlichen Position verharren.

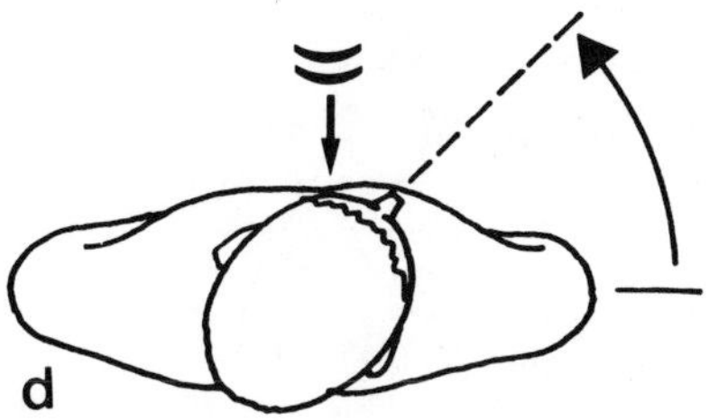

d *Während* des Einatmens zur neutralen Position zurückkehren.

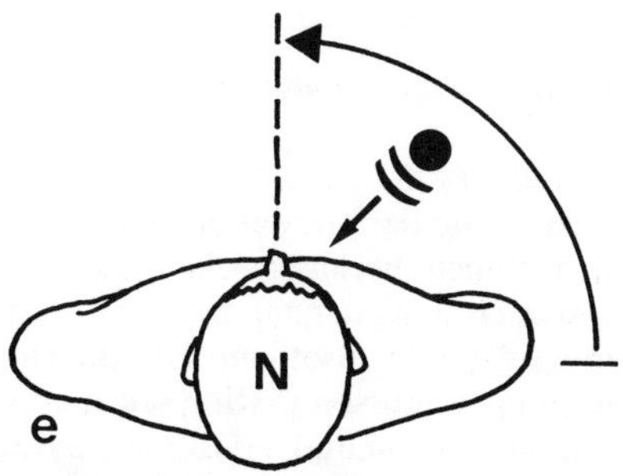

e Die Luft in der neutralen Position 5 Sekunden lang anhalten.

Man wiederholt den gesamten Vorgang über fünf Zyklen der Zilgrei-Atmung hinweg, d. h.: fünfmal einatmen und fünf Sekunden Pause und fünfmal ausatmen und fünf Sekunden Pause.

Fehler bei der Zilgrei-Atmung

Viele Leute machen am Anfang beim Erlernen der Zilgrei-Atmung die gleichen Fehler. Wir haben hier einige der häufigsten davon aufgeführt, damit Sie sie von Anbeginn vermeiden können. Bemühen Sie sich, diese erst gar nicht aufkommen zu lassen, denn sie können die Wirkung der Zilgrei-Selbstbehandlungen stark beeinträchtigen.

1. *Zu starkes Einatmen*
Zweck der Zilgrei-Atmung ist nicht, die größtmögliche Menge von Luft in die Lungen einzuziehen, sondern die Lungen vollständig zu gebrauchen. Das sind zwei sehr verschiedene Dinge. Sie können einen gewaltig tiefen Atemzug tun und trotzdem nicht alle Teile der Lunge füllen. Die richtige Koordination der Zwerchfellbewegungen mit den Bewegungen der Rippen sorgt dafür, daß die natürliche Kapazität der Lungen vollständig genutzt wird. Wie bereits erläutert, kommt die richtige Bewegung des Zwerchfells dadurch zustande, daß man den Bauch beim Einatmen herausstreckt und beim Ausatmen einzieht. Nehmen Sie nur so viel Luft auf, wie Sie bequem und mühelos halten können, ohne sich zu verkrampfen. Das wird später besonders wichtig, wenn Sie mit den Zilgrei-Selbstbehandlungen beginnen, bei denen die Koordination der Zilgrei-Atmung mit den Körperbewegungen oder Positionen nötig ist. Vergessen Sie nicht, daß es unter anderem Zweck von Zilgrei ist, die Muskeln zu entspannen. Wenn Sie sich jedoch bei der Zilgrei-Atmung verkrampfen, ziehen sich die Muskeln zusammen und machen die Entspannung, vor allem im Nackenbereich, unmöglich.

2. *Bewegung während der Atmung*
Bewegen Sie sich während des Ein- und Ausatmens nicht vor und zurück. Bei der richtigen, entspannten Zilgrei-Atmung braucht Ihr Körper nicht mitzuhelfen. Bleiben Sie während der Zilgrei-Atmung im Sitzen, Stehen oder Knien in aufrechter, entspannter Haltung. So profitieren die Wirbelsäule und die Gelenke am meisten von den Mikrobewegungen, die durch die Zilgrei-Atmung gesteigert werden. Siehe folgende Abbildungen.

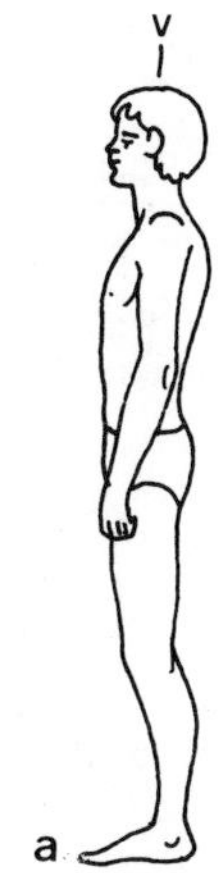

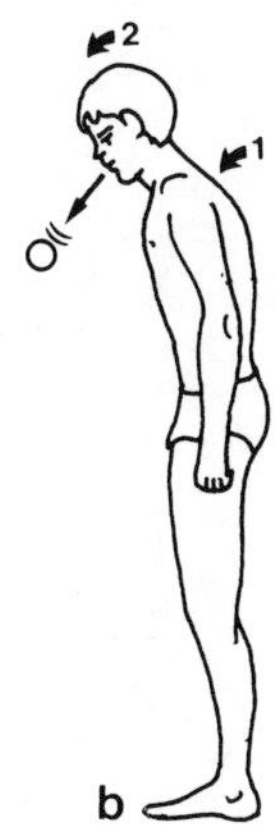

Falsch

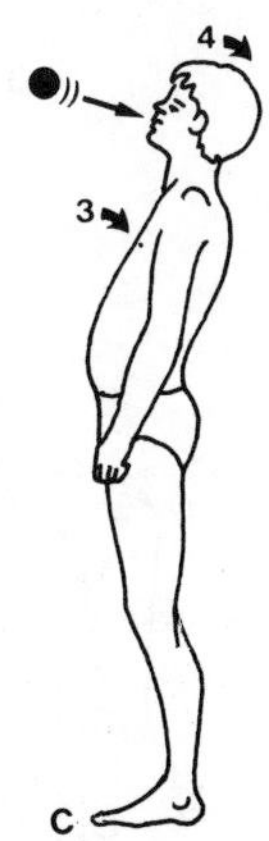

Falsch

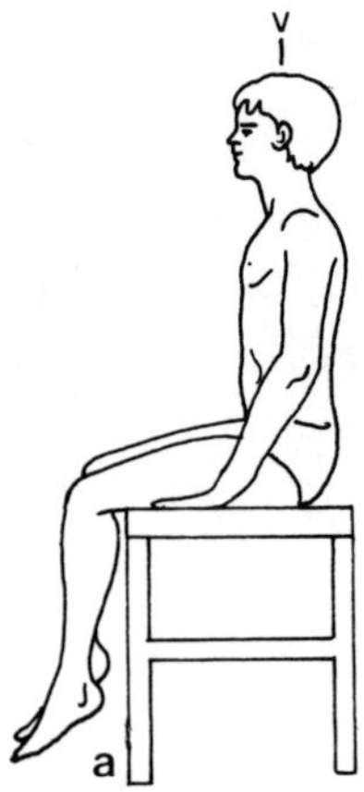

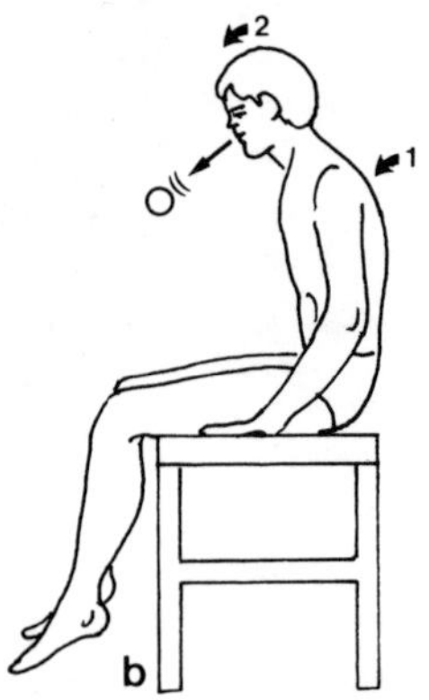

Falsch

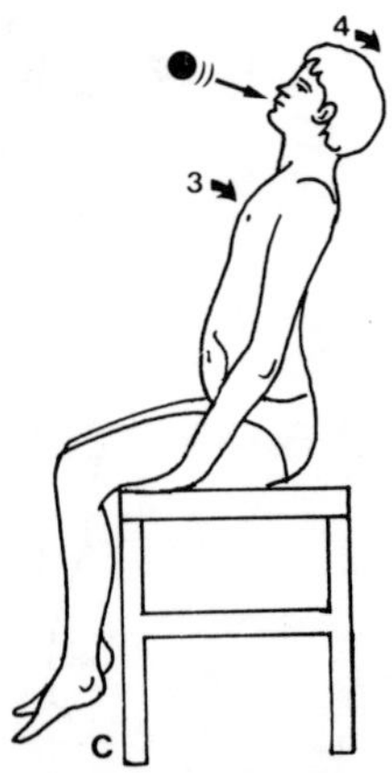

Falsch

3. *Falsche Atembewegung*

Achten Sie darauf, daß Sie beim Einatmen nicht den Brustkorb aufblähen und den Bauch einziehen, oder umgekehrt, den Bauch beim Ausatmen herausstrekken. Das behindert die normale Zwerchfelltätigkeit während der Atmung – es hebt sich dann während des Einatmens und senkt sich während des Ausatmens, tut also genau das Gegenteil dessen, was richtig ist. Falsche Zwerchfellbewegungen behindern den freien und vollständigen Luftaustausch in der Lunge und die atmungsbedingten Mikrobewegungen im ganzen Körper.

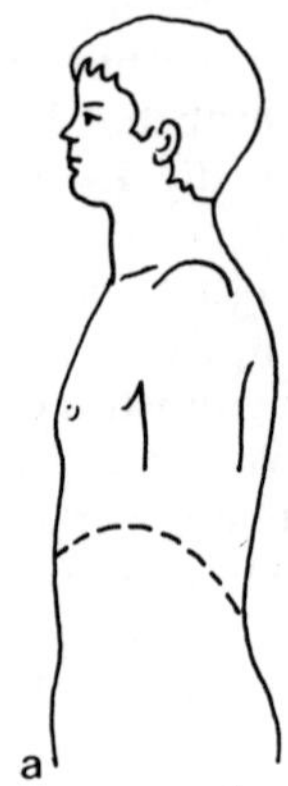

neutral

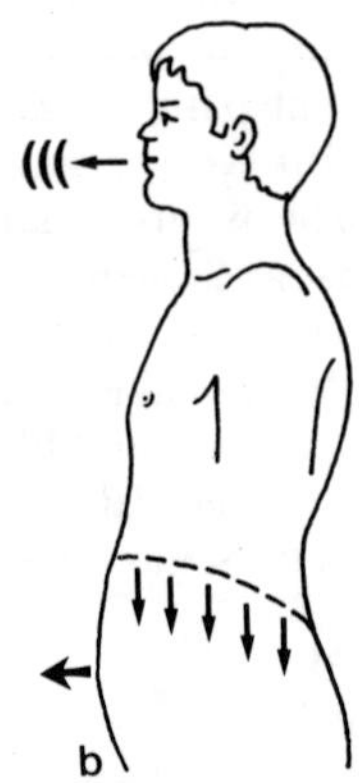

Falsch Ausatmen

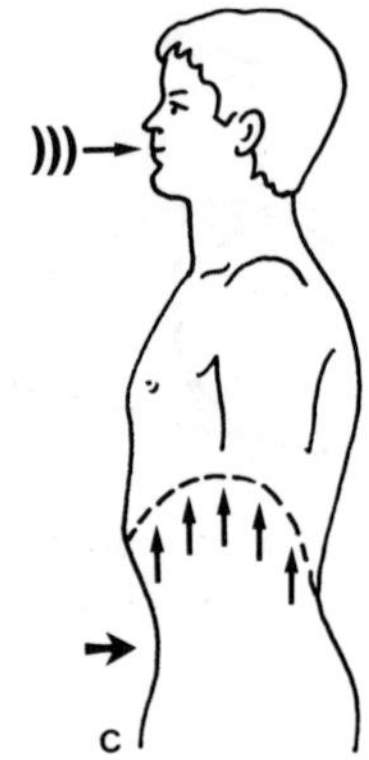

Falsch Einatmen

4. *Falsche Koordination*

Achten Sie darauf, daß Sie nicht zuerst den Bauch herausstrecken und dann erst einatmen oder den Bauch einziehen und dann erst ausatmen. Die Bauchbewegungen müssen rhythmisch sein und mit dem Ein- und Ausatmen harmonisch koordiniert werden. Strecken Sie den Bauch heraus, *während* Sie einatmen, ziehen Sie ihn langsam ein, *während* Sie ausatmen.

5. *Übertreiben*

Machen Sie bei den Zilgrei-Selbstbehandlungen nicht mehr als fünf Zyklen der Zilgrei-Atmung. Ihr Kopfweh verschwindet nicht schneller, wenn Sie 10 Aspirin schlucken, aber es könnte sein, daß Ihnen davon ziemlich übel wird. Das gleiche gilt für Zilgrei: mehr als die üblichen fünf Atmungszyklen bringen keine raschere Wirkung.

6. *Ablenkung*

Sprechen Sie nicht während der Zilgrei-Atmung. Das verhindert die richtige Atmung, die Konzentration leidet, und Sie machen Fehler; meistens leidet die Koordination darunter, oder man vergißt die Atempause nach dem Ein- und Ausatmen.

7. *Zu rasches Atmen*
Die Atmung darf nicht zu rasch oder hektisch sein. Damit die gewünschte Wirkung eintritt, muß sie langsam und gleichmäßig ausgeführt werden.

8. *Haltung*
Das ist der allerhäufigste Fehler, der bei der Ausübung der Zilgrei-Atmung gemacht wird. Achten Sie stets darauf, daß Sie die entspannte, aufrechte Haltung während der gesamten fünf Atmungszyklen beibehalten. Wenn Sie wie ein Häufchen Elend zusammensacken, die Schultern nach vorne hängen lassen, mit krummem Rücken und hängendem Kopf dasitzen, wie sollen sich da die atmungsbedingten Bewegungen wohltuend auf Ihre Wirbelsäule und die Wirbel auswirken können? Das ist schlechthin unmöglich! Behalten Sie also unbedingt die aufrechte Haltung bei, nur so kann Ihnen die Zilgrei-Atmung helfen, gesund zu werden und zu bleiben.

Teil II
Zilgrei-Selbstuntersuchungen und Selbstbehandlungen

Die Zilgrei-Selbstuntersuchung

Die Zilgrei-Selbstuntersuchung unterscheidet Zilgrei deutlich von anderen Therapieformen. So leicht ihre Durchführung ist, so grundlegend wichtig ist sie andererseits für die richtige Anwendung der Zilgrei-Selbstbehandlungen. Ja, eigentlich kann man die Zilgrei-Selbstbehandlungen ohne die vorherige Selbstuntersuchung gar nicht korrekt auswählen und anwenden.

Wir möchten an dieser Stelle deutlich betonen, daß die Zilgrei-Selbstuntersuchung nicht zu einer Diagnose führt. Sie ist eine Selbstprüfung, eine Selbsteinschätzung und -analyse, die die Beweglichkeit eines Gelenks auf den drei Basisbewegungsebenen des Körpers überprüft. Aufgrund der Testergebnisse kann man dann die Zilgrei-Selbstbehandlungen auswählen, die für ein bestimmtes Leiden oder ein bestimmtes Gelenk in Frage kommen.

Fast weltweit haben nur Angehörige der medizinischen Berufe von Gesetzes wegen das Recht, Diagnosen zu stellen. Um dazu in der Lage zu sein, bedarf es jahrelanger Studien, und Laien sollten besser die Hände davon lassen. Der Arzt stellt die Diagnose aufgrund der Symptome des Patienten und seiner Krankengeschichte und anhand der Ergebnisse von physiologischen Tests, Untersuchungen und Laboranalysen. Es sei nochmals gesagt, die Zilgrei-Selbstuntersuchung ist keine Methode zur Diagnosestellung. Gewiß mag der Arzt die Selbstuntersuchung mit heranziehen, um zu seiner Diagnose zu gelangen. Die Diagnose ist jedoch weder Vorbedingung, noch grundsätzlich wichtig, um die in diesem Buch enthaltenen Zilgrei-Selbstbehandlungen anzuwenden.

Zilgrei geht an die Ursache des Symptoms heran, nicht an das Symptom selbst. Die meisten, die sich in ihrer Verzweiflung der Zilgrei-Methode zugewandt haben, besaßen nicht nur eine, sondern mehrere, oft widersprüchliche Diagnosen und haben erfolglos manche, aufgrund einer bestimmten Diagnose verordnete Therapie hinter sich. So steigen sie dann mit leichter Resignation und einer Haltung von »Hab ja schon alles versucht, und schauen Sie mich an, wo ich heute bin! Na, probieren wir auch das noch!« – in die Zilgrei-Selbstbehandlung ein. Die guten Erfolge, die mit Zilgrei bei sehr vielen dieser Leute eintraten, bestätigen, daß sich für die Anwendung der meisten Zilgrei-Selbstbehandlungen eine Diagnose erübrigt.

Einer der Grundsätze von Zilgrei ist das *ganzheitliche Körperkonzept*, womit im wesentlichen gemeint ist, daß die ganze Person entweder gesund und wohlauf oder aber krank ist. Wenn sich Zilgrei auf irgendeine Art von Diagnose stützen müßte, dann gäbe es nur einen möglichen Ausdruck: das lateinische Wort für »ungesund«.

Hierzu sei auch erwähnt, daß viele Patienten, die zu Dr. Greissing kommen, fragen, ob sie eine Röntgenuntersuchung oder Labortests ausführen lassen müssen, bevor sie mit Zilgrei beginnen. Die Grundregel, die aufgrund der klinischen Erfahrungen der letzten fünf Jahre zustande kam, fordert zunächst lediglich die Zilgrei-Selbstuntersuchung, bevor man mit der Zilgrei-Selbstbehandlung beginnt oder gar auf kostspielige Verfahren zurückgreift, die zum Teil gar nicht so harmlos sind, wie man gemeinhin annimmt. Wenn sich die gewünschten Ergebnisse nicht einstellen, kann man immer noch diese Verfahren beiziehen.

In der Praxis hat es sich jedoch herausgestellt, daß sie in weitaus den meisten Fällen überflüssig sind.

Im Kapitel »Zilgrei-Gegenbewegung/-Gegenposition« (Seite 25) haben Sie erfahren, daß in den Zilgrei-Selbstbehandlungen Bewegungen oder Positionen angewendet werden, die den symptomauslösenden genau entgegenstehen (Symptom = Schmerz oder Schmerzzunahme und/oder Beeinträchtigung der Beweglichkeit). Die Bewegungsrichtung oder Position, die Symptome *verursacht*, wird in diesem Buch die *symptomauslösende Bewegung* oder *Stellung* genannt, während die *entgegengesetzte Bewegung oder Position Zilgrei-Bewegung* oder *-Position* heißt. Es mag verschiedene Bewegungen oder Positionen geben, doch gibt es nur eine Zilgrei-Bewegung oder -Position. Sie ist immer das Gegenteil der Bewegung oder Position, die Symptome hervorruft oder verstärkt. Wenn beide Bewegungsrichtungen und alle Positionen in einem bestimmten Bewegungsradius schmerzhaft sind, dann wenden Sie die am wenigsten schmerzhafte als Zilgrei-Bewegung oder -Position an. Es ist jedoch von größter Wichtigkeit, dies zu überprüfen, indem man die Position einnimmt, die dieser am wenigsten schmerzhaften Position genau gegenübersteht. Stellt sich diese Kontrollposition als die schmerzhafteste heraus, betrachten Sie das als Bestätigung der Zilgrei-Position oder -Bewegung, d. h. der am wenigsten schmerzhaften.

Im Kapitel »Bewegungsebenen des Körpers« (Seite 22) erklärten wir, daß in den Zilgrei-Selbstbehandlungen nur drei Basisbewegungsebenen zur Anwendung kommen, auf denen der Körper oder Körperteile bewegt oder gehalten werden. Es sind dies die *Horizontal-*, die *Frontal-* und die *Sagittalebenen*. Die Bewegungsebene, auf der Symptome auftreten, wird in diesem Buch als *betroffene Ebene* bezeichnet. Wenn auf mehr als einer Ebene Symptome auftreten, dann ist die *betroffene Ebene* diejenige, auf der die Symptome am stärksten sind oder auf der die ausgeprägteste Einbuße der Beweglichkeit auftritt. Mit anderen Worten, wenn beide Hälften der offensichtlich betroffenen Bewegungsebene gleich eingeschränkt sind oder dieselben Symptome aufweisen, dann ist mit großer Wahrscheinlichkeit eine der anderen Basisbewegungsebenen die betroffene. Sie sollten daher auch die anderen beiden Basisbewegungsebenen des Körpers überprüfen. Die betroffene Ebene ist praktisch immer die, die eine auffällige Beweglichkeitsbeschränkung und/oder Schmerzen und Unbehagen vor allem in einer Hälfte der Bewegungsspanne aufweist.

Das sind die Grundprinzipien der Zilgrei-Selbstuntersuchung, und wir raten Ihnen daher dringend, die beiden oben erwähnten Kapitel gründlich durchzulesen, bevor Sie die Selbstuntersuchung machen.

Mit einer höchst einfachen Methode erfahren Sie durch die Zilgrei-Selbstuntersuchung, welches in Ihrem speziellen Fall die symptomauslösende Bewegung oder Position und welches die Zilgrei-Position oder -Bewegung ist. Sie zeigt Ihnen auch, welches bei Ihnen die betroffene Bewegungsebene ist.

Zusammenfassend können Sie durch die Zilgrei-Selbstuntersuchung folgendes für sich feststellen:

1) welche *Bewegung* oder *Position* Ihres Körpers oder eines Körperteils Symptome hervorruft, d. h. welches bei Ihnen die symptomauslösende Bewegung oder Position ist;

2) auf welcher *Bewegungsebene* des Körpers die Symptome auftreten, d. h. welches bei Ihnen die betroffene Bewegungsebene ist, auf der Sie dann die Zilgrei-Selbstbehandlung anwenden müssen;

3) in welcher *Hälfte* der betroffenen Bewegungsebene die Symptome auftreten, d. h. welches bei Ihnen die symptomauslösende Richtung und dementsprechend die Zilgrei-Richtung ist, die Sie bei der Selbstbehandlung anwenden müssen;

4) in welcher *Stellung* Sie die Zilgrei-Selbstbehandlung anwenden müssen, d. h. welches bei Ihnen die Zilgrei-Position ist;

5) welche *Zilgrei-Selbstbehandlung* Sie aussuchen und anwenden müssen, d. h. welche Selbstbehandlungen für Sie angezeigt sind.

Anleitung zur Durchführung

Ein wichtiger Hinweis:

Vergessen Sie für einen Moment, wo, auf welcher Körperhälfte oder in welchem Körperteil Ihre Beschwerden sitzen. Mit der Zilgrei-Selbstuntersuchung versuchen wir herauszufinden, welche *Bewegung* oder *Stellung* den Schmerz, das Unbehagen oder die Bewegungseinschränkung *verursacht* oder *verstärkt*. Nehmen wir an, Sie haben Schmerzen in der *rechten* Schulter. Wenn Sie Ihren Kopf auf der Horizontalen nach rechts drehen, spüren Sie keinen Schmerz, der Schmerz in der Schulter verändert sich nicht, und Ihre Bewegung ist nicht eingeschränkt. Nun drehen Sie den Kopf nach *links*. Auf dieser Seite ist die Drehung beschränkt, und der Schmerz nimmt zu.

Doch wenn man Sie fragen würde, »Welche Richtung der Kopfdrehung verursacht oder verstärkt Ihren Schmerz?«, so wäre Ihre spontane Antwort mit ziemlicher Sicherheit: »Wenn ich den Kopf nach rechts drehe.« Das kommt davon, daß Sie sich so intensiv und ausschließlich auf Ihren Schmerz konzentrieren, daß Sie nicht mehr unterscheiden zwischen der *Stelle*, wo der Schmerz *ist*, und der *Bewegung* oder *Stellung*, die ihn *verstärkt*.

Die Zilgrei-Selbstuntersuchung kann für praktisch alle Gelenke des Körpers angewendet werden. Die Grundprinzipien bleiben sich gleich, d. h. man bewegt die verschiedenen Körperteile auf den drei Basisbewegungsebenen und stellt zuerst die symptomauslösende Bewegung oder Position und dann die Zilgrei-Bewegung oder -Position fest. Als Beispiele haben wir hier die Zilgrei-Selbstuntersuchungen für die häufigsten Beschwerden beschrieben, und zwar:

1) für die Halswirbelsäule
2) für die Lendenwirbelsäule
3) für die Arme
4) für die Beine
5) für das scheinbar kürzere Bein

Die ersten beiden Selbstuntersuchungen der Wirbelsäulenbereiche müssen immer durchgeführt werden, bevor man ein Zilgrei-Selbstbehandlungsprogramm beginnt. Ebenfalls empfehlenswert ist der Test für das scheinbar kürzere Bein, da dies die Ursache für viele versteckte Beschwerden sein kann. Die Selbstuntersuchungen der Gliedmaßen oder anderer Gelenke sind nur dann notwendig, wenn irgendwelche Beschwerden in diesen Körperteilen vorliegen. Die jeweiligen Selbstuntersuchungen sollten auch *nach* Anwendung der Zilgrei-Selbstbehandlungen vorgenommen werden, um festzustellen, ob sich der Zustand verbessert hat, sei es, daß die Beschwerden und Schmerzen nachgelassen haben oder daß die Beweglichkeit zugenommen hat.

Wie bereits erwähnt, verstehen wir unter der Bezeichnung »Symptom« Schmerz oder Schmerzzunahme, Unbehagen und/oder Bewegungseinschränkung. In der Regel ist eine Bewegungseinschränkung auch von Schmerz, Zunahme von bestehendem Schmerz oder

Unbehagen begleitet. Es kann aber sehr wohl sein, daß die Bewegung in einer Bewegungsrichtung beschränkt ist, ohne daß ein Schmerz besteht oder zunimmt, dagegen ein Schmerz auftritt oder zunimmt, sobald Sie den betroffenen Körperteil in die entgegengesetzte Richtung drehen und dabei keinerlei Beschränkung verspüren. In diesem Fall kommt der schmerzauslösenden oder -verstärkenden Richtung Priorität gegenüber der Richtung zu, die nur eine Bewegungsbeschränkung aufweist. Ist jedoch in beiden Richtungen nur eine Bewegungsbeschränkung vorhanden, müssen Sie feststellen, in welcher Richtung die Bewegung begrenzter ist, und diese dann als symptomauslösende Richtung bezeichnen.
Vor allem merken Sie sich diese Faustregel:
Erzwingen Sie keine Bewegung, sondern bewegen Sie den entsprechenden Körperteil nur bis an die Grenze, die bequem erreichbar ist. Bewegen Sie nie gleichzeitig einen anderen Körperteil als den, den Sie gerade prüfen. Bewegen Sie den entsprechenden Körperteil jeweils nur auf einer *Bewegungsebene*.
Wehren Sie sich zudem weder bewußt noch unbewußt gegen das Drehen, Neigen oder Beugen eines Körperteils aus Angst vor möglichen Schmerzen. Das würde die Testergebnisse vollständig verfälschen. *Sie müssen entspannt sein*. Denken Sie daran, daß das nur eine Untersuchung ist, um festzustellen, an welchem Punkt Symptome auftreten oder zunehmen. Ein vorübergehendes Unbehagen ist ein kleiner Preis für die wertvolle Information, die Ihnen der Test liefert.
Bevor Sie mit der Zilgrei-Selbstuntersuchung beginnen, empfehlen wir Ihnen noch, das Kapitel über »Selbstwahrnehmung und Körperbewußtsein« (Seite 30) zu lesen.

Zilgrei-Selbstuntersuchung Nr. 1: Nackenbereich der Wirbelsäule

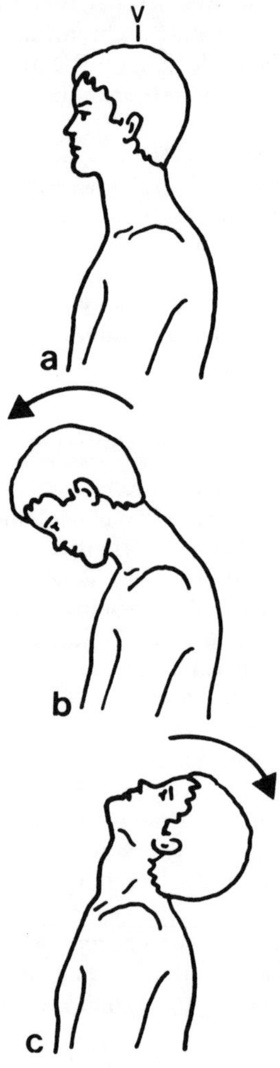

A. *Auf der Sagittalebene*
[a] Neutrale Stellung
[b] Beugen Sie langsam nur Kopf und Nacken nach vorne.
[c] Strecken Sie langsam nur Kopf und Nacken nach hinten.

Stellen Sie fest, welche dieser Bewegungsrichtungen bzw. Stellungen Symptome auslöst.

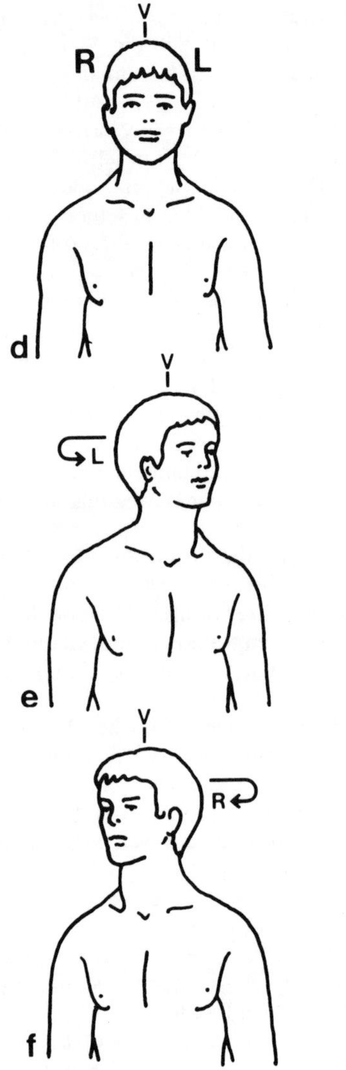

B. *Auf der Horizontalebene*
[d] Neutrale Stellung
[e] Drehen Sie langsam nur Kopf und Nacken ganz nach links.
[f] Drehen Sie langsam nur Kopf und Nacken ganz nach rechts.

Stellen Sie fest, welche dieser Bewegungsrichtungen bzw. Stellungen Symptome auslöst.

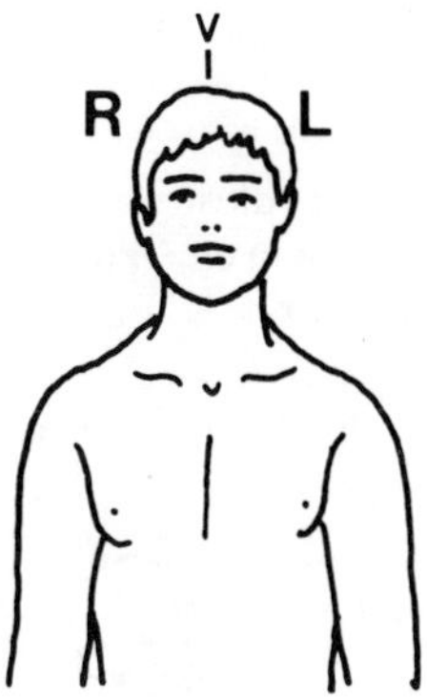

g

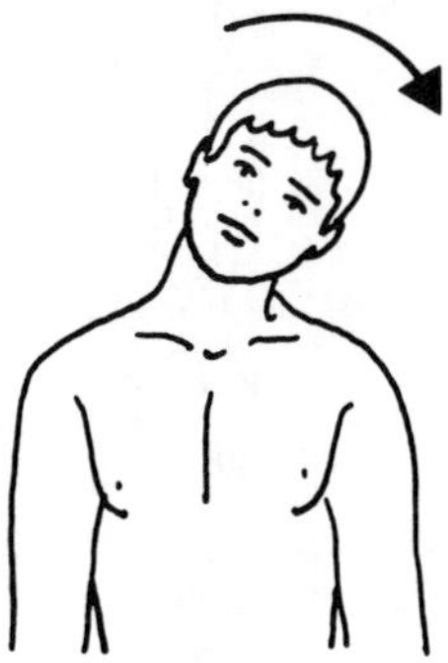
h

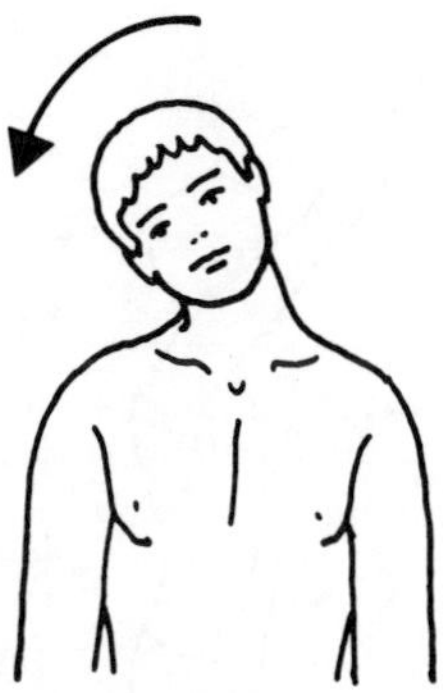
i

C. *Auf der Frontalebene*
[g] Neutrale Stellung
[h] Neigen Sie langsam nur Kopf und Nacken ganz nach links.
[i] Neigen Sie langsam nur Kopf und Nacken ganz nach rechts.

Stellen Sie fest, welche dieser Bewegungsrichtungen bzw. Stellungen Symptome auslöst.

Nachdem Sie diese Schritte ausgeführt haben, wissen Sie:

1) auf welcher *Bewegungsebene* das Symptom am stärksten ist,
2) welche *Bewegungsrichtung* die stärksten Symptome verursacht,
3) in welcher *Stellung* (links oder rechts, vorne oder hinten) die Symptome am stärksten sind.

Demzufolge wissen Sie auch, wenn Sie dann die erforderlichen Zilgrei-Selbstbehandlungen auswählen und anwenden:

- welche *Ihre* betroffene Bewegungsebene ist,
- welche *Ihre* Zilgrei-Bewegungsrichtung ist, nämlich die Punkt 2) genau entgegengesetzte,
- welche *Ihre* Zilgrei-Position ist, nämlich die Punkt 3) genau entgegengesetzte.

Alle Zilgrei-Selbstuntersuchungen, die der Feststellung der Bewegungsspanne eines Körperteils dienen, beruhen auf diesem Prinzip.

Zilgrei-Selbstuntersuchung Nr. 2: Brustwirbel- und Lendenbereich der Wirbelsäule

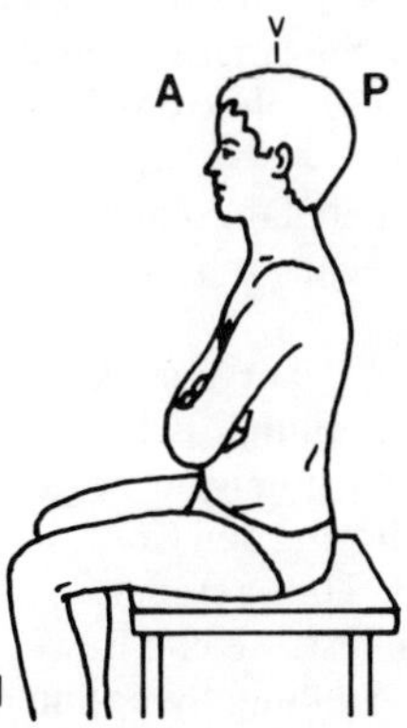

l

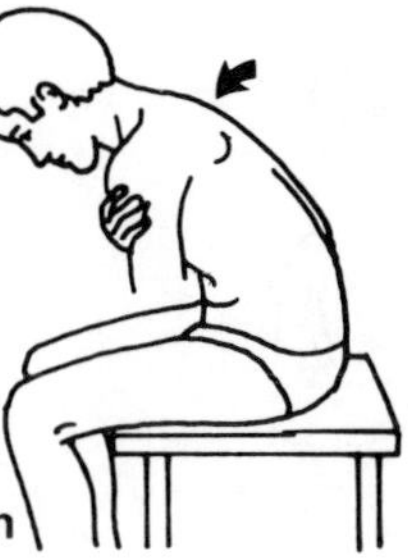
m

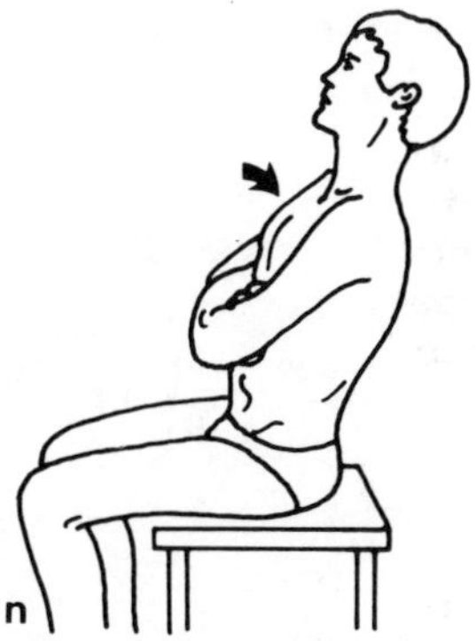
n

A. *Auf der Sagittalebene*
[l] Neutrale Stellung mit verschränkten Armen
[m] Beugen Sie langsam nur den Rumpf nach vorne.
[n] Strecken Sie langsam nur den Rumpf nach hinten.

Halten Sie dabei den Kopf in seiner neutralen Stellung.

Stellen Sie fest, welche dieser Bewegungsrichtungen bzw. Stellungen Symptome auslöst.

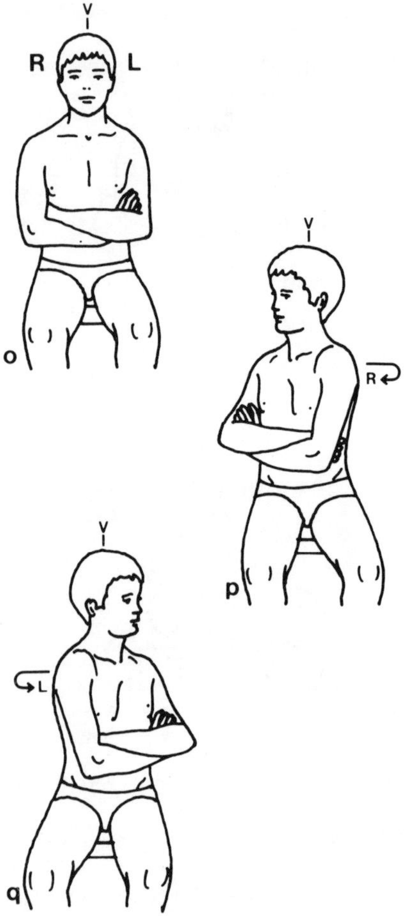

B. *Auf der Horizontalebene*

[o] Neutrale Stellung

[p] Drehen Sie langsam nur den Rumpf nach rechts, ohne Becken und Beine zu bewegen.

[q] Drehen Sie langsam nur den Rumpf nach links, ohne Becken und Beine zu bewegen.

Halten Sie dabei den Kopf in seiner neutralen Stellung, d.h. das Kinn zeigt auf die Brustmitte und bleibt auch bei der Rumpfdrehung an diesem Punkt. Stellen Sie fest, welche Bewegungsrichtung bzw. Stellung Symptome auslöst.

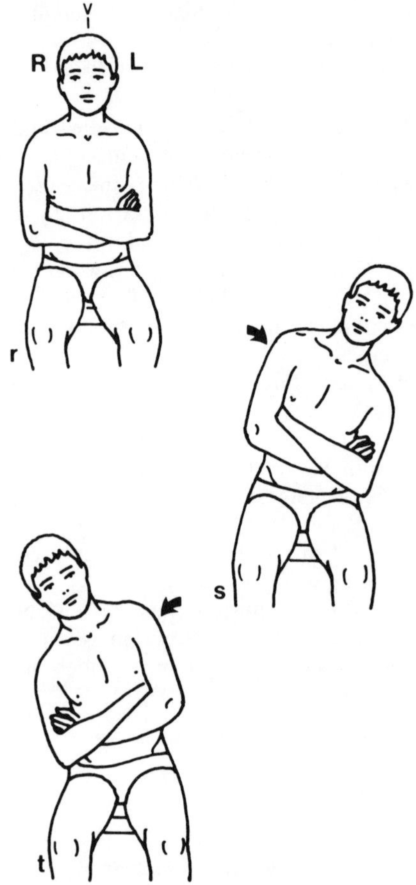

C. *Auf der Frontalebene*

[r] Neutrale Position

[s] Neigen Sie langsam nur den Rumpf nach links, ohne das Becken zu bewegen.

[t] Neigen Sie langsam nur den Rumpf nach rechts, ohne das Becken zu bewegen.

Halten Sie dabei den Kopf in seiner neutralen Stellung, d.h. wenn Sie den Rumpf seitlich neigen, neigen Sie nicht auch gleichzeitig den Kopf, sondern halten Sie den Hals gerade. Stellen Sie fest, welche Bewegungsrichtung bzw. Stellung Symptome auslöst.

Zilgrei-Selbstuntersuchung Nr. 3: Arme

Führen Sie diese Selbstuntersuchung zuerst mit dem einen und dann mit dem anderen Arm aus.

A. *Auf der Sagittalebene*

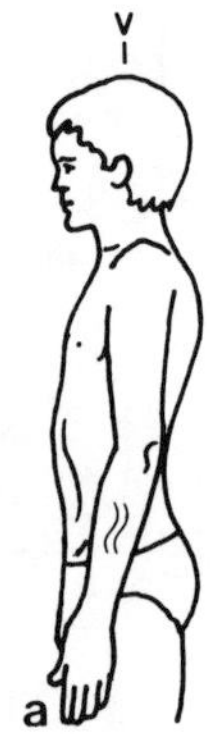

[a] Neutrale Position

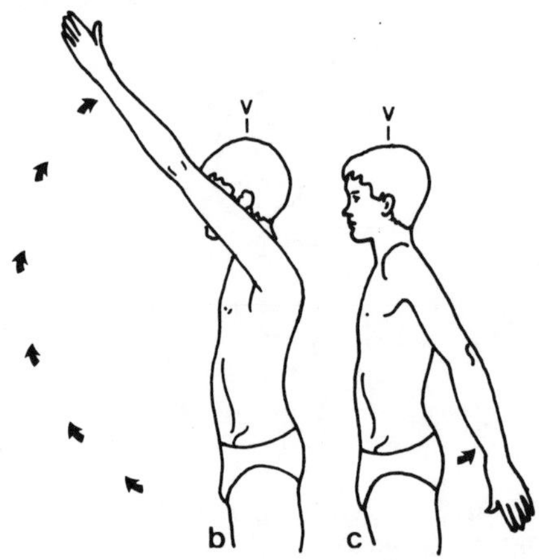

[b] Heben Sie den Arm langsam vorwärts in die Höhe. Verdrehen Sie den Arm dabei nicht, sondern behalten Sie die Handfläche zur Körpermitte hin ausgerichtet. Wenn diese Bewegung oder eine Stellung

in dieser Bewegungsspanne Symptome auslöst, ist die Zilgrei-Position, die in Abb. c) gezeigte. Umgekehrt ist die Zilgrei-Bewegung oder -Position jene in Abb. b), wenn in der Stellung Abb. c) Symptome auftreten.

B. *Auf der Frontalebene*

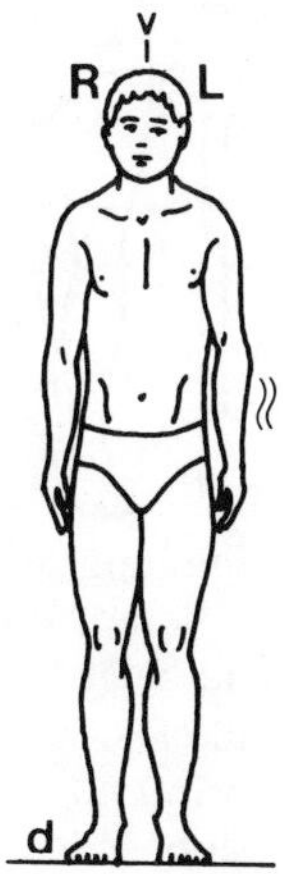

d Neutrale Position

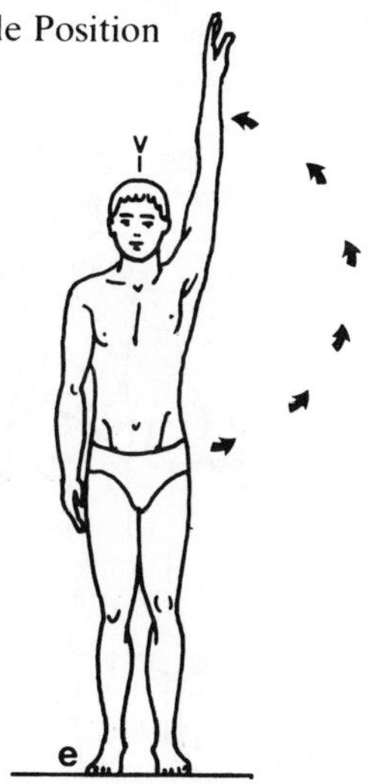

e Heben Sie den Arm langsam seitlich nach oben. Verdrehen Sie den Arm nicht. Wenn Sie oben angelangt sind, muß der Handrücken zur Körpermitte zeigen. Falls diese Bewegung oder eine Stellung in dieser Bewegungsspanne Symptome auslöst, ist die Zilgrei-Bewegung oder -Position jene in Abb. f) oder g).

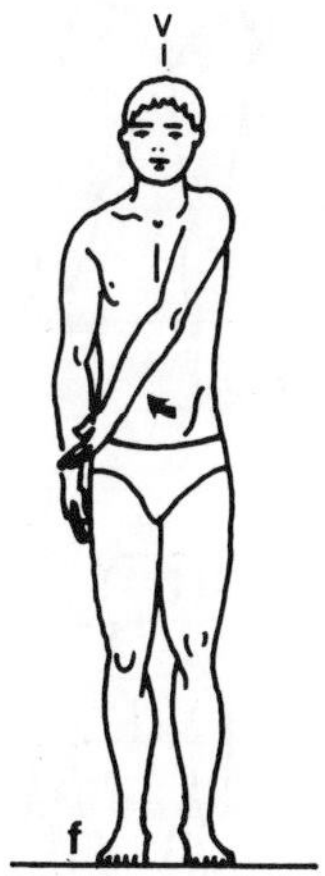

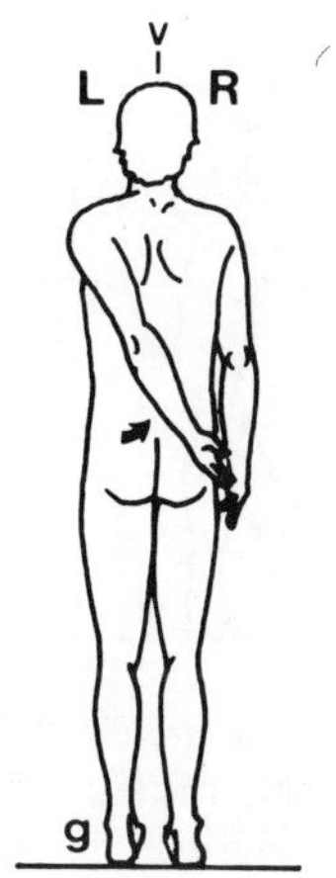

Beachten Sie: Man kann auf dieser Ebene die untere Bewegungsspanne des Arms nicht überprüfen, weil der Körper im Weg ist. Deshalb bewegen wir den Arm auf dieser Ebene zuerst vor dem Körper (Abb. f) und dann hinter dem Körper (Abb. g). Lösen die Bewegungen oder Positionen in Abb. f) oder g) Symptome aus, ist in beiden Fällen die Zilgrei-Position jene in Abb. e).

C. *Auf der Horizontalebene*

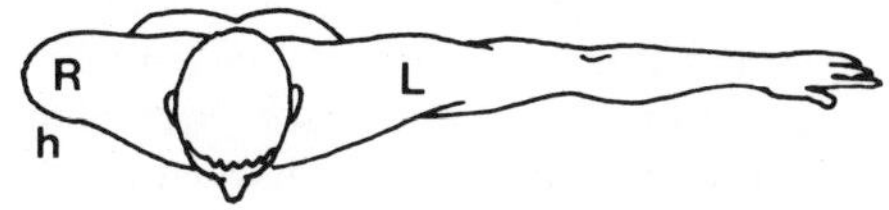

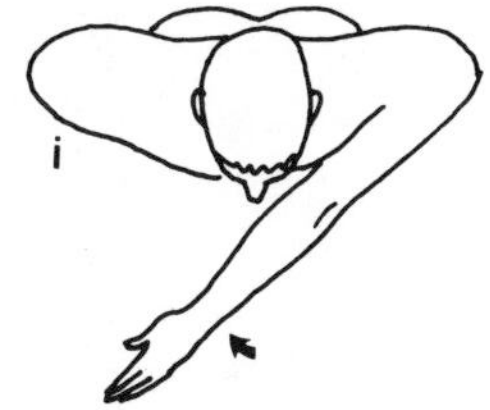

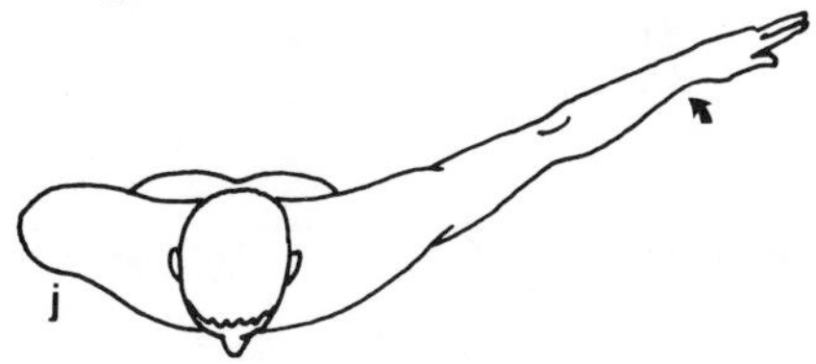

h Neutrale Position

i Bewegen Sie Ihren Arm langsam auf der Waagrechten von der neutralen Stellung gegen die Körpermitte. Der Rumpf bewegt sich dabei nicht mit, der Ellbogen darf nicht angewinkelt werden, und die Handfläche zeigt nach unten. Löst diese Bewegung oder eine Stellung in dieser Bewegungsspanne Symptome aus, ist die Zilgrei-Bewegung oder -Position jene in Abb. j).

j Bewegen Sie nun den Arm langsam auf der Waagrechten nach hinten. Auch hier dreht sich der Rumpf nicht mit, und die Handfläche zeigt nach unten. Falls diese Bewegung oder eine Stellung in dieser Bewegungsspanne Symptome auslöst, ist die Zilgrei-Bewegung oder -Position jene in Abb. i).

Zilgrei-Selbstuntersuchung Nr. 4: Beine

Testen Sie zuerst das eine und dann das andere Bein, und halten Sie sich dabei am besten an einem Tisch oder Stuhl fest, damit Sie das Gleichgewicht nicht verlieren.

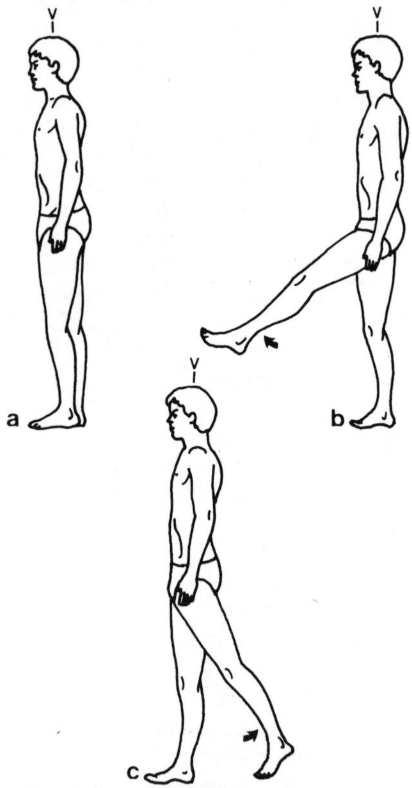

A. *Auf der Sagittalebene*

a Neutrale Position

b Heben Sie das gestreckte Bein langsam nach vorne, ohne das Knie anzuwinkeln.

c Strecken Sie das gerade Bein langsam nach hinten, ohne das Knie zu beugen.

Stellen Sie fest, welche dieser Bewegungsrichtungen bzw. Stellungen Symptome auslöst.

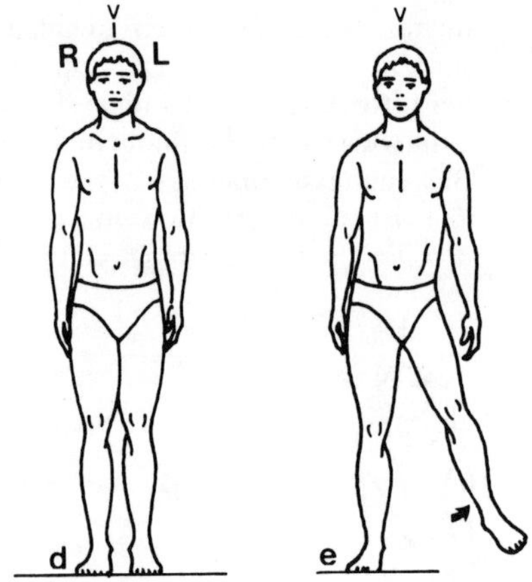

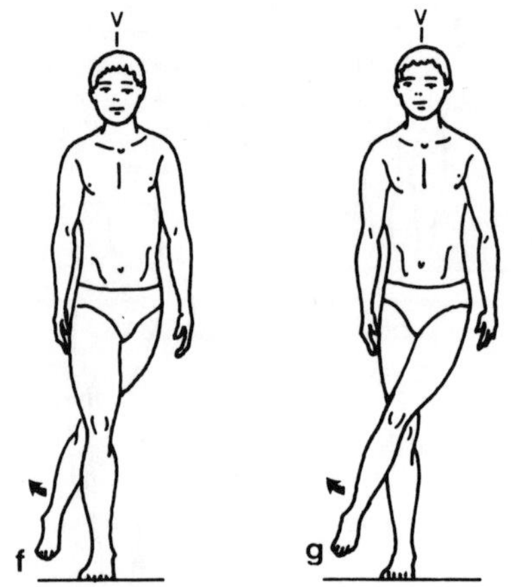

B. *Auf der Frontalebene*

d Neutrale Position

e Heben Sie das Bein seitlich vom Körper weg.

Beachten Sie: Man kann auf dieser Ebene den medialen Bewegungsbereich des Beins nicht prüfen, weil der Körper im Weg ist. Deshalb bewegen wir das Bein auf dieser Ebene zuerst hinter dem anderen Bein (Abb. f) und dann vor dem anderen Bein, ohne das Knie abzuwinkeln. Achten Sie dabei darauf, daß der Körper gerade bleibt.

Stellen Sie fest, welche Bewegungsrichtung bzw. Stellung Symptome auslöst.

C. *Auf der Horizontalebene*

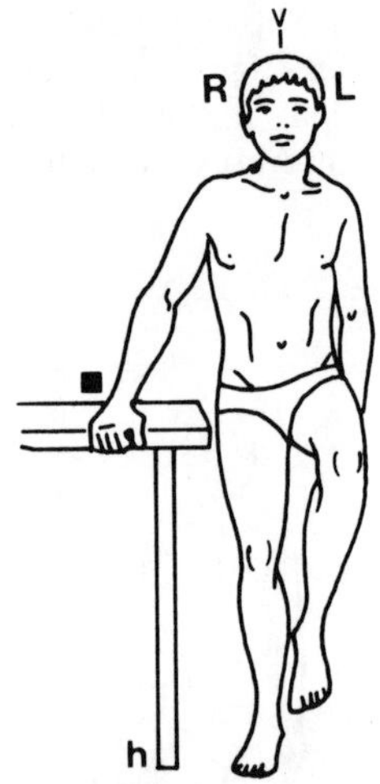

h Neutrale Stellung des linken Beins auf dieser Ebene. Das Knie ist angewinkelt und zeigt nach vorne. Der Oberschenkel ist so waagerecht wie möglich, während der Unterschenkel entspannt nach unten hängt. Wenn nötig, benutzen Sie Ihre Hand, um diese Stellung zu halten.

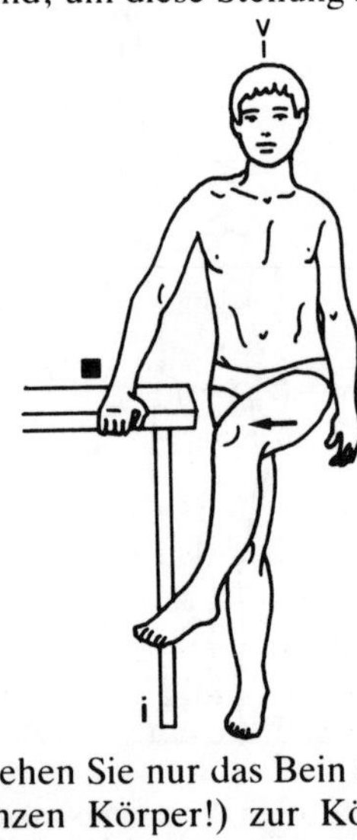

i Drehen Sie nur das Bein (nicht den ganzen Körper!) zur Körpermitte hin.

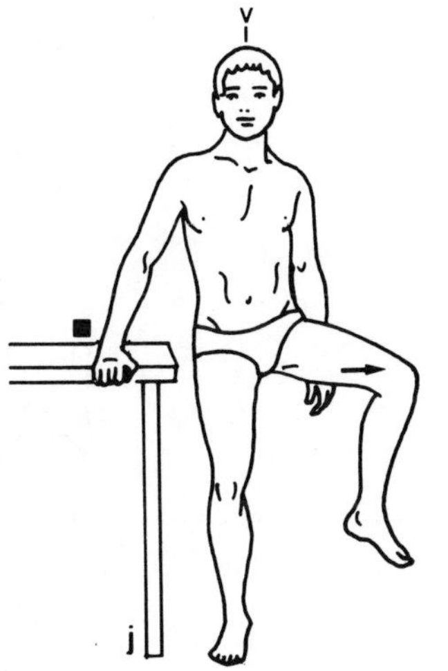

j Drehen Sie das Bein seitlich von der Körpermitte weg.

Stellen Sie fest, welche dieser Bewegungsrichtungen bzw. Stellungen Symptome auslöst.

Zilgrei-Selbstuntersuchung auf ein scheinbar kürzeres Bein

Bevor wir erklären, wie man diese Untersuchung macht, sehen wir uns erst einmal genauer an, was ein »scheinbar kürzeres Bein« ist, woher es kommt und warum es so wichtig ist, etwas dagegen zu tun, wenn man eines hat; was sehr wahrscheinlich ist, wenn man von Rükken- oder Nackenbeschwerden geplagt wird.

Es ist verblüffend, wie viele Leute behaupten, eins ihrer Beine sei kürzer als das andere. Viele tragen auf einer Seite einen erhöhten Absatz oder Einlagen. Es stimmt zwar, daß die beiden Körperhälften nie genau gleich sind, doch ein tatsächliches, d.h. anatomisch kürzeres Bein ist weitaus seltener, als man gemeinhin annimmt. Entsprechend häufiger ist hingegen das »scheinbar kürzere Bein«, wie wir es nennen. Was ist der Unterschied zwischen den beiden?

Ein tatsächlich kürzeres Bein beruht auf der unterschiedlichen Länge der Beinknochen, d.h. einer oder mehrere Knochen des einen Beins sind kürzer oder länger als die entsprechenden Knochen des anderen. Nur dieser Sachverhalt kann, je nach Fall, entweder durch einen erhöhten Absatz, Schuheinlagen oder durch Chirurgie ausgeglichen werden.

Dagegen braucht das »scheinbar kürzere Bein« nicht unbedingt ein irreversibler Dauerzustand zu sein. Es ist lediglich das Ergebnis einer leichten Verschiebung der Beckenhälften auf der Sagittalebene. Die beiden Beckenknochen, die mit dem Kreuzbein verbunden sind, haben jeder für sich einen kleinen Bewegungsspielraum. Ist die eine Bekkenhälfte leicht nach hinten und die andere etwas nach vorne gekippt, ergibt sich dadurch ein scheinbar kürzeres bzw. ein scheinbar längeres Bein. Natürlich sind diese Verlagerungen in den meisten Fällen nur ganz minimal, aber sie reichen aus, um die Beinlänge nicht unerheblich zu beeinflussen. Durch die Zilgrei-Selbstbehandlungen, die eigens für die Beseitigung dieses Syndroms entwickelt wurden, kann die Beinlänge in den meisten Fällen ausgeglichen werden.

Der Vorgang, der für ein scheinbar kürzeres Bein verantwortlich ist, ist sehr leicht verständlich, wenn Sie die folgenden schematischen Darstellungen betrachten.

Kreis A stellt die linke Beckenhälfte in ihrer physiologisch normalen Lage dar. Die senkrechte Linie entspricht dem Bein; wie Sie sehen, ruht der Fuß richtig

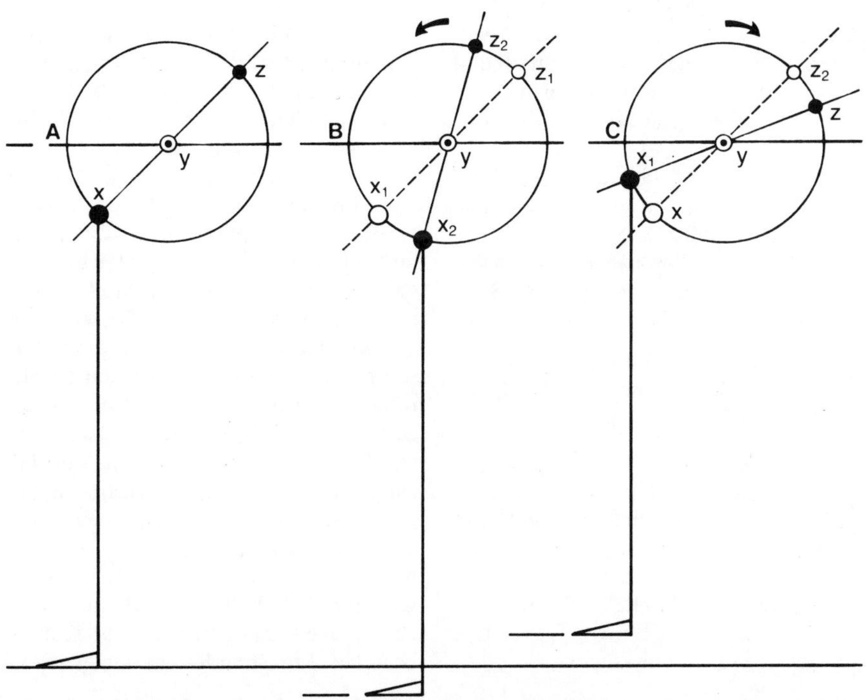

auf dem Boden. Die mit Y bezeichnete Kreismitte entspricht der Gelenkverbindung zwischen Darmbein (Beckenknochen) und dem Kreuzbein, dem sogenannten Ileosakralgelenk, und ist die Achse, auf der die Beckenhälfte kippt. Punkt X ist das Gelenk zwischen dem Becken- und dem Oberschenkelknochen, also der Punkt, an dem der Oberschenkelknochen (Femurkopf) im Beckenknochen eingebettet ist. Der mit Z bezeichnete Punkt stellt den hinteren-oberen Darmbeinstachel dar und dient als Bezugspunkt zur Feststellung der Verschiebungsrichtung der Beckenhälften. Diese zwei Z-Punkte spüren Sie, wenn Sie mit den Händen Ihr Kreuz abtasten; sie stehen leicht vor.

Kreis B entspricht der in Pfeilrichtung gekippten linken Beckenhälfte. Diese Verschiebung bezeichnet man in der Fachsprache als AS – anterior-superior –, da sich der Z-Punkt nach vorne und oben verlagert hat. Beachten Sie, daß sich der Punkt X, das Gelenk zwischen Becken- und Oberschenkelknochen, nach hinten verschoben hat, so daß das Bein »scheinbar« länger geworden ist.

Kreis C stellt ebenfalls die linke Beckenhälfte dar, die diesmal in Richtung PI (posterior-inferior = hinten-unten) gekippt ist. Der Punkt X hat sich nach vorne-oben verlagert, so daß das Bein dadurch scheinbar kürzer geworden ist.

Die folgenden Abbildungen veranschaulichen das gleiche noch einmal anhand von Zeichnungen eines Menschen:

- a Das Becken in seiner normalen Lage, beide Beine sind gleichlang.
- b Die linke Beckenhälfte ist in Pfeilrichtung (AS) gekippt. Das linke Bein ist scheinbar länger.
- c Die linke Beckenhälfte ist in Pfeilrichtung (PI) gekippt. Das linke Bein ist scheinbar kürzer.

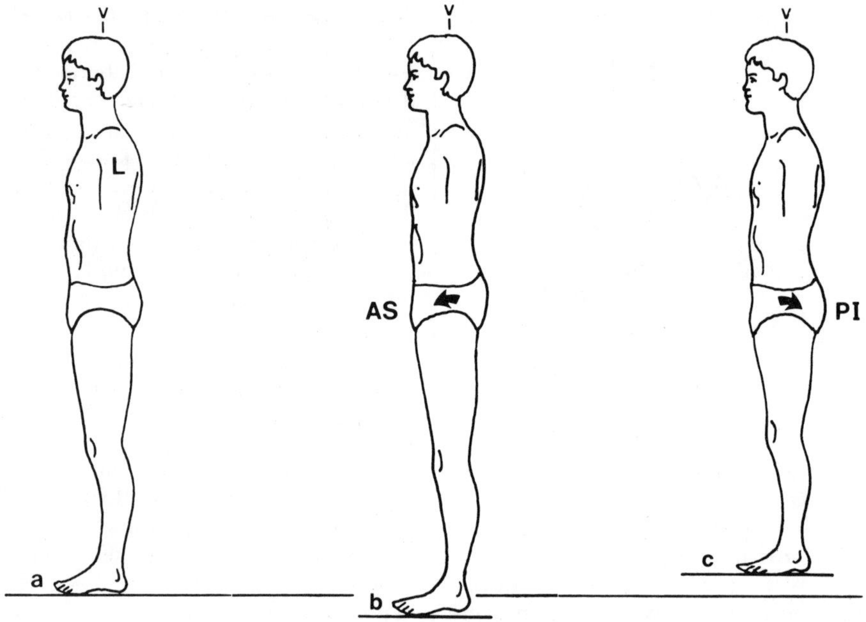

Wegen der Schwerkraft fällt dies im Stehen natürlich nicht auf. Man sieht es jedoch deutlich im Liegen, wie die auf den folgenden Seiten beschriebene Untersuchung klar zeigen wird.

Betrachten wir nun die Gründe für diese Verschiebung. Da wir Menschen sehr komplexe Wesen sind und keiner von uns einem anderen genau gleicht, sind die Gründe für unsere physischen und psychischen Reaktionen sehr vielfältig und, man kann sagen, unbegrenzt. Unserer Forschung und klinischen Erfahrung entsprechend scheint an der Verlagerung der Beckenhälften und der darauf beruhenden scheinbaren Verkürzung eines Beins im wesentlichen die ständige einseitige Körperbeanspruchung schuld zu sein (Seite 29). Rechtshänder, die Rücken- und Nackenschmerzen haben, weisen fast ausnahmslos ein scheinbar kürzeres rechtes Bein auf. Linkshänder mit den gleichen Symptomen haben oft, aber nicht immer, ein scheinbar kürzeres linkes Bein. Und dies ist nur eine der vielen Folgen der einseitigen Körperbeanspruchung. Stellen Sie sich vor, was mit Ihrem Becken geschieht, wenn Sie auf einem scheinbar kürzeren und einem scheinbar längeren Bein stehen; logischerweise neigt es sich auf die Seite des scheinbar kürzeren Beins, was wiederum die Wirbelsäule belastet und sich in der Regel in Form von Beschwerden und Bewegungseinschränkungen bemerkbar macht. Häufig sind dies auch die Vorboten von Skoliose. Somit wird auch der zwingende Grund verständlich, warum man etwas gegen diesen Zustand tun muß. Bestenfalls verspüren Sie lediglich ein leichtes Unbehagen, das sich allerdings mit der Zeit zu rasenden Schmerzen und im schlimmsten Fall zu strukturellen Veränderungen steigern kann. Es ist erstaunlich, wie viele Leute oft von einer ganzen Reihe langjähriger und hartnäckiger Schmerzen und Beschwerden gänzlich frei werden, nachdem sie lediglich die Zilgrei-Selbstbehandlungen zur Beseitigung des scheinbar kürzeren Beins angewendet haben.

Die Untersuchung kann nur mit Hilfe einer anderen Person durchgeführt werden, da man sich zur Überprüfung der Beinlänge auf den Bauch legen muß und somit die Länge der eigenen Beine nicht überprüfen kann.
Der Test besteht ganz einfach darin festzustellen, welches von zwei Dingen kürzer ist, seien es nun Holzstücke oder, wie in unserem Fall, Beine. Dazu braucht man bloß die beiden oberen Enden auf gleicher Höhe aneinanderzulegen und dann die beiden unteren Enden miteinander zu vergleichen (siehe Abb. a + b). Genauso verfährt man bei der Untersuchung des scheinbar kürzeren Beins.

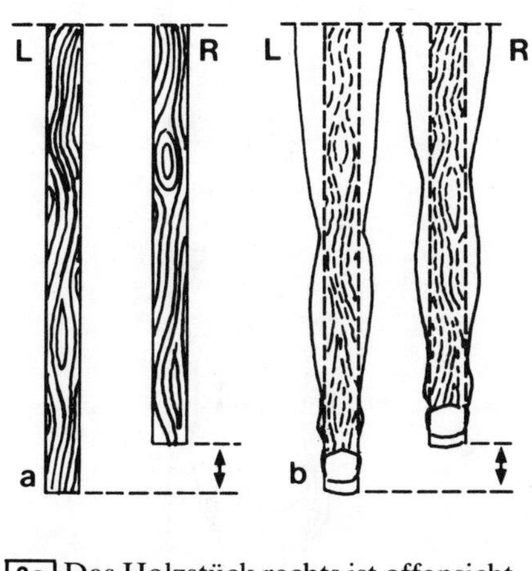

3a Das Holzstück rechts ist offensichtlich kürzer.

3b Hier wurden die Holzstücke zu Beinen, um zu verdeutlichen, daß das gleiche Verfahren für das Messen der Beinlänge angewendet wird.

1. Die Testperson liegt auf dem Bauch auf einem Bett, einem Tisch oder einer Bank.
2. Die Füße müssen über die Auflagefläche hinausragen.
3. Die Beine müssen genau parallel liegen.
4. Der Kopf darf nicht gedreht werden, da das verfälschte Ergebnisse hervorrufen kann (siehe Abb. Seite 59). Legen Sie ein weiches Kissen unter die Stirn oder unter den oberen Brustkorb, um das Atmen zu erleichtern.
5. Die Arme liegen locker neben dem Körper.
6. Der Körper muß ganz gerade liegen.
7. Die Testperson behält am besten die Schuhe an, da die Fersen- und Sohlenflächen den Vergleich der Beinlänge erleichtern. Bei einseitig erhöhten Absätzen oder Sohlen müssen die Schuhe ausgezogen werden. Auch Einlagen sollten entfernt werden. Versichern Sie sich auch, daß die Absätze nicht einseitig abgetreten sind, denn das würde natürlich das Testergebnis beeinflussen.
8. Die Hilfsperson steht zu Füßen der Testperson.
9. Sie faßt die Füße und klopft sie ein paarmal leicht aneinander (Abbildung unten).

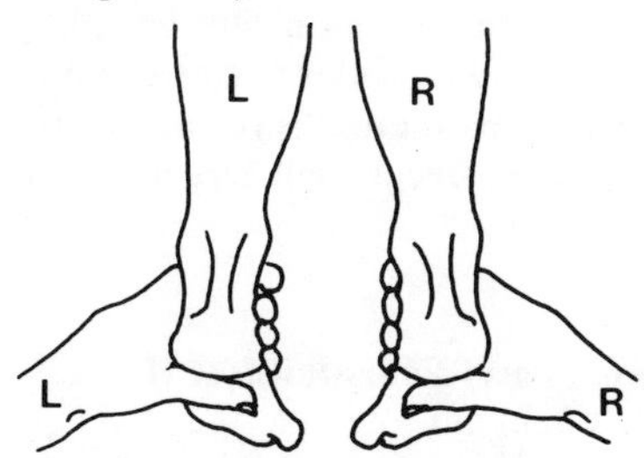

Diese Abbildung zeigt, wie die Füße – mit oder ohne Schuhe – richtig gefaßt werden müssen. Der Daumen liegt in der Sohlenmitte, während die Finger den Rist umschließen.

10. Die Hilfsperson drückt die Füße leicht und gleichmäßig nach oben, Richtung Kopf der Testperson, um die Beingelenke zu schließen, und zieht sie dann ebenso leicht und gleichmäßig zu sich heran.
11. Nun werden die Absätze parallel nebeneinandergelegt, Zehen nach unten.

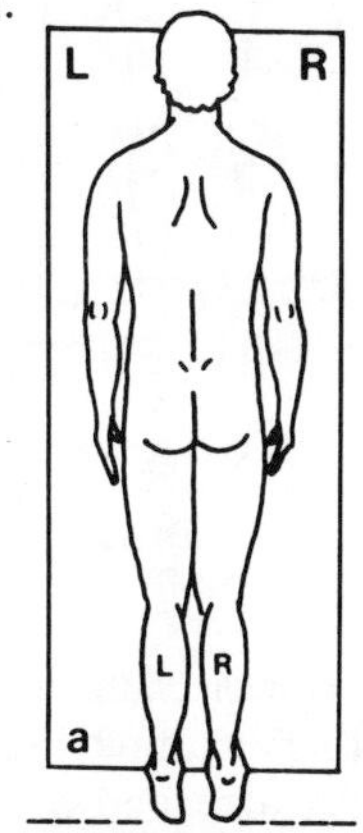

Die Testperson liegt in korrekter Bauchlage. Der Kopf ist nicht zur Seite gedreht, der Körper liegt gerade, die Beine parallel, und die Füße reichen über den Bettrand hinaus. Beide Beine sind gleichlang.

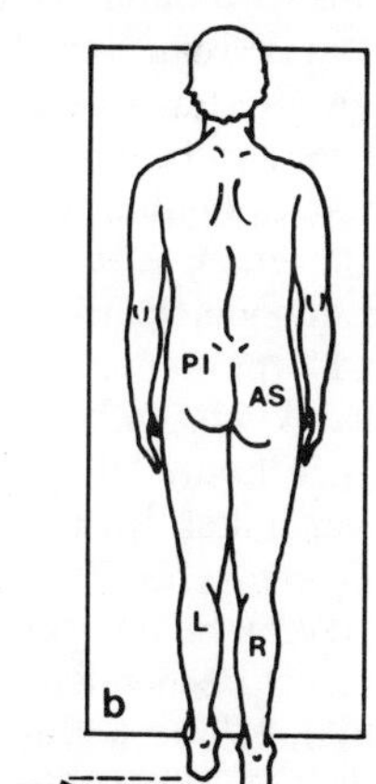

Die Testperson hat ein scheinbar kürzeres linkes Bein. Die Ursache hierfür ist das Kippen der linken Beckenhälfte in Richtung PI (posterior-inferior = nach hinten-unten), und der rechten Beckenhälfte in Richtung AS (anterior-superior = nach vorne-oben).

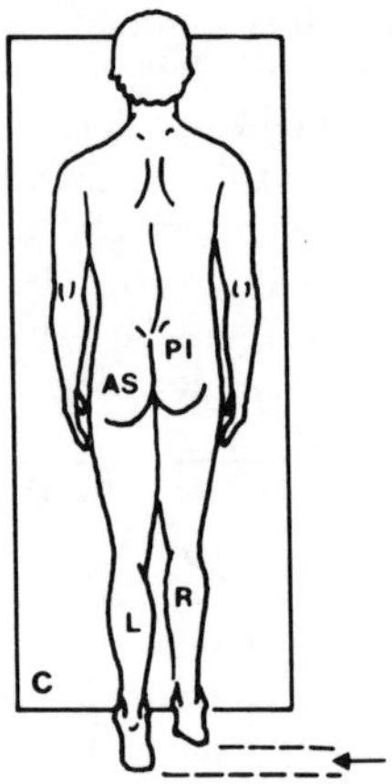

Diese Testperson hat ein scheinbar kürzeres rechtes Bein. Hier ist die rechte Beckenhälfte in die PI-Stellung und die linke in die AS-Stellung gekippt.

12. Dann bestimmt man die Beinlänge der Testperson durch Beobachtung beider Absätze und Sohlen, während die Füße in paralleler Stellung bleiben.

Das Vorhandensein eines scheinbar kürzeren Beins wird durch weitere, für dieses Syndrom typische Symptome bestätigt. In den meisten Fällen liegt bei einem scheinbar kürzeren Bein eine erhöhte Druckempfindlichkeit zweier Punkte auf der einen Körperhälfte im Vergleich zu den gleichen Punkten auf der anderen Körperhälfte vor. Bei einem scheinbar kürzeren rechten Bein treffen wir die erhöhte Druckempfindlichkeit auf der linken Körperhälfte an (Abb. 1b). Umgekehrt ist bei einem scheinbar kürzeren linken Bein die Berührung der entsprechenden Bereiche auf der rechten Körperhälfte unangenehmer (Abb. 1c). Diese Empfindlichkeit ist die Folge einer dauernden Muskelkontraktion. Tatsächlich würde ein scheinbar kürzeres Bein sich gar nicht herausbilden, wären die Muskeln nicht ständig übermäßig angespannt.

Da es keine Regel ohne Ausnahme gibt, sind Sie vielleicht der eine von Tausenden, bei dem das Gegenteil zutrifft, d. h. Sie haben ein scheinbar kürzeres rechtes Bein, aber die Druckempfindlichkeit tritt auch auf der rechten anstatt, wie bei den meisten, auf der linken Seite auf, oder umgekehrt. In diesem Fall empfehlen wir Ihnen die »Trial-and-Error«-Methode, bei der man durch Versuch und Irrtum die richtige Lösung des Problems entdeckt. Sind Sie Rechtshänder, dann führen Sie die erforderliche Selbstbehandlung für das scheinbar kürzere rechte Bein durch, als Linkshänder die für das scheinbar kürzere linke Bein. Sie merken praktisch sofort, ob die Symptome zu- oder abnehmen. Im zweiten Fall kehren Sie das Verfahren einfach um.

Bei Deformation oder Fraktur der langen Beinknochen, die schlecht zusammengewachsen sind, sowie in Fällen von starker degenerativer Coxarthrose oder Coxarthritis, in denen die Hüftpfanne oder der Femurkopf abgenutzt oder irgendwie deformiert sind, sollte die Beinlänge nicht als Hinweis auf ein scheinbar kürzeres Bein im Sinne der Zilgrei-Methode betrachtet werden. In diesen Fällen gibt einzig der Druck auf die Punkte am Rücken und an den Bekkenseiten einen gewissen Aufschluß (Abb. 1a). Wegen des degenerativen Abbaus im gesamten Hüftgelenk sind bei schwerwiegender Coxarthrose oder Coxarthritis allerdings vermutlich beide Stellen am Becken auf Druck empfindlich.

Den Zilgrei-Palpationstest (Drucktest) führt man auf folgende Weise durch:

1. Die Testperson liegt in der gleichen Stellung wie bei der Untersuchung für das scheinbar kürzere Bein.

Abb. 1

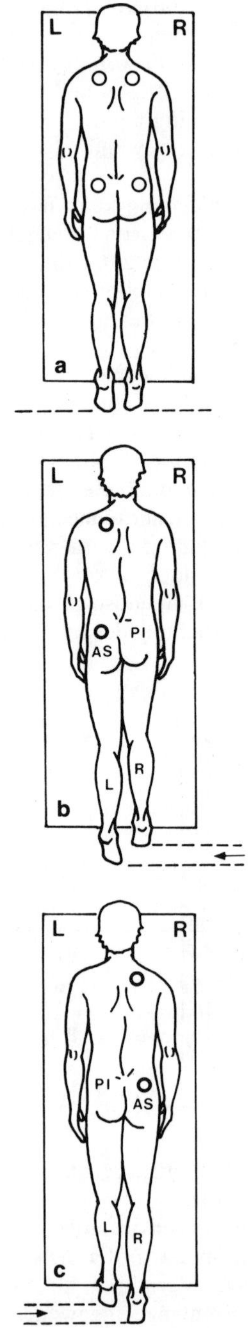

2. Die Hilfsperson tastet gleichzeitig mit leichtem Druck die beiden oberen Stellen in Abb. 1a) ab. Am besten tut man das mit der flachen Unterseite der Zeige-, Mittel- und Ringfinger beider Hände. Benutzen Sie auf keinen Fall die Fingerkuppen und -nägel, denn Sie fühlen dabei überhaupt nichts, und die Testperson schreit möglicherweise auf vor Schmerz; benutzen Sie nur die Unterseite der Finger. Fragen Sie die Testperson, welche der beiden Seiten empfindlicher ist.
3. Die Hilfsperson drückt nun gleichzeitig an beiden Seiten auf die in Abb. 1a) bezeichneten unteren Stellen. Diesmal werden die Daumen zum Abtasten verwendet. Die anderen vier Finger greifen dabei um den oberen Kamm der beiden Beckenknochen. Fragen Sie die Testperson, welche Seite empfindlicher ist.

Dieser Palpationstest ergibt in 90% der Fälle eine erhöhte Druckempfindlichkeit der Bereiche auf der linken Körperhälfte, wenn das rechte Bein scheinbar kürzer ist (Abb. 1b), bzw. eine erhöhte Empfindlichkeit der rechts liegenden Druckstellen, wenn das linke Bein scheinbar kürzer ist (Abb. 1c).
Wichtig: Wenn man die Testperson fragt: »Welche Seite ist druckempfindlicher, die linke oder die rechte?«, antworten viele falsch, und zwar, weil sie angeben, auf welcher Seite ihre spezifischen Beschwerden auftreten, und nicht, welche Seite auf Druck empfindlicher reagiert. Die Frage nach der Druckempfindlichkeit sollte daher niemals lauten »Wo tut's weh?«, sondern »Welche Seite ist empfindlicher, wenn ich draufdrücke?«.

Kontrolluntersuchung: Nach Anwendung der entsprechenden in diesem Buch enthaltenen Zilgrei-Selbstbehandlungen zur Behandlung und Beseitigung des scheinbar kürzeren Beins sollten Sie sowohl die Untersuchung für das scheinbar kürzere Bein wie den Palpationstest wiederholen. Sie gehen dabei genauso vor, wie unter diesen beiden Tests beschrieben. Waren die angezeigten Selbstbehandlungen erfolgreich, sollte die Kontrolluntersuchung folgendes ergeben:
1. Beide Beine sind nun gleich lang oder fast gleich lang, in jedem Fall aber sollte der Längenunterschied kleiner sein.
2. Die Druckstellen sind gar nicht mehr oder erheblich weniger empfindlich als vor der Selbstbehandlung.

Wichtiger Hinweis: Wenn die Beinlänge nach Anwendung der angezeigten Selbstbehandlungen ausgeglichen ist, sollten Sie unbedingt die erhöhten Absätze und Sohlen beseitigen. Im Zweifelsfall beraten Sie sich mit Ihrem Arzt oder Physiotherapeuten, und weisen Sie, wenn nötig, auf dieses Buch hin.

Die folgenden Fehler sollte man bei den Tests auf ein scheinbar kürzeres Bein unbedingt vermeiden:

1. Die Testperson dreht den Kopf nach links oder rechts. Die folgenden Abbildungen stellen diesen Fehler deutlich bei einer Person dar, die gleich lange Beine hat:

a Die Testperson ist in der korrekten Bauchlage für den scheinbar kürzeren Bein-Test. Beide Beine sind gleich lang.

b Die Testperson hat den Kopf (Nase) nach rechts gedreht. Das linke Bein erscheint nun kürzer, was jedoch lediglich die Folge der Kopfdrehung ist, denn das linke Bein ist nicht wirklich kürzer.

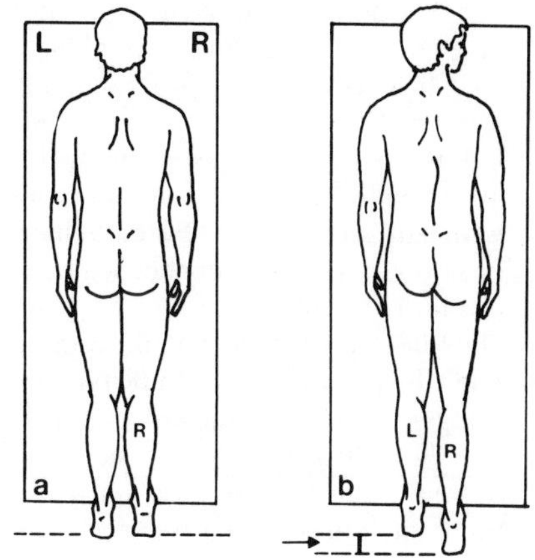

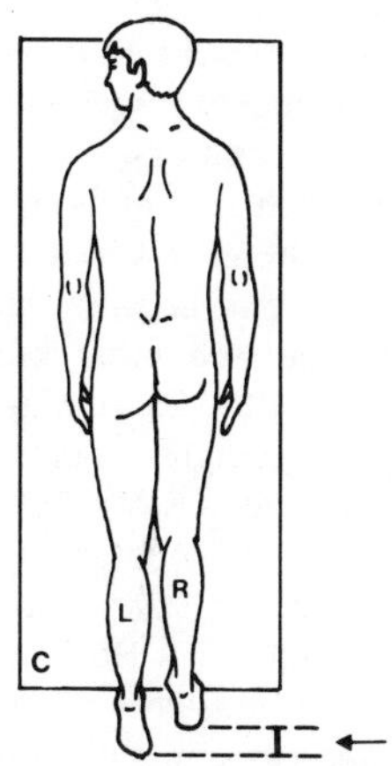

c Hier hat die Testperson den Kopf nach links gedreht, und jetzt erscheint das rechte Bein kürzer. Auch in diesem Fall beruht der Längenunterschied nur auf der Kopfdrehung.

Logischerweise kann aufgrund dieses Fehlers ein kürzeres Bein, sei es nun anatomisch bedingt oder nur scheinbar kürzer, je nach der Seite der Kopfdrehung entweder gar keinen oder einen übertriebenen Längenunterschied aufweisen, der jedoch mit dem realen Längenunterschied nichts zu tun hat.

2. Die Testperson liegt nicht vollkommen gerade. Das kann die Beinlänge merklich beeinflussen; probieren Sie es einmal aus!
3. Die Beine der Testperson sind nicht gleichmäßig gestreckt, d.h. ein Bein ist leicht angezogen. Dieser Fehler ist sehr häufig, vor allem bei Schmerzen im Lendenbereich.
4. Die Füße liegen nicht genau parallel.
5. Die Hilfsperson hält die Füße für den Längenvergleich zwar aneinander, jedoch nicht ganz parallel; sie stößt den einen nach vorne, wenn auch nur minimal, und zieht den anderen nach hinten.

Es ist wichtig, diese Einzelheiten sehr sorgfältig zu beachten, denn sie können alle mehr oder weniger die scheinbare Beinlänge beeinflussen.

Falls Sie nach Anwendung dieser Tests immer noch im Zweifel sind, ob Sie tatsächlich ein anatomisch bedingtes oder nur ein scheinbar kürzeres Bein haben, wenden Sie einfach eine der hierfür angezeigten Selbstbehandlungen, z.B. den KRANICH (Seite 123) an. Ist Ihre Beinlänge danach gleich oder fast gleich, dann hatten Sie ein scheinbar kürzeres Bein. Wenn hingegen keine offensichtliche Veränderung ersichtlich ist, obwohl Sie diese Selbstbehandlungen ein- bis dreimal täglich während zweier oder dreier Tage durchgeführt haben, haben Sie vermutlich eine anatomisch bedingte Verkürzung.

Vorbemerkungen zur Zilgrei-Selbstbehandlung

Welche Zilgrei-Selbstbehandlung ist die richtige?

Nachdem Sie nun die Zilgrei-Selbstuntersuchungen Nr. 1 und 2 und vielleicht auch jene für andere Körperteile, die Ihnen Beschwerden bereiten, sowie den Test für das scheinbar kürzere Bein durchgeführt haben, können Sie die für Ihren Fall angezeigten Selbstbehandlungen bestimmen. Dazu benötigen Sie eigentlich nur folgende Informationen:

1. Welcher Körperteil ist betroffen, d.h. wo spüren Sie Schmerz, Beschwerden oder beschränkte Beweglichkeit? Sie selbst können das am besten beurteilen!
2. Welche Basisbewegungsebene des Körpers ist betroffen? Darüber hat Ihnen die Zilgrei-Selbstuntersuchung Aufschluß gegeben.
3. Welches ist die symptomauslösende Bewegung bzw. Stellung auf der betroffenen Bewegungsebene, und welches ist dementsprechend die Zilgrei-Bewegung bzw. -Position? Auch darauf hat Ihnen die Zilgrei-Selbstuntersuchung die entsprechende Antwort gegeben.

Zweifellos haben Sie das Kapitel über das »ganzheitliche Körperkonzept« (Seite 33) gelesen und haben verstanden, daß eine Funktionsstörung in einem Körperteil auch andere Körperteile nachteilig beeinflussen kann. Ebenso erfahren wir immer wieder die umgekehrte Wirkung, d.h. eine Zilgrei-Selbstbehandlung, die für einen bestimmten Körperteil angewendet wird, wirkt sich auch positiv auf andere Körperteile aus. Zum Beispiel, eine Zilgrei-Selbstbehandlung für:

- die Halswirbelsäule kann günstige Auswirkungen auf den Kopf, die Schultern, die Arme und den oberen Teil der Brustwirbelsäule haben;
- die Schulter kann günstige Auswirkungen auf die Halswirbel, die Arme und die Brustwirbelsäule haben;
- die Brustwirbelsäule kann günstige Auswirkungen auf den Nacken, die Schultern, die Arme und den Lendenbereich der Wirbelsäule haben;
- die Lendenwirbelsäule kann günstige Auswirkungen auf die Brustwirbelsäule, das Becken und die Beine haben;
- das Becken kann günstige Auswirkungen auf die Lendenwirbelsäule und die Beine haben;
- die Beine kann günstige Auswirkungen auf das Becken und die verschiedenen Beingelenke haben (Knie, Fußgelenk, Zehen) usw.

Die zwei ersten in diesem Buch vorgestellten Selbstbehandlungen werden als Zilgrei-Basis-Selbstbehandlungen bezeichnet. Diese sollten Sie immer anwenden, bevor Sie zu anderen Selbstbehandlungen übergehen. Wie für alles in der Zilgrei-Methode gibt es auch hierfür eine logische Erklärung. Die Basis-Selbstbehandlungen fördern die Beweglichkeit der ganzen Wirbelsäule und tragen dazu bei, verkrampfte Muskeln entlang der Wirbelsäule zu entspannen. Es wäre recht dumm und unlogisch, wollte man sofort ein lokales Problem angehen – zum Beispiel einen Tennisellbogen – und dabei den übrigen Körper in einem Zustand der Verspannung lassen. Sie sollten also als erstes immer die beiden Basis-Selbstbehandlungen durchführen.

Auf Seite 68 finden Sie eine nach Körperbereichen geordnete Liste der in diesem Buch dargestellten Selbstbehandlungen. Wählen Sie daraus eine oder zwei aus, die für Sie zutreffen, und wenden Sie diese dann einen oder zwei Tage lang an. Bleiben die gewünschten Ergebnisse aus, versuchen Sie es mit anderen Behandlungen. Wählen Sie immer zuerst die einfachen Selbstbehandlungen, die mit einem Stern bezeichnet sind. Nur wenn Sie diese beherrschen und wenn es wirklich nötig ist, gehen Sie langsam zu schwierigeren Selbstbehandlungen über, die mit zwei oder drei Sternen bezeichnet sind.

Mit welchem Körperbereich soll man beginnen?

Diese Frage stellen oft Leute, die mehr als ein Leiden haben. Hat jemand zum Beispiel gleichzeitig Nacken- und Kreuzschmerzen, welche Zilgrei-Selbstbehandlung soll er dann zuerst anwenden, die für den Nacken oder die für den Lendenbereich? Es gibt zwar keine allgemeingültige Regel dafür, aber wir haben aufgrund unserer Erfahrungen einige Richtlinien ausgearbeitet, die sich in den meisten Fällen bewährt und als am wirksamsten erwiesen haben.

Richtlinie Nr. 1

Arbeiten Sie von oben nach unten. Wenn Sie Probleme im Nacken und im Kreuz haben, dann wenden Sie – selbstverständlich nach den Basis-Selbstbehandlungen – zuerst die an, die Sie für den Nackenbereich ausgewählt haben, und anschließend die für den Lendenbereich.

Richtlinie Nr. 2

Wenden Sie immer zuerst die Selbstbehandlungen für die Wirbelsäule und erst dann jene für die Gliedmaßen an.

Richtlinie Nr. 3

Wenden Sie zuerst die Selbstbehandlungen für die kleineren, dann jene für die schwerer wiegenden Beschwerden an. Denken Sie daran, daß Ihr Körper ein ganzheitlich zusammenhängender Mechanismus ist, in dem jeder Körperteil mit jedem anderen in Beziehung steht. Ihre kleinen Wehwehchen hängen fast sicher direkt oder indirekt mit den großen Beschwerden zusammen. Da letztere sehr schmerzhaft und unangenehm sein können, ist es logisch, zuerst jene kleinen Beschwerden zu beseitigen, die direkt oder indirekt die starken Schmerzen beeinflussen, bevor man mit spezifischen Selbstbehandlungen die großen Beschwerden direkt angeht.

Richtlinie Nr. 4

Wenden Sie nicht mehr als fünf Zilgrei-Selbstbehandlungen in einer Sitzung an. Überhaupt: wenden Sie nie mehr Selbstbehandlungen an, als notwendig sind, um gute Ergebnisse zu erzielen. Durch die Zilgrei-Selbstuntersuchung können Sie nicht nur die angezeigten Selbstbehandlungen bestimmen, sondern auch die erforderliche Variante der Selbstbehandlung. Das Kapitel »Verschiedene Arten und Varianten von Zilgrei-Selbstbehandlungen« (Seite 65) gibt näheren Aufschluß darüber. Hier sei zunächst nur gesagt, daß Sie in der Regel folgende Reihenfolge einhalten sollten:

Zuerst die *spezifisch-statische* Variante,
dann die *spezifisch-dynamische* Variante,
dann die *allgemein-statische* Variante,
dann die *allgemein-dynamische* Variante.

Ob eine Zilgrei-Selbstbehandlung für Sie angezeigt ist, erkennen Sie am besten daran, daß Ihre Schmerzen oder Beschwerden nachlassen oder sich die Bewegungsfähigkeit steigert. Um das festzustellen, führen Sie nach Anwendung der Selbstbehandlungen noch einmal die entsprechenden Zilgrei-Selbstuntersuchungen durch.

Sollte entgegen allen unseren Erfahrungen in den letzten fünf Jahren der äußerst unwahrscheinliche, aber dennoch nicht auszuschließende Fall eintreten, daß nach Anwendung der Selbstbehandlungen Ihre Schmerzen merklich zunehmen oder Ihre Beweglichkeit stark vermindert wird, gilt als oberstes Gebot: STOP! Machen Sie keine Zilgrei-Selbstbehandlungen, die nicht für Sie angezeigt sind. Wählen Sie eine andere der über 30 in diesem Buch aus. Sie finden ganz bestimmt eine, die in Ihrem speziellen Fall hilft; andernfalls suchen Sie einen Zilgrei-Therapeuten oder -Lehrer auf, der viele weitere Zilgrei-Selbstbehandlungen kennt, die nicht in diesem Buch aufgeführt sind.

Wie oft sollte man Zilgrei anwenden?

Wie für alle Therapieformen gibt es auch für Zilgrei Empfehlungen, wie häufig man sie anwenden soll. Da Zilgrei eine vollkommen natürliche Selbstbehandlungsmethode ist, ist sie nicht gefährlich, aber man muß auch bei ihr die einfachen und einleuchtenden Grundregeln beachten. Auch wenn Sie etwas falsch machen oder übertreiben – was auf jeden Fall vermieden werden sollte –, bleibt erfahrungsgemäß schlimmstenfalls die erwünschte positive Wirkung aus.

Wenn Sie die für Sie geeigneten Zilgrei-Selbstbehandlungen ausgewählt haben, sollten Sie ein Selbstbehandlungsprogramm erstellen und dies mit einer gewissen Disziplin und Regelmäßigkeit verfolgen. Bei richtiger Anwendung – und das ist keineswegs schwierig – bringt Zilgrei in den meisten Fällen Erleichterung und Schmerzbefreiung. Sie haben es in der Hand, daß Zilgrei auch Ihnen hilft – nämlich, indem Sie es tun! Und zwar richtig tun!

Ein Zilgrei-Selbstbehandlungsprogramm besteht aus verschiedenen Sitzungen am Tag oder in der Woche, je nach Fall. Eine Sitzung ist die kurze Zeitspanne, die für die Durchführung der ausgewählten Selbstbehandlungen benötigt wird. Im allgemeinen bestimmt man die Anzahl der Sitzungen, die man in sein Programm aufnehmen sollte, je nach Schwere der Symptome bzw. je nach dem Zweck, den man damit erreichen will.

- Bei akuten Schmerzen wenden Sie die entsprechenden Zilgrei-Selbstbehandlungen dreimal täglich an: einmal morgens nach dem Aufstehen, dann vor dem Mittagessen (nicht nachher – mit vollem Magen läßt sich schlecht atmen!) und einmal vor dem Schlafengehen. Wenn die Schmerzen nachlassen, kann man auf zweimal täglich zurückgehen, morgens und abends, dann auf einmal täglich, morgens oder abends, bis die Symptome vollkommen verschwunden sind und Sie sich wieder ganz wohlfühlen.

- Damit Sie Ihr Wohlbefinden beibehalten, führen Sie einige oder alle ihre Zilgrei-Selbstbehandlungen ein- oder zweimal wöchentlich durch.
- Sie können Zilgrei auch als Prophylaxe anwenden, um eventuellen Beschwerden von vornherein vorzubeugen. Ein Prophylaxe-Programm hängt zu einem gewissen Grad von der Art und Intensität des Privat- und Erwerbslebens einer Person ab. Für Leute mit ziemlich normalem Lebenswandel reichen eine oder zwei kurze Zilgrei-Selbstbehandlungssitzungen prophylaktischer Art in der Woche aus.

Vergessen Sie die goldene Regel nicht: Übertreiben Sie nie, und gebrauchen Sie Ihr logisches Denken und Ihren gesunden Menschenverstand! Damit werden Sie ganz automatisch die für Sie geeignetste Anwendungshäufigkeit entwickeln. Sie werden auch bald herausfinden, welche Selbstbehandlungen für Sie am wirksamsten sind. Diese sollten Sie natürlich öfter anwenden als andere. Falls Sie sich bei der Durchführung der Zilgrei-Selbstuntersuchungen, der Auswahl und der richtigen Anwendung der Selbstbehandlungen unsicher fühlen, wenden Sie sich an die Deutsche Zilgrei Gesellschaft e. V.; sie berät Sie gerne und kann Ihnen eine Liste der kompetenten Zilgrei-Therapeuten in Deutschland zukommen lassen, die über die entsprechende Ausbildung verfügen.

Allgemeine Empfehlungen zur Zilgrei-Selbstbehandlung

Bisher haben wir versucht, Sie schrittweise auf den praktischen Teil von Zilgrei vorzubereiten, auf den Teil also, der das eigentliche Instrument für die Bekämpfung und Beseitigung Ihrer Schmerzen und Beschwerden ist und auch dazu dient, Ihre Gesundheit und Ihr Wohlbefinden zu erhalten: die Zilgrei-Selbstbehandlungen. Bevor Sie sich jedoch in diesen neuen Bereich der Selbsthilfe begeben, verweilen Sie noch einen Augenblick und lesen Sie die folgenden Vorschläge und Empfehlungen aufmerksam durch. Sie haben das meiste zwar schon in den vorigen Kapiteln erfahren, aber diese Zusammenfassung der wichtigsten Punkte, an die Sie vor, während und nach der Zilgrei-Selbstbehandlung denken sollten, wird Ihnen vieles erleichtern. Gelingt es Ihnen, sich diese Punkte einzuprägen, wird Ihnen die Anwendung der Selbstbehandlungen in kurzer Zeit ganz geläufig sein.

<u>Bevor Sie mit der Selbstbehandlung beginnen:</u>

- Treffen Sie die Auswahl der angezeigten Selbstbehandlungen nur aufgrund der Zilgrei-Selbstuntersuchungen.
- Lernen Sie die dynamogene Atmung und die Zilgrei-Selbstuntersuchungen, *bevor* Sie mit den Selbstbehandlungen beginnen.
- Prägen Sie sich die in diesem Buch verwendeten Symbole ein (Seite 69).
- Nehmen Sie die erforderliche Ausgangsposition richtig ein.
- Tragen Sie keine enge Kleidung, ziehen Sie die Krawatte aus und öffnen Sie den Kragen; ziehen Sie auch die Schuhe aus.
- Legen Sie sämtlichen Halsschmuck sowie Ohrringe und elektronische Armbanduhren ab.
- Wenden Sie nie mehr Zilgrei-Selbstbehandlungen an als das für gute Ergebnisse nötige Minimum.
- Suchen Sie die wenigen Zilgrei-Selbstbehandlungen aus, die für Sie am geeignetsten sind, und führen Sie nur diese aus.
- Stellen Sie ein Selbstbehandlungsprogramm zusammen und befolgen Sie es regelmäßig.
- Beginnen Sie jede Selbstbehandlungssitzung mit den zwei Basis-Selbstbehandlungen (Seite 70 u. 73).
- Wenn möglich, vermeiden Sie die Anwendung der Zilgrei-Selbstbehandlungen zusammen mit anderen Therapieformen. Zilgrei ist eine vollkommen natürliche Methode; die gleichzeitige Anwendung anderer Therapien kann die Körperreaktionen durcheinander bringen und die Wirkung beeinträchtigen.
- Wenden Sie zuerst die einfachsten Selbstbehandlungen in der einfachsten Variante an, bevor Sie zu komplizierteren übergehen.
- Benötigen Sie Beratung, suchen Sie nur jemanden auf, der in Zilgrei ausgebildet ist und ein entsprechendes Zertifikat besitzt.
- Wenn irgend möglich, nehmen Sie keine Beruhigungsmittel, bis Sie Ihr Zilgrei-Selbstbehandlungsprogramm beendet haben, denn diese wirken sich erfahrungsgemäß nachteilig auf den guten Effekt der Selbstbehandlungen aus.

<u>Während Sie die Selbstbehandlung ausführen:</u>

- Befolgen Sie genau die Anweisungen und Zeichnungen.
- Wenden Sie keine Bewegung oder Position an, die Ihnen große Schmerzen bereitet.
- Beenden Sie die Selbstbehandlung sofort, wenn Sie übermäßige Schmerzen verspüren.

- Erzwingen Sie nie eine Bewegung oder Position. Halten Sie ein, bevor eventuelle Schmerzen eintreten.
- Wenden Sie Selbstbehandlungen nie nach dem Essen an. Am besten geht es nach dem Aufstehen, vor dem Mittagessen und am Abend, kurz vor dem Essen oder vor dem Schlafengehen.
- Kreuzen Sie während der Anwendung weder Beine noch Füße und stellen Sie die Füße nicht unter den Sitz, es sei denn, dies ist in der Anweisung für eine besondere Selbstbehandlung vorgeschrieben.
- Achten Sie darauf, daß Sie die Nakkenmuskeln während der Zilgrei-Atmung nicht verkrampfen oder verspannen.
- Bleiben Sie stets entspannt.
- Führen Sie alle Bewegungen langsam und sanft durch, nie abrupt.
- Koordinieren Sie alle Bewegungen oder Positionen genau mit den Phasen und Stufen der Zilgrei-Atmung.
- Behalten Sie die in der Selbstbehandlung vorgeschriebene Körperstellung immer während der gesamten Anwendung bei, d. h. bis Sie die fünf Atmungszyklen beendet haben und in die neutrale Stellung zurückgekehrt sind.
- Da das Atmen ein entscheidender Bestandteil der Selbstbehandlung ist, führen Sie sie möglichst an der frischen Luft oder zumindest bei geöffnetem Fenster durch.
- Unterschätzen Sie die Wichtigkeit der Atmung bei der Zilgrei-Selbstbehandlung nicht. Sie ist mindestens so wichtig wie die erforderliche Position oder Bewegung.
- Die Blickrichtung kann die physische Reaktion auf eine Zilgrei-Selbstbehandlung beeinflussen. Schauen Sie immer in die Richtung der Kopfstellung geradeaus.
- Müssen Sie während einer Selbstbehandlung husten oder niesen oder werden Sie sonst irgendwie gestört (Klingeln des Telefons oder der Haustür), nehmen Sie *unverzüglich* die neutrale Stellung ein, bevor Sie die Selbstbehandlung unterbrechen.
- Beginnen und beenden Sie jede Selbstbehandlung richtig, wie beschrieben und dargestellt.
- Sprechen Sie während der Selbstbehandlungssitzung nicht und stellen Sie Fernseher und Radio ab. Das würde nur Ihre Konzentration stören.
- Jede Zilgrei-Selbstbehandlung, auch die passivste, kann kleinere Unpäßlichkeiten hervorrufen, wenn man übertreibt oder wenn man vorher wenig oder gar keine physische Betätigung hatte. Erschrecken Sie deshalb nicht; etwas Unbehagen am Anfang ist völlig normal.

<u>Nachdem Sie die Selbstbehandlung abgeschlossen haben:</u>

- Machen Sie nach der Selbstbehandlungssitzung einige Minuten lang keine übertriebenen oder anstrengenden Bewegungen. Lassen Sie die Selbstbehandlung etwas nachwirken, indem Sie den betroffenen Bereichen Ruhe gönnen. Viele Leute probieren nach der Selbstbehandlung übertrieben stark die Position oder Bewegung aus, die vorher schmerzhaft war, um zu sehen, ob es auch wirklich etwas genützt hat. Das ist nicht nur falsch, sondern kann sogar bewirken, daß der vorherige schmerzhafte Zustand wieder eintritt.
- Wenn möglich, legen Sie sich nach jeder Selbstbehandlungssitzung 10 Minuten hin.
- Falls Sie zu den wenigen gehören, bei denen eine oder mehrere der Standard-Reaktionen (Seite 18) auftreten, erschrecken Sie nicht, das ist nichts Ungewöhnliches.
- Erwarten Sie nicht gleich Wunder! Sobald es Ihnen jedoch besser geht und Sie keine Schmerzen mehr haben, sollten Sie ein Zilgrei-Selbstbehandlungsprogramm zur Erhaltung Ihrer Gesundheit zusammenstellen. Gewöhnen Sie sich auch eine einfache, natürliche Lebensweise und Ernährung an.
- Seien Sie geduldig! Rom wurde nicht an einem Tag erbaut. Haben Sie Geduld mit sich und mit Zilgrei, seien Sie konstant, dann werden die gewünschten Ergebnisse bestimmt nicht ausbleiben.
- Mißachten Sie auch kleine Verbesserungen nicht, auch wenn es »nur« eine Zunahme der Beweglichkeit ist. Es besteht eine klare Verbindung zwischen Einbuße der Beweglichkeit und Schmerzen. Wenn eine Zilgrei-Selbstbehandlung Ihre Beweglichkeit teilweise oder ganz wieder herstellt, ist das ein Zeichen für ihre Wirksamkeit. Bald wird auch eine Schmerzlinderung eintreten. Mit anderen Worten: geben Sie nicht gleich auf, nur weil der Schmerz nicht augenblicklich verschwindet.

Fehler, die man vermeiden sollte

Manchmal kommen Leute zu uns und klagen, daß Ihnen Zilgrei nicht geholfen hat. Es ist natürlich möglich, daß Zilgrei in einigen Fällen keine Verbesserung bringen kann (siehe das Kapitel »Was ist mit Zilgrei möglich und was nicht?« Seite 15), sei es wegen des fortgeschrittenen Krankheitszustandes oder weil der eine oder andere Organismus einfach nicht auf Zilgrei anspricht; doch in 90% der Fälle ist das Ausbleiben einer positiven Wirkung auf einige kleine, jedoch grundlegende Fehler zurückzuführen, die den Leuten bei der Anwendung der Selbstbehandlungen unterlaufen. Bekanntlich haben alle Dinge, vom Auto bis zum Hustensirup, eine Gebrauchsanweisung; wenn diese nicht genau befolgt wird, kann man keine einwandfreie Funktion und den gewünschten Effekt erwarten. Bitten wir dann die Patienten, uns zu zeigen, wie Sie die Zilgrei-Selbstbehandlungen durchführen, entdecken wir, daß sie einen oder mehrere ihnen unwesentlich erscheinende Fehler oder Unterlassungen begehen und daß Zilgrei auch für sie wirksam wird, sobald sie diese beheben.

Damit Sie diese Fehler vermeiden können, haben wir hier die häufigsten zusammengestellt. Fehler bei der Zilgrei-Atmung sind hier nicht enthalten, da sie bereits im entsprechenden Kapitel erörtert wurden.

Die erforderliche Bewegung

- wird übertrieben, so daß es zu Verkrampfungen kommt
- ist mangelhaft, aus Angst vor Schmerz
- wird in der falschen Basisbewegungsebene ausgeführt
- ist falsch, weil sie am Anfang und Ende der Selbstbehandlung nicht mit den entsprechenden Phasen und Stufen der Zilgrei-Atmung koordiniert wird
- ist falsch, weil mehr als eine Basisbewegungsebene einbezogen wird
- ist falsch, weil die falsche Hälfte der Basisbewegungsebene einbezogen wird.

Die erforderliche Position

- ist verkrampft oder übertrieben
- ist nicht ganz erreicht, meist aus Angst vor Schmerzen
- wird nicht über die fünf Zyklen der Zilgrei-Atmung beibehalten
- wird falsch eingenommen, weil man die Bedeutung der erforderlichen Position unterschätzt
- ist falsch, weil mehr als eine Bewegungsebene des Körpers eingesetzt wird, während nur eine erforderlich ist
- ist falsch, weil die falsche Seite der betroffenen Bewegungsebene genutzt wird.

Verschiedene allgemeine Fehler

- Wo eine leichte Kraft oder ein schwacher Druck erforderlich sind, wird entweder übertrieben oder, aus Angst vor Schmerz, zu geringe Kraft aufgewendet.
- Die Anweisungen werden nicht genau befolgt.
- Es fehlt an Regelmäßigkeit und Selbstdisziplin beim Befolgen des erstellten Selbstbehandlungsprogrammes.
- Die Selbstbehandlungen werden schlampig durchgeführt, weil man mißtrauisch, skeptisch oder belustigt ist; man nimmt nicht ernst, was man tut, und ist nicht überzeugt von der Nützlichkeit von Zilgrei und seiner Anwendung.
- Man hat eine defätistische Haltung gegenüber Zilgrei (oder vielleicht überhaupt dem Leben gegenüber) und redet sich von Anfang an ein, daß man das nie richtig lernen wird.
- Unbewußt will man gar nicht gesund werden. Man spricht und klagt lieber über seine Leiden, als daß man etwas dagegen unternimmt.
- Man achtet nicht genügend darauf, die richtige, aufrechte und entspannte Haltung und die erforderliche Position während der Selbstbehandlungen einzunehmen und durchzuhalten. Dieser fast verbreitetste aller Fehler ist auf den folgenden Abbildungen erläutert.

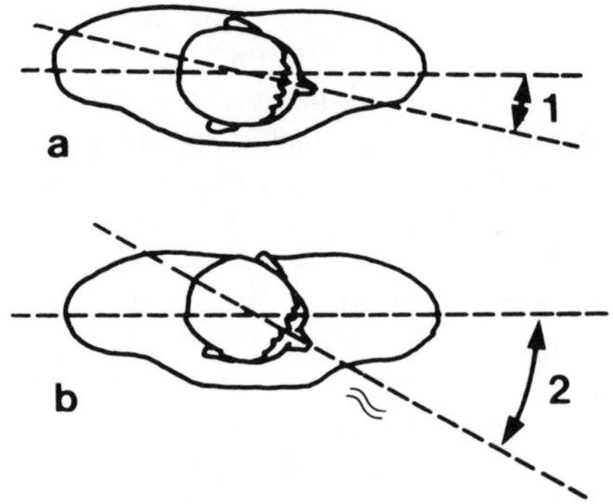

Als Beispiel haben wir die Selbstbehandlung SCHWAN gewählt, die die maximal ausführbare Drehung des Kopfes erfordert (Zilgrei-Position, Abb. a). Schon nach drei Atmungszyklen ist der Kopf unbemerkt von der erforderlichen Stellung abgewichen, und die Selbstbehandlung wird, wie in Abb. b) gezeigt, beendet. Erfahrungsgemäß weichen die meisten Leute während des Ausatmens und der darauf folgenden Pause von der erforderlichen Stellung ab.

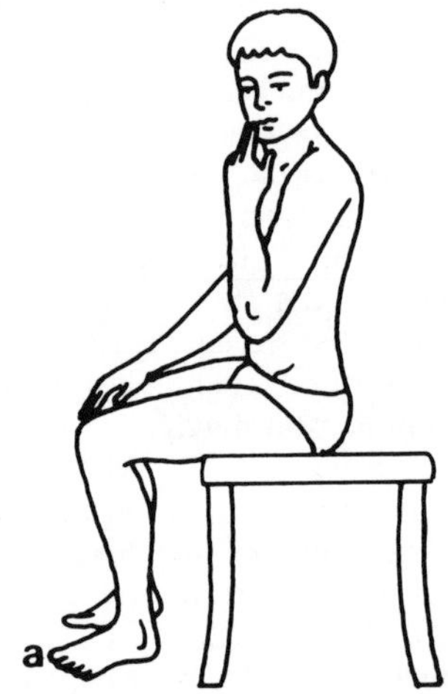

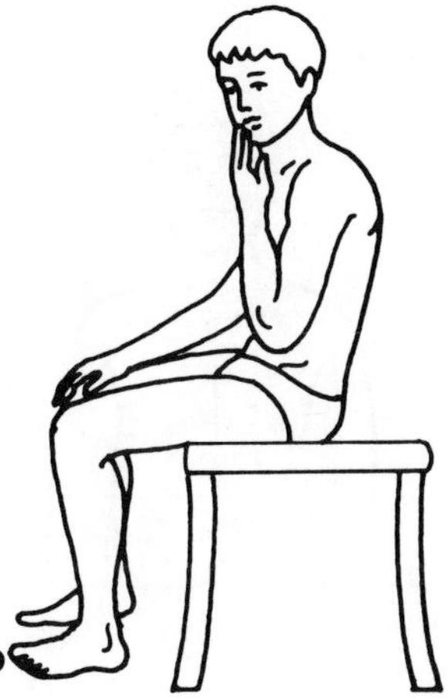

b

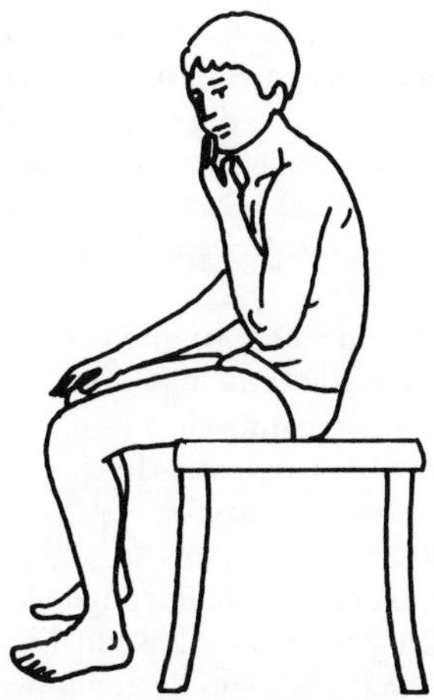

c

In Abb. a) sitzt die Person in der korrekten, aufrechten Haltung, den Kopf in die erforderliche Zilgrei-Position gedreht. Bereits in Abb. b) bemerkt man das Abweichen von dieser Haltung und von der erforderlichen Position. Am Ende der Selbstbehandlung (Abb. c) ist die Person zusammengesackt und hat die erforderliche Position vollkommen eingebüßt. Bei dieser Art der Durchführung der Selbstbehandlungen ist ihre Wirkung stark beeinträchtigt oder geht sogar gänzlich verloren.

Verschiedene Arten und Varianten von Zilgrei-Selbstbehandlungen

Es gibt viele verschiedene Arten von Zilgrei-Selbstbehandlungen mit jeweils mehreren Varianten; es können bis zu 40 sein. In diesem Buch stellen wir nur zwei Grundarten und vier Varianten bzw. Kombinationen dieser Varianten vor: die *spezifische* und die *allgemeine*, die *statische* und die *dynamische* Variante.

Die Bezeichnungen »spezifisch« und »allgemein« sagen aus, welche Spanne der betroffenen Basisbewegungsebene genutzt wird. Das ist entscheidend zu wissen; denn wenn Sie die Selbstbehandlungen anwenden, muß es für Sie klar sein, ob Sie das ganze Bewegungsspektrum oder nur einen Teil einbeziehen sollen.

- Bei der *spezifischen* Variante der Selbstbehandlung wird nur eine Hälfte oder ein Teil der Bewegungsspanne genutzt: links oder rechts, vorne oder hinten, oben oder unten;
- bei der *allgemeinen* Variante nutzt man hingegen die gesamte Bewegungsspanne: links und rechts, vorne und hinten, oben und unten.

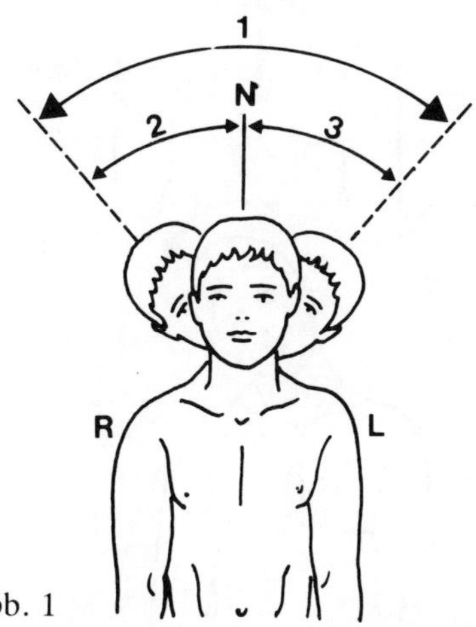

Abb. 1

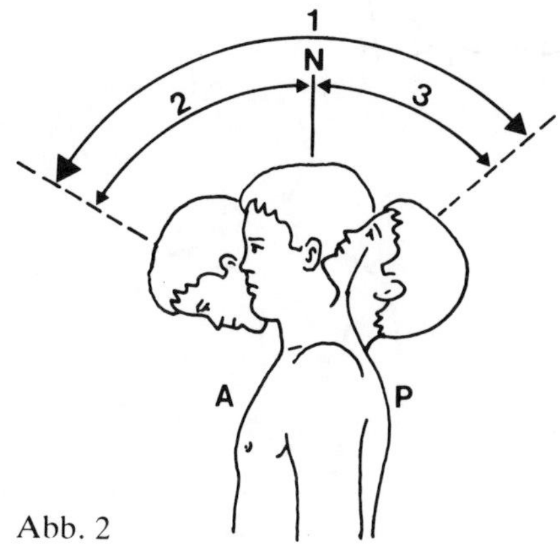

Abb. 2

(Abb. 1 und 2: Bewegungsradius des Kopfes auf den Frontal- und Sagittalebenen).

In Abb. 1 sehen Sie als Beispiel die gesamte frontale Bewegungsebene des Kopfes (Bogen 1) sowie die beiden Hälften davon (Bogen 2 und 3). Die *allgemeine* Variante der Selbstbehandlungen nutzt den ganzen Bogen und die *spezifische* entweder die eine oder die andere Hälfte. Im Beispiel Abb. 2 sehen Sie das gleiche auf der sagittalen Bewegungsebene des Kopfes.

Die Bezeichnungen »dynamisch« und »statisch« zeigen an, ob man sich während der Selbstbehandlung bewegt oder bewegungslos verharrt. Auch hier gibt die Klassifizierung die entsprechende Auskunft:

- Bei der *statischen* Variante der Zilgrei-Selbstbehandlungen ist keine Bewegung während der fünf Atmungszyklen erforderlich.
- Bei der *dynamischen* Variante hingegen bewegt man sich während der fünf Atmungszyklen.

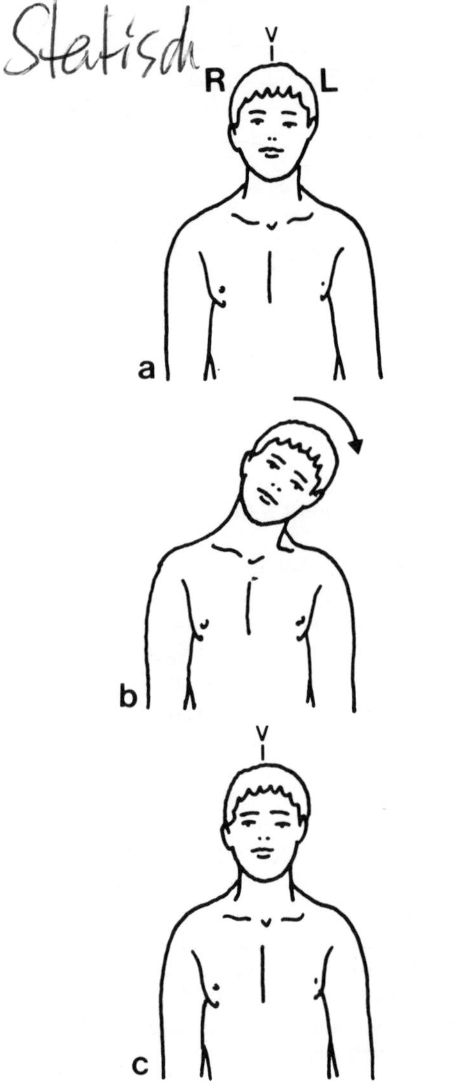

Dies ist die statische Variante einer Selbstbehandlung. Man bewegt sich während der Zilgrei-Atmung aus der neutralen (Abb. a) in die Zilgrei-Position (Abb. b) und verharrt bewegungslos in dieser Stellung während weiterer vier Zyklen der Zilgrei-Atmung. Nach Abschluß der Atmungszyklen kehrt man in die neutrale Stellung zurück.

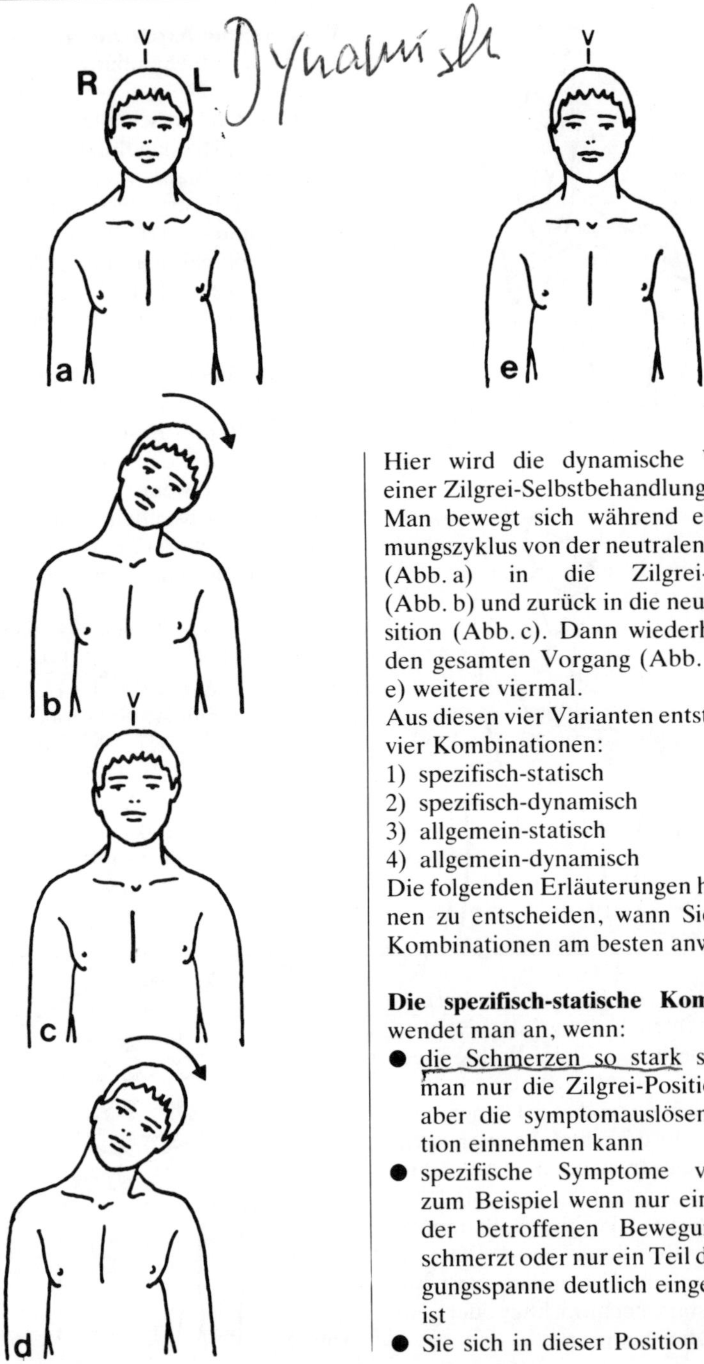

Hier wird die dynamische Variante einer Zilgrei-Selbstbehandlung gezeigt. Man bewegt sich während eines Atmungszyklus von der neutralen Position (Abb. a) in die Zilgrei-Position (Abb. b) und zurück in die neutrale Position (Abb. c). Dann wiederholt man den gesamten Vorgang (Abb. c, d und e) weitere viermal.

Aus diesen vier Varianten entstehen die vier Kombinationen:

1) spezifisch-statisch
2) spezifisch-dynamisch
3) allgemein-statisch
4) allgemein-dynamisch

Die folgenden Erläuterungen helfen Ihnen zu entscheiden, wann Sie welche Kombinationen am besten anwenden.

Die spezifisch-statische Kombination wendet man an, wenn:

- die Schmerzen so stark sind, daß man nur die Zilgrei-Position, nicht aber die symptomauslösende Position einnehmen kann
- spezifische Symptome vorliegen, zum Beispiel wenn nur eine Hälfte der betroffenen Bewegungsebene schmerzt oder nur ein Teil der Bewegungsspanne deutlich eingeschränkt ist
- Sie sich in dieser Position wohlfüh-

len, d. h. wenn Ihnen Ihre Schmerzen erlauben, während der fünf Atmungszyklen bewegungslos in der Zilgrei-Position zu verharren
- Sie Schwierigkeiten haben, die erforderliche Bewegung mit den Phasen und Stufen der Zilgrei-Atmung zu koordinieren, wie dies die spezifisch-dynamischen Kombination verlangt.

Bitte beachten Sie, daß sich die spezifisch-statische Kombination nicht für die Anwendung der Selbstbehandlung zum Zweck der Gesundheitserhaltung bzw. Prophylaxe eignet.

Die spezifisch-dynamische Kombination wendet man an, wenn:
- die Schmerzen so stark sind, daß man nur die Zilgrei-Position, nicht aber die symptomauslösende Position einnehmen kann
- spezifische Symptome vorliegen, das heißt, wenn nur eine Hälfte der betroffenen Bewegungsebene schmerzt oder nur ein Teil der Bewegungsspanne deutlich eingeschränkt ist
- Sie sich bei der spezifisch-statischen Variante nicht wohlfühlen, d. h. wenn Ihre Schmerzen nicht erlauben, während der fünf Atmungszyklen bewegungslos in der Zilgrei-Position zu verharren, Ihnen also die Bewegung weniger Beschwerden verursacht
- die spezifisch-statische Kombination nicht die gewünschten Ergebnisse erbracht hat
- Sie gelernt haben, die erforderliche Bewegung mit den Phasen und Stufen der Zilgrei-Atmung zu koordinieren, wie es die spezifisch-dynamische Kombination verlangt.

Bitte beachten Sie, daß sich auch die spezifisch-dynamische Kombination nicht für die Anwendung der Selbstbehandlungen zum Zweck der Gesundheitserhaltung bzw. Prophylaxe eignet.

Die allgemein-statische Kombination wendet man an, wenn:
- Sie sowohl die Zilgrei- und die symptomauslösende Position bequem einnehmen können, ohne daß Schmerzen oder Beschwerden auftreten oder sich verschlimmern
- allgemeine Symptome vorliegen, wenn also nicht eindeutig feststeht, welche Körperhälfte auf der betroffenen Ebene mehr schmerzt oder in der Beweglichkeit stärker eingeschränkt ist
- Ihnen diese Kombination behagt, wenn Ihnen also Ihre Symptome erlauben, während der jeweils fünf Atmungszyklen bewegungslos sowohl in der Zilgrei- als auch in der symptomauslösenden Position zu verharren
- Sie die Selbstbehandlung zum Zweck der Gesundheitserhaltung bzw. als Prophylaxe anwenden
- Sie Schwierigkeiten haben, die erforderlichen Bewegungen mit den Phasen und Stufen der Zilgrei-Atmung zu koordinieren, wie es für die allgemein-dynamische Kombination notwendig ist.

Die allgemein-dynamische Kombination wenden Sie an, wenn:
- Sie die Zilgrei- und die symptomauslösende Position bequem einnehmen können, ohne daß Schmerzen oder Beschwerden auftreten oder sich verschlimmern
- allgemeine Symptome vorliegen, wenn also nicht eindeutig feststeht, welche Körperhälfte auf der betroffenen Ebene mehr schmerzt oder in der Beweglichkeit stärker eingeschränkt ist
- Ihnen die allgemein-statische Position nicht zusagt, wenn also Ihre Schmerzen nicht zulassen, daß Sie während der jeweils fünf Atmungszyklen bewegungslos in der Zilgrei- und in der symptomauslösenden Position verharren
- die allgemein-statische Kombination nicht die gewünschten Ergebnisse erbracht hat
- Sie die Selbstbehandlung zum Zweck der Gesundheitserhaltung bzw. Prophylaxe anwenden
- Sie gelernt haben, die erforderlichen Bewegungen mit den Phasen und Stufen der Zilgrei-Atmung zu koordinieren, wie es die allgemein-dynamischen Kombination verlangt.

Die Zilgrei-Selbstbehandlungen

Endlich sind wir am Kern dieses Buches angelangt. Bis jetzt haben wir die Grundlagen erläutert, die Ihnen helfen sollen, ohne Schwierigkeiten und vor allen Dingen richtig – das ist der Schlüssel zum Erfolg! – die Zilgrei-Selbstbehandlungen durchzuführen.
Auf den folgenden Seiten finden Sie nun die einzelnen Selbstbehandlungen in Wort und graphischen Darstellungen erklärt und illustriert. In der schriftlichen Einleitung zu jeder Selbstbehandlung erfahren Sie unter den folgenden Stichworten

Zweck: Wozu die Selbstbehandlung nützen soll.

Allgemeine Beschwerden: Für welche allgemeinen Krankheitszustände und Beschwerden die Selbstbehandlung angezeigt ist.

Spezifische Beschwerden: Für welche spezifischen Beschwerden in bezug auf die symptomauslösende Position die Selbstbehandlung angezeigt ist.

Anwendungsmöglichkeiten: Wie, mit welchen Varianten und Kombinationen man die Selbstbehandlung anwenden kann.

Besondere Hinweise: Spezielle Punkte, die bei Anwendung der Selbstbehandlungen beachtet werden müssen.

Stellung: Die Position, die Sie für die Selbstbehandlung einnehmen müssen (sitzend, stehend oder liegend).

Bewegungsebene: Welche Bewegungsebene des Körpers betroffen ist und bei der Selbstbehandlung einbezogen werden muß.

Anwendungshäufigkeit: Wie oft Sie die Selbstbehandlung anwenden sollen. Diese wird nur aufgeführt, wenn die diesbezüglichen Erfordernisse von den im entsprechenden Kapitel (Seite 61) aufgeführten Normen abweichen.

Mögliche Reaktionen: Auch diese werden nur erörtert, wenn ganz besonders darauf geachtet werden muß.

Kontraindikationen: Auf sie wird ebenfalls nur hingewiesen, wenn sie von jenen im entsprechenden Kapitel (Seite 19) abweichen.

Symptomauslösende Stellung: Bei fast allen Zilgrei-Selbstbehandlungen in diesem Buch finden Sie in der Einleitung eine Abbildung der symptomauslösenden Stellung. Auf sie ist die Reihenfolge der Illustrationen abgestimmt, die die Ausführung der Selbstbehandlung erläutern. Bitte beachten Sie, daß es sich hierbei lediglich um ein Beispiel handelt und daß, wenn Ihre symptomauslösende Stellung entgegengesetzt der abgebildeten ist, Sie auch die entsprechende Prozedur entgegengesetzt ausführen müssen.

Wo von Standard-Reaktionen, Standard-Anwendungshäufigkeit oder Standard-Kontraindikationen die Rede ist, gelten die Angaben in den entsprechenden Kapiteln.

Nach dem einleitenden Text folgen die Abbildungen, in denen die Selbstbehandlungen Schritt für Schritt genau dargestellt und beschrieben sind. Beachten Sie, daß die Zeichnungen spiegelbildlich dargestellt sind: Ihre rechte Körperseite entspricht der linken im Bild und umgekehrt. Die Buchstaben »R« und »L« bezeichnen die rechte und die linke Seite.

Graphische Darstellung der Selbstbehandlungen

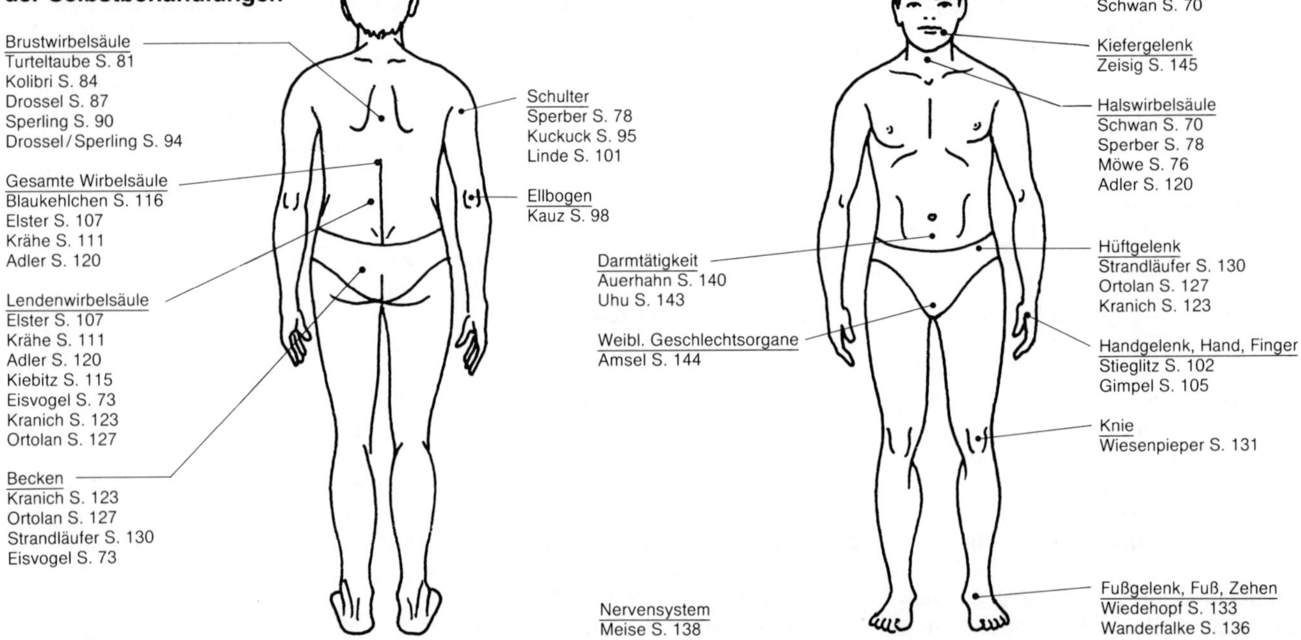

Verwendete Symbole
Nun ist noch wichtig, daß Sie sich mit den folgenden Symbolen vertraut machen, die genau anzeigen, was während der in der Zeichnung dargestellten Bewegung oder Haltung zu tun ist (Bewegung und/oder Atmung).

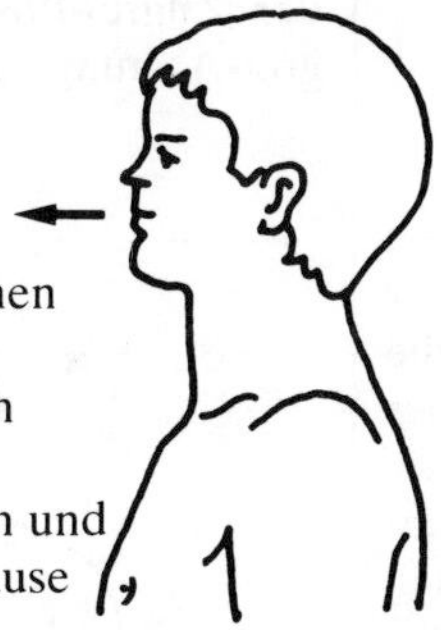

(← Ausatmen

((← Stärker ausatmen

(((← Ganz ausatmen

O((← Ganz ausatmen und 5 Sekunden Pause

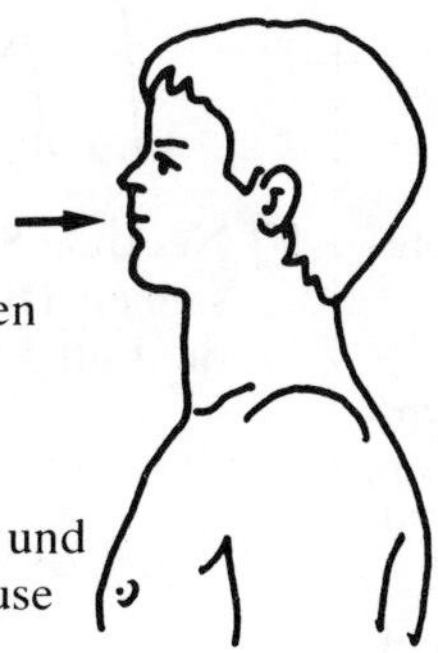

)→ Einatmen

))→ Stärker einatmen

)))→ Ganz einatmen

●)))→ Ganz einatmen und 5 Sekunden Pause

↰A Nach vorne beugen (anterior)

P↲ Nach hinten strecken (posterior)

R↩ Nach rechts drehen

↪L Nach links drehen

↓ Bewegungsrichtung

← Bewegungsrichtung

⭯ Bewegungsrichtung

⬋ Bewegungsrichtung

⬋+ Bewegungsrichtung soweit wie möglich

⬋− Leicht zur neutralen oder Ausgangsposition zurückkehren

\+ Mehr

\- Weniger oder kleiner

> Mehr als

< Weniger als

∢ Winkel

≈ Entspannen

G▼ Gravitation (Schwerkraft)

■ Stabilisieren oder Widerstand leisten

▼ Kreuzbein. Wird zur Klassifizierung der Verlagerungen der Beckenhälften angewendet

▾ Leichter Druck (in der entsprechenden Richtung)

O O-Stellung = symptomauslösende Bewegung und/oder Stellung

V Vertikal = Senkrecht

H Horizontal = Waagerecht

L Links

R Rechts

A Anterior = vorne oder vorwärts

P Posterior = hinten oder rückwärts

S Superior = oben oder nach oben

I Inferior = unten oder nach unten

N Neutrale Stellung

SP Ausgangsposition (starting position)

CW Im Uhrzeigersinn (clockwise)

CCW Im Gegenuhrzeigersinn (counter-clockwise)

SCHWAN | BASIS Selbstbehandlung | Ⓩ 154

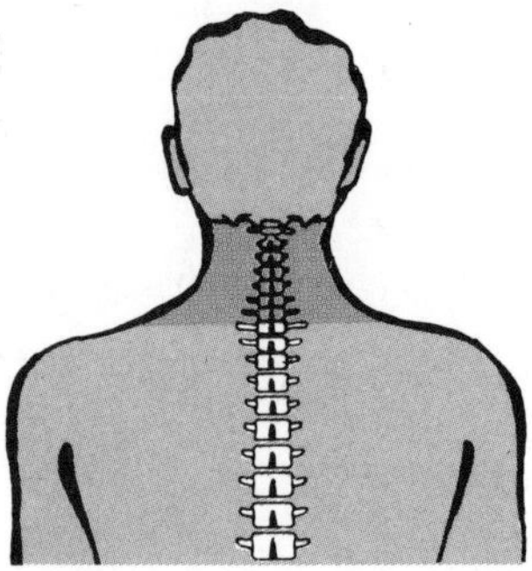

Zweck: Entspannung und Schmerzlinderung im Kopf- und Nackenbereich, vor allem an der Schädelbasis. Wiederherstellung der Beweglichkeit der Halswirbelsäule.

Allgemeine Beschwerden: Schmerzen und Spannungen im Kopf- und Nackenbereich. Blockierung beim Drehen des Kopfes nach beiden Seiten. Kopfschmerzen, steifer Hals, Schwindelgefühl, allgemeine Verspanntheit im Hals- und Brustwirbelbereich, Schlaflosigkeit bedingt durch Kopfschmerzen, knirschendes Geräusch beim Drehen des Kopfes, Schweregefühl im Kopf.

Spezifische Beschwerden: Einseitige Blockierung beim Drehen des Kopfes, einseitige Kopf- und Nackenschmerzen, Migräne, einseitige Spannungen und Steifheit im Nacken und in der Schulter, Verlagerung der Halswirbel.

Mögliche Reaktionen: Anfängliches, rasch vorübergehendes Steifegefühl.

Anwendungsmöglichkeiten:
a) spezifisch-statisch
b) spezifisch-dynamisch
c) allgemein-statisch
d) allgemein-dynamisch

Besondere Hinweise: Die Bewegungen sollten langsam und flüssig sein. Nur Hals und Kopf drehen, nicht aber die Schultern. Den Kopf nicht neigen oder beugen, sondern nur drehen. Zum Festhalten in der Zilgrei- bzw. der symptomauslösenden Position immer den Zeige- und Mittelfinger der Seite benutzen, auf die Sie die Nase drehen.

Stellung: Sitzend oder stehend.

Bewegungsebene: Drehen des Kopfes auf der Horizontalebene.

Symptomauslösende Stellung: Die symptomauslösende Stellung ist in diesem Fall eine Kopfdrehung nach *rechts*. Zilgrei-Position bei Beginn der Selbstbehandlung: *links*. Ist die symptom-

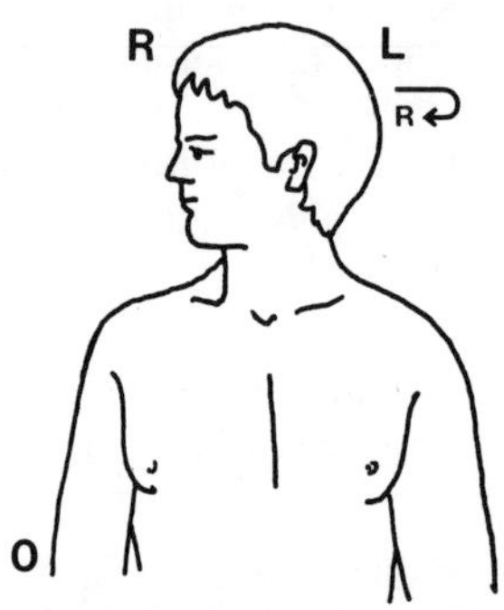

auslösende Stellung bzw. Bewegung links, dann beginnen Sie mit der Selbstbehandlung rechts.

ANWENDUNGSANLEITUNG

Spezifisch-statische Variante: Hierbei wird nur eine Hälfte (Zilgrei-Position) des Bewegungsradius des Kopfes auf der Horizontalebene (Abb. 1–5) genutzt. Man verharrt bewegungslos in der Zilgrei-Position während der Zilgrei-Atmung.

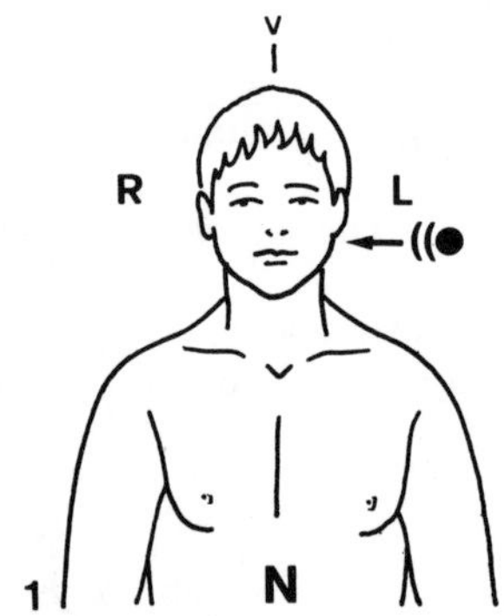

1 Neutrale Stellung. Atmen Sie langsam ein (Bauch raus) und halten Sie die Luft 5 Sekunden lang an.

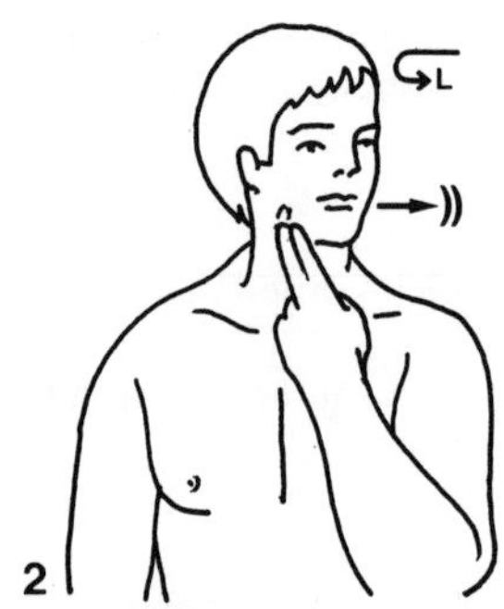

2 *Während* Sie langsam ausatmen (Bauch rein), legen Sie den Zeige- und Mittelfinger der Seite, auf die Sie die Nase drehen, an das Kinn und drehen den Kopf langsam zur Zilgrei-Position (Abb. 3).

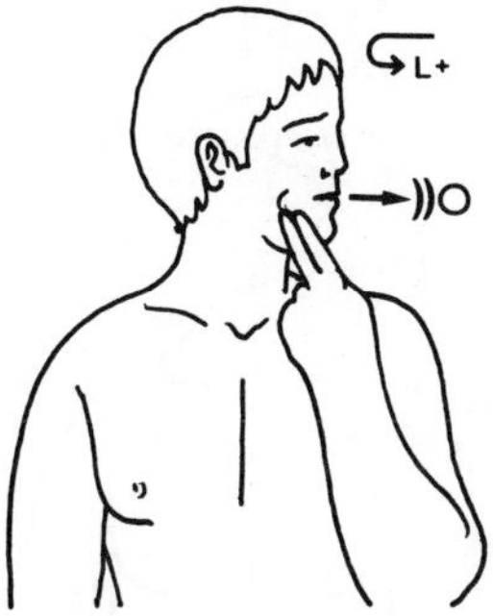

3

[3] Atmen Sie völlig aus (Bauch rein), und machen Sie 5 Sekunden Pause mit entleerter Lunge.

Verbleiben Sie in dieser Stellung (Abb. 3) während weiterer vier Zilgrei-Atmungszyklen.

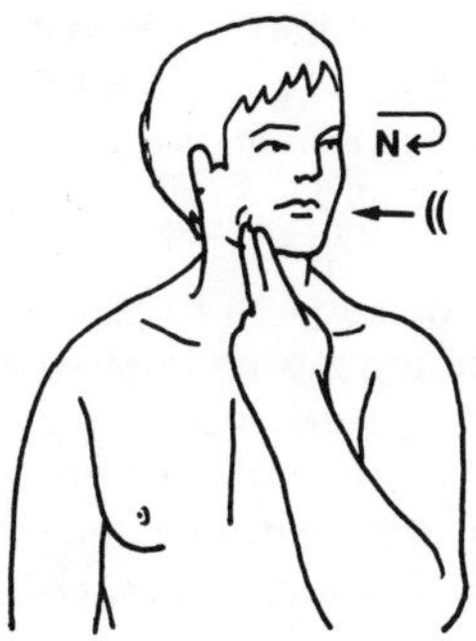

4

[4] Kehren Sie *während* der letzten Einatmung (Bauch raus) langsam in die neutrale Stellung (Abb. 5) zurück.

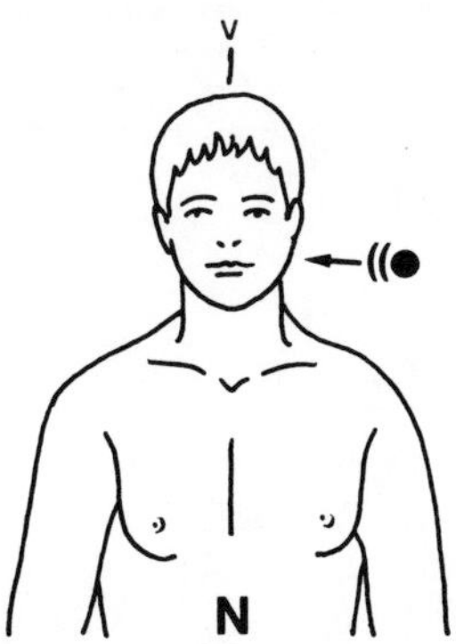

5

[5] Beenden Sie die spezifisch-statische Variante des SCHWAN, indem Sie die eingeatmete Luft (Bauch raus) 5 Sekunden lang anhalten.

Spezifisch-dynamische Variante: Auch hier wird nur eine Hälfte (Zilgrei-Position) des Bewegungsradius des Kopfes auf der Horizontalebene einbezogen. Der Unterschied zur spezifisch-statischen Variante besteht darin, daß man den Kopf während der Atmung zwischen der neutralen und der Zilgrei-Position hin- und herdreht, anstatt bewegungslos in der Zilgrei-Position zu verharren.

Verfahren Sie zunächst genauso, wie unter Abb. 1–3, spezifisch-statisch, beschrieben. Nach der 5-Sekunden-Pause in Abb. 3 gehen Sie sofort zu Abb. 4 und 5 über. Nach Beendigung der Atempause in Abb. 5 wiederholen Sie den gesamten Vorgang (Abb. 1–5) weitere viermal, und beenden Sie die spezifisch-dynamische Variante des SCHWAN mit der 5-Sekunden-Pause nach dem letzten Einatmen.

Allgemein-statische Variante: Hierbei werden beide Hälften (Zilgrei- und symptomauslösende Position) des Bewegungsradius des Kopfes auf der Horizontalebene (Abb. 1–9) genutzt.

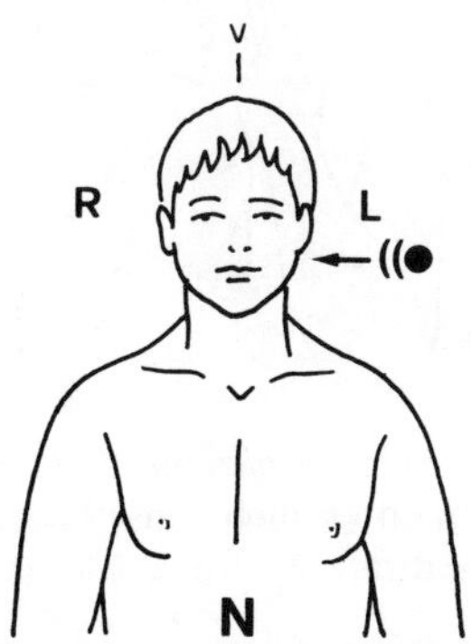

1

[1] Neutrale Stellung. Atmen Sie langsam ein (Bauch raus), und halten Sie die Luft 5 Sekunden lang an.

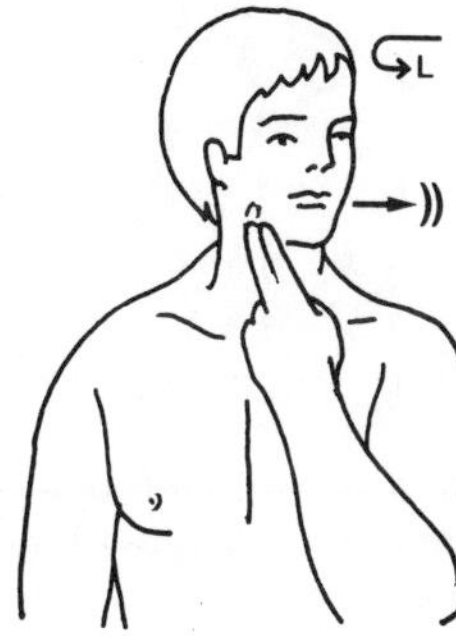

2

[2] *Während* Sie langsam ausatmen (Bauch rein), legen Sie den Zeige- und Mittelfinger der Seite, auf die Sie den Kopf (Nase) drehen, an das Kinn und drehen den Kopf langsam zur Zilgrei-Position (Abb. 3).

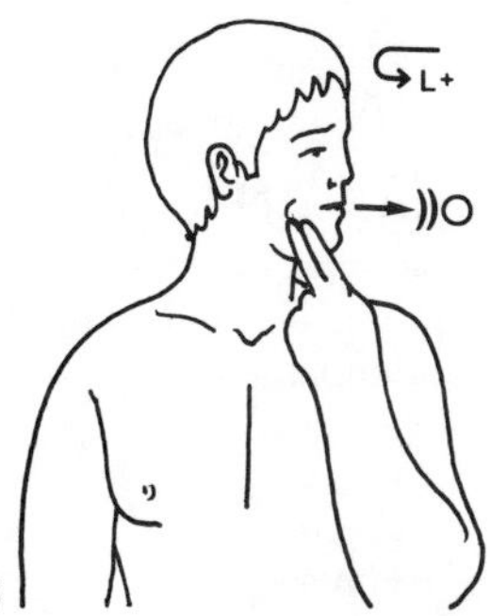

3

[3] Atmen Sie völlig aus (Bauch rein), und machen Sie 5 Sekunden Pause mit entleerter Lunge.

Verbleiben Sie in dieser Stellung (Abb. 3) während weiterer vier Zilgrei-Atmungszyklen.

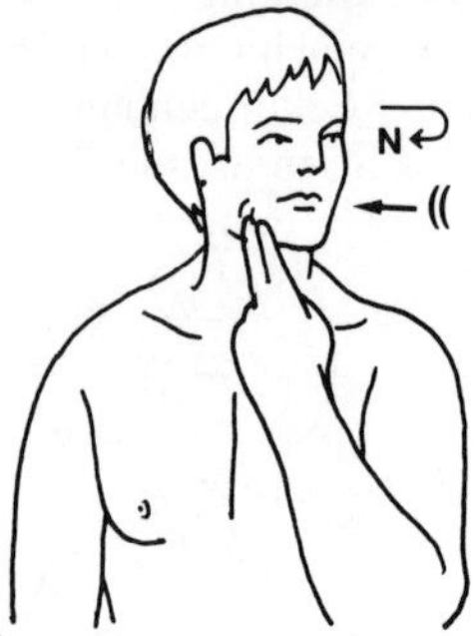

4

4 Kehren Sie *während* dem letzten Einatmen (Bauch raus) langsam in die neutrale Stellung (Abb. 5) zurück.

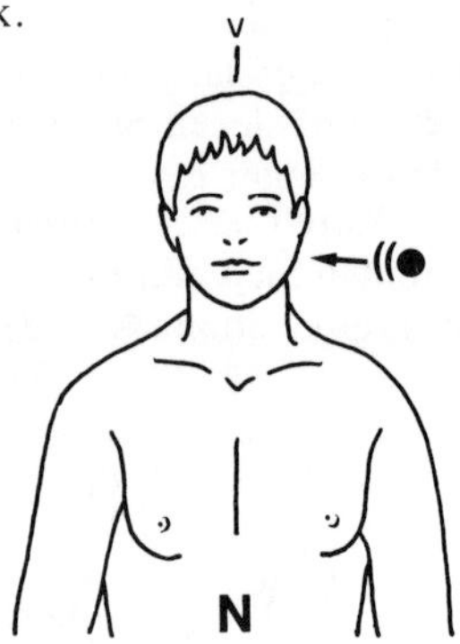

5

5 Halten Sie die eingeatmete Luft 5 Sekunden lang an.

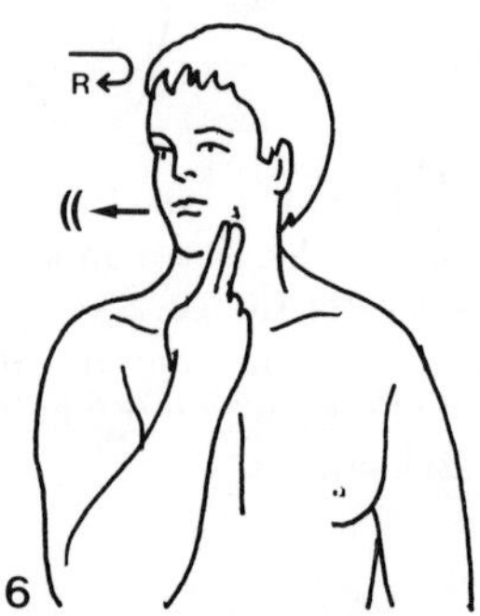

6

6 *Während* Sie langsam ausatmen (Bauch rein), legen Sie den Zeige- und Mittelfinger der Seite, auf die Sie den Kopf (Nase) drehen, an das Kinn und drehen den Kopf langsam zur symptomauslösenden Position (Abb. 7).

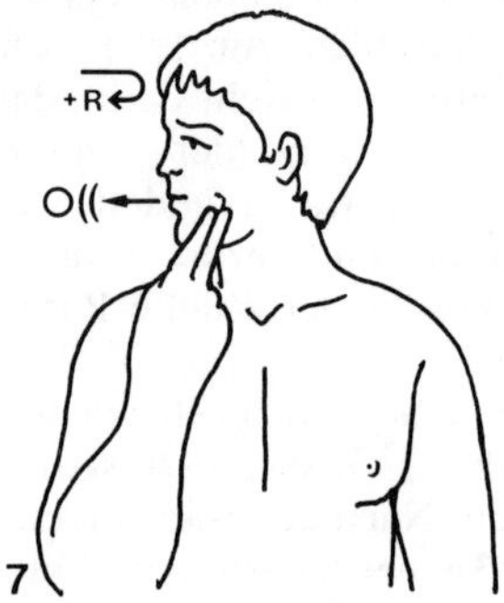

7

7 Atmen Sie völlig aus (Bauch rein), und machen Sie 5 Sekunden Pause mit entleerter Lunge.

Verbleiben Sie in dieser Stellung (Abb. 7) während weiterer vier Zilgrei-Atmungszyklen.

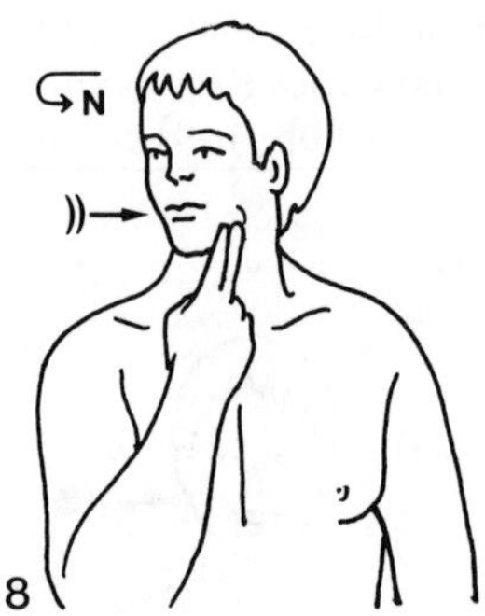

8

8 Kehren Sie *während* dem letzten Einatmen (Bauch raus) langsam in die neutrale Stellung (Abb. 9) zurück.

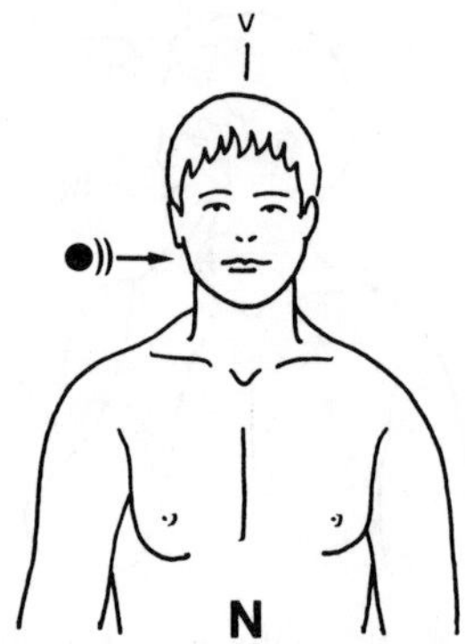

9

9 Beenden Sie die allgemein-statische Variante des SCHWAN, indem Sie die eingeatmete Luft (Bauch raus) 5 Sekunden lang anhalten.

Allgemein-dynamische Variante: Auch hier werden beide Hälften (Zilgrei und symptomauslösende Position) des Bewegungsradius des Kopfes auf der Horizontalebene (Abb. 1–9) genutzt, und zwar indem man den Kopf während der fünf Atmungszyklen zuerst zwischen der neutralen und der Zilgrei-Position (Abb. 1–5) hin- und herdreht und dann zwischen der neutralen und der symptomauslösenden Position (Abb. 5–9).

EISVOGEL* BASIS Selbstbehandlung 145

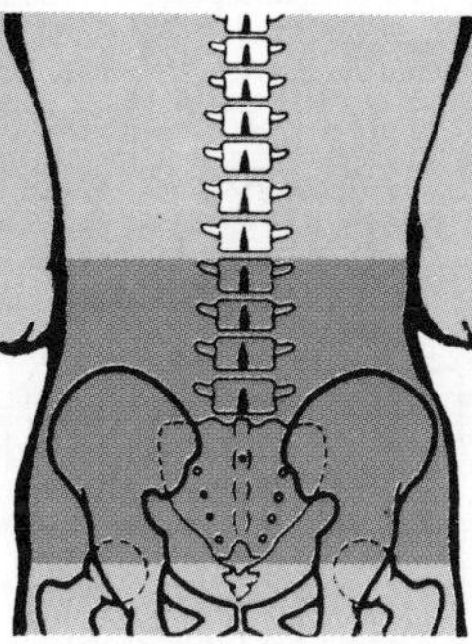

Zweck: Linderung von Kreuzschmerzen. Wiederherstellung der Beweglichkeit des Lenden- und Beckenbereichs. Besonders geeignet für Leute, die gezwungen sind, längere Zeit in gebeugter Stellung zu sitzen oder zu stehen.

Allgemeine Beschwerden: Kreuz- und Lendenschmerzen sowie Steifheit, die allgemein der Arthrose zugeschrieben werden. Beckenschmerzen mit oder ohne Ausstrahlung in die Beine. Beschränkte Beweglichkeit der Wirbelsäule, insbesondere der Lendengegend. Muskelverspannung häufig auch streßbedingt.

Spezifische Beschwerden: Einseitiger Schmerz oder Bewegungseinschränkung. Verlagerung der Brust- bzw. Lendenwirbel.

Anwendungsmöglichkeiten:
a) spezifisch-statisch
b) spezifisch-dynamisch
c) allgemein-statisch
d) allgemein-dynamisch

Stellung und besondere Hinweise: Die Selbstbehandlung EISVOGEL erfordert die abgebildete Stellung, d.h. auf einer Bank oder einem Stuhl ohne Arm- oder Rückenlehne sitzend, mit den Füßen auf dem Boden rastend. Die Hand der Drehseite des Oberkörpers greift nach hinten und hält den Oberkörper in dieser Stellung fest. Das Gewicht *nicht* auf den Arm aufstützen, sondern sich nur festhalten, damit die Drehung während der Ausübung des EISVOGEL beibehalten wird. Den anderen Arm auf die gegenüberliegende Hüfte legen. Sie greifen also mit dem linken Arm nach hinten und legen die rechte Hand auf die linke Hüfte, oder umgekehrt. Forcieren Sie die Drehung des Oberkörpers nicht, bleiben Sie trotz Drehung aufrecht, jedoch entspannt sitzen, also nicht einsacken. Das Körpergewicht lagert auf *beiden* Gesäßbacken und Schenkeln. Der Kopf bleibt aufrecht und gerade, d.h., das Kinn zeigt auf die Mittellinie der Brust. Üben Sie diese Stellung erst einige Male, bevor Sie die Selbstbehandlung beginnen.

Bewegungsebene: Drehen des Oberkörpers auf der Horizontalebene.

Symptomauslösende Stellung ist in diesem Fall die Drehung des Oberkörpers nach rechts. Zilgrei-Position bei Beginn der Selbstbehandlung EISVOGEL: Drehen des Oberkörpers nach *links*. Ist die symptomauslösende Stellung bzw. Bewegung links, beginnen Sie mit der Selbstbehandlung EISVOGEL rechts.

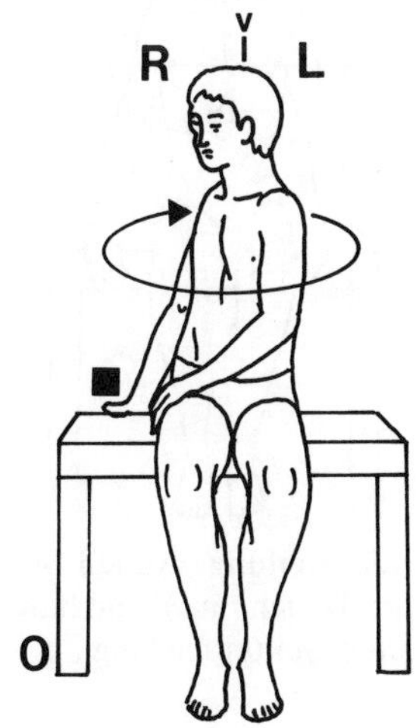

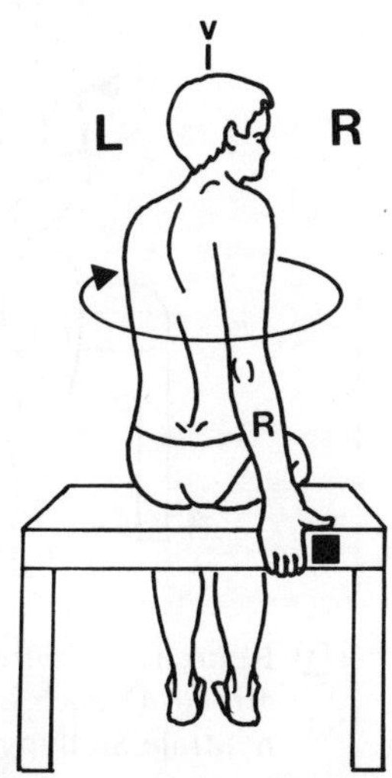

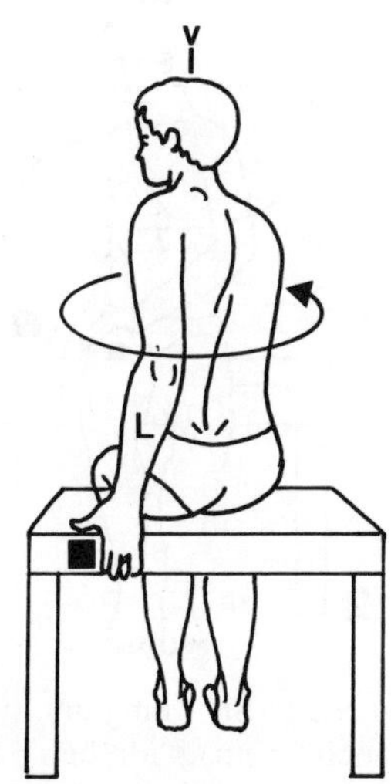

ANWENDUNGSANLEITUNG

Spezifisch-statische Variante: Hierbei wird nur eine Hälfte (Zilgrei-Position) des Bewegungsradius des Oberkörpers auf der Horizontalebene genutzt (Abb. 1–5). Man verharrt bewegungslos in der Zilgrei-Position während der Zilgrei-Atmung.

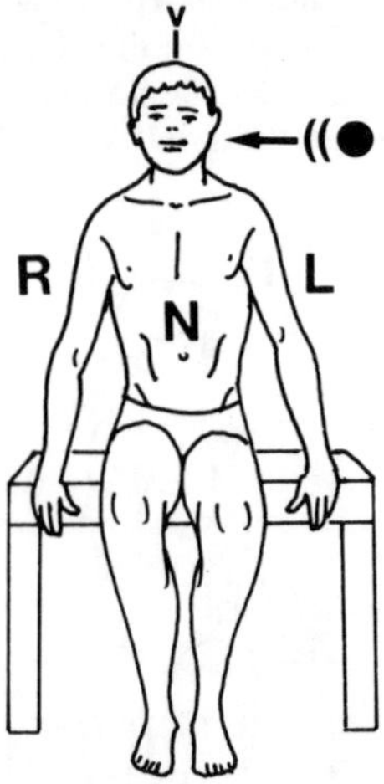

1

[1] Neutrale Stellung. Atmen Sie langsam ein (Bauch raus), und halten Sie die Luft 5 Sekunden lang an.

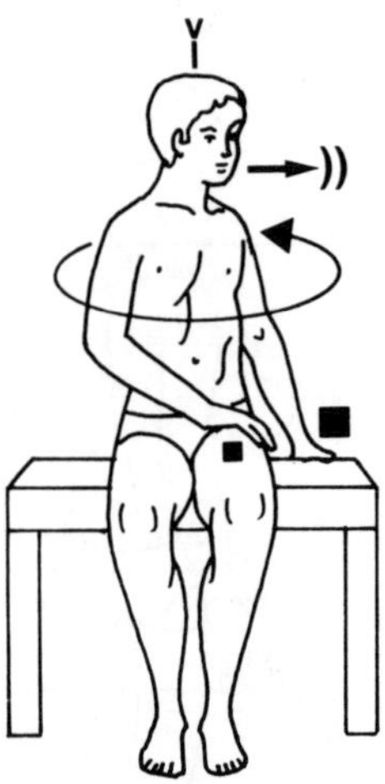

2

[2] *Während* Sie langsam ausatmen (Bauch rein), drehen Sie den Oberkörper in die Zilgrei-Position (Abb. 3).

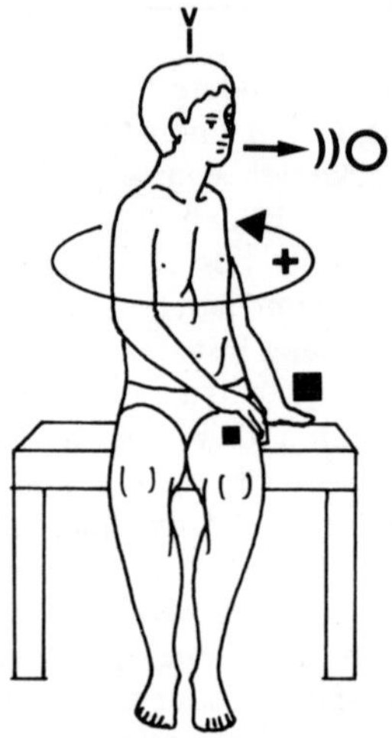

3

[3] Atmen Sie völlig aus (Bauch rein), und machen Sie eine 5-Sekunden-Pause mit entleerter Lunge.

Verbleiben Sie in dieser Stellung (Abb. 3) während weiterer vier Zilgrei-Atmungszyklen.

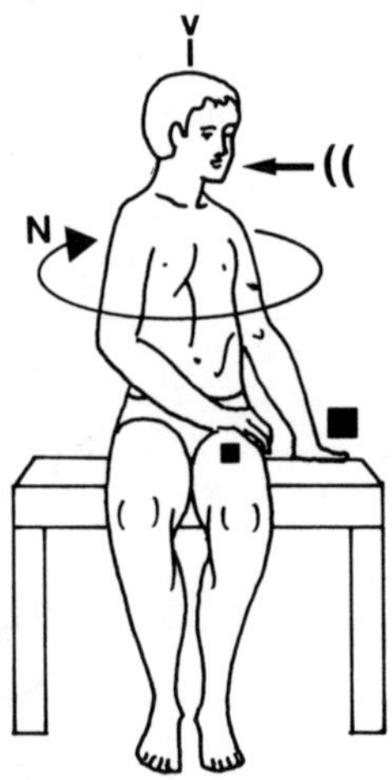

4

[4] Kehren Sie *während* des letzten Einatmens (Bauch raus) langsam in die neutrale Stellung (Abb. 5) zurück.

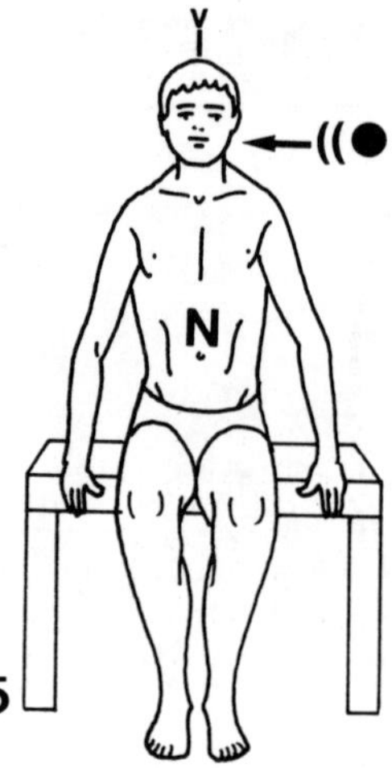

5

[5] Beenden Sie die spezifisch-statische Variante des EISVOGEL, indem Sie die eingeatmete Luft (Bauch raus) 5 Sekunden lang anhalten.

Spezifisch-dynamische Variante: Auch hier wird nur eine Hälfte (Zilgrei-Position) des Bewegungsradius des Oberkörpers auf der Horizontalebene (Abb. 1–5) einbezogen. Der Unterschied zur spezifisch-statischen Variante besteht darin, daß man den Oberkörper während der Atmung zwischen der neutralen und der Zilgrei-Position hin- und herdreht, anstatt bewegungslos in der Zilgrei-Position zu verharren. Verfahren Sie zunächst genauso, wie unter Abb. 1–3, spezifisch-statisch, beschrieben. Nach der 5-Sekunden-Pause in Abb. 3 gehen Sie sofort zu Abb. 4 und 5 über. Nach Beendigung der Atempause in Abb. 5 wiederholen Sie den gesamten Vorgang (Abb. 1–5) weitere viermal, und beenden Sie die spezifisch-dynamische Variante des EISVOGEL mit der 5-Sekunden-Pause nach dem letzten Einatmen.

Allgemein-statische Variante: Hierbei werden beide Hälften (Zilgrei- und symptomauslösende Position) des Bewegungsradius des Oberkörpers auf der Horizontalebene (Abb. 1–9) genutzt.

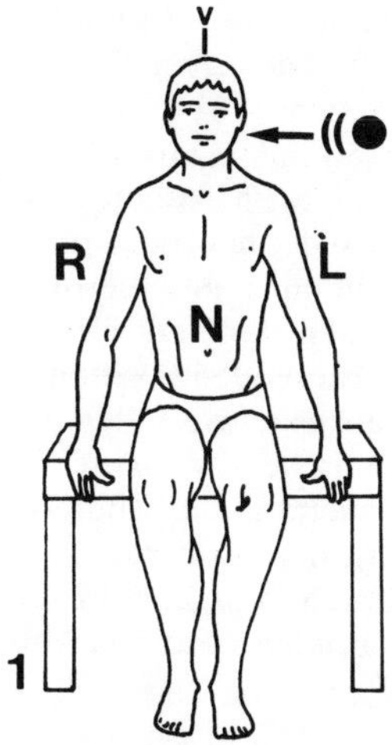

[1] Neutrale Stellung. Atmen Sie langsam ein (Bauch raus), und halten Sie die Luft 5 Sekunden lang an.

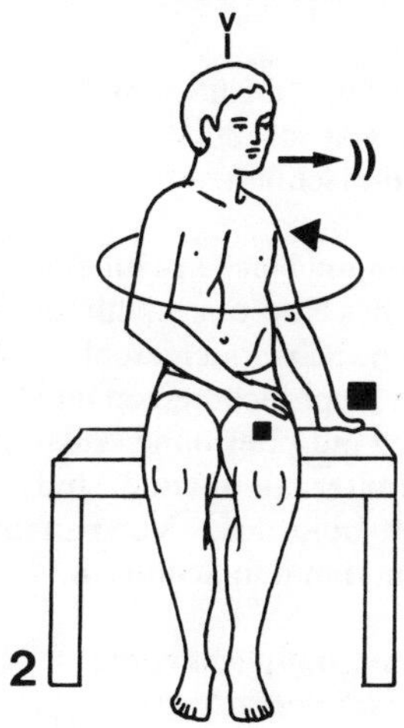

[2] *Während* Sie langsam ausatmen (Bauch rein), drehen Sie den Oberkörper in die Zilgrei-Position (Abb. 3).

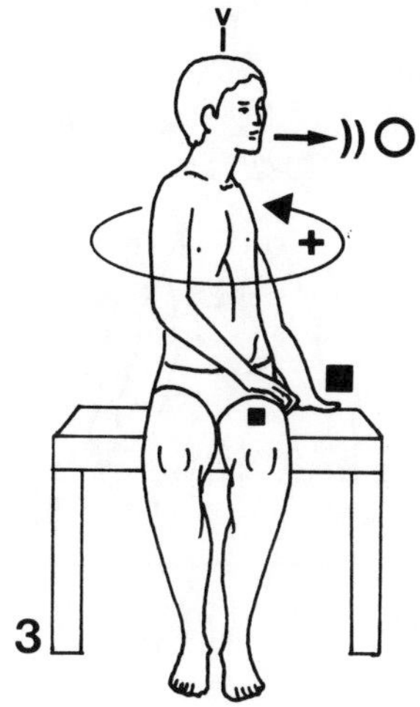

[3] Atmen Sie völlig aus (Bauch rein), und machen Sie eine 5-Sekunden-Pause mit entleerter Lunge.

Verbleiben Sie in dieser Stellung (Abb. 3) während weiterer vier Zilgrei-Atmungszyklen.

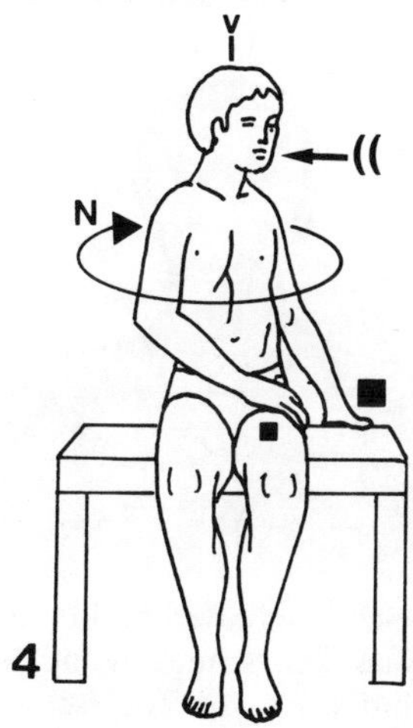

[4] Kehren Sie *während* des letzten Einatmens (Bauch raus) in die neutrale Stellung (Abb. 5) zurück.

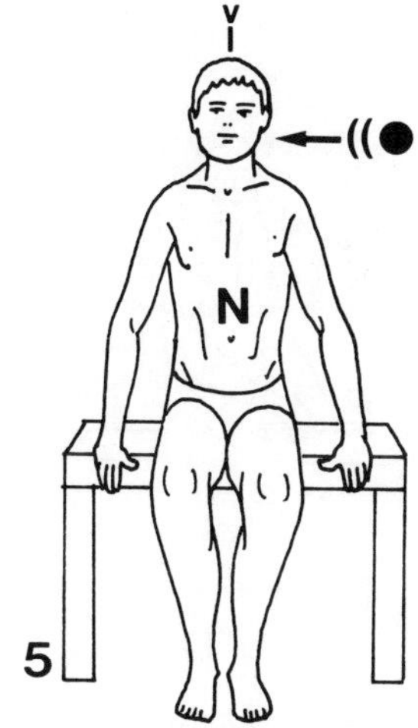

[5] Halten Sie die eingeatmete Luft 5 Sekunden lang an.

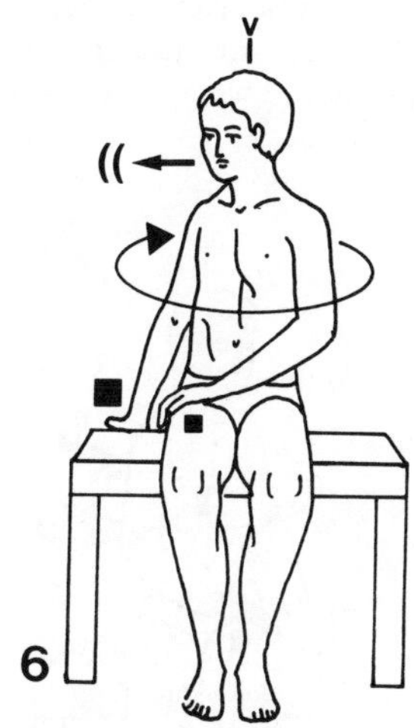

[6] *Während* Sie langsam ausatmen (Bauch rein), drehen Sie den Oberkörper in die symptomauslösende Position (Abb. 3).

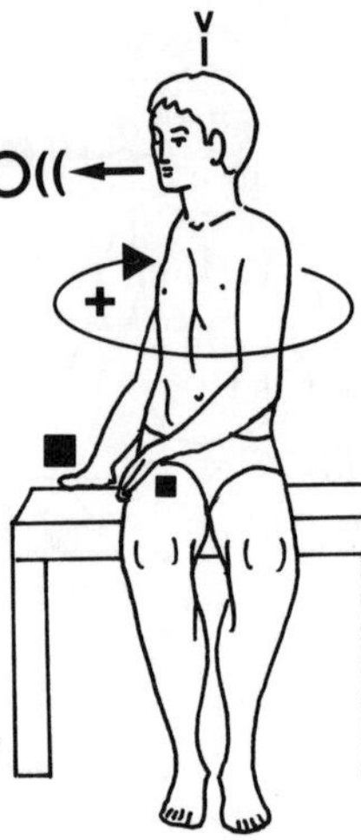

7

7 Atmen Sie völlig aus (Bauch rein), und machen Sie eine 5-Sekunden-Pause mit entleerter Lunge.

Verbleiben Sie in dieser Stellung (Abb. 7) während weiterer vier Zilgrei-Atmungszyklen.

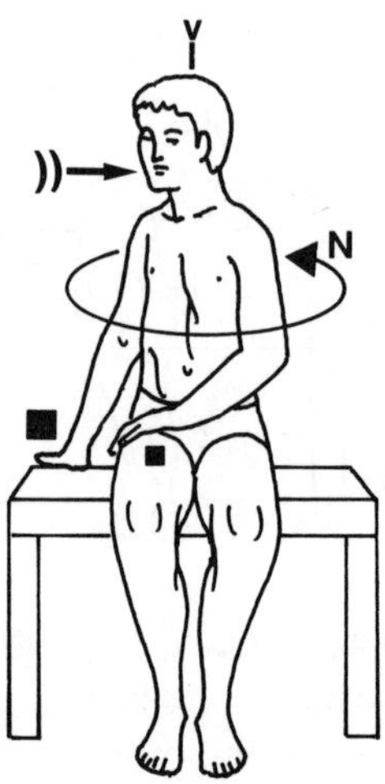

8

8 Kehren Sie *während* des letzten Einatmens (Bauch raus) langsam in die neutrale Stellung (Abb. 9) zurück.

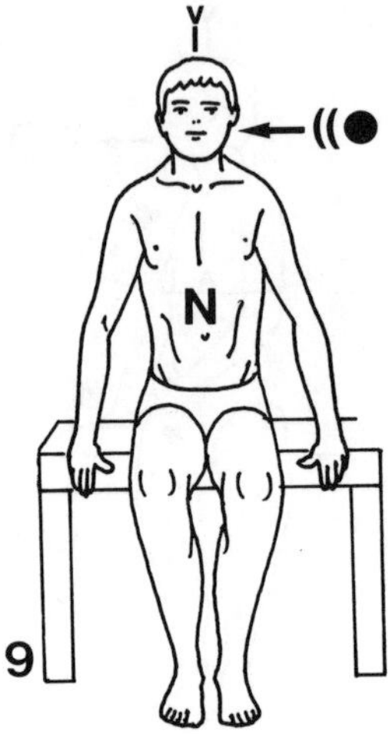

9

9 Beenden Sie die allgemein-statische Variante des EISVOGEL, indem Sie die eingeatmete Luft (Bauch raus) 5 Sekunden lang anhalten.

Allgemein-dynamische Variante: Auch hier werden beide Hälften (Zilgrei- und symptomauslösende Position) des Bewegungsradius des Oberkörpers auf der Horizontalebene (Abb. 1–9) einbezogen, und zwar indem man den Oberkörper während der 5 Atmungszyklen zuerst zwischen der neutralen und der Zilgrei-Position hin- und herdreht, und dann zwischen der neutralen und der symptomauslösenden Position. Verfahren Sie genauso, wie unter der spezifisch-dynamischen Variante beschrieben, d.h. zuerst in der Zilgrei-Position (Abb. 1–5), und wiederholen Sie dann den gesamten Vorgang in der symptomauslösenden Position (Abb. 5–9).

MÖWE 7

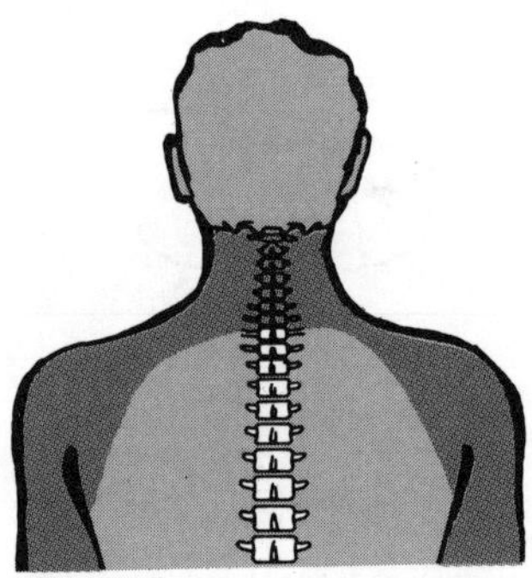

Zweck: Schmerzlinderung in der Halswirbelsäule, den Schultern und den Armen. Linderung von Kopfschmerzen, Unwohlsein und Arthroseschmerzen. Wiederherstellung der Beweglichkeit der Halswirbelsäule. Beseitigung von knirschenden Gelenkgeräuschen beim Beugen und Strecken des Kopfes nach vorne und hinten. Entspannung und Beseitigung von streßbedingten Nacken- und Schulterschmerzen.

Beschwerden: Nackenschmerzen beim Strecken des Kopfes nach hinten, Kopfschmerzen, Schwindelgefühl, Schweregefühl im Kopf, Schmerzen im Halswirbelbereich mit oder ohne Ausstrahlung in die Schultern und Arme, steifer Hals, Zervikalhypolordose, Verspannung im Nacken und in den Schultern.

Anwendungsmöglichkeiten:

a) spezifisch-statisch
b) spezifisch-dynamisch

Besondere Hinweise: Die Selbstbehandlung MÖWE können Sie ausführen, indem Sie entweder, wie abgebildet, nur den Kopf oder aber Kopf und Hals nach vorne beugen. Wählen Sie die Form, bei der Sie sich am wohlsten fühlen bzw. bei der Sie die besseren Ergebnisse erzielen.

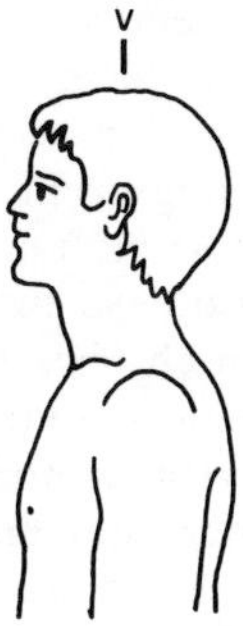

a Normale aufrechte Stellung

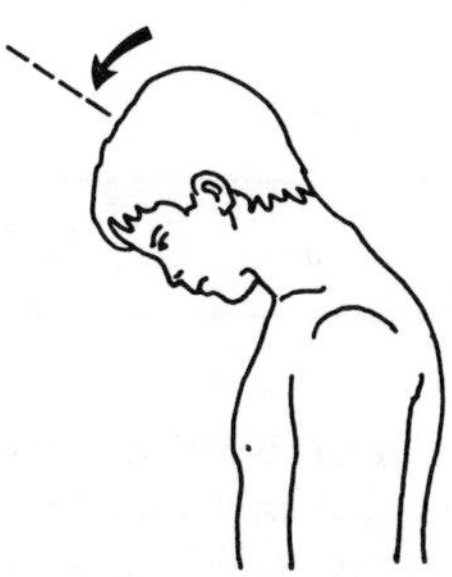

b Sowohl der Kopf als auch der Hals sind nach vorne gebeugt, so daß die gesamte Halswirbelsäule sowie der Rest der Wirbelsäule, insbesondere der Brustwirbelbereich, einbezogen sind.

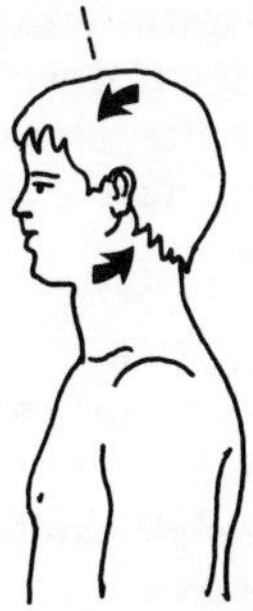

c Hier ist nur der Kopf nach vorne gebeugt. Die Wirkung beschränkt sich hauptsächlich auf das Hinterhaupt und die ersten zwei Halswirbel.

Forcieren Sie die Bewegungen nicht, und vor allem, ziehen Sie mit den Armen nicht am Kopf. Bleiben Sie aufrecht, sitzen und beugen Sie nur Kopf und Hals, nicht aber die Schultern. Achten Sie darauf, daß die Augen der Bewegung des Kopfes folgen, d.h., schauen Sie nicht nach oben, während Sie den Kopf gebeugt halten. Im Sitzen sind die Füße parallel ausgerichtet und stehen fest auf dem Boden; überkreuzen Sie die Beine nicht.

Stellung: Sitzend oder stehend.

Bewegungsebene: Beugen des Kopfes und Halses nach vorne auf der Sagittalebene.

Symptomauslösende Stellung ist das Strecken des Kopfes nach hinten, dementsprechend ist die Zilgrei-Position für die Ausübung der Selbstbehandlung MÖWE das Beugen des Kopfes nach vorne.
Die Selbstbehandlung MÖWE ist spezifisch und wird daher *nur* in der Zilgrei-Position ausgeführt und *nicht* in der symptomauslösenden Position.

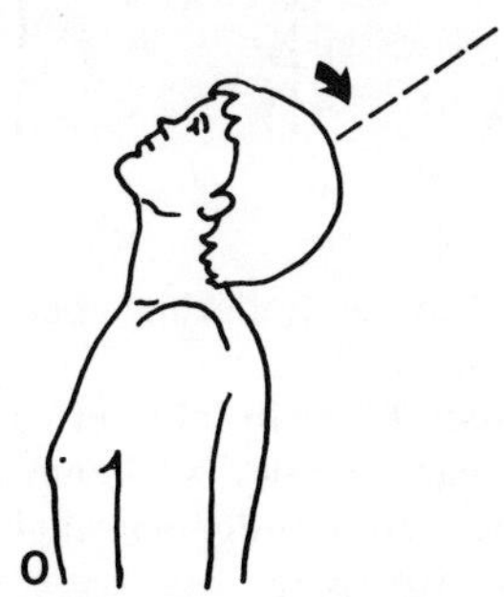

ANWENDUNGSANLEITUNG

Spezifisch-statische Variante: Hierbei wird nur eine Hälfte (Zilgrei-Position) des Bewegungsradius des Kopfes auf der Sagittalebene (Abb. 1–5) genutzt. Man verharrt bewegungslos in der Zilgrei-Position während der Zilgrei-Atmung.

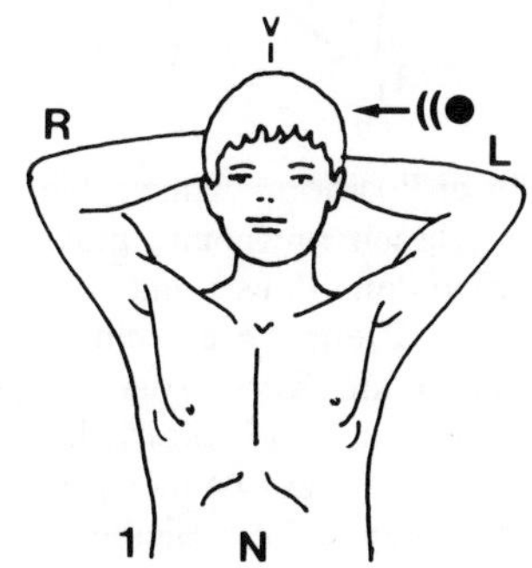

1 Neutrale Stellung. Verschränken Sie die Hände und legen Sie sie an den oberen Hinterkopf. Atmen Sie langsam ein (Bauch raus), und halten Sie die Luft 5 Sekunden lang an.

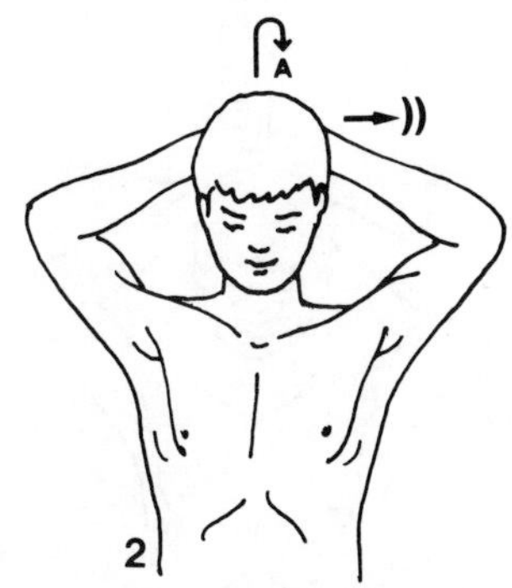

2 Atmen Sie langsam aus (Bauch rein), und beugen Sie den Kopf oder Kopf und Hals locker nach vorne. Lassen Sie dabei den Ellbogen leicht mit nach vorne fallen.

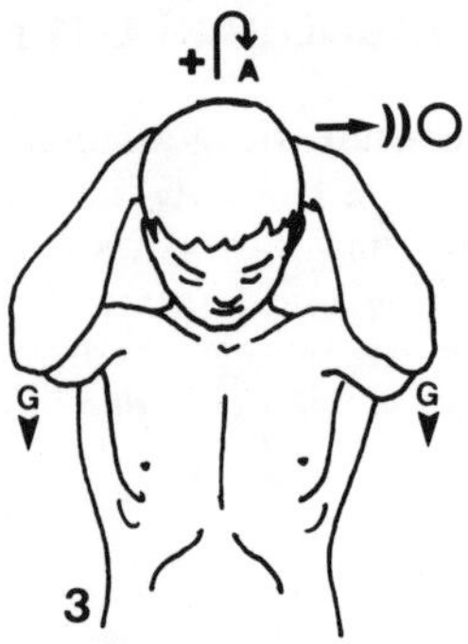

[3] Zilgrei-Position. Atmen Sie völlig aus (Bauch rein), und machen Sie 5 Sekunden Pause mit entleerter Lunge. Ziehen Sie nicht mit den Händen am Kopf, sondern lassen Sie nur die Schwerkraft der Arme den Kopf bis zur bequemen Grenze nach unten ziehen. Bleiben Sie aufrecht sitzen, und sacken Sie nicht zusammen! Nur Hals und Kopf sind gebeugt, nicht die Schultern!

Verbleiben Sie in dieser Stellung (Abb. 3) während weiterer vier Zilgrei-Atmungszyklen.

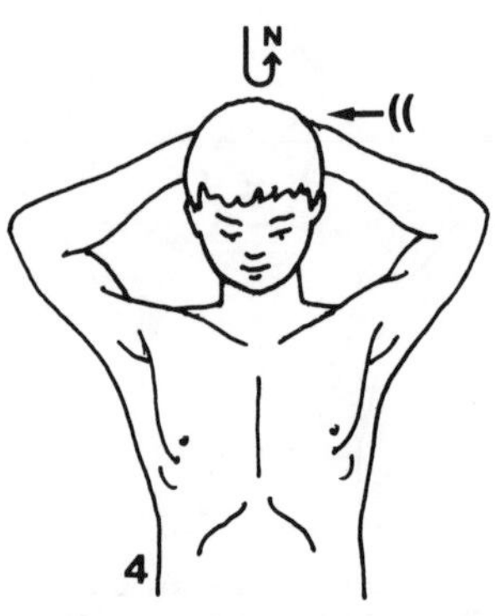

[4] Kehren Sie *während* des letzten Einatmens (Bauch raus) langsam in die neutrale Stellung (Abb. 5) zurück.

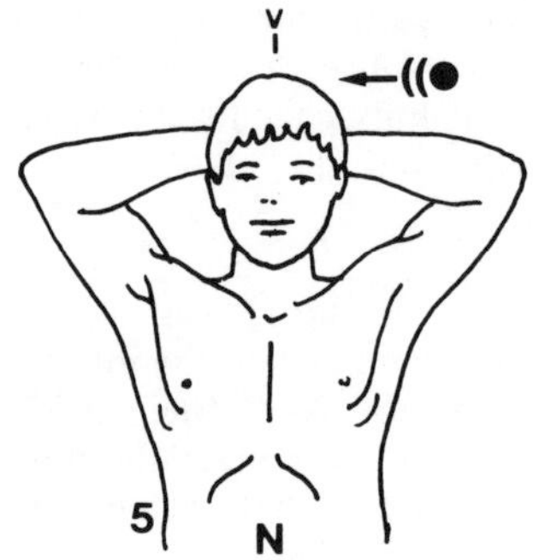

[5] Neutrale Stellung. Beenden Sie die spezifisch-statische Variante der MÖWE, indem Sie die eingeatmete Luft 5 Sekunden lang anhalten.

Spezifisch-dynamische Variante: Auch hier wird nur eine Hälfte (Zilgrei-Position) des Bewegungsradius des Kopfes auf der Sagittalebene einbezogen. Der Unterschied zur spezifisch-statischen Variante besteht darin, daß man während der Zilgrei-Atmung den Kopf und Hals und dementsprechend auch die Arme zwischen der neutralen und der Zilgrei-Position hin- und herbewegt, anstatt bewegungslos in der Zilgrei-Position zu verharren. Verfahren Sie zunächst genauso, wie unter Abb. 1–3, spezifisch-statisch, beschrieben. Nach der 5-Sekunden-Pause in Abb. 3 gehen Sie sofort zu Abb. 4 und 5 über. Nach Beendigung der Atempause in Abb. 5 wiederholen Sie den gesamten Vorgang Abb. 1–5 weitere viermal, und beenden Sie die spezifisch-dynamische Variante der MÖWE mit 5 Sekunden Pause nach dem letzten Einatmen.

SPERBER 3

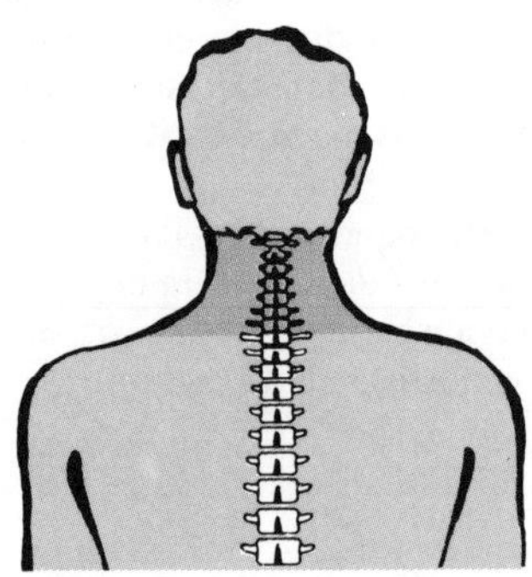

Zweck: Schmerzlinderung bei Kopfschmerzen, Nackenschmerzen mit oder ohne Ausstrahlung in Schultern und Arme, Entspannung der Nackenmuskeln, Wiederherstellung der Beweglichkeit der Halswirbelsäule.

Allgemeine Beschwerden: Nackenschmerzen und Beschwerden beim Neigen des Kopfes nach beiden Seiten mit oder ohne Ausstrahlung in den Kopf, die Schultern und Arme; steifer Hals, Kopfschmerzen, Schwindelgefühl, Blockierung der Halswirbelsäule beim seitlichen Neigen des Kopfes.

Spezifische Beschwerden: Einseitige Blockierung der Halswirbelsäule beim Neigen des Kopfes, einseitige Schulter- oder Armschmerzen, einseitige Nackenschmerzen.

Mögliche Reaktionen: Anfängliches, rasch vorübergehendes Steifegefühl.

Anwendungsmöglichkeiten:
a) spezifisch-statisch

b) spezifisch-dynamisch
c) allgemein-statisch
d) allgemein-dynamisch

Besondere Hinweise: Nur Hals und Kopf seitlich neigen, nicht aber Schultern und Oberkörper. Ziehen Sie den Kopf nicht mit dem Arm zur Seite, sondern nutzen Sie lediglich die Schwerkraft des Arms.

Stellung: Sitzend oder stehend.

Bewegungsebene: Seitliches Neigen des Kopfes und Halses auf der Frontalebene.

Symptomauslösende Stellung: Die symptomauslösende Stellung ist in diesem Fall das seitliche Neigen des Kopfes nach *rechts*. Zilgrei-Position bei Beginn der Selbstbehandlung SPERBER: *links*. Ist die symptomauslösende Position bzw. Bewegung links, beginnen Sie mit der Selbstbehandlung rechts.

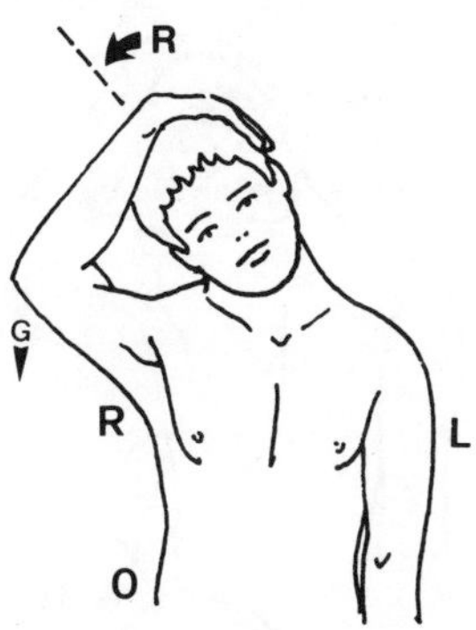

ANWENDUNGSANLEITUNG

Spezifisch-statische Variante: Hierbei wird nur eine Hälfte (Zilgrei-Position) des Bewegungsradius des Kopfes auf der Frontalebene (Abb. 1–5) genutzt. Man verharrt bewegungslos in der Zilgrei-Position während der Zilgrei-Atmung.

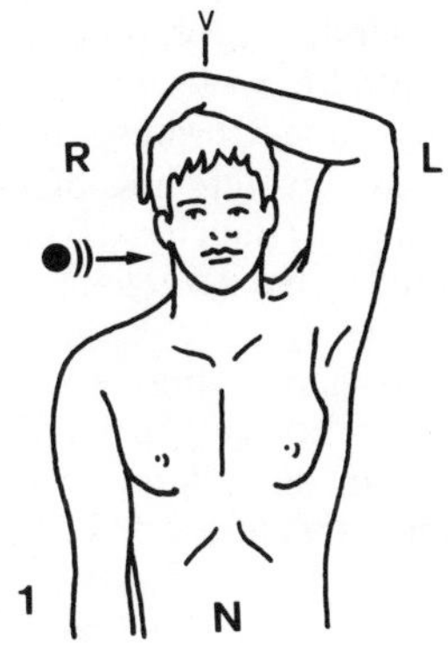

[1] Neutrale Position. Sitzen oder stehen Sie aufrecht, aber nicht steif. Legen Sie den Arm der Zilgrei-Position über den Kopf und stecken Sie den Mittelfinger leicht in die gegenüberliegende Ohrmuschel. Mit gerade ausgerichtetem Kopf atmen Sie langsam ein (Bauch raus) und halten die Luft 5 Sekunden lang an.

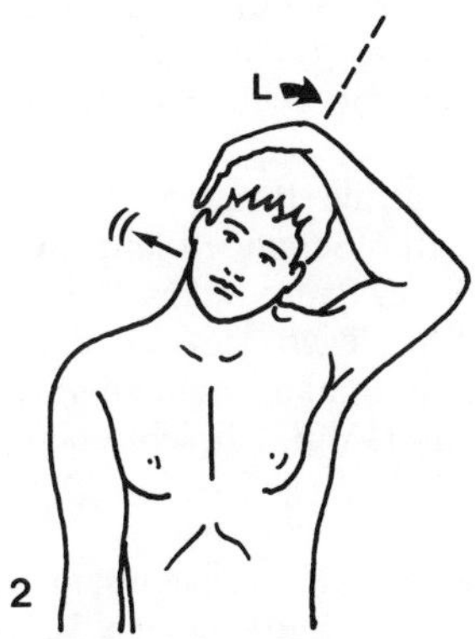

[2] *Während* Sie langsam ausatmen (Bauch rein), neigen Sie den Kopf sanft seitlich in die Zilgrei-Position und senken dabei leicht den Ellbogen.

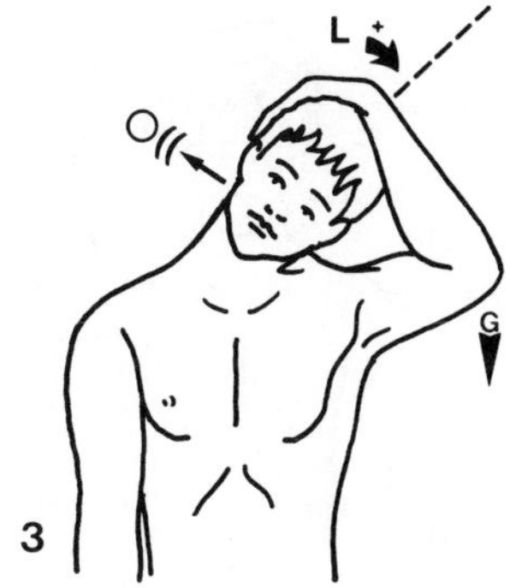

[3] Zilgrei-Position. Atmen Sie völlig aus (Bauch rein), und verharren Sie 5 Sekunden lang mit entleerter Lunge. Ziehen Sie nicht mit dem Arm am Kopf, sondern nutzen Sie nur die Schwerkraft des Arms, um den Kopf bis an die bequem erreichbare Grenze zu neigen.

Verbleiben Sie in dieser Stellung (Abb. 3) während weiterer vier Zilgrei-Atmungszyklen.

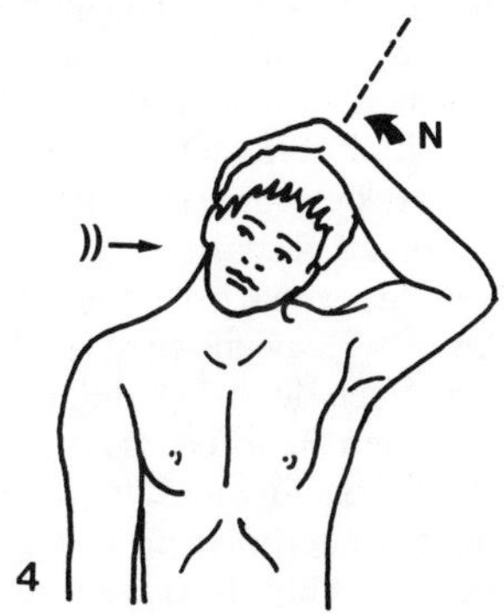

[4] Kehren Sie *während* des letzten Einatmens (Bauch raus) langsam in die neutrale Stellung (Abb. 5) zurück.

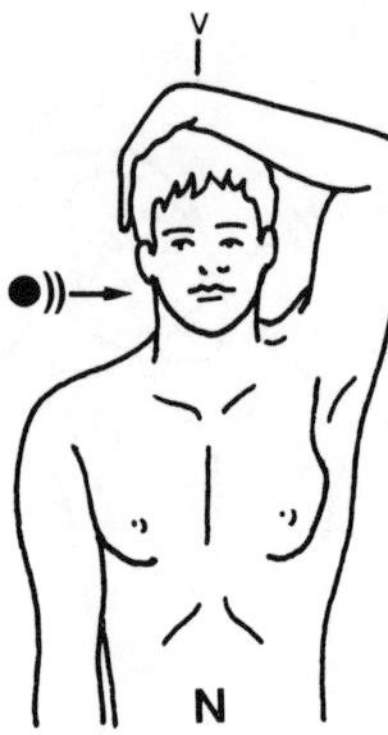

5

[5] Neutrale Stellung. Beenden Sie die spezifisch-statische Variante des SPERBER, indem Sie die eingeatmete Luft (Bauch raus) 5 Sekunden lang anhalten.

Spezifisch-dynamische Variante: Auch hier wird nur eine Hälfte (Zilgrei-Position) des Bewegungsradius des Kopfes auf der Frontalebene einbezogen. Der Unterschied zur spezifisch-statischen Variante besteht darin, daß man während der Zilgrei-Atmung den Kopf und Arm zwischen der neutralen und der Zilgrei-Position seitlich hin- und herbewegt, anstatt bewegungslos in der Zilgrei-Position zu verharren.
Verfahren Sie zunächst genauso, wie unter Abb. 1–3, spezifisch-statisch, beschrieben. Nach der 5-Sekunden-Pause in Abb. 3 gehen Sie sofort zu Abb. 4 und 5 über. Nach Beendigung der Atempause in Abb. 5 wiederholen Sie den gesamten Vorgang (Abb. 1–5) weitere viermal und beenden die spezifisch-dynamische Variante mit 5 Sekunden Pause nach dem letzten Einatmen (Abb. 5).

Allgemein-statische Variante: Hierbei werden beide Hälften (Zilgrei- und symptomauslösende Position) des Bewegungsradius des Kopfes auf der Frontalebene (Abb. 1–9) genutzt.

[1] Neutrale Position. Sitzen oder stehen Sie aufrecht, aber nicht steif. Legen Sie den Arm der Zilgrei-Position über den Kopf, und stecken Sie den Mittelfinger leicht in die gegenüberliegende Ohrmuschel. Mit gerade ausgerichtetem Kopf atmen Sie langsam ein (Bauch raus) und halten die Luft 5 Sekunden lang an.

[2] *Während* Sie langsam ausatmen (Bauch rein), neigen Sie den Kopf seitlich in die Zilgrei-Position und senken dabei leicht den Ellbogen.

[3] Zilgrei-Position. Atmen Sie völlig aus (Bauch rein), und verharren Sie 5 Sekunden lang mit entleerter Lunge. Ziehen Sie nicht mit dem Arm am Kopf, sondern nutzen Sie nur die Schwerkraft des Arms, um den Kopf bis an die bequem erreichbare Grenze zu neigen.
Verbleiben Sie in dieser Stellung (Abb. 3) während weiterer vier Zilgrei-Atmungszyklen.

[4] Kehren Sie *während* des letzten Einatmens (Bauch raus) langsam in die neutrale Stellung (Abb. 5) zurück.

[5] Neutrale Position. Halten Sie die Luft 5 Sekunden lang an. Während dieser Pause wechseln Sie den Arm, d.h., legen Sie nun den Arm der symptomauslösenden Position, wie unter Abb. 1 beschrieben, über den Kopf.

[6] *Während* Sie langsam ausatmen (Bauch rein), neigen Sie den Kopf seitlich in die symptomauslösende Position (Abb. 7) und senken dabei leicht den Ellbogen.

[7] Symptomauslösende Position. Atmen Sie völlig aus (Bauch rein), und

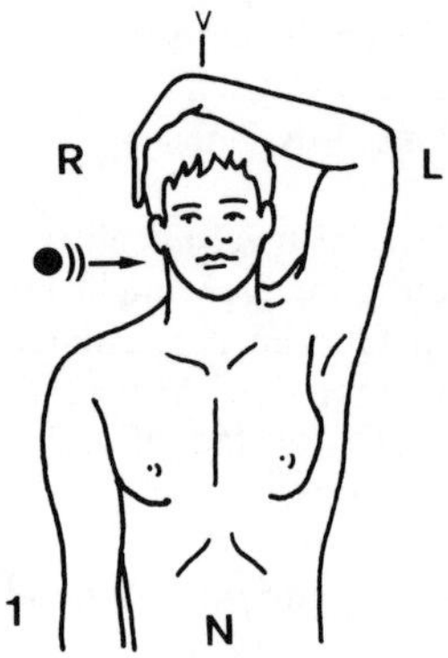

1

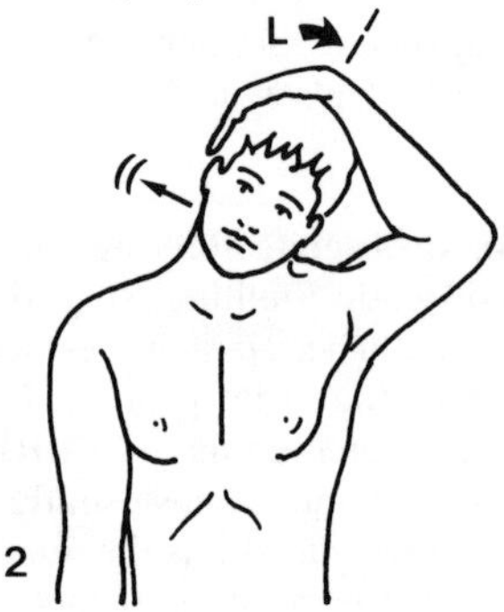

2

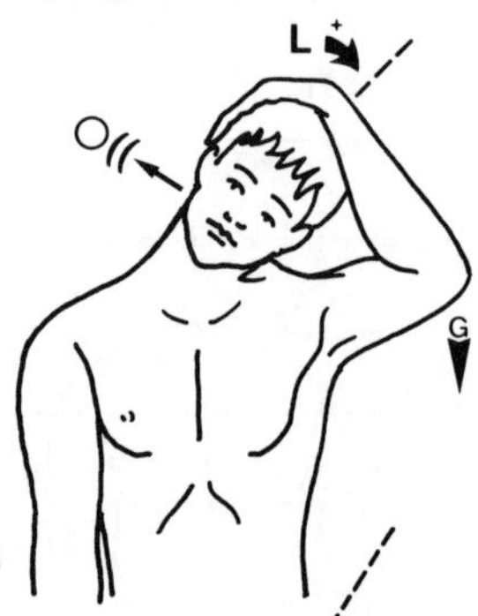

3

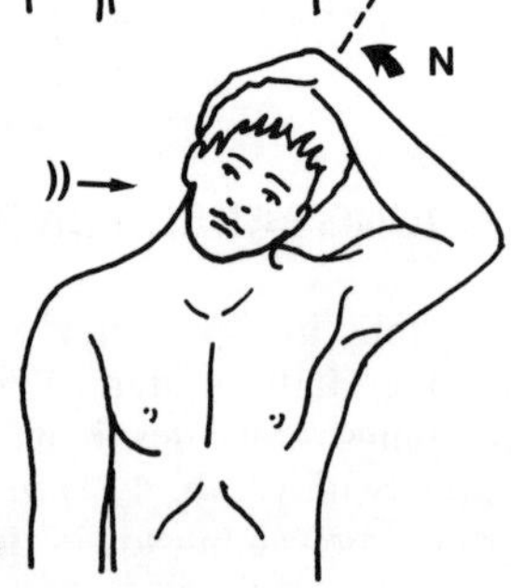

4

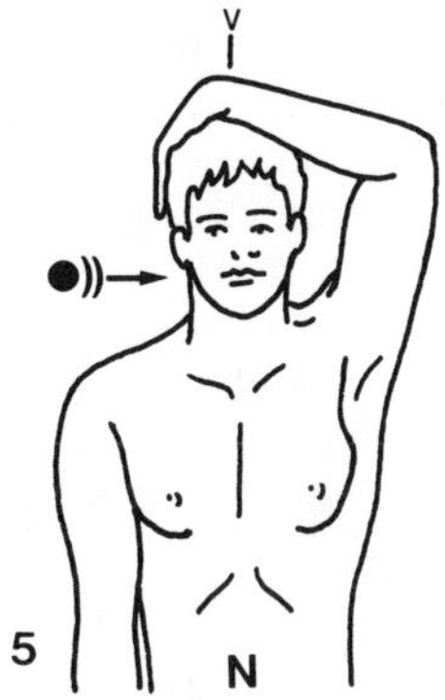

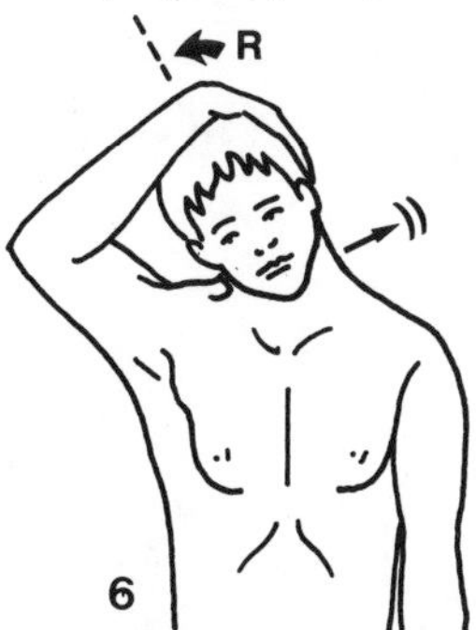

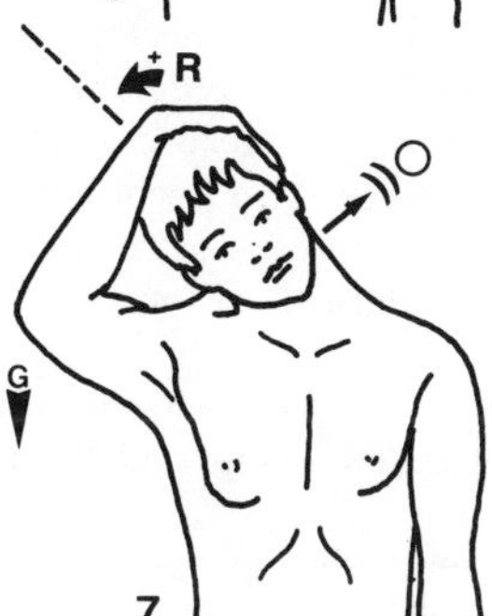

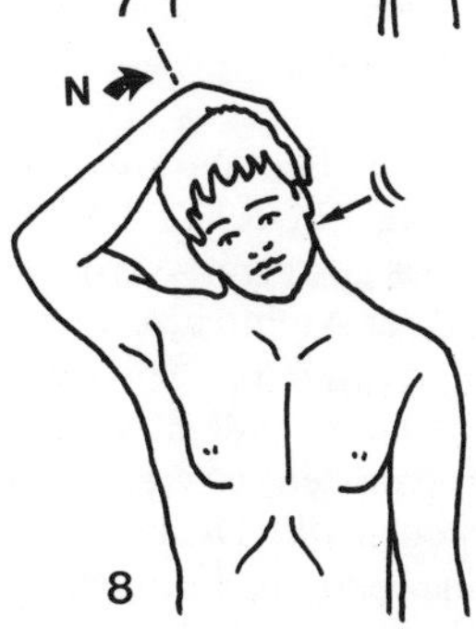

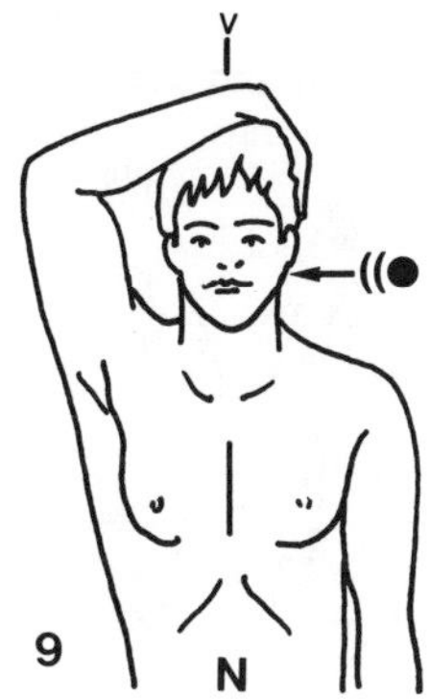

verharren Sie 5 Sekunden lang mit entleerter Lunge.

Verbleiben Sie in dieser Stellung (Abb. 7) während weiterer vier Zilgrei-Atmungszyklen.

[8] Kehren Sie *während* des letzten Einatmens in die neutrale Position (Abb. 9) zurück.

[9] Neutrale Stellung. Beenden Sie die allgemein-statische Variante des SPERBER, indem Sie die eingeatmete Luft (Bauch raus) 5 Sekunden lang anhalten.

Allgemein-dynamische Variante: Auch hier werden beide Hälften (Zilgrei- und symptomauslösende Position) des Bewegungsradius des Kopfes auf der Frontalebene (Abb. 1–9) einbezogen, und zwar indem man den Kopf während der 5 Atmungszyklen zuerst zwischen der neutralen und der Zilgrei-Position seitlich hin- und herbewegt und dann zwischen der neutralen und der symptomauslösenden Position.

Verfahren Sie zuerst genau wie unter der spezifisch-dynamischen Variante für die Zilgrei-Position beschrieben (Abb. 1–5), und wiederholen Sie dann den gesamten Vorgang in der symptomauslösenden Position (Abb. 5–9).

TURTELTAUBE* 123

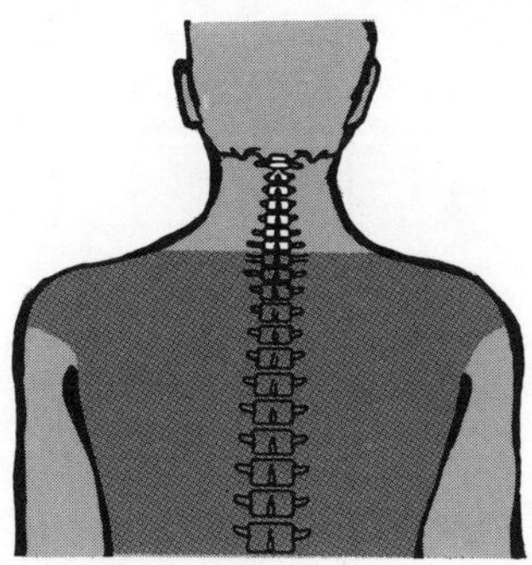

Zweck: Wiederherstellung der Beweglichkeit der oberen und mittleren Brustwirbelsäule, der Arme und Schultern; Linderung und Beseitigung von Schmerzen, die in die Arme und den Nacken ausstrahlen.

Allgemeine Beschwerden: Schmerzen und Beschwerden im Dorsalbereich, zwischen den Schulterblättern, mit oder ohne Ausstrahlung in die Schultern und Arme, oder im Halswirbelbereich, vor allem am Nackenansatz.

Spezifische Beschwerden: Schmerzen in der mittleren und oberen Brustwirbelsäule, mit Ausstrahlung in die Arme bzw. Ursache von Spannungen im Nakken; Drehung der Brustwirbel (Dornfortsatz).

Anwendungsmöglichkeiten:
a) spezifisch-statisch
b) spezifisch-dynamisch

c) allgemein-statisch
d) allgemein-dynamisch

Besondere Hinweise: Strecken Sie die Arme senkrecht nach oben, ohne die Ellbogen anzuwinkeln, jedoch nicht steif. Heben Sie *nur* die Arme, nicht die Schultern. Die Armbewegung nach vorne und hinten ist minimal, ca. 25–30°. Achten Sie darauf, daß Sie nicht – was leicht vorkommen kann – den einen Arm weiter nach vorne bewegen als den anderen nach hinten, sondern bewegen Sie die Arme wie eine Schere. Der ideale Ausgangspunkt ist die Schnittlinie entlang der Ohren; aber auch wenn es Ihnen nicht gelingt, die Arme so weit zu heben, forcieren Sie die Bewegung auf keinen Fall, sondern nehmen Sie als Ausgangspunkt (neutrale Position) die Grenze, die Sie bequem erreichen können. Halten Sie den Oberkörper still und drehen Sie ihn nicht mit der Armbewegung. Der Oberkörper muß während der gesamten Anwendung aufrecht, jedoch entspannt bleiben. Damit Sie den Oberkörper nicht drehen, stellen Sie sich am besten gegen eine Wand.

Stellung: Möglichst stehend oder sitzend.

Bewegungsebene: Vor- und Rückwärtsbewegung der senkrecht erhobenen Arme auf der Sagittalebene.

Symptomauslösende Stellung: Die symptomauslösende Stellung ist in diesem Fall die Bewegung bzw. Position des rechts erhobenen Armes nach vorne und des links erhobenen Armes nach hinten. Zilgrei-Position bei Beginn der Selbstbehandlung TURTELTAUBE: rechter Arm nach hinten und linker Arm nach vorne. Bei der umgekehrten symptomauslösenden Stellung bzw. Bewegung beginnen Sie mit dem linken Arm nach hinten und dem rechten nach vorne.

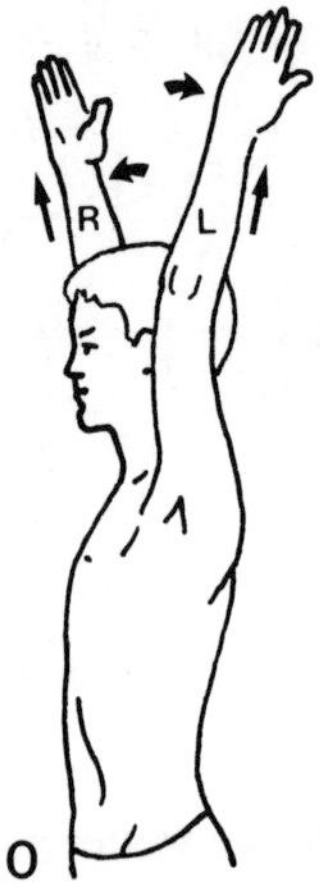

0

ANWENDUNGSANLEITUNG

Spezifisch-statische Variante: Hierbei wird nur je eine Hälfte (Zilgrei-Position) des Bewegungsradius der senkrecht erhobenen Arme auf der Sagittalebene genutzt. Man verharrt bewegungslos in der Zilgrei-Position während der Zilgrei-Atmung.

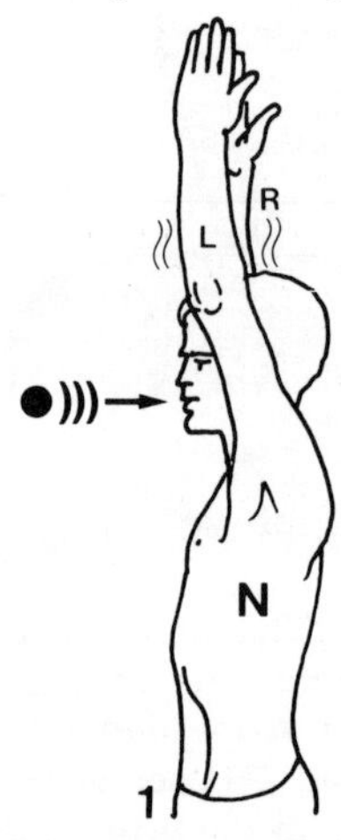

1

[1] Neutrale Position. Stehen (besser) oder sitzen Sie aufrecht, aber nicht steif. Heben Sie beide Arme soweit es geht senkrecht in die Höhe. Achten Sie darauf, daß die Arme parallel zueinander sind. Atmen Sie langsam ein (Bauch raus), und halten Sie die Luft 5 Sekunden lang an.

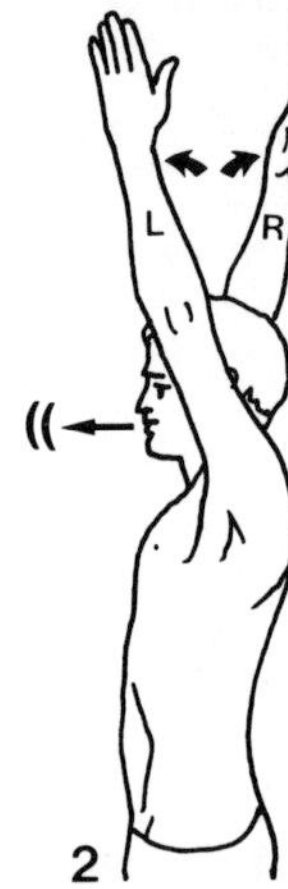

2

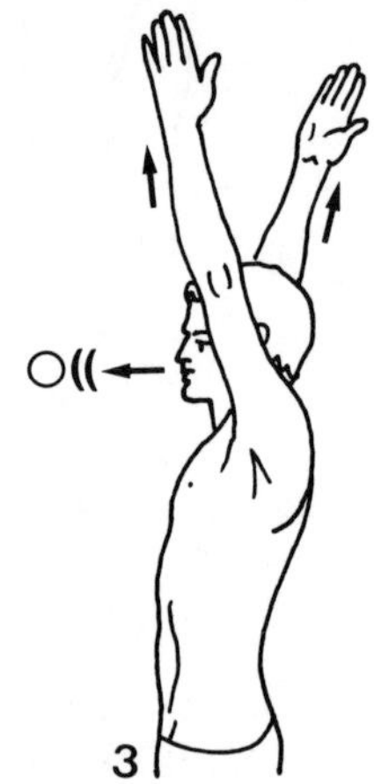
3

[2] *Während* Sie langsam ausatmen (Bauch rein), bewegen Sie – je nach Ihrer symptomauslösenden Stellung – den einen Arm leicht nach hinten und den anderen leicht nach vorne in die Zilgrei-Position (Abb. 3).

[3] Zilgrei-Position. Verharren Sie 5 Sekunden lang mit entleerter Lunge.

Verbleiben Sie in dieser Stellung (Abb. 3) während weiterer vier Zilgrei-Atmungszyklen.

Anmerkung: Die Wirkung der Selbstbehandlung TURTELTAUBE kann häufig noch gesteigert werden, wenn Sie während der Atempause *nach dem Ausatmen* den einen, den anderen oder beide Arme (je nachdem, was für Sie am wirkungsvollsten ist) ein wenig nach oben, gegen die Decke hin strecken, aber nur wenig, nicht übertreiben!

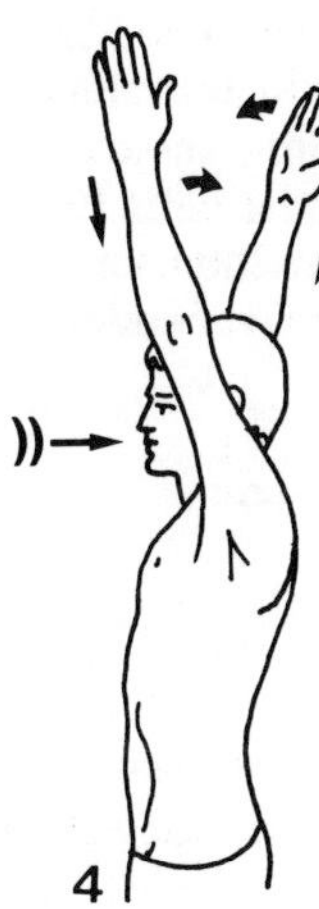

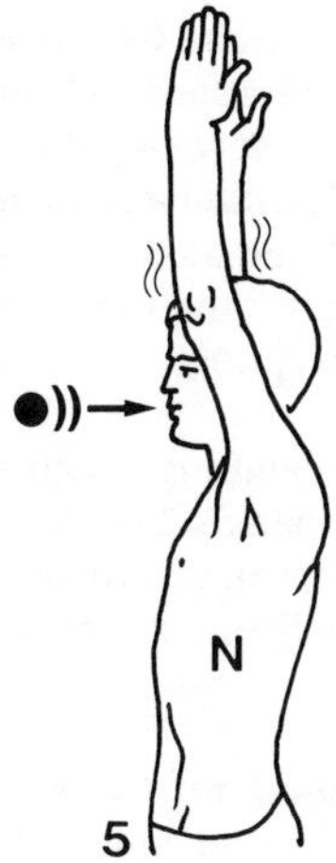

4 *Während* des letzten Einatmens (Bauch raus) kehren Sie langsam in die neutrale Stellung (Abb. 5) zurück.

5 Neutrale Stellung. Beenden Sie die spezifisch-statische Variante der TURTELTAUBE, indem Sie die eingeatmete Luft 5 Sekunden lang anhalten.

Spezifisch-dynamische Variante: Auch hier wird nur eine Hälfte (Zilgrei-Position) des Bewegungsradius des jeweiligen Armes auf der Sagittalebene einbezogen (Abb. 1–5).
Der Unterschied zur spezifisch-statischen Variante besteht darin, daß die Arme während der Zilgrei-Atmung zwischen der neutralen und der Zilgrei-Position vorwärts und rückwärts bewegt werden, anstatt bewegungslos in der Zilgrei-Position zu verharren.
Verfahren Sie zunächst genauso, wie unter Abb. 1–3, spezifisch-statisch, beschrieben. Nach der 5-Sekunden-Pause in Abb. 3 gehen Sie sofort zu Abb. 4 und 5 über. Nach Beendigung der Atempause in Abb. 5 wiederholen Sie den gesamten Vorgang (Abb. 1–5) weitere viermal, und schließen Sie die spezifisch-dynamische Variante der TURTELTAUBE mit der 5-Sekunden-Pause nach dem letzten Einatmen (Abb. 5) ab.

Allgemein-statische Variante: Hierbei wird der gesamte Bewegungsradius (Zilgrei- und symptomauslösende Position) der senkrecht erhobenen Arme auf der Sagittalebene einbezogen (Abb. 1–5).

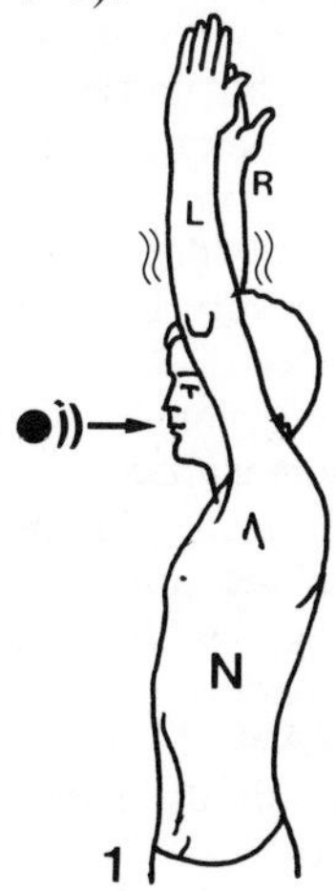

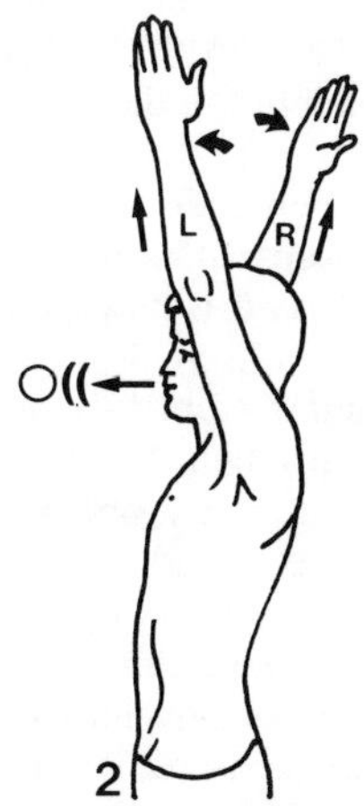

1 Neutrale Position. Stehen (besser) oder sitzen Sie aufrecht, aber nicht steif. Heben Sie beide Arme soweit es geht senkrecht in die Höhe. Die Arme müssen parallel zueinander stehen. Atmen Sie langsam ein (Bauch raus), und halten Sie die Luft 5 Sekunden lang an.

2 *Während* Sie langsam ausatmen (Bauch rein), bewegen Sie – je nach Ihrer symptomauslösenden Stellung – den einen Arm leicht nach hinten und den anderen leicht nach vorne in die Zilgrei-Position (Abb. 2).
Verbleiben Sie in dieser Stellung (Abb. 2) während weiterer vier Zilgrei-Atmungszyklen.

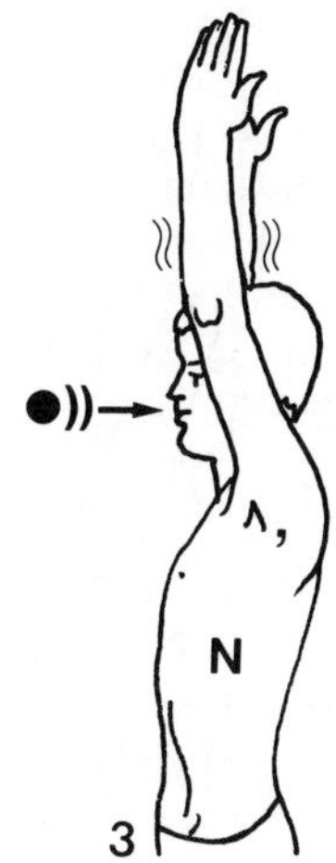

3 *Während* des letzten Einatmens (Bauch raus) gehen Sie langsam in die neutrale Position zurück (Abb. 3).

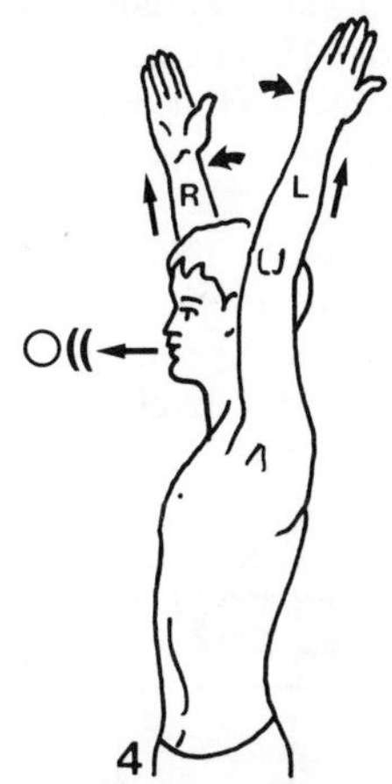

4 *Während* Sie langsam ausatmen (Bauch rein), bewegen Sie nun die Arme in entgegengesetzter Richtung in Ihre symptomauslösende Position. Verharren Sie 5 Sekunden lang mit entleerter Lunge.
Verbleiben Sie in dieser Stellung (Abb. 4) während weiterer vier Zilgrei-Atmungszyklen.

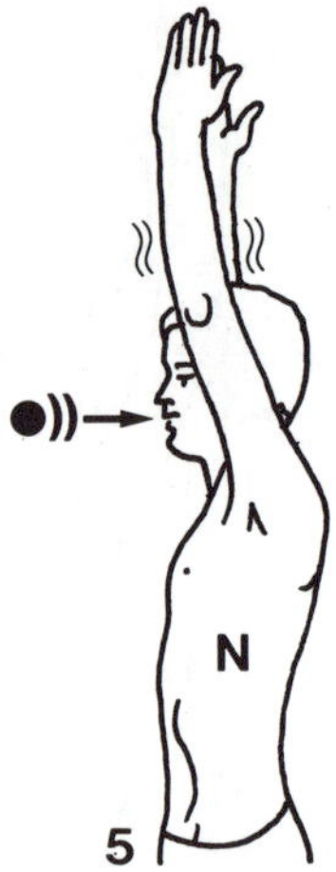

[5] *Während* des letzten Einatmens (Bauch raus) kehren Sie langsam in die neutrale Stellung zurück (Abb. 5). Schließen Sie die allgemein-statische Variante der TURTELTAUBE mit der 5-Sekunden-Atempause nach dem letzten Einatmen ab.

ANMERKUNG: Die Wirkung der Selbstbehandlung TURTELTAUBE kann häufig noch gesteigert werden, wenn Sie in der Zilgrei- und der symptomauslösenden Position während der Atempause *nach dem jeweiligen Ausatmen* entweder den einen, den anderen oder beide Arme (je nachdem, was für Sie am wirkungsvollsten ist) ein wenig nach oben, gegen die Decke strecken; aber nur wenig, nicht übertreiben!

Allgemein-dynamische Variante: Auch bei dieser Variante wird der gesamte Bewegungsradius (Zilgrei- und symptomauslösende Position) der senkrecht erhobenen Arme auf der Sagittalebene (Abb. 1–5) einbezogen, und zwar indem Sie die Arme zwischen der neutralen und der Zilgrei-Position und zwischen der neutralen und der symptomauslösenden Position vorwärts und rückwärts bewegen.
Verfahren Sie zunächst genauso, wie unter Abb. 1–3, allgemein-statisch, beschrieben. Nach Beendigung der Atempause in Abb. 3 gehen Sie sofort zu Abb. 4 und 5 über. Nach Abschluß der Atempause in Abb. 5 wiederholen Sie den gesamten Vorgang (Abb. 1–5) weitere viermal und beenden die allgemein-dynamische Variante der TURTELTAUBE mit der 5-Sekunden-Pause nach dem letzten Einatmen (Abb. 5).

KOLIBRI** 74

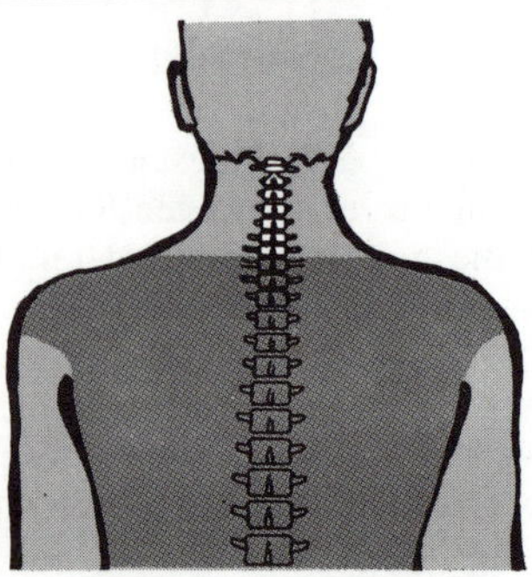

Zweck: Beseitigung von Schmerzen in der Brustwirbelsäule sowie zur Behandlung einer Hypo- oder Hyperkyphose.

Allgemeine Beschwerden: Schmerzen und Beschwerden in der Brustwirbelsäule, mit oder ohne Ausstrahlung in die Schultern.

Spezifische Beschwerden: In der Brustwirbelsäule auftretende Schmerzen und Beschwerden, die beim Ausstrecken der Arme nach vorne oder beim Bewegen der angewinkelten Ellbogen nach hinten zunehmen sowie Hypo- oder Hyperkyphose.

Anwendungsmöglichkeiten:
a) spezifisch-statisch
b) spezifisch-dynamisch
c) allgemein-statisch
d) allgemein-dynamisch

Besondere Hinweise: Die Bewegung der Arme muß flüssig und darf nicht ruckartig sein. Halten Sie die Arme parallel zueinander.
Achten Sie insbesondere darauf, daß Sie die Rückwärtsbewegung der Ellbogen nicht übertreiben, sondern gehen Sie nur bis an die Grenze, die Sie bequem erreichen können; die Unterarme bleiben auch bei dieser Stellung bzw. Bewegung stets horizontal.
Zur Behandlung einer Hyperkyphose wenden Sie nur die spezifischen Varianten dieser Selbstbehandlung an, und zwar mit den Ellbogen nach hinten.
Zur Behandlung einer Hypokyphose wenden Sie ebenfalls nur die spezifischen Varianten der Selbstbehandlung KOLIBRI an, jedoch mit nach vorne ausgestreckten Armen.

Stellung: Möglichst stehend oder sitzend.

Bewegungsebene: Strecken und Anziehen der Arme auf der Sagittalebene.

Symptomauslösende Stellung ist in diesem Fall das Strecken der Arme nach vorne. Zilgrei-Position bei der Ausführung der Selbstbehandlung KOLIBRI: angewinkelte Arme mit Ellbogen nach hinten. Wenn die symptomauslösende

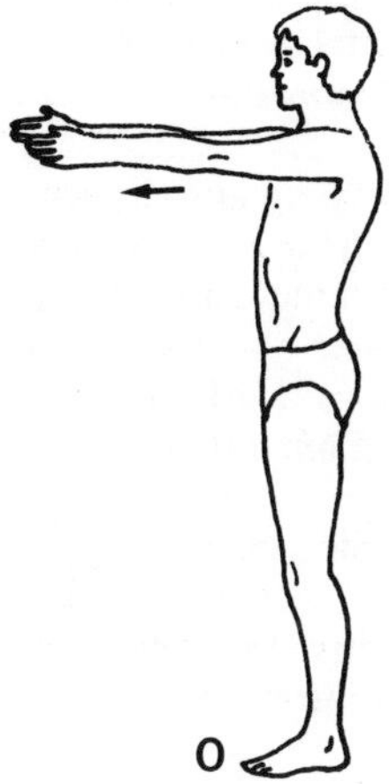

Stellung die der angewinkelten Arme mit Ellbogen nach hinten ist, beginnen Sie mit nach vorne ausgestreckten Armen.

ANWENDUNGSANLEITUNG

Spezifisch-statische Variante: Hierbei wird nur eine Hälfte (Zilgrei-Position) des Bewegungsradius der nach vorne gestreckten bzw. angewinkelten Arme auf der Sagittalebene genutzt (Abb. 1–5). Man verharrt bewegungslos in der Zilgrei-Position während der Zilgrei-Atmung.

[1] Ausgangsposition. Stehen (besser) oder sitzen Sie aufrecht, aber entspannt.
Atmen Sie langsam ein (Bauch raus), und halten Sie die Luft 5 Sekunden lang an.

[2] *Während* Sie langsam ausatmen (Bauch rein), winkeln Sie die Arme an, so daß die Unterarme parallel und horizontal sind. Sie sind jetzt in der neutralen Position.

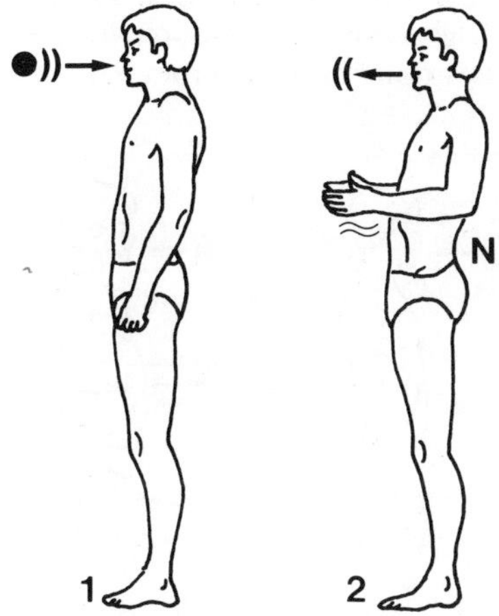

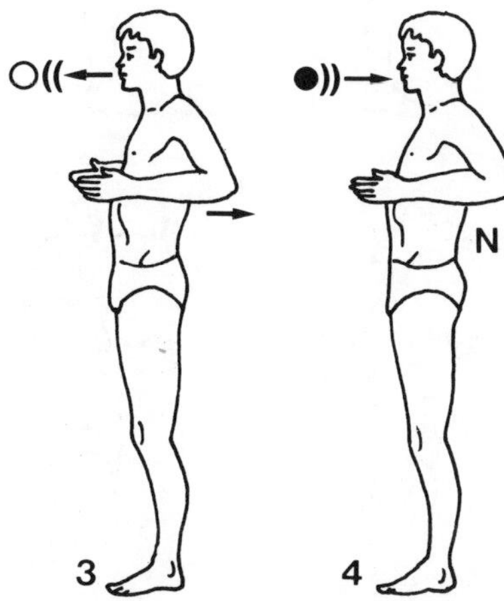

[3] Atmen Sie völlig aus (Bauch rein), und bewegen Sie gleichzeitig die Ellbogen nach hinten, aber nur so weit, daß die Unterarme weiterhin horizontal bleiben. Verharren Sie 5 Sekunden lang mit entleerter Lunge.

Verbleiben Sie in dieser Stellung (Abb. 3) während weiterer vier Zilgrei-Atmungszyklen.

[4] *Während* des letzten Einatmens (Bauch raus) kehren Sie langsam in die neutrale Stellung zurück und halten die Luft 5 Sekunden lang an.

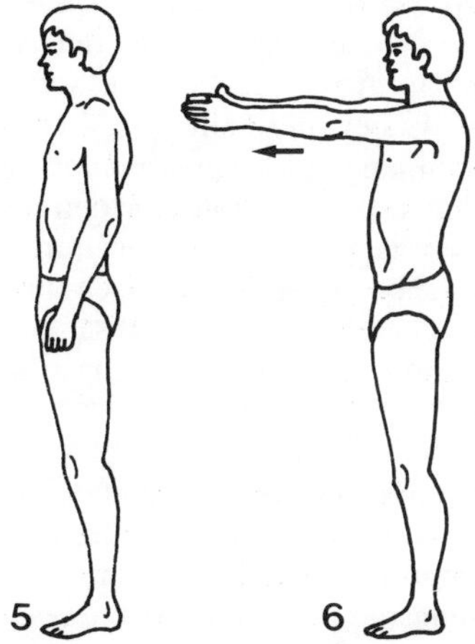

[5] Beenden Sie die spezifisch-statische Variante des KOLIBRI, indem Sie die Arme in die Ausgangsposition zurückbewegen.

[6] Diese Stellung ist bei der spezifisch-statischen und spezifisch-dynamischen Variante einzunehmen, wenn die Zilgrei-Position entgegengesetzt zu der oben beschriebenen ist. Die Stellung wird auch bei der allgemein-statischen Variante eingenommen, bei der die Selbstbehandlung zuerst in der Zilgrei- und dann in der symptomauslösenden Position angewendet wird.

Spezifisch-dynamische Variante: Auch hierbei wird nur eine Hälfte (Zilgrei-Position) des Bewegungsradius der nach vorne gestreckten bzw. nach hinten angewinkelten Arme auf der Sagittalebene einbezogen (Abb. 1–5). Der Unterschied zur spezifisch-statischen Variante besteht darin, daß man während der Zilgrei-Atmung die Arme zwischen der neutralen und der Zilgrei-

Position hin- und herbewegt, anstatt bewegungslos in der Zilgrei-Position zu verharren. Verfahren Sie zunächst genauso wie unter Abb. 1–3, spezifisch-statisch, beschrieben. Nach der Atempause in Abb. 3 gehen Sie sofort zu Abb. 4 über und halten die Luft 5 Sekunden lang an. Nach Abschluß dieser Atempause wiederholen Sie den gesamten Vorgang (Abb. 2–4) weitere viermal und beenden die spezifisch-dynamische Variante des KOLIBRI mit der Rückkehr in die Ausgangsposition (Abb. 5).

Allgemein-statische Variante: Hierbei werden beide Hälften (Zilgrei- und symptomauslösende Position) des Bewegungsradius der nach vorne gestreckten bzw. nach hinten angewinkelten Arme auf der Sagittalebene (Abb. 2–6) einbezogen. Verfahren Sie zunächst genauso wie in der spezifisch-statischen Variante, Abb. 1–4, beschrieben. Dann, nach der 5-Sekunden-Atempause in Abb. 4, gehen Sie sofort zu Abb. 6 über. Strecken Sie also *während* des Ausatmens die Arme nach vorne und verharren Sie mit entleerter Lunge 5 Sekunden lang. Verbleiben Sie in dieser Stellung (Abb. 6) während weiterer vier Zilgrei-Atmungszyklen. Schließen Sie die allgemein-statische Variante des KOLIBRI ab, indem Sie während des letzten Einatmens in die neutrale Position (Abb. 4) zurückkehren und nach der 5-Sekunden-Atempause die Arme fallen lassen (Abb. 5 – Ausgangsposition).

Allgemein-dynamische Variante: Auch hier werden beide Hälften (Zilgrei- und symptomauslösende Position) des Bewegungsradius der nach vorne gestreckten bzw. nach hinten angewinkelten Arme auf der Sagittalebene (Abb. 2–6) genutzt, und zwar indem man während der Zilgrei-Atmung die Arme zwischen der Zilgrei- und der symptomauslösenden Position hin- und herbewegt.

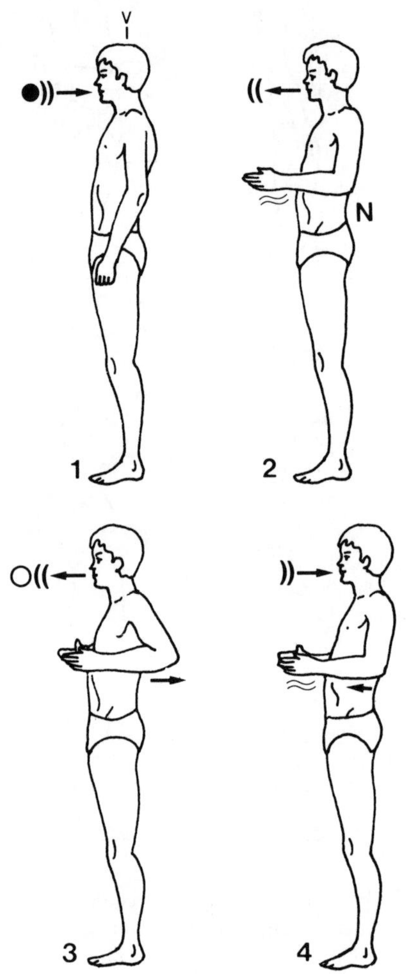

[1] Ausgangsposition. Stehen (besser) oder sitzen Sie aufrecht, aber entspannt. Atmen Sie langsam ein (Bauch raus), und halten Sie die Luft 5 Sekunden lang an.

[2] *Während* Sie langsam ausatmen (Bauch rein), winkeln Sie die Arme an, so daß die Unterarme parallel und horizontal sind. Sie sind jetzt in der neutralen Position.

[3] Atmen Sie völlig aus (Bauch rein), und bewegen Sie gleichzeitig die Ellbogen nach hinten, aber nur so weit, daß die Unterarme weiterhin horizontal bleiben. Verharren Sie 5 Sekunden lang mit entleerter Lunge.

[4] *Während* Sie langsam einatmen (Bauch raus), strecken Sie die Arme nach vorne in die symptomauslösende Position (Abb. 5).

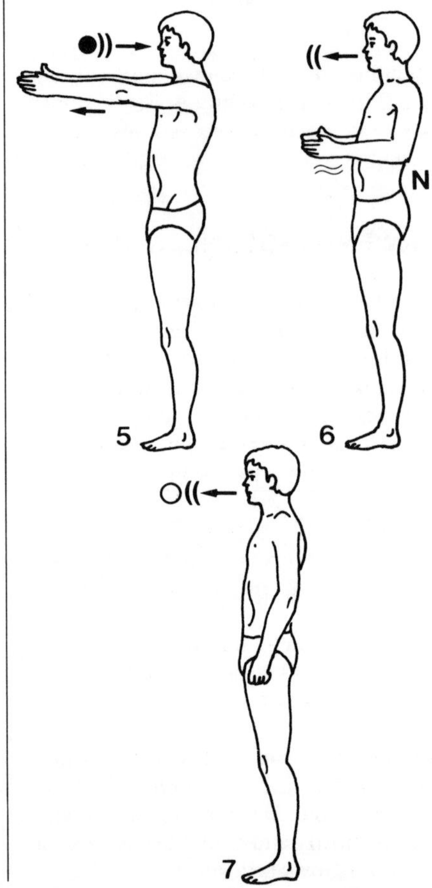

[5] Halten Sie die Luft in der symptomauslösenden Position 5 Sekunden lang an (Bauch raus).

[6] *Während* Sie langsam ausatmen (Bauch rein), kehren Sie über die neutrale Stellung zur Zilgrei-Position (Abb. 3) zurück.

Wiederholen Sie nun den gesamten Vorgang (Abb. 2–6) weitere viermal, und beenden Sie die allgemein-dynamische Variante des KOLIBRI mit der Atempause in der Ausgangsposition Abb. 7.

DROSSEL** 554

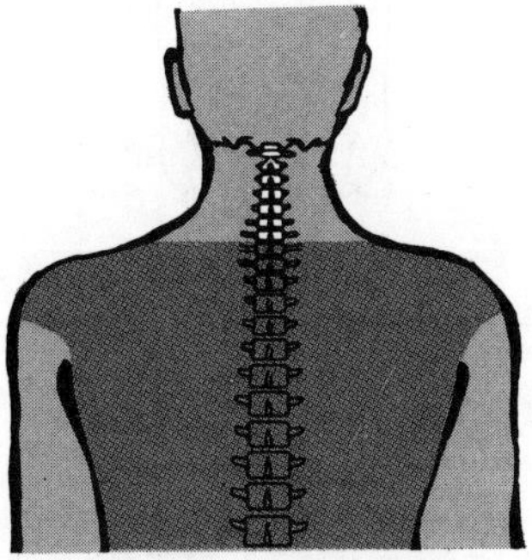

Zweck: Linderung und Beseitigung von Schmerzen und Beschwerden in der Brustwirbelsäule.

Spezifische Beschwerden: Schmerzen, Beschwerden und Bewegungseinschränkung in der oberen und unteren Brustwirbelsäule; Schmerzen beim Atmen; Hypokyphose der Brustwirbelsäule.

Anwendungsmöglichkeiten:
a) spezifisch-statisch
b) spezifisch-dynamisch

Besondere Hinweise: Bei dieser Selbstbehandlung werden die atmungsbedingten Bewegungen der Rippen, nicht aber die Bewegungen der Brustwirbel durch die Arme eingeschränkt. Das bewirkt häufig die Einrenkung bzw. Lösung von osteo-neuromuskulären Verrenkungen und Verspannungen.
Die Zilgrei-Position wird bei dieser Selbstbehandlung, je nach Fall, unterschiedlich eingenommen, wie die folgenden Abbildungen zeigen.

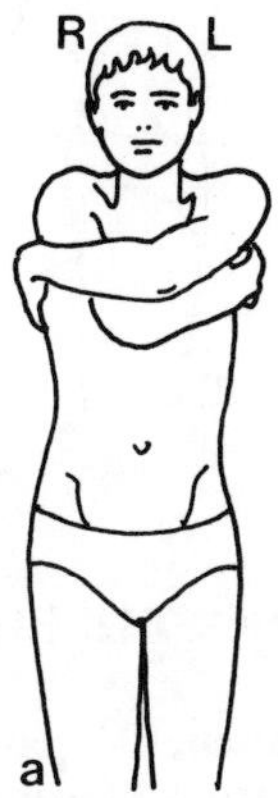

[a] Normale Methode der Blockierung der Rippen mit den Armen, ohne Rücksichtnahme auf eine eventuell vorhandene Skoliose bzw. Drehverlagerung der Brustwirbel.

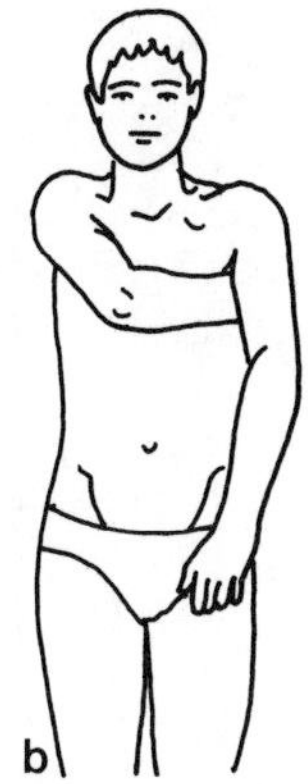

[b] Hier wird nur der rechte Arm zum Blockieren der Rippen benutzt. Diese Methode wird dann angewendet, wenn eine Drehung der Brustwirbel (Dornfortsätze) nach links oder eine Brustwirbelsäulen-Skoliose mit Apex links vorliegt.

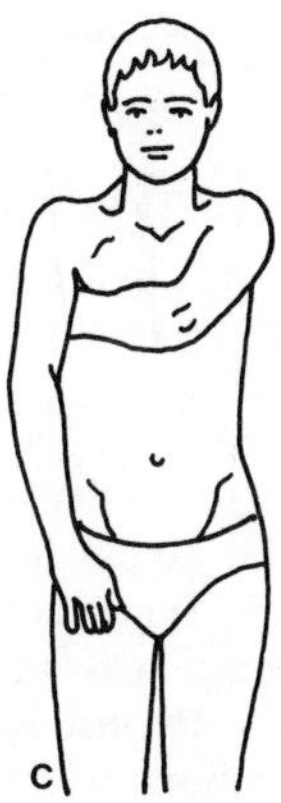

[c] Hier wird nur der linke Arm zum Blockieren der Rippen benutzt, und zwar dann, wenn eine Drehung der Brustwirbel (Dornfortsätze) nach rechts oder eine Brustwirbelsäulen-Skoliose mit Apex rechts vorliegt.

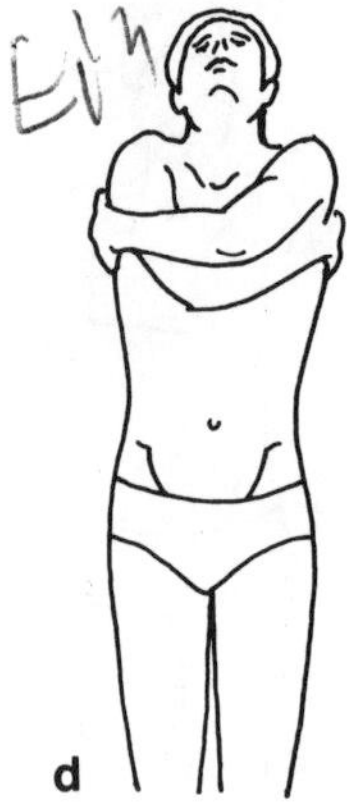

d

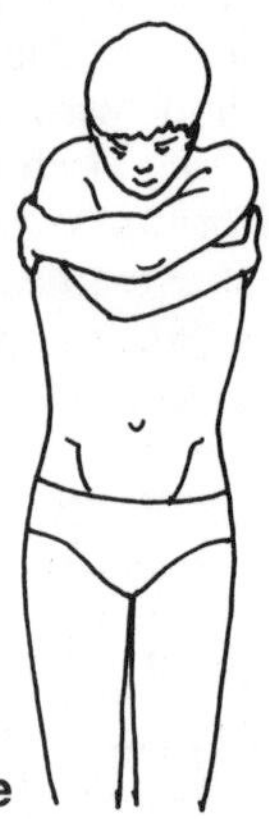

e

Die Wirkung der Selbstbehandlung DROSSEL kann zudem häufig noch gesteigert werden, wenn man während ihrer Anwendung den Kopf nach hinten streckt bzw. nach vorne neigt. Hierbei ist es jedoch äußerst wichtig zu beachten, daß das Rückwärtsstrecken des Kopfes (siehe Abb. d) nur während des Einatmens und das Vorwärtsbeugen (siehe Abb. e) nur während des Ausatmens erfolgen darf. Wie bei allen Zilgrei-Selbstbehandlungen achten Sie darauf, daß die Bewegungen nicht forciert und übertrieben werden, sondern sanft und flüssig sind.

Stellung: Möglichst stehend, ansonsten sitzend.

Bewegungsebene: Betonte Rückwärtsbewegung der Brustwirbelsäule auf der Sagittalebene.

Symptomauslösende Stellung: Die symptomauslösende Stellung ist in diesem Fall die Bewegung bzw. Position der Arme nach rückwärts und oben. Zilgrei-Position bei Anwendung der Selbstbehandlung DROSSEL: fest verschränkte Arme über der Brust.

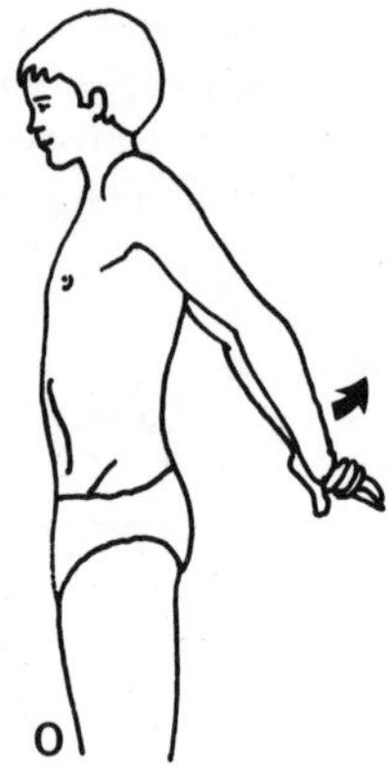

O

ANWENDUNGSANLEITUNG

Spezifisch-statische Variante: Hierbei wird nur die Rückwärtsbewegung der Brustwirbelsäule auf der Sagittalebene betont. Zu diesem Zweck verharrt man bewegungslos in der abgebildeten Zilgrei-Position (Abb. 4) während der Zilgrei-Atmung.

1 Neutrale Stellung. Stehen oder sitzen Sie aufrecht, aber nicht steif. Atmen Sie langsam ein (Bauch raus), und halten Sie die Luft 5 Sekunden lang an.

2 *Während* Sie langsam ausatmen (Bauch rein), strecken Sie die Arme seitlich aus.

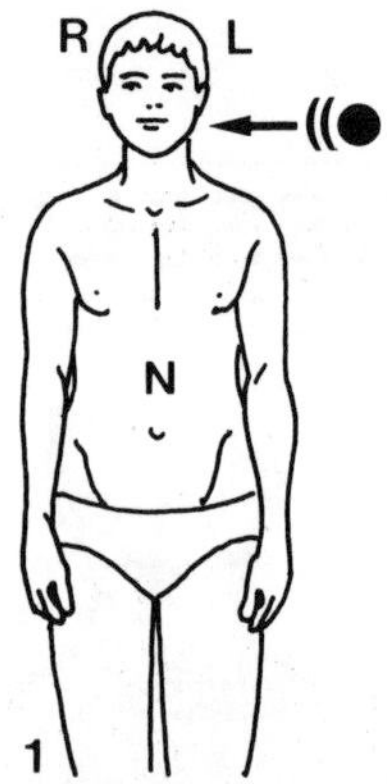

1

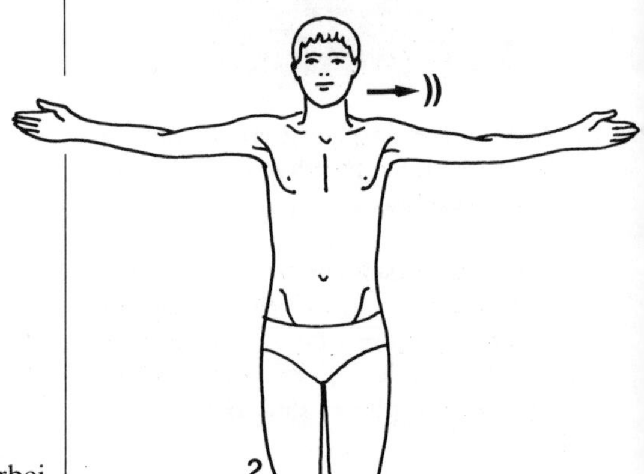

2

3 *Während* Sie vollkommen ausatmen (Bauch rein), verschränken Sie die Arme fest über der Brust und verharren Sie 5 Sekunden lang mit entleerter Lunge.

4 Umfassen Sie den Brustkorb noch etwas fester, um die atmungsbeding-

ten Bewegungen der Rippen einzuschränken. Atmen Sie ein (Bauch raus), und halten Sie die Luft 5 Sekunden lang an.

Verbleiben Sie in dieser Stellung (Abb. 4) während weiterer vier Zilgrei-Atmungszyklen.

5 Während des letzten Ausatmens (Bauch rein) strecken Sie die Arme seitlich aus. Machen Sie keine Pause, sondern

6 atmen Sie ein (Bauch raus), *während* Sie in die neutrale Position zurückkehren. Schließen Sie die spezifisch-statische Variante der DROSSEL ab, indem Sie die eingeatmete Luft 5 Sekunden lang anhalten.

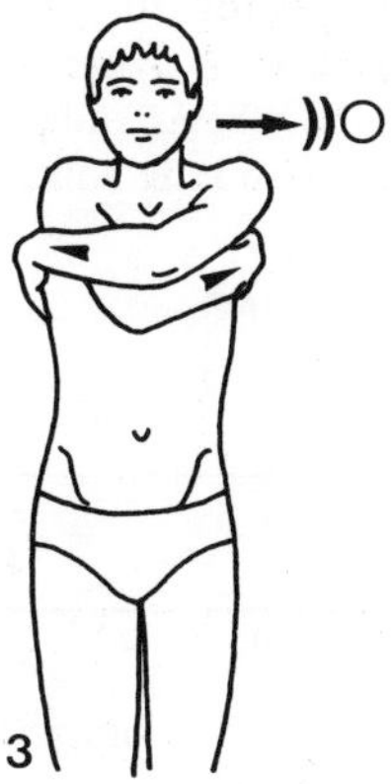

3

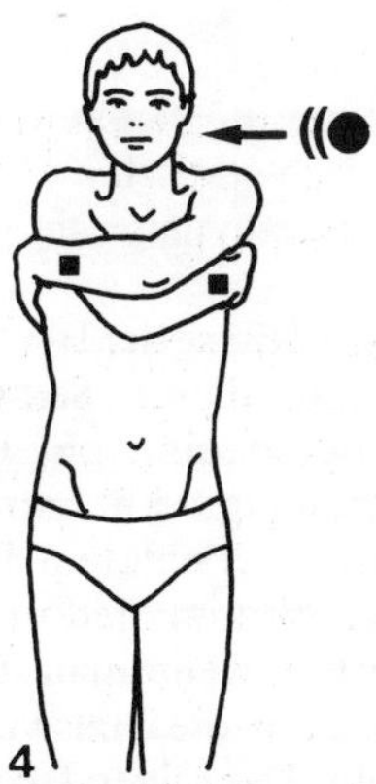

4

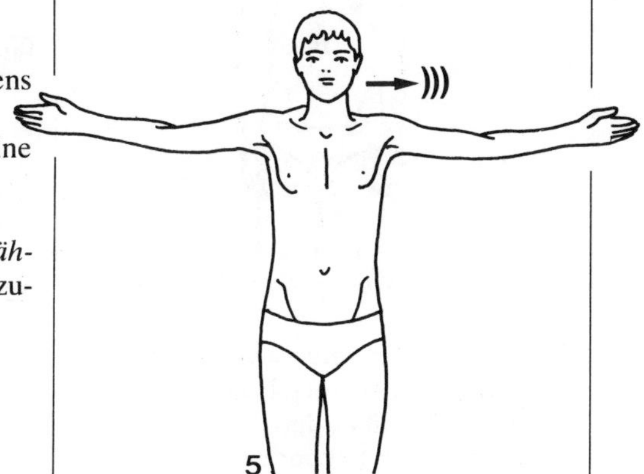

5

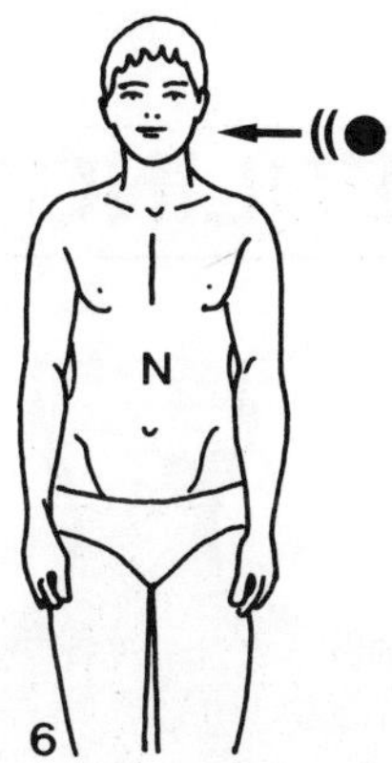

6

Spezifisch-dynamische Variante: Auch hier wird nur die Rückwärtsbewegung der Brustwirbelsäule auf der Sagittalebene während der Zilgrei-Atmung betont. Der Unterschied zur spezifisch-statischen Variante besteht darin, daß man die über der Brust verschränkten Arme während der Zilgrei-Atmung öffnet und schließt, anstatt bewegungslos in der Zilgrei-Position zu verharren.

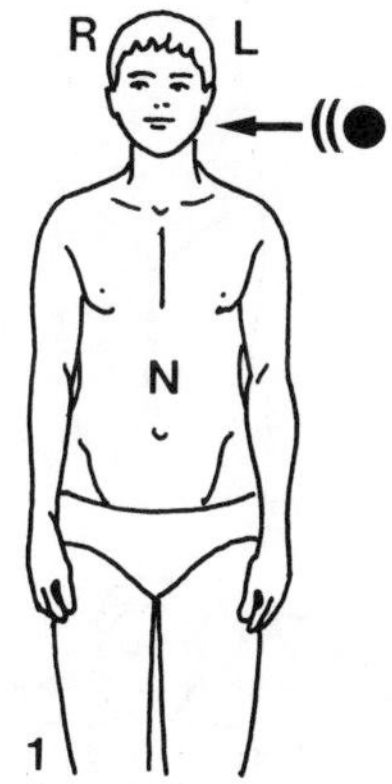

1

1 Neutrale Stellung. Stehen oder sitzen Sie aufrecht, aber nicht steif. Atmen Sie langsam ein (Bauch raus), und halten Sie die Luft 5 Sekunden lang an.

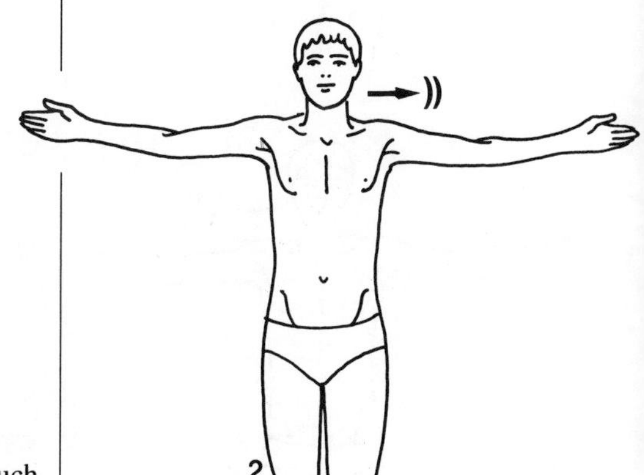

2

2 *Während* Sie langsam ausatmen (Bauch rein), strecken Sie die Arme seitlich aus.

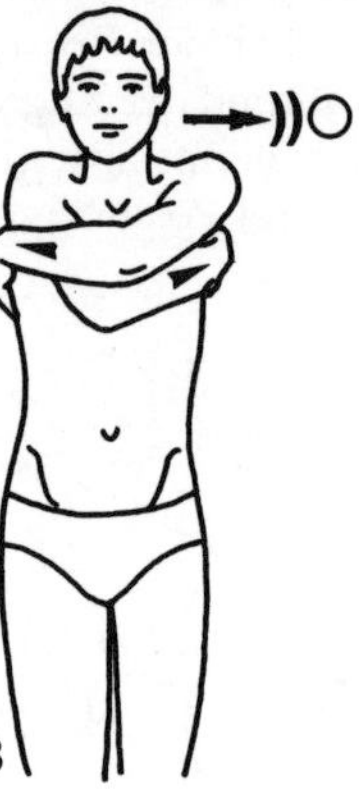

3

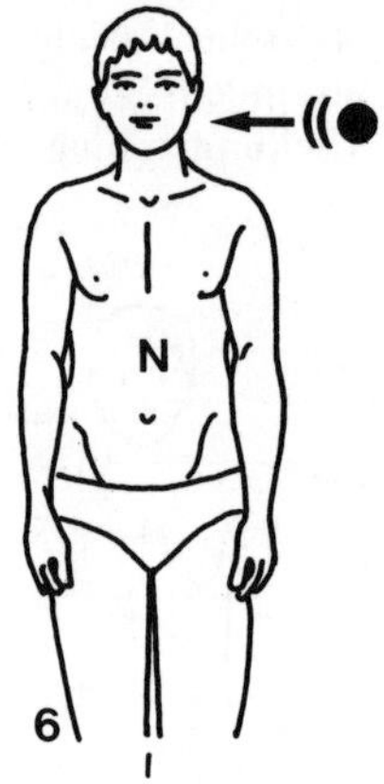

6

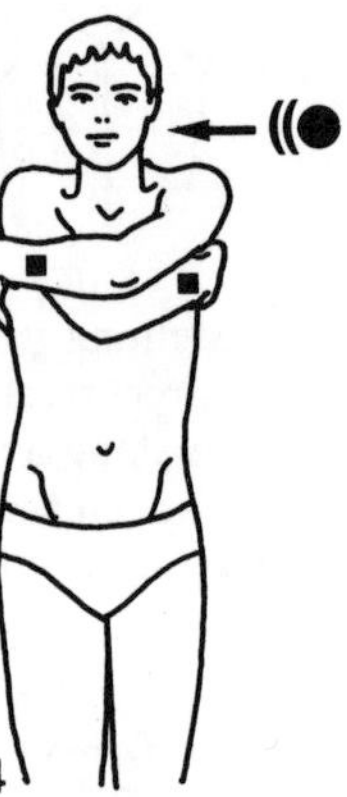

4

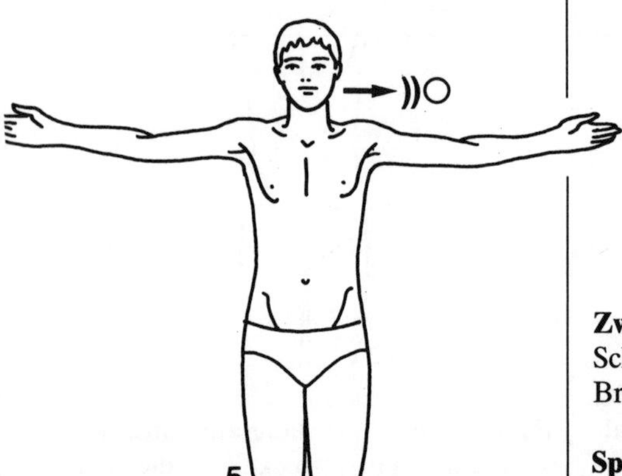

5

[3] *Während* Sie vollkommen ausatmen (Bauch rein), verschränken Sie die Arme fest über der Brust, und verharren Sie 5 Sekunden lang mit entleerter Lunge.

[4] Umfassen Sie den Brustkorb noch etwas fester, um die atmungsbedingten Bewegungen der Rippen einzuschränken. Atmen Sie ein (Bauch raus), und halten Sie die Luft 5 Sekunden lang an.

[5] *Während* Sie ausatmen (Bauch rein), strecken Sie die Arme seitlich aus und verharren 5 Sekunden lang mit entleerter Lunge.

Wiederholen Sie nun Schritte 4 und 5 weitere viermal.

[6] Beim letzten Einatmen (Bauch raus) gehen Sie langsam in die neutrale Stellung zurück und beenden die spezifisch-dynamische Variante der DROSSEL, indem Sie die Luft 5 Sekunden lang anhalten.

SPERLING** Ⓩ 555

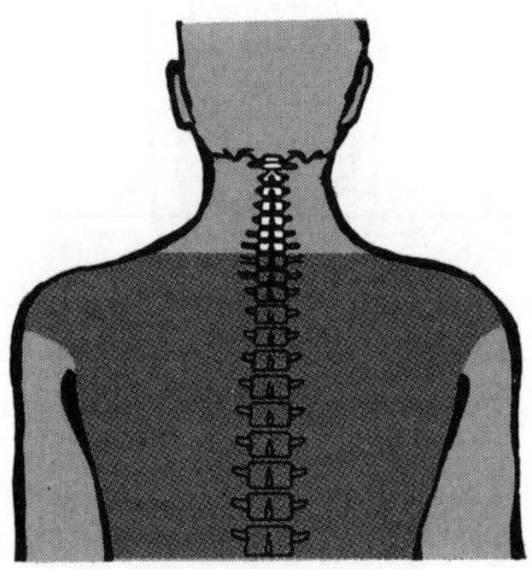

Zweck: Linderung und Beseitigung von Schmerzen und Beschwerden in der Brustwirbelsäule.

Spezifische Beschwerden: Schmerzen, Beschwerden und Bewegungseinschränkung in der oberen und unteren Brustwirbelsäule; Schmerzen beim Atmen; Hyperkyphose der Brustwirbelsäule.

Anwendungsmöglichkeiten:
a) spezifisch-statisch
b) spezifisch-dynamisch

Besondere Hinweise: Bei der einfachen Anwendung dieser Selbstbehandlung ist der Kopf in seiner physiologisch normalen Stellung, d.h. gerade und mit nach vorne gerichtetem Blick. Häufig kann ihre Wirkung jedoch noch gesteigert werden, wenn man den Kopf und dadurch auch die Halswirbelsäule mit einbezieht. Die folgenden Abbildungen zeigen die verschiedenen Anwendungsmöglichkeiten.

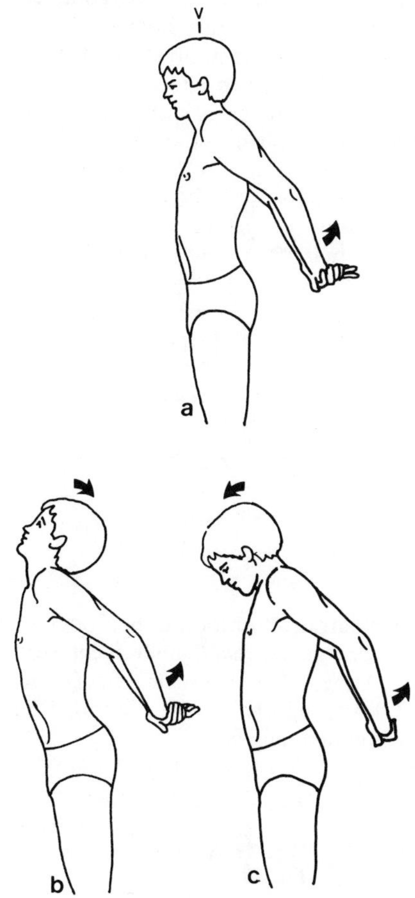

[a] Kopf in der normalen (neutralen) Stellung

[b] Kopf nach hinten gestreckt

[c] Kopf nach vorne gebeugt

Befolgen Sie dabei die einfache Zilgrei-Faustregel: Nehmen Sie die Stellung ein, die Ihnen am wenigsten Unbehagen verursacht bzw. am angenehmsten ist.

Sie können den Kopf während der Anwendung statisch, d.h. bewegungslos in der gewählten Stellung halten oder aber dynamisch während der Zilgrei-Atmung vor- und rückwärts bewegen. In letzterem Fall müssen Sie jedoch unbedingt darauf achten, daß die jeweilige Bewegung korrekt mit der entsprechenden Atmungsphase koordiniert wird: *Nur während des Einatmens nach hinten strecken* und *nur während des Ausatmens nach vorne beugen!*

Stellung: Möglichst stehend, ansonsten sitzend.

Bewegungsebene: Strecken der Arme nach hinten auf der Sagittalebene.

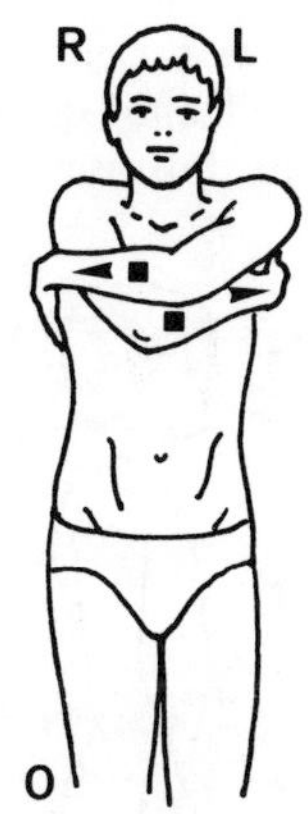

Symptomauslösende Stellung: Die symptomauslösende Stellung ist in diesem Fall das Verschränken der Arme über der Brust. Zilgrei-Position bei Anwendung der Selbstbehandlung SPERLING: nach hinten-oben gestreckte Arme.

ANWENDUNGSANLEITUNG

Spezifisch-statische Variante: Hierbei wird nur die Vorwärtsbewegung der Brustwirbelsäule auf der Sagittalebene während der Zilgrei-Atmung betont. Zu diesem Zweck verharrt man bewegungslos in der Zilgrei-Position (Abb. 4) während der Zilgrei-Atmung.

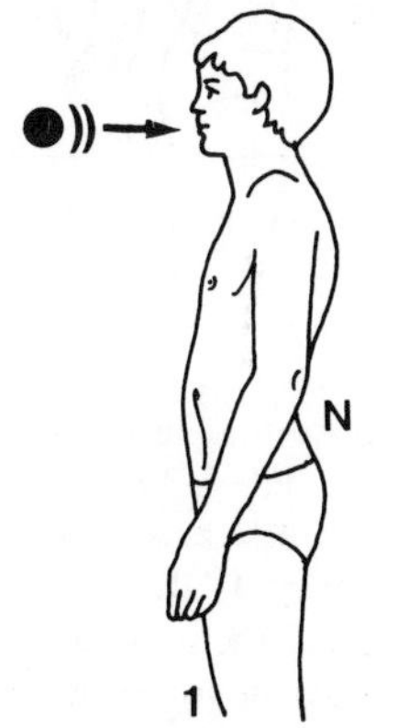

[1] Neutrale Position. Stehen oder sitzen Sie aufrecht, aber nicht steif. Atmen Sie langsam ein (Bauch raus), und halten Sie die Luft 5 Sekunden lang an.

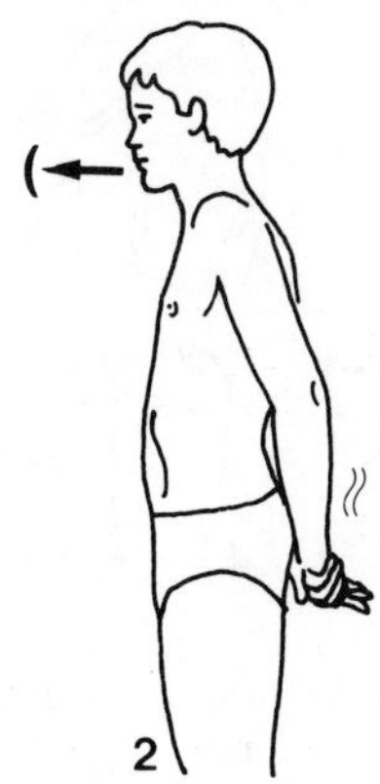

[2] *Während* Sie langsam ausatmen (Bauch rein), nehmen Sie die Arme

nach hinten und falten Sie die Hände.

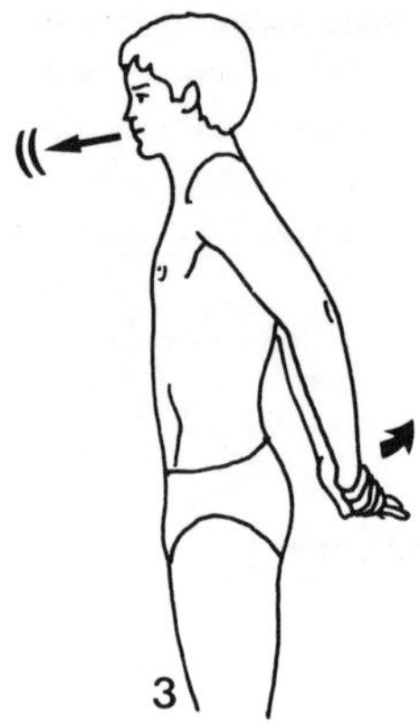

3 Atmen Sie weiter aus (Bauch rein), drücken Sie dabei die Arme leicht nach hinten und oben in die Zilgrei-Position (Abb. 4). Übertreiben Sie die Bewegung nicht, sondern drükken Sie die Arme nur so weit, wie es angenehm bleibt.

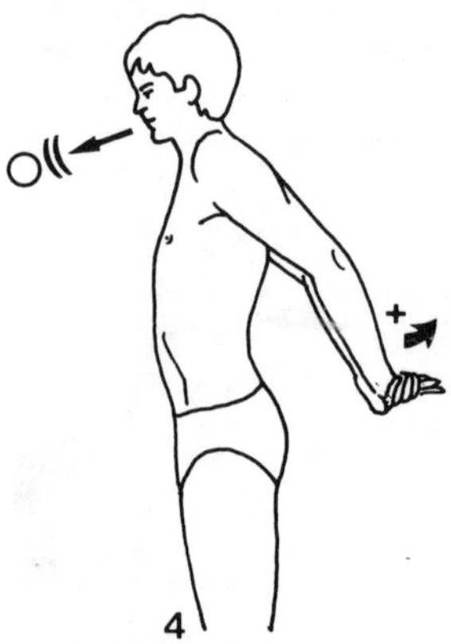

4 Zilgrei-Position. Verharren Sie 5 Sekunden lang mit entleerter Lunge.

Verbleiben Sie in dieser Stellung (Abb. 4) während weiterer vier Zilgrei-Atmungszyklen.

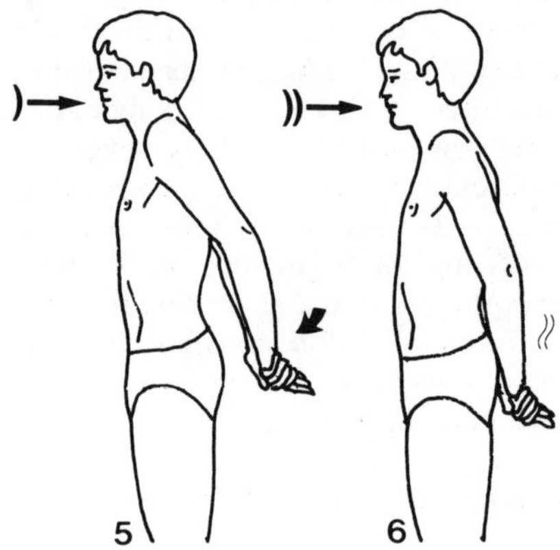

5 *Während* des letzten Einatmens (Bauch raus) bewegen Sie die Arme langsam zum Körper zurück.

6 Atmen Sie weiter ein (Bauch raus), lösen Sie die Hände und gehen Sie in die neutrale Position (Abb. 7) zurück.

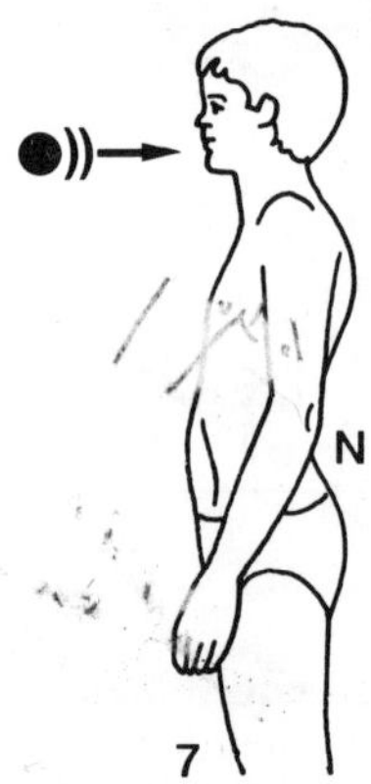

7 Neutrale Position. Beenden Sie die spezifisch-statische Variante des SPERLING, indem Sie die Luft 5 Sekunden lang anhalten.

Spezifisch-dynamische Variante: Auch hier wird nur die Vorwärtsbewegung der Brustwirbelsäule während der Zilgrei-Atmung betont. Der Unterschied zur spezifisch-statischen Variante besteht darin, daß man die nach hinten gestreckten Arme während der Zilgrei-Atmung nach oben und unten bewegt, anstatt bewegungslos in der Zilgrei-Position zu verharren.

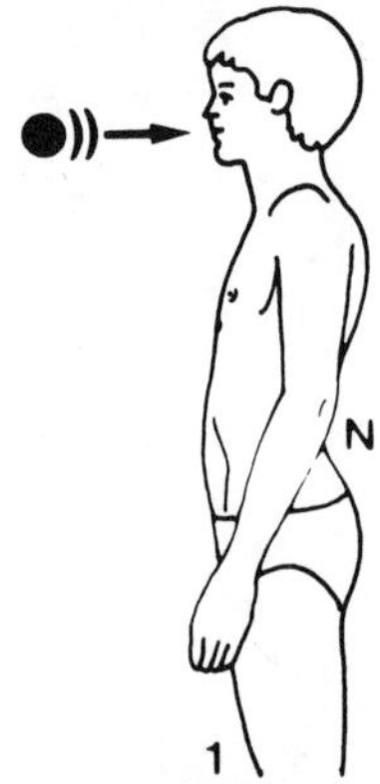

1 Neutrale Position. Stehen oder sitzen Sie aufrecht, aber nicht steif. Atmen Sie langsam ein (Bauch raus), und halten Sie die Luft 5 Sekunden lang an.

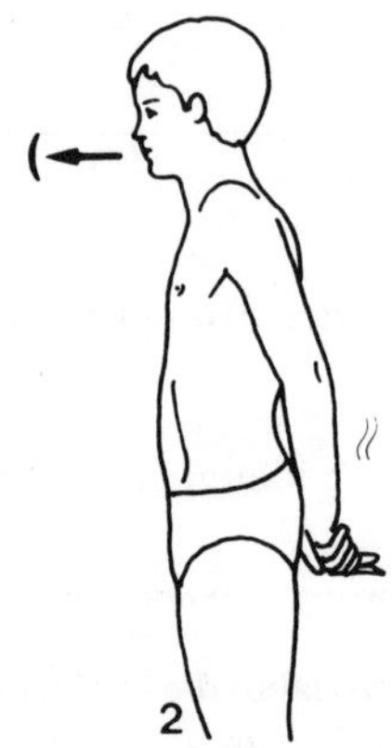

2 *Während* Sie langsam ausatmen

(Bauch rein), nehmen Sie die Arme nach hinten und falten Sie die Hände.

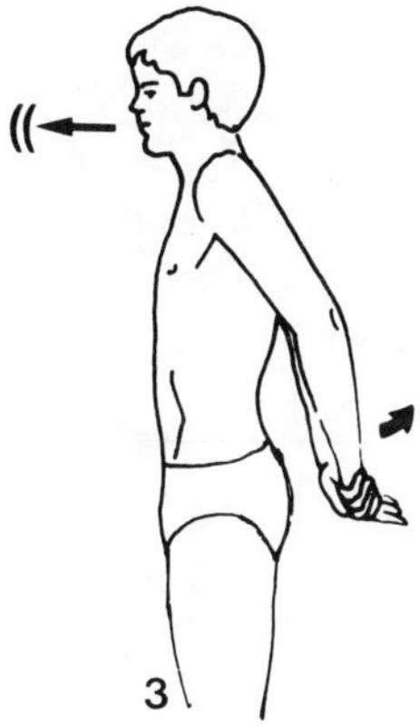

3

3 Atmen Sie weiter aus (Bauch rein), drücken Sie dabei die Arme leicht nach hinten und oben in die Zilgrei-Position (Abb. 4). Übertreiben Sie die Bewegung nicht, sondern drükken Sie die Arme nur so weit, wie es angenehm bleibt.

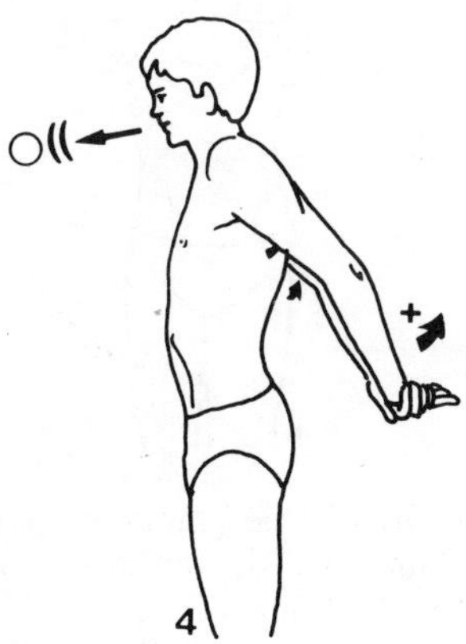

4

4 Zilgrei-Position. Verharren Sie 5 Sekunden lang mit entleerter Lunge.

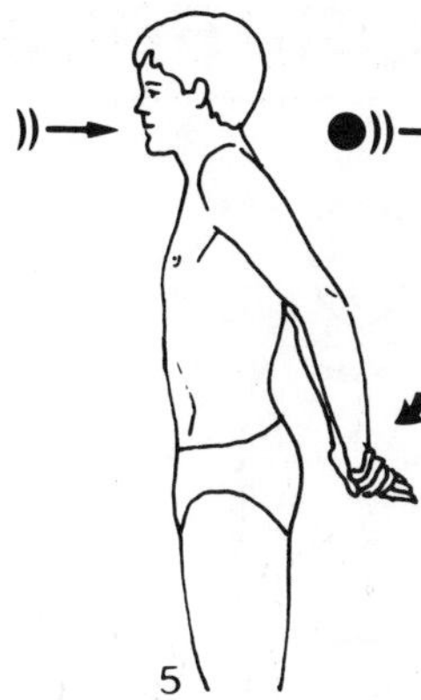

5

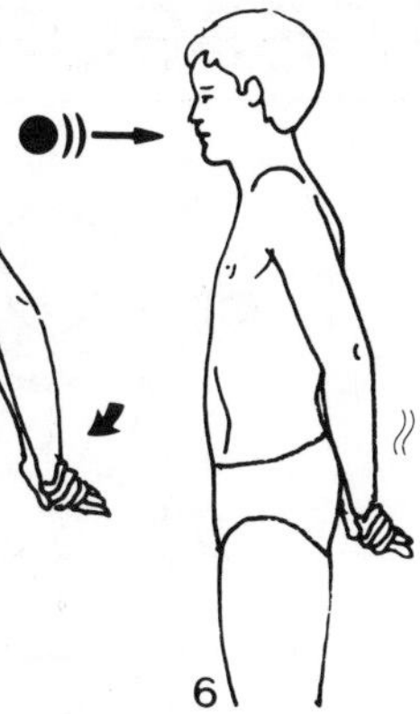

6

5 *Während* Sie langsam einatmen (Bauch raus), gehen Sie mit den Armen langsam zum Körper zurück.

6 Entspannen Sie die Arme, und halten Sie die Luft 5 Sekunden lang an. Wiederholen Sie nun Abb. 3–6 weitere viermal.

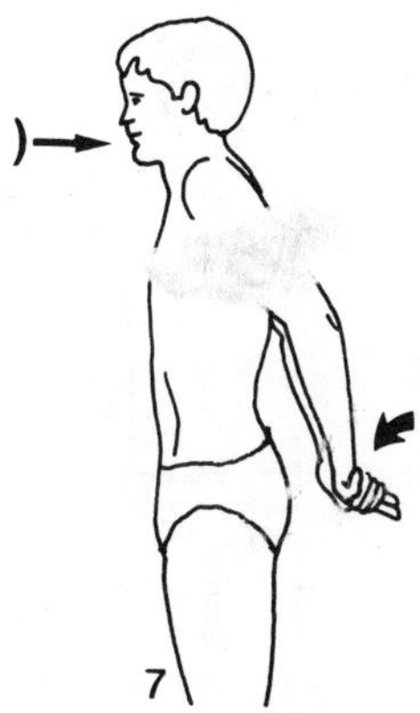

7

7 *Während* des letzten Einatmens (Bauch raus) gehen Sie mit den Armen langsam zum Körper zurück.

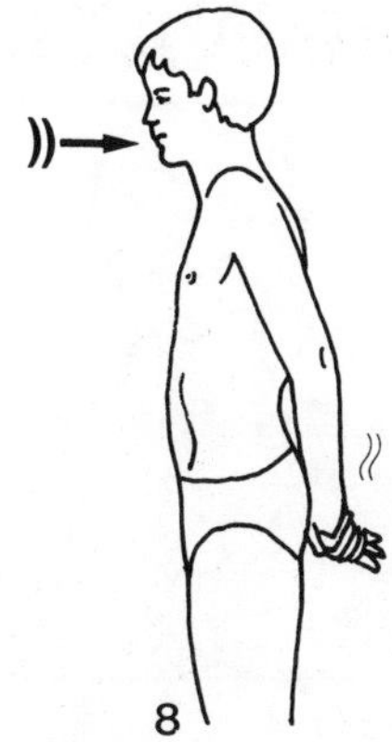

8

8 Atmen Sie weiter ein (Bauch raus), lösen Sie die Hände und gehen Sie in die neutrale Position (Abb. 9) zurück.

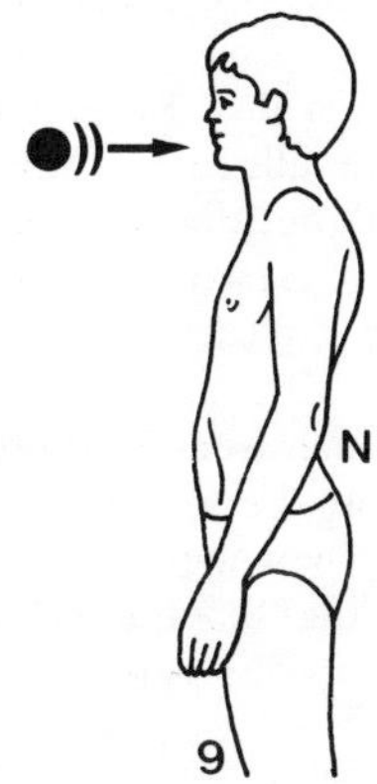

9

9 Neutrale Position. Beenden Sie die spezifisch-dynamische Variante des SPERLING, indem Sie die Luft 5 Sekunden lang anhalten.

KOMBINATION DROSSEL/SPERLING** Ⓩ 554/555

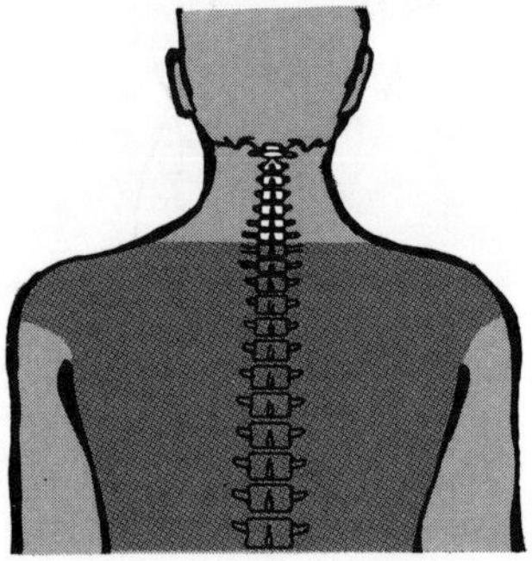

Die beiden vorhergehenden Selbstbehandlungen DROSSEL und SPERLING können aufgrund ihrer Eigenschaften nur spezifisch angewendet werden und dienen dementsprechend auch der Behandlung von spezifischen Beschwerden, z.B. von Hyper- oder Hypokyphose. Durch ihre Kombination ergibt sich eine allgemein anwendbare Selbstbehandlung, die bei allgemeinen Schmerzen und Beschwerden im Brustwirbelbereich eingesetzt werden kann.

Allgemein-dynamische Variante: Hierbei wird sowohl die Vorwärts- wie auch die Rückwärtsbewegung der Burstwirbelsäule auf der Sagittalebene betont (Abb. 1–9).

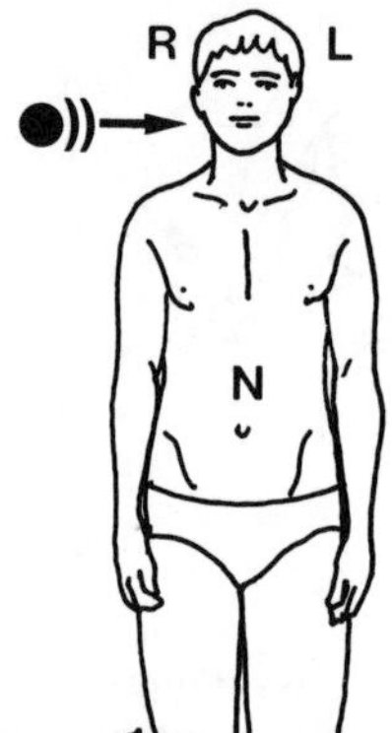

1

1 Neutrale Position. Stehen oder sitzen Sie aufrecht, aber nicht steif. Atmen Sie langsam ein (Bauch raus), und halten Sie die Luft 5 Sekunden lang an.

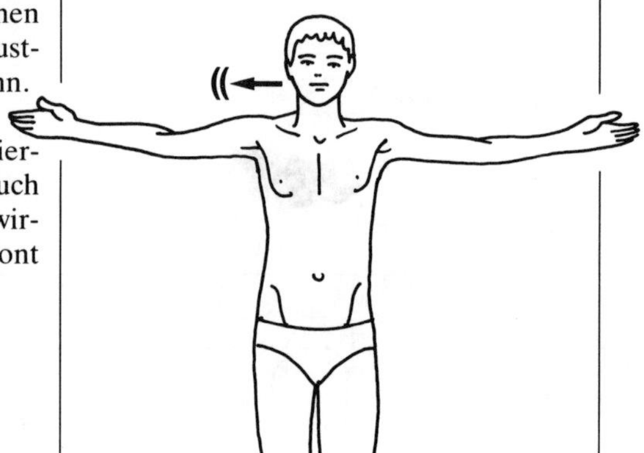

2

2 *Während* Sie langsam ausatmen (Bauch rein), strecken Sie die Arme seitlich aus.

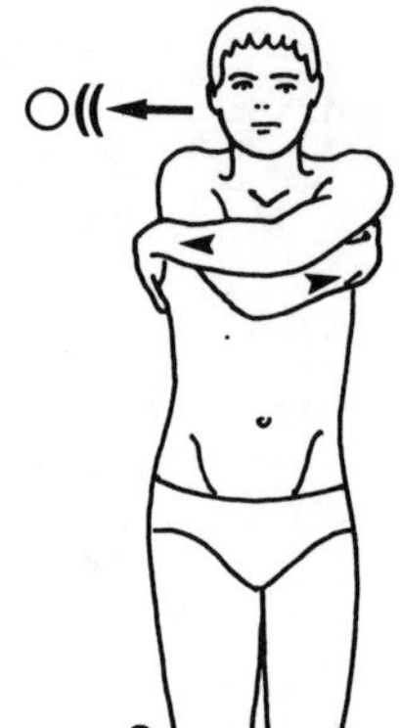

3

3 *Während* Sie vollkommen ausatmen (Bauch rein), verschränken Sie die Arme fest über der Brust und verharren 5 Sekunden lang mit entleerter Lunge.

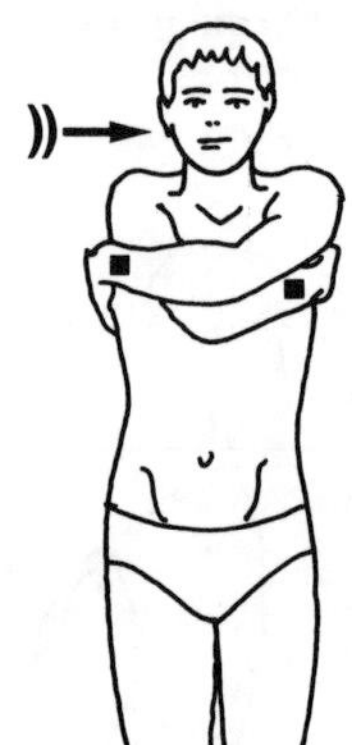

4

4 *Während* Sie langsam einatmen (Bauch raus), umfassen Sie den Brustkorb noch etwas fester, um die atmungsbedingten Bewegungen der Rippen einzuschränken.

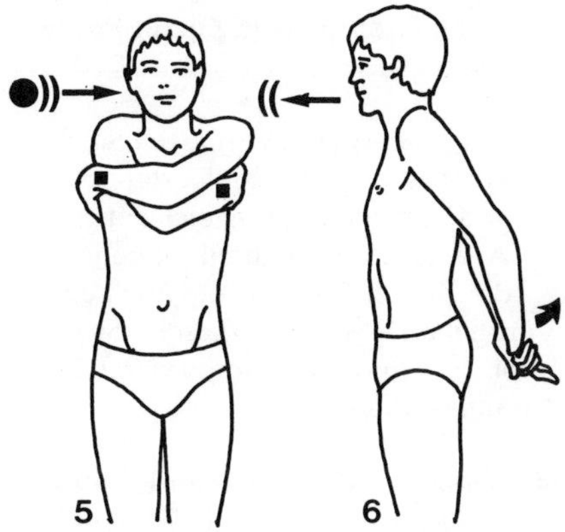

5 6

5 Halten Sie die Luft 5 Sekunden lang an.

6 Während Sie langsam ausatmen (Bauch rein), strecken Sie die Arme nach hinten und falten die Hände.

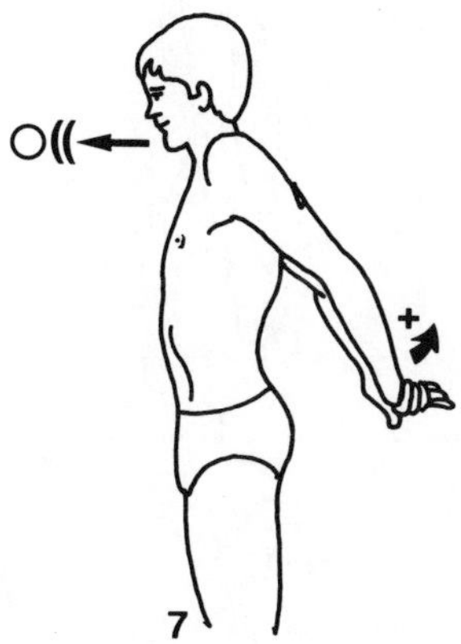

7

7 *Während* Sie vollkommen ausatmen (Bauch rein), drücken Sie die Arme leicht nach hinten und oben. Verharren Sie 5 Sekunden lang mit entleerter Lunge.

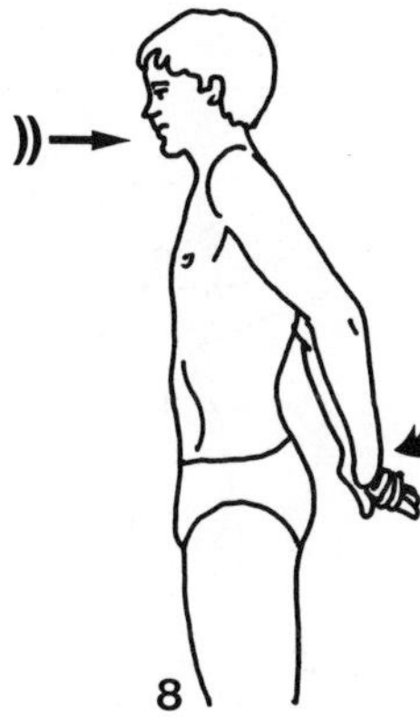

8

8 *Während* Sie langsam einatmen (Bauch raus), gehen Sie mit den Armen langsam zum Körper in die neutrale Stellung (Abb. 9) zurück.

9 Neutrale Stellung. Halten Sie die Luft 5 Sekunden lang an.

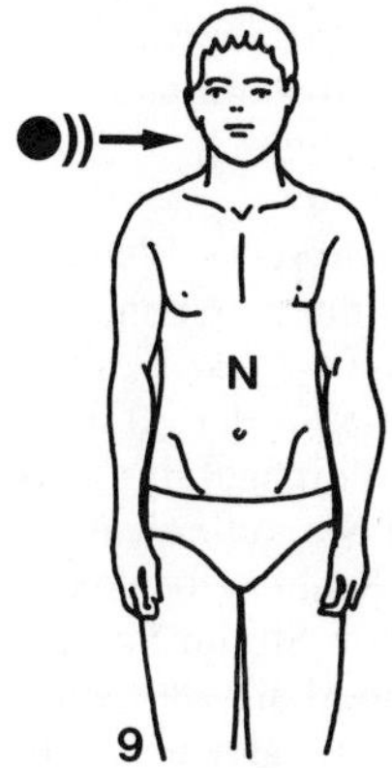

9

Wiederholen Sie den gesamten Vorgang (Abb. 1–9) weitere viermal, und beenden Sie die allgemein-dynamische Variante der Kombination DROSSEL/SPERLING mit der 5-Sekunden-Pause nach dem letzten Einatmen.

KUCKUCK* 14

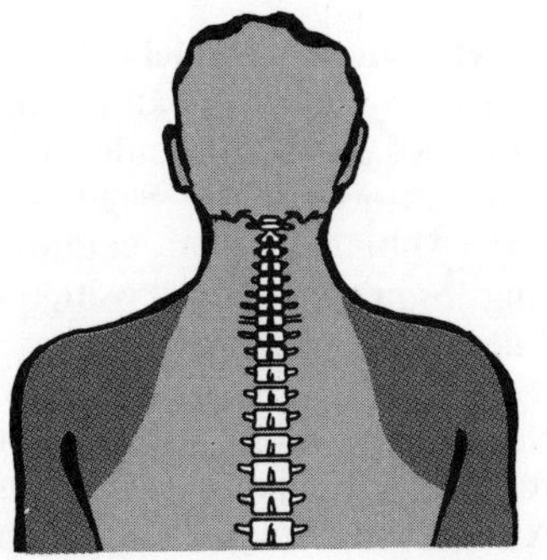

Zweck: Korrektur der Ausrichtung der Schlüsselbeine zur Behebung von Schulter- und Brustkorbschmerzen; Wiederherstellung der Bewegungsfreiheit der Arme auf der Sagittalebene; Befreiung von Gefühlen der Beklemmung im Brustkorb; Steigerung der Beweglichkeit bei der Unfähigkeit, den auf den Rücken gelegten Unterarm nach oben zu schieben.

Spezifische Beschwerden: Schulter- und Armschmerzen; Schmerzen und Beklemmung im Brustkorb; Unfähigkeit, den Arm zu heben; einseitig erhöhtes Schlüsselbein.

Anwendungsmöglichkeiten:
a) spezifisch-statisch einfach
b) spezifisch-dynamisch einfach

c) spezifisch-statisch mit Ausgleichsposition
d) spezifisch-dynamisch mit Ausgleichsbewegung

Besondere Hinweise: Wenden Sie diese Selbstbehandlung erst an, nachdem Sie den Zilgrei-Test zur Feststellung des Bewegungsradius des Arms auf der Sagittalebene durchgeführt haben (Seite 52). Stellen Sie außerdem fest, ob die Höhe Ihrer Schlüsselbeine unterschiedlich ist, indem Sie im Spiegel die Vertiefungen oberhalb der Schlüsselbeine miteinander vergleichen. Die Vertiefung beim höherliegenden Schlüsselbein ist fast in allen Fällen flacher als beim tieferliegenden.
Diese Selbstbehandlung wird nur mit dem betroffenen Arm bzw. auf der Seite angewendet, auf der die Schulter schmerzt oder auf der das Schlüsselbein höher liegt. Sind auf beiden Seiten Beschwerden vorhanden, beginnen Sie die Selbstbehandlung auf der Seite, die schwächere Symptome aufweist.
Die spezifisch-statische und spezifisch-dynamische Variante mit Ausgleichsposition bzw. -bewegung wird dann angewendet, wenn nach den einfachen Varianten keine merkliche Besserung eingetreten ist. Wenn die Symptome nach wiederholter Anwendung nicht bedeutend nachlassen, führen Sie die Selbstbehandlung mit umgekehrter Armstellung aus.
Forcieren Sie den Arm nicht, sondern strecken Sie ihn nur bis an die bequem erreichbare Grenze. Winkeln Sie den Ellbogen nicht an, sondern halten Sie den Arm gerade.

Stellung: Möglichst stehend, ansonsten sitzend.

Bewegungsebene: Stellung bzw. Bewegung des ausgestreckten Arms nach oben oder nach hinten auf der Sagittalebene.

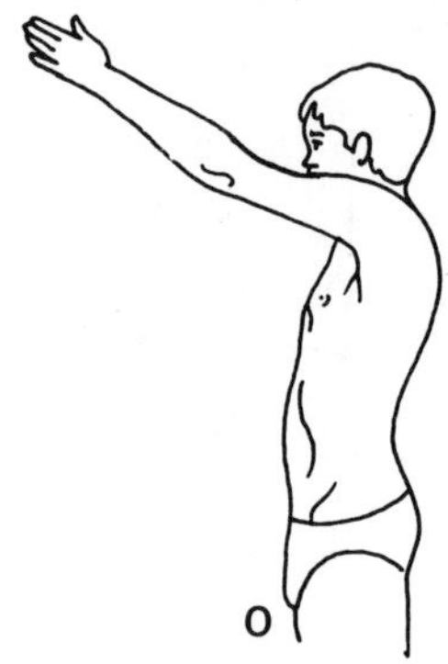

Symptomauslösende Stellung ist in diesem Fall der nach oben erhobene Arm. Zilgrei-Position bei Anwendung der Selbstbehandlung KUCKUCK: nach hinten gestreckter Arm. Ist die symptomauslösende Stellung das Strecken oder Bewegen des Arms nach hinten, heben Sie ihn bei Ausübung der Selbstbehandlung nach oben in die entgegengesetzte Richtung.

ANWENDUNGSANLEITUNG

Spezifisch-statische einfache Variante: Hierbei wird nur eine Hälfte (Zilgrei-Position) des Bewegungsradius des betroffenen Arms auf der Sagittalebene genutzt (Abb. 1–5). Man verharrt bewegungslos in der Zilgrei-Position während der Zilgrei-Atmung.

[1] Neutrale Position. Stehen oder sitzen Sie aufrecht, aber nicht steif. Atmen Sie langsam ein (Bauch raus), und halten Sie die Luft 5 Sekunden lang an.

[2] *Während* Sie langsam ausatmen (Bauch rein), strecken Sie den Arm nach hinten bis zur bequem erreichbaren Grenze in die Zilgrei-Position (Abb. 3).

[3] Zilgrei-Position. Verharren Sie 5 Sekunden lang mit entleerter Lunge, und strecken Sie gleichzeitig den Arm leicht nach unten, ohne jedoch die Zilgrei-Position zu verlassen.
Verbleiben Sie in dieser Stellung (Abb. 3) während weiterer vier Zilgrei-Atmungszyklen.

[4] *Während* des letzten Einatmens (Bauch raus) bewegen Sie den Arm langsam in die neutrale Stellung (Abb. 5) zurück.

[5] Neutrale Stellung. Beenden Sie die spezifisch-statische einfache Varian-

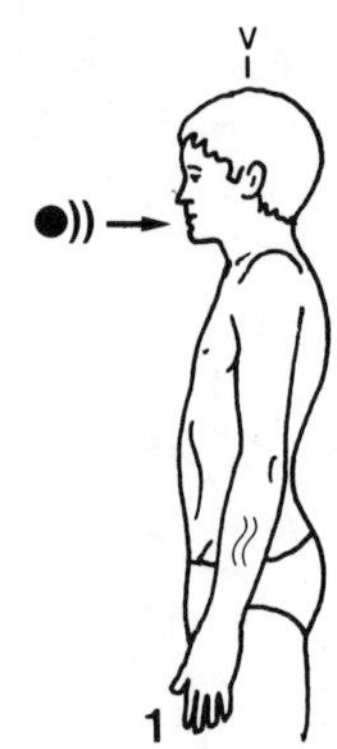

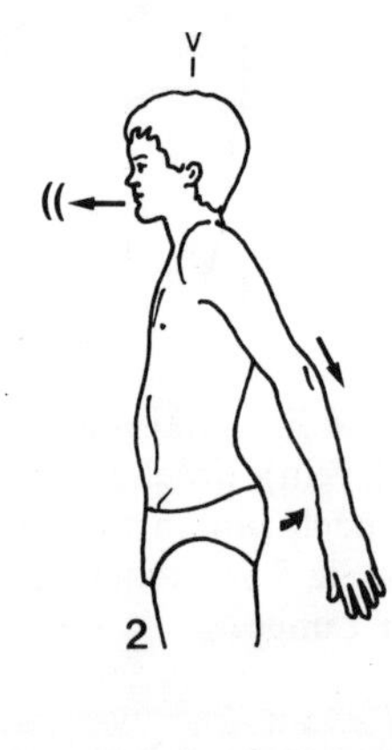

te des KUCKUCK, indem Sie die Luft 5 Sekunden lang anhalten.

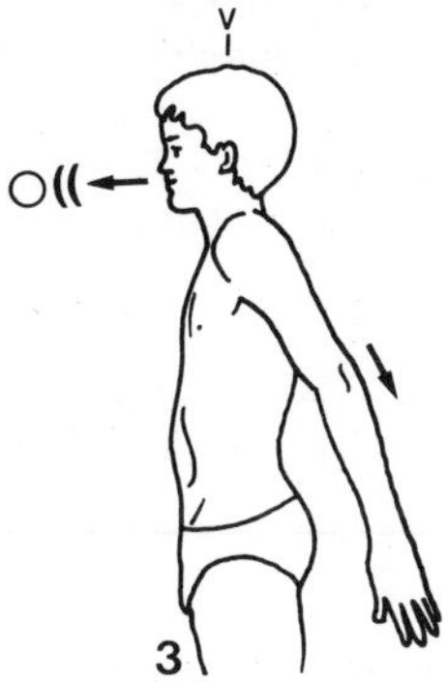

3

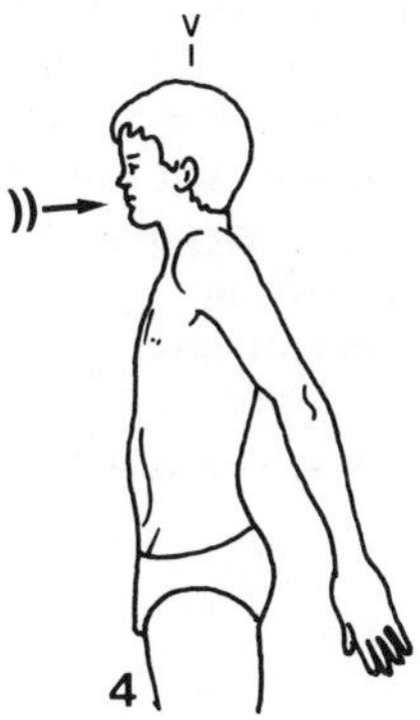

4

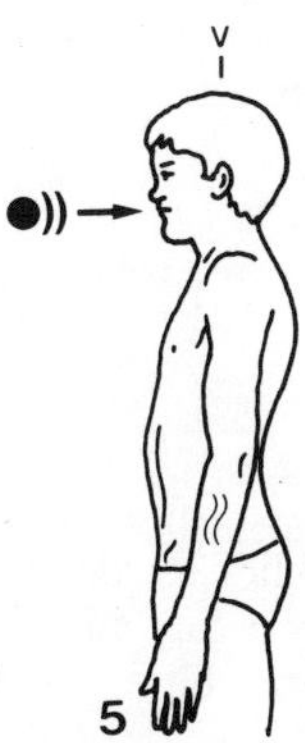

5

Spezifisch-dynamische einfache Variante: Auch hier wird nur eine Hälfte (Zilgrei-Position) des Bewegungsradius des betroffenen Arms auf der Sagittalebene einbezogen. Der Unterschied zur spezifisch-statischen Variante besteht darin, daß man während der Zilgrei-Atmung den Arm zwischen der neutralen und der Zilgrei-Position hin- und herbewegt, anstatt bewegungslos in der Zilgrei-Position zu verharren.

Verfahren Sie zunächst genauso wie in Abb. 1–3, spezifisch-statisch, beschrieben. Nach der Atempause in Abb. 3 gehen Sie sofort zu Abb. 4 und 5 über. Nach Beendigung der Atempause in Abb. 5 wiederholen Sie den gesamten Vorgang (Abb. 1–5) weitere viermal, und schließen Sie die spezifisch-dynamische einfache Variante des KUCKUCK mit der Atempause in Abb. 5 ab.

Spezifisch-statische Variante mit Ausgleichsposition: Auch hier wird nur eine Hälfte (Zilgrei-Position) des Bewegungsradius des betroffenen Arms auf der Sagittalebene genutzt. Der Unterschied zur spezifisch-statischen einfachen Variante besteht darin, daß man den nicht betroffenen Arm während der Anwendung der Selbstbehandlung entgegengesetzt zur Zilgrei-Position, in der sich der betroffene Arm befindet, hält.

[1] Neutrale Stellung. Stehen oder sitzen Sie aufrecht, aber nicht steif. Atmen Sie langsam ein (Bauch raus), und halten Sie die Luft 5 Sekunden lang an.

[2] *Während* Sie langsam ausatmen (Bauch rein), strecken Sie den betroffenen Arm bis zur bequem erreichbaren Grenze nach hinten in die Zilgrei-Position (Abb. 3) und den anderen Arm in die entgegengesetzte Richtung nach oben.

[3] Zilgrei-Position. Verharren Sie 5 Sekunden lang mit entleerter Lunge, und strecken Sie gleichzeitig den betroffenen Arm leicht nach unten und den nicht betroffenen nach oben, ohne jedoch die eingenommene Stellung zu verlassen.

Verbleiben Sie in dieser Stellung (Abb. 3) während weiterer vier Zilgrei-Atmungszyklen.

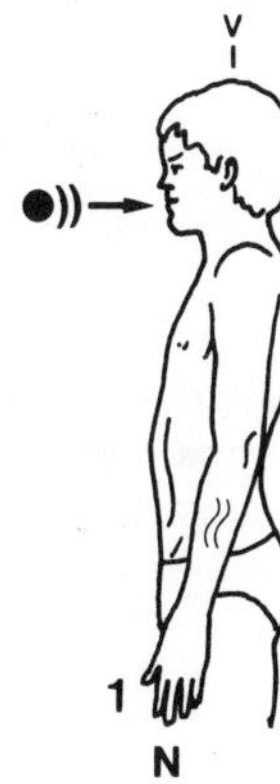

1

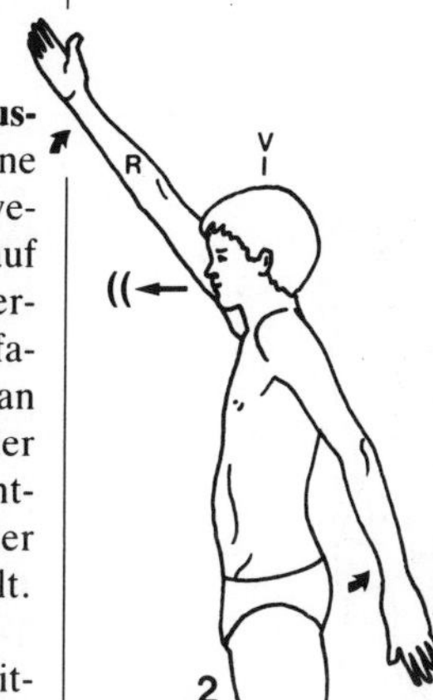

2

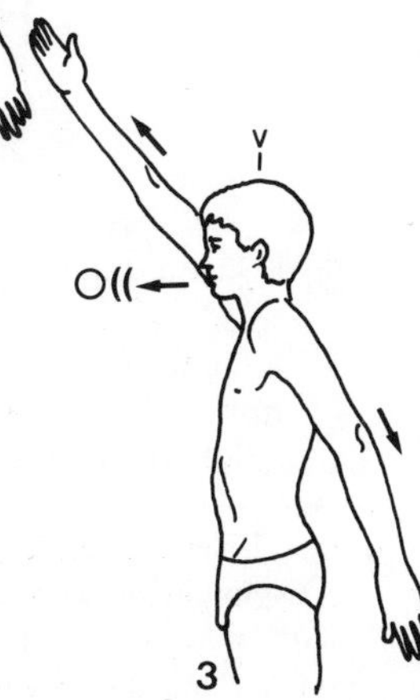

3

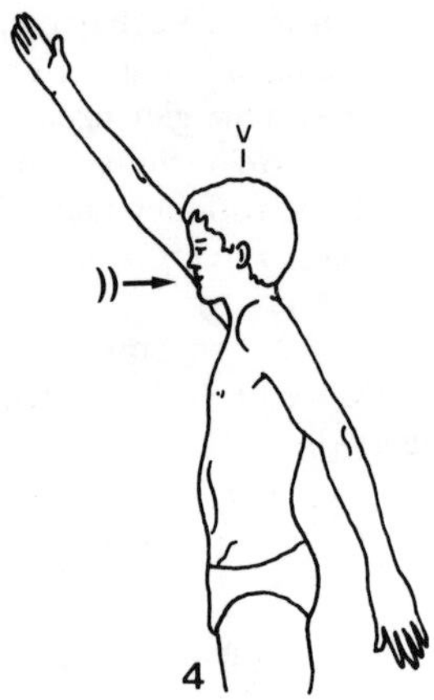
4

[4] *Während* des letzten Einatmens (Bauch raus) gehen Sie mit beiden Armen langsam in die neutrale Stellung (Abb. 5) zurück.

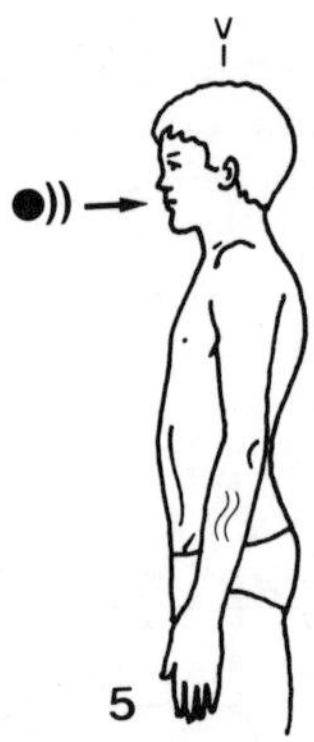
5

[5] Neutrale Stellung. Beenden Sie die spezifisch-statische Variante des KUCKUCK mit Ausgleichsposition, indem Sie die eingeatmete Luft 5 Sekunden lang anhalten.

Spezifisch-dynamische Variante mit Ausgleichsbewegung: Diese Variante wird genauso ausgeführt wie die beschriebene spezifisch-statische Variante mit Ausgleichsposition, jedoch mit dem Unterschied, daß man die Arme während der Zilgrei-Atmung hin- und herbewegt, anstatt bewegungslos in der Zilgrei- und Ausgleichsposition zu verharren.
Verfahren Sie zunächst genauso wie unter Abb. 1–3 beschrieben. Nach der Atempause in Abb. 3 gehen Sie sofort zu Abb. 4 und 5 über. Nach der Atempause in Abb. 5 wiederholen Sie den gesamten Vorgang (Abb. 2–5) weitere viermal, und schließen Sie die spezifisch-dynamische Variante des KUKKUCK mit Ausgleichsbewegung mit der Atempause in Abb. 5 ab.

KAUZ* 43

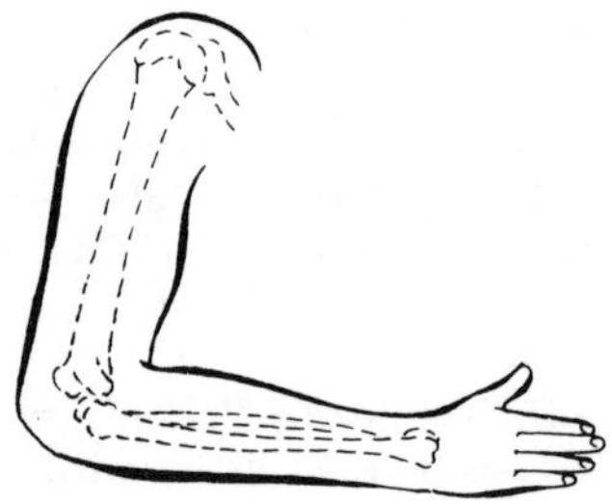

Zweck: Linderung und Beseitigung von Schmerzen und Beschwerden im Ellbogen z.B. Tennis-Ellbogen; Wiederherstellung der Beweglichkeit des Ellbogens.

Beschwerden: Schmerzender Ellbogen; Tennis-Ellbogen; Beschwerden beim Strecken des Arms; Schmerzen beim Aufstützen des Ellbogens; Empfindlichkeit entlang dem Radius (auf der Daumenseite gelegener Unterarmknochen) und beim Drücken und Aufstellen des Ellbogens; Empfindlichkeit am Daumenansatz (zwischen Daumen und Handgelenk) und des Daumenballens; verkleinerter Daumenballen.

Anwendungsmöglichkeiten:
a) spezifisch-statisch
b) spezifisch-dynamisch

Besondere Hinweise: Zur Feststellung, ob die Ursache Ihrer Schmerzen im Ellbogen der sogenannte »Tennis-Ellbogen« ist (auch wenn Sie nicht unbedingt Tennis spielen), verfahren Sie folgendermaßen: Winkeln Sie den Ellbogen des betroffenen Arms an. Machen Sie eine Faust und biegen Sie die Faust nach hinten, dem Körper zu. Versuchen Sie dann mit der anderen Hand oder mit Hilfe eines anderen, die Faust gewaltsam nach unten zu drücken. Wenn Sie

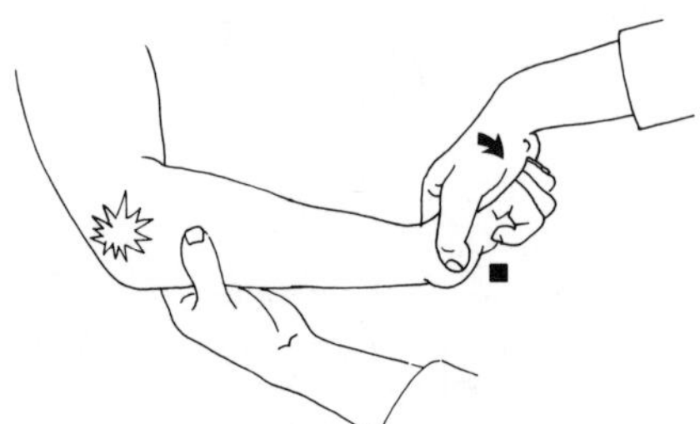
1

dabei einen scharfen Schmerz am seitlichen Gelenkhöcker des Ellbogens verspüren, haben Sie mit größter Wahrscheinlichkeit einen »Tennis-Ellbogen«.

Bei Anwendung der Selbstbehandlung KAUZ ist es sehr wichtig, daß die seitliche Bewegung der Hand, die nur etwa 10 bis 15 Grad betragen sollte, nicht forciert wird, und daß man die Hand nur seitlich wie abgebildet biegt, nicht aber nach hinten oder vorne. Bei einer forcierten oder falschen Bewegung würde die Wirkung der Selbstbehandlung ausbleiben.

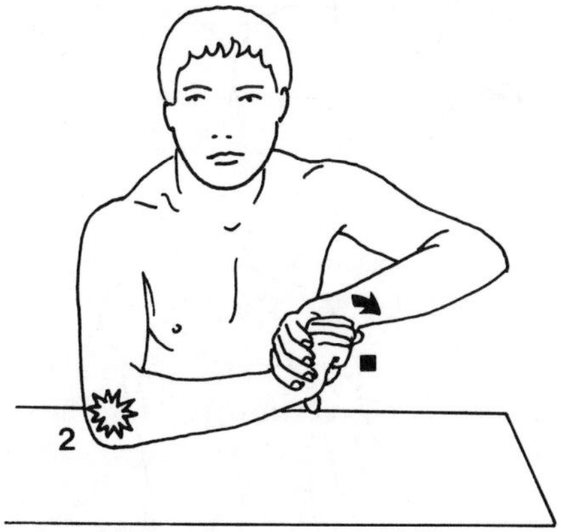

Stellung: Sitzend oder stehend.
Die korrekte Stellung des betroffenen Arms ist hierbei ausschlaggebend; die folgenden Abbildungen zeigen, wie diese am besten einzunehmen ist. Angenommen, Sie behandeln den rechten Arm:
1. Heben Sie den rechten Arm senkrecht in die Höhe (Abb. a),
2. greifen Sie mit dem linken Arm über die Brust und schieben Sie die Hand soweit wie möglich unter die rechte Achsel,
3. senken Sie den rechten, zu behandelnden Arm mit geöffneter, nach oben zeigender Handfläche. Der Ellbogen streckt sich von selbst durch die Wirkung der Schwerkraft und muß auch während der Anwendung der Selbstbehandlung leicht durchgedrückt bleiben. Der Daumen zeigt nach rechts außen.

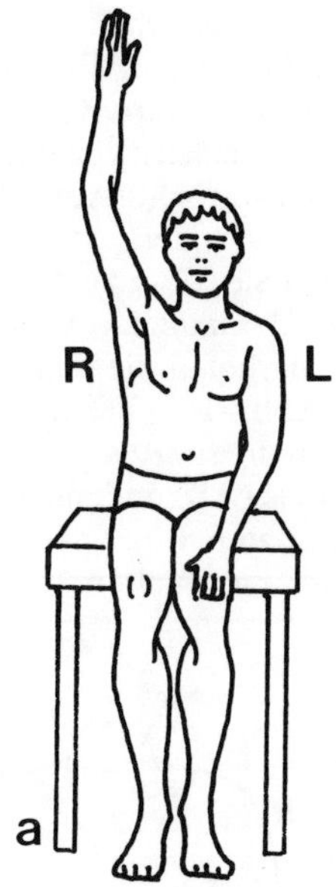

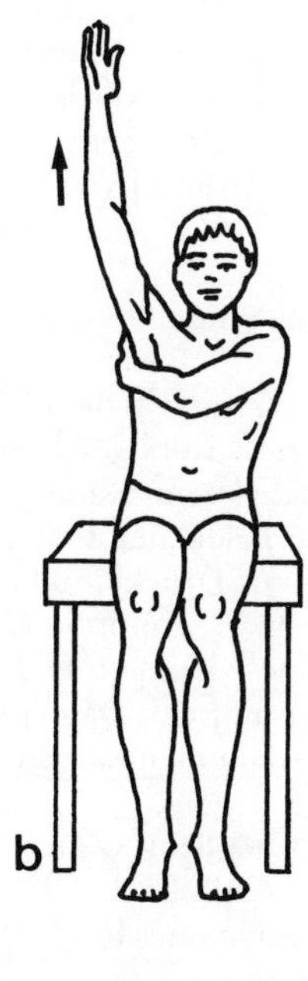

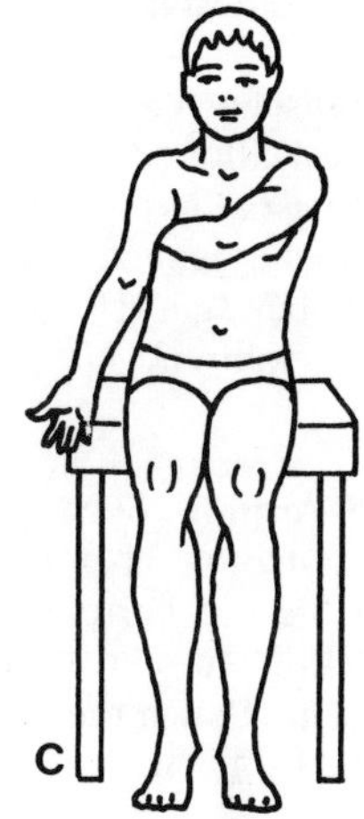

Bewegungsebene: Seitliche Bewegung bzw. Stellung der Hand auf der Frontalebene.

Symptomauslösende Stellung: Die symptomauslösende Stellung ist in diesem Fall das seitliche Biegen der Hand zum kleinen Finger hin. Zilgrei-Position: seitliches Biegen der Hand zum Daumen hin.

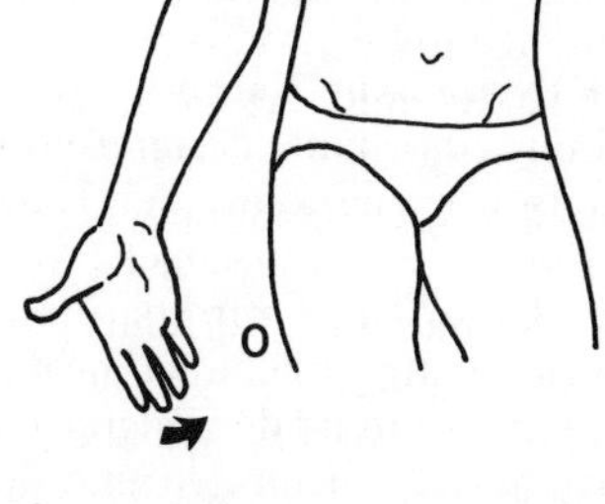

ANWENDUNGSANLEITUNG

Spezifisch-statische Variante: Hierbei wird nur eine Hälfte (Zilgrei-Position) des Bewegungsradius der Hand auf der Frontalebene genutzt (Abb. 1–5). Man verharrt bewegungslos in der Zilgrei-Position während der Zilgrei-Atmung.

[1] Neutrale Position. Sitzen oder stehen Sie aufrecht, aber nicht steif. Nehmen Sie die korrekte Stellung wie beschrieben ein. Atmen Sie langsam ein (Bauch raus), und halten Sie die Luft 5 Sekunden lang an.

[2] *Während* Sie langsam ausatmen (Bauch rein), biegen Sie die Hand ungefähr 10 bis 15 Grad in Richtung der Daumenseite in die Zilgrei-Position (Abb. 3).

[3] Zilgrei-Position. Verharren Sie 5 Sekunden lang mit entleerter Lunge.

Verbleiben Sie in dieser Stellung (Abb. 3) während weiterer vier Zilgrei-Atmungszyklen.

[4] *Während* des letzten Einatmens (Bauch raus) kehren Sie mit der Hand in die neutrale Position (Abb. 5) zurück.

[5] Neutrale Position. Beenden Sie die spezifisch-statische Variante des KAUZ, indem Sie die Luft 5 Sekunden lang anhalten.

Spezifisch-dynamische Variante: Auch hier wird nur eine Hälfte (Zilgrei-Position) des Bewegungsradius der Hand auf der Frontalebene einbezogen (Abb. 1–5). Der Unterschied zur spezifisch-statischen Variante besteht darin, daß man die Hand während der Zilgrei-Atmung zwischen der neutralen und der Zilgrei-Position seitlich hin- und herbewegt, anstatt bewegungslos in der Zilgrei-Position zu verharren.
Verfahren Sie zunächst genauso wie unter spezifisch-statisch, Abb. 1–3, beschrieben. Nach der Atempause in Abb. 3 gehen Sie sofort zu Abb. 4 und 5 über. Nach Abschluß der Atempause in Abb. 5 wiederholen Sie den gesamten Vorgang, Abb. 1–5, weitere viermal und beenden die spezifisch-dynamische Variante des KAUZ, indem Sie die Luft nach dem letzten Einatmen (Abb. 5) 5 Sekunden lang anhalten.

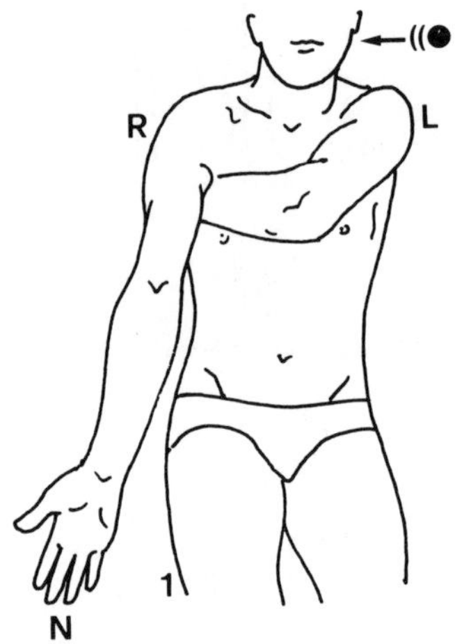

1

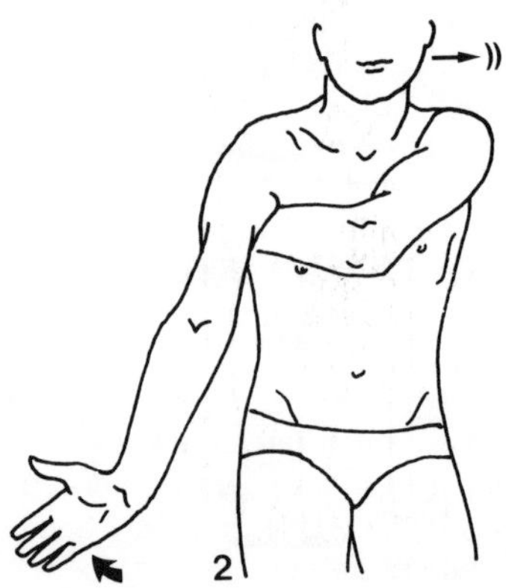
2

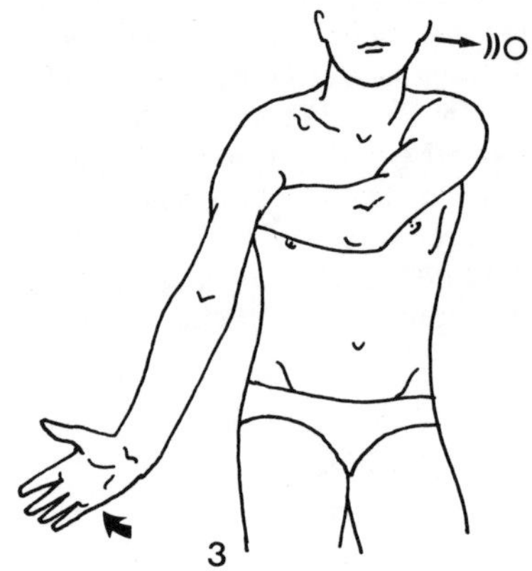
3

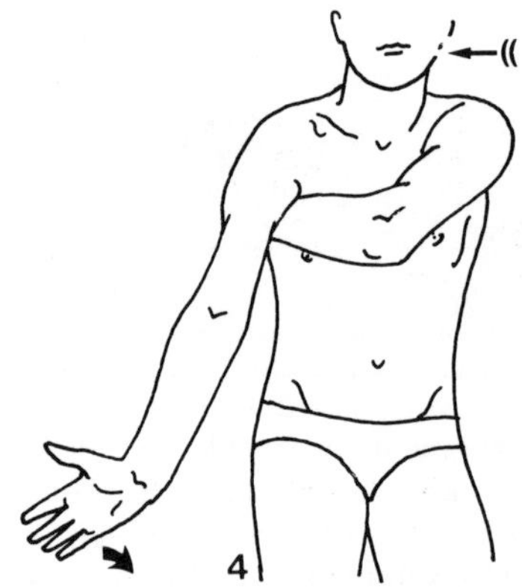
4

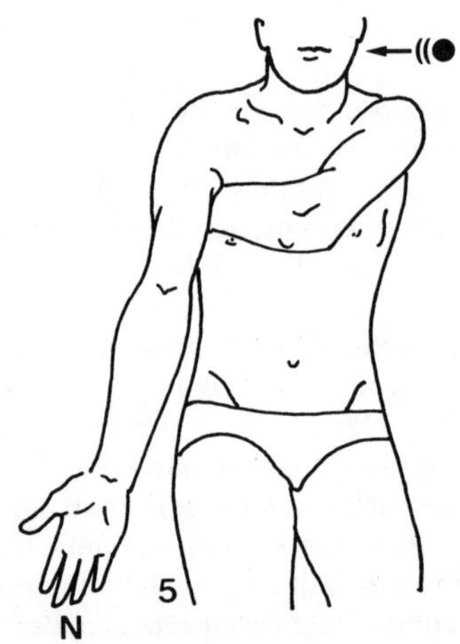

5

LINDE*

139

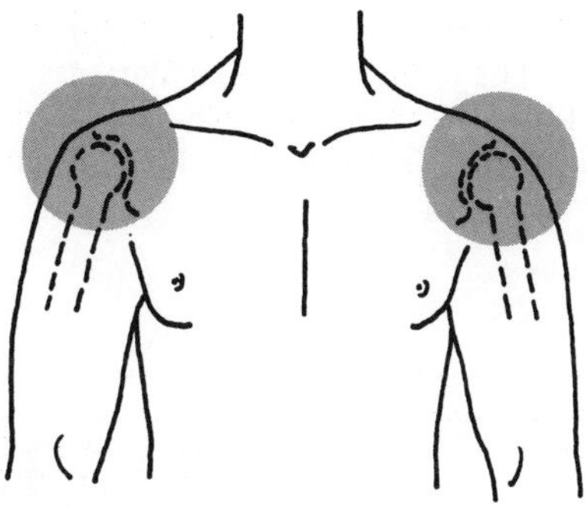

Zweck: Beseitigung von Schmerzen in der Schulter und Wiederherstellung der Beweglichkeit des Schultergelenks. Indirekte heilsame Einwirkung auf die oberen Körperteile: Kopf, Halswirbelsäule, Brustwirbelsäule bis zum neunten Brustwirbel.

Beschwerden: Schmerzen und Beschwerden in der Schulter, mit oder ohne Ausstrahlung in den Arm; Bewegungseinschränkung des Schultergelenks; Unfähigkeit, den Arm auf der Sagittalebene in die Höhe zu heben.

Anwendungsmöglichkeiten:
a) spezifisch-statisch
b) spezifisch-dynamisch

Besondere Hinweise: Hierbei handelt es sich um eine *assistierte* Selbstbehandlung, d.h., sie kann nur mit Hilfe einer anderen Person angewendet werden. Diese drückt das Schultergelenk der ausführenden Person während der Zilgrei-Atmung leicht zusammen. Dabei ist besonders wichtig, daß der Druck nicht zu stark ist und ausschließlich auf der Horizontalebene erfolgt. Mit anderen Worten, die Hilfsperson drückt so, als wollte sie die Handflächen aneinanderpressen, nicht aber gleichzeitig auch nach oben drücken.
Am besten sitzt die Hilfsperson auf gleicher Höhe wie die ausführende Person, mit dem Gesicht zur betroffenen Schulter gewandt. Sie legt dann die Handflächen vorne und hinten an die Schulter, hebt beide Ellbogen, so daß die Unterarme eine horizontale Linie bilden, und verschließt die Finger über der Schulterkuppe.
Diese assistierte Selbstbehandlung wird nur an der betroffenen Schulter angewendet.

Stellung: Sitzend

ANWENDUNGSANLEITUNG

Statisch-spezifische Variante: Hierbei wird während der Zilgrei-Atmung ein ständiger und gleichbleibender Druck auf das Schultergelenk ausgeübt.

1. Neutrale Stellung. Sitzen Sie aufrecht, jedoch entspannt.

2. *Während* Sie langsam einatmen (Bauch raus) und die Luft 5 Sekunden lang anhalten, legt die Hilfsperson die Hände, wie unter »Besondere Hinweise« beschrieben, an Ihre Schulter.

3. *Während* Sie langsam ausatmen (Bauch rein) und 5 Sekunden lang mit luftleerer Lunge verharren, drückt die Hilfsperson Ihre Schulter leicht zusammen.

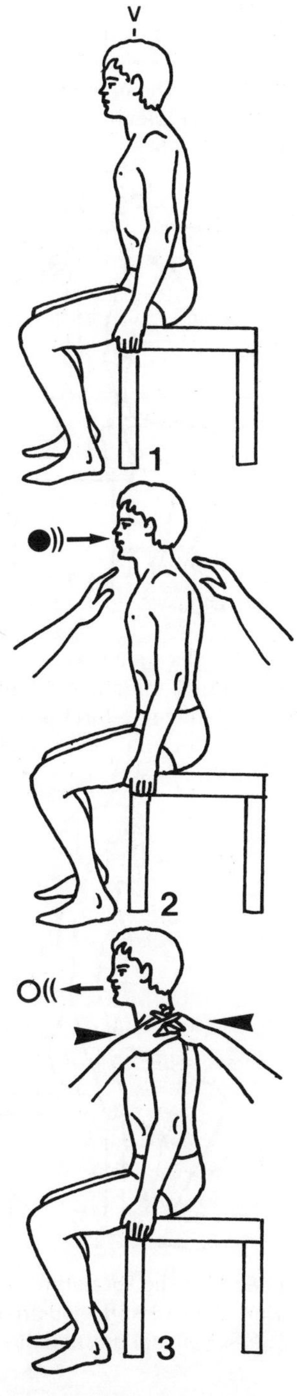

Verbleiben Sie in dieser Stellung (Abb. 3) während weiterer vier Zilgrei-Atmungszyklen. Dabei muß der Druck auf das Schultergelenk anhaltend und gleichbleibend sein.

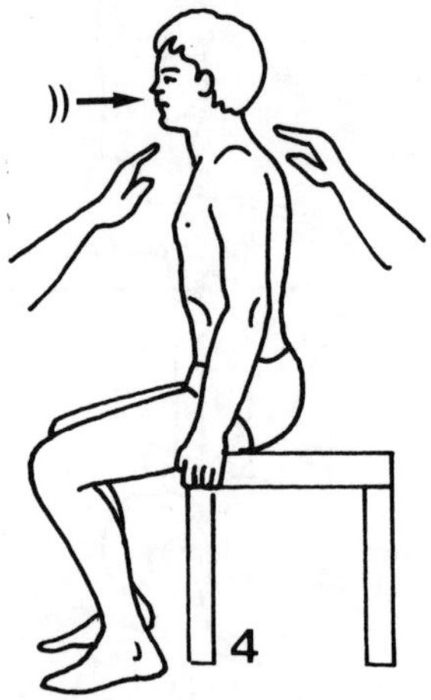

[4] *Während* des letzten Einatmens (Bauch raus), nimmt die Hilfsperson die Hände von Ihrer Schulter.

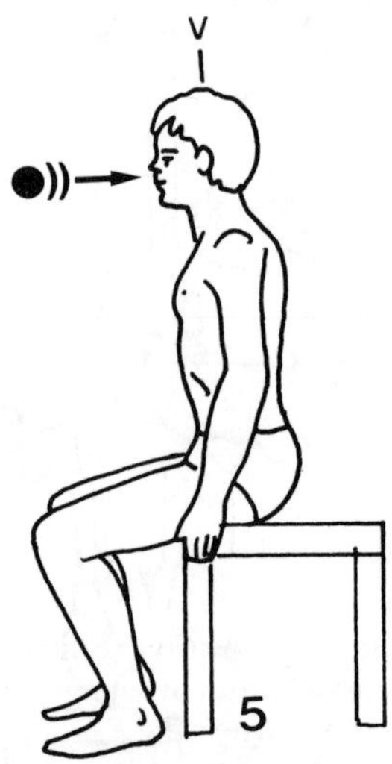

[5] Beenden Sie die spezifisch-statische Variante der LINDE, indem Sie die Luft 5 Sekunden lang anhalten.

Spezifisch-dynamische Variante: Hierbei wird während der Zilgrei-Atmung der Druck auf das Schultergelenk abwechselnd ausgeübt und wieder nachgelassen.
Verfahren Sie zunächst genauso wie in Abb. 1–3, spezifisch-statisch, beschrieben. Nach der Atempause in Abb. 3 atmen Sie wieder ein (Bauch raus) wie in Abb. 2, wobei jedoch die Hilfsperson, anstatt die Schulter völlig freizugeben, lediglich den Druck verringert. Wiederholen Sie den gesamten Vorgang weitere viermal, wobei der Druck nur beim Ausatmen ausgeübt und beim Einatmen verringert wird. Beenden Sie die spezifisch-dynamische Variante der LINDE, indem Sie nach dem letzten Einatmen die Luft 5 Sekunden lang anhalten.

STIEGLITZ* Ⓩ 197

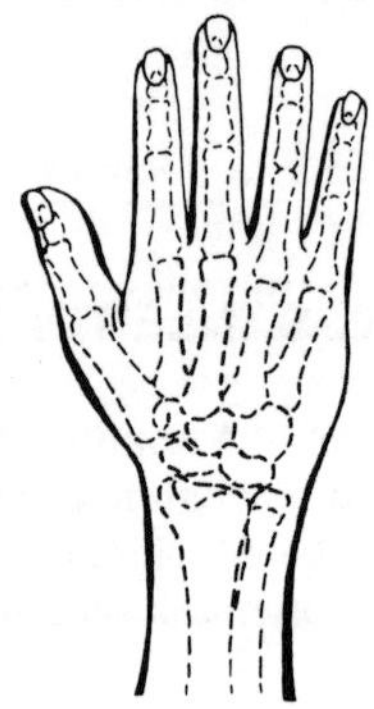

Zweck: Linderung und Beseitigung von Schmerzen im Handgelenk und in den Händen. Wiederherstellung der Beweglichkeit des Handgelenks.

Allgemeine Beschwerden: Schmerzen im Handgelenk und in den Händen; Bewegungseinschränkung des Handgelenks.

Spezifische Beschwerden: Zunahme der Schmerzen und Beschwerden beim Biegen der Hände nach unten oder oben; Unfähigkeit, die Hand nach unten und oben zu biegen.

Anwendungsmöglichkeiten:
a) spezifisch-statisch
b) spezifisch-dynamisch
c) allgemein-statisch
d) allgemein-dynamisch

Besondere Hinweise: Forcieren Sie die Handbewegungen nicht. Stützen Sie den Arm des zu behandelnden Handgelenks unter dem Ellbogen mit dem anderen Arm, und halten Sie ihn gerade. Auf keinen Fall darf der Ellbogen des betroffenen Arms angewinkelt sein.

Stellung: Sitzend oder stehend.

Bewegungsebene: Nach unten und Zurückbiegen der Hand auf der Sagittalebene.

Symptomauslösende Stellung ist in diesem Fall das Zurückbiegen der Hand. Zilgrei-Position bei Beginn der Anwendung des STIEGLITZ: Biegen der Hand nach unten. Ist Ihre symptomauslösende Stellung umgekehrt, beginnen Sie mit der Selbstbehandlung, indem Sie die Hand zurückbiegen.

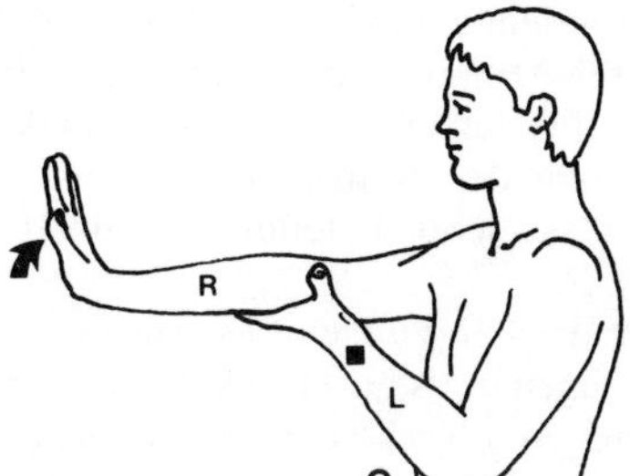

O

ANWENDUNGSANLEITUNG

Spezifisch-statische Variante: Hier wird nur eine Hälfte (Zilgrei-Position) des Bewegungsradius der Hand auf der Sagittalebene genutzt (Abb. 2–4). Man verharrt bewegungslos in der Zilgrei-Position während der Zilgrei-Atmung.

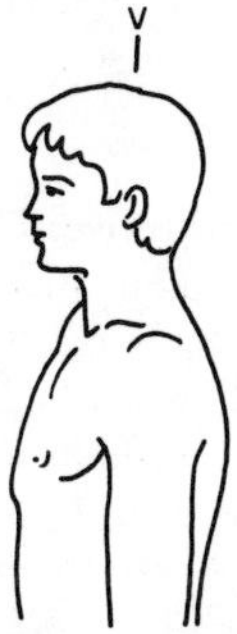
1

1 Ausgangsposition. Sitzen oder stehen Sie aufrecht, aber nicht steif.

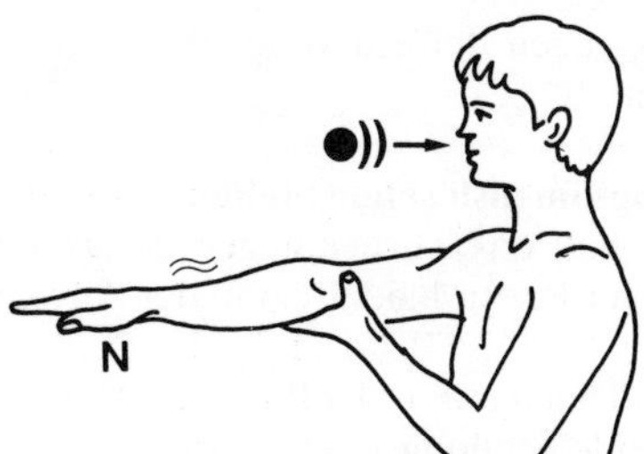

2

2 *Während* Sie langsam einatmen (Bauch raus), nehmen Sie die neutrale Position ein, indem Sie den Arm nach vorne ausstrecken und ihn mit dem anderen Arm unter dem Ellbogen abstützen. Halten Sie die Luft 5 Sekunden lang an.

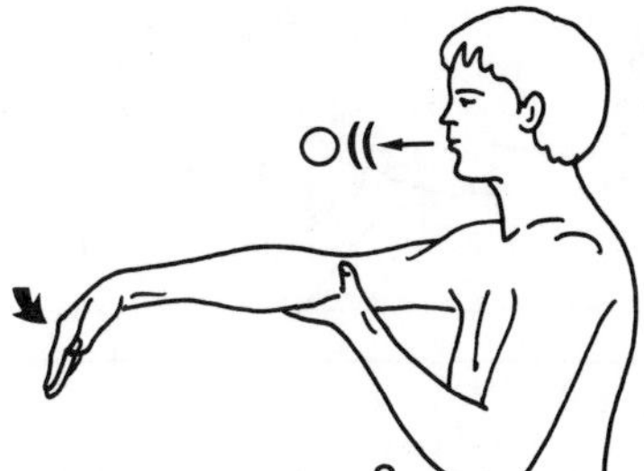
3

3 *Während* Sie ausatmen (Bauch rein), biegen Sie die Hand nach unten in die Zilgrei-Position (Abb. 3), und verharren Sie 5 Sekunden lang mit entleerter Lunge.

Verbleiben Sie in dieser Stellung (Abb. 3) während weiterer vier Zilgrei-Atmungszyklen.

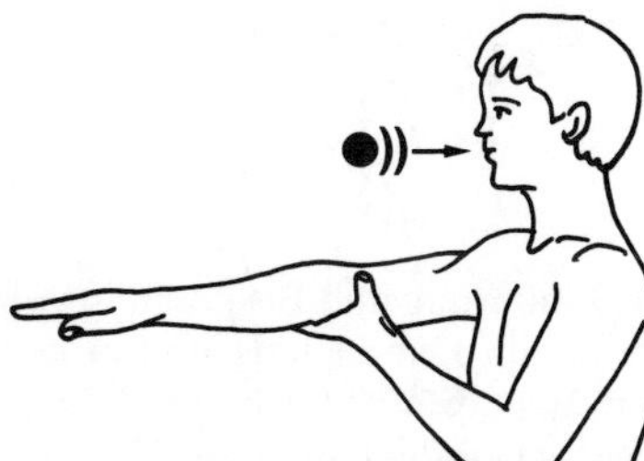
4

4 *Während* des letzten Einatmens (Bauch raus) kehren Sie langsam in die neutrale Position zurück und beenden die spezifisch-statische Variante des STIEGLITZ, indem Sie die eingeatmete Luft 5 Sekunden lang anhalten.

Spezifisch-dynamische Variante: Auch hier wird nur die eine Hälfte (Zilgrei-Position) des Bewegungsradius der Hand auf der Sagittalebene einbezogen. Der Unterschied zur spezifisch-statischen Variante besteht darin, daß man die Hand während der Zilgrei-Atmung zwischen der neutralen und der Zilgrei-Position hin- und herbewegt, anstatt bewegungslos in der Zilgrei-Position zu verharren. Verfahren Sie zunächst genauso wie unter spezifisch-statisch, Abb. 1–3, beschrieben. Nach der Atempause in Abb. 3 gehen Sie sofort zu Abb. 4 über. Nach der Atempause in Abb. 4 wiederholen Sie den gesamten Vorgang, Abb. 2–4, weitere viermal, und beenden Sie die spezifisch-dynamische Variante des STIEGLITZ mit der Atempause nach dem letzten Einatmen.

Allgemein-statische Variante: Hier werden beide Hälften (Zilgrei- und symptomauslösende Position) des Bewegungsradius der Hand auf der Sagittalebene genutzt.

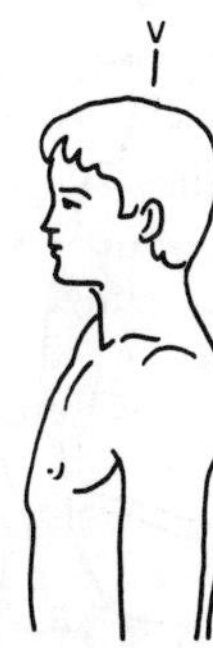
1

1 Ausgangsposition. Sitzen oder stehen Sie aufrecht, aber nicht steif.

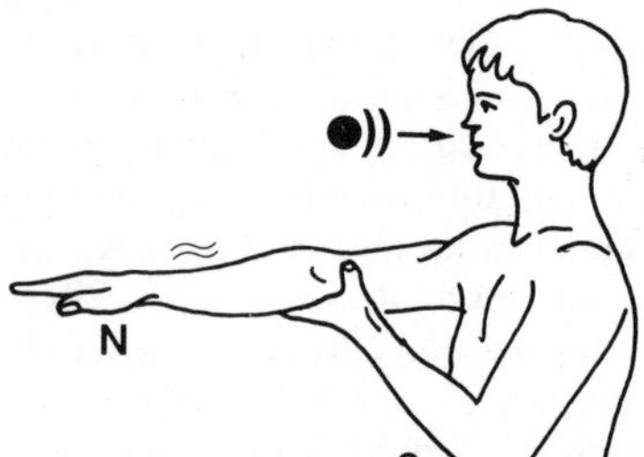

2

2 *Während* Sie langsam einatmen (Bauch raus), nehmen Sie die neutrale Position ein, indem Sie den Arm nach vorne ausstrecken und ihn mit dem anderen Arm unter dem Ellbogen abstützen. Halten Sie die Luft 5 Sekunden lang an.

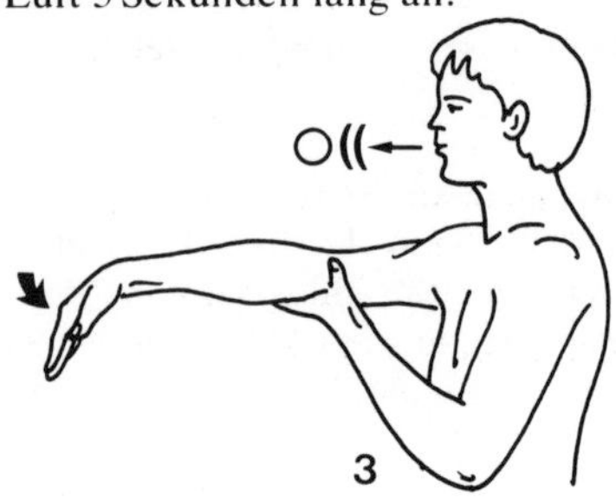

3

3 *Während* Sie ausatmen (Bauch rein), biegen Sie die Hand nach unten in die Zilgrei-Position (Abb. 3) und verharren Sie 5 Sekunden lang mit entleerter Lunge.
Verbleiben Sie in dieser Stellung (Abb. 3) während weiterer vier Zilgrei-Atmungszyklen.

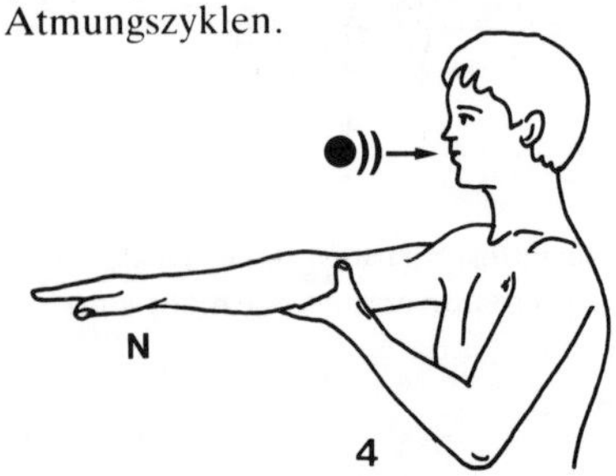

4

4 *Während* des letzten Einatmens (Bauch raus) kehren Sie langsam in die neutrale Position (Abb. 4) zurück, und halten Sie die Luft 5 Sekunden lang an.

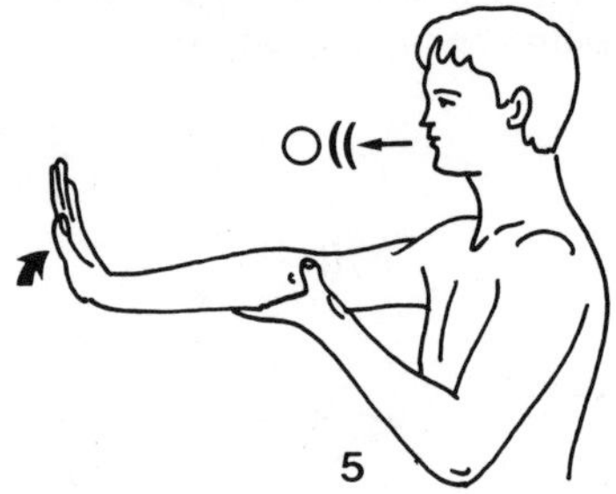

5

5 *Während* Sie langsam ausatmen (Bauch rein), biegen Sie die Hand nach oben in die symptomauslösende Position. Verharren Sie 5 Sekunden lang mit entleerter Lunge.
Verbleiben Sie in dieser Stellung (Abb. 5) während weiterer vier Zilgrei-Atmungszyklen.

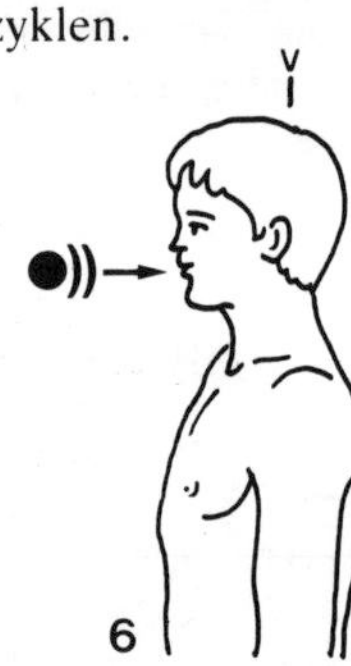

6

6 *Während* des letzten Einatmens kehren Sie langsam über die neutrale Position in die Ausgangsposition (Abb. 6) zurück, und beenden Sie die allgemein-statische Variante des STIEGLITZ, indem Sie die Luft 5 Sekunden lang anhalten.

Allgemein-dynamische Variante: Auch hier werden beide Hälften (Zilgrei- und symptomauslösende Position) des Bewegungsradius der Hand auf der Sagittalebene einbezogen (Abb. 2–5), und zwar indem man die Hand während der Zilgrei-Atmung nacheinander zwischen der neutralen und der Zilgrei- und dann zwischen der neutralen und der symptomauslösenden Stellung hin- und herbewegt.
Verfahren Sie zunächst genauso wie unter allgemein-statisch, Abb. 1–3, beschrieben. Nach der Atempause in Abb. 3 gehen Sie sofort zu Abb. 4 und 5 über. Nach Abschluß der Atempause in Abb. 5 wiederholen Sie den gesamten Vorgang, Abb. 2–5, weitere viermal, und beenden Sie die allgemein-dynamische Variante des STIEGLITZ mit der Atempause nach dem letzten Einatmen.

GIMPEL* 911

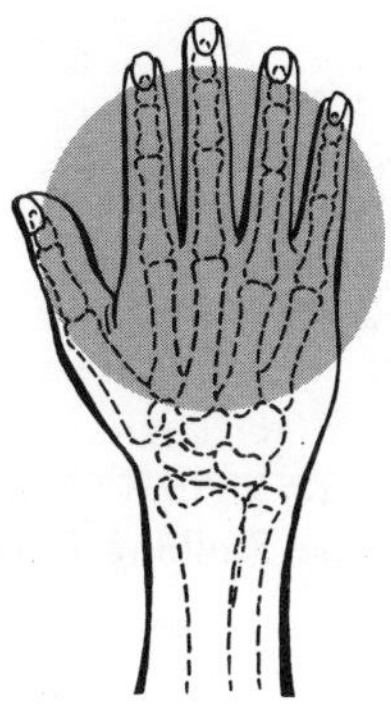

Zweck: Linderung und Beseitigung von Schmerzen und Beschwerden in den Händen und Fingern; Wiederherstellung der Beweglichkeit der Hände und Finger; Linderung von arthrose- und arthritisbedingten Schmerzen in Händen und Fingern.

Allgemeine Beschwerden: Schmerzen in Händen und Fingern; Unbeweglichkeit der Hände und Finger; Arthrose und Arthritis in Händen und Fingern.

Spezifische Beschwerden: Zunahme der Schmerzen und Beschwerden beim Öffnen und Schließen der Hände.

Anwendungsmöglichkeiten:
a) spezifisch-statisch
b) spezifisch-dynamisch
c) allgemein-statisch
d) allgemein-dynamisch

Besondere Hinweise: Wenden Sie keine Kraft beim Öffnen und Schließen der Hände an.
Vor allem beim Schließen machen Sie nur eine leichte Faust. Beim Öffnen spreizen Sie die Finger nicht, sondern drücken Sie die gerade gehaltene Hand nur leicht durch.
Die Wirkung dieser Selbstbehandlung kann häufig noch gesteigert werden, wenn Sie die Hand dabei in warmes Wasser halten.

Stellung: Sitzend oder stehend.

Bewegungsebene: Öffnen und Schließen der Hände auf der Sagittalebene.

Symptomauslösende Stellung: Die symptomauslösende Stellung ist in diesem Fall die geöffnete Hand bzw. das Öffnen der Hand. Zilgrei-Position bei Beginn der Selbstbehandlung GIMPEL: Schließen der Hand. Ist Ihre symptomauslösende Stellung umgekehrt, d.h. das Schließen der Hand, beginnen Sie die Selbstbehandlung, indem Sie die Hand öffnen.

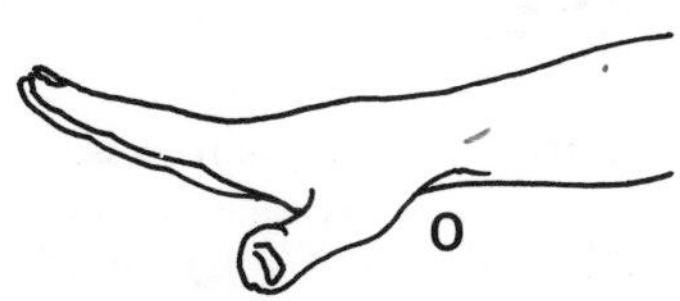

ANWENDUNGSANLEITUNG

Spezifisch-statische Variante: Hierbei wird nur eine Bewegungsrichtung (Zilgrei-Position) der Hand auf der Sagittalebene genutzt. Man verharrt bewegungslos in der Zilgrei-Position während der Zilgrei-Atmung.

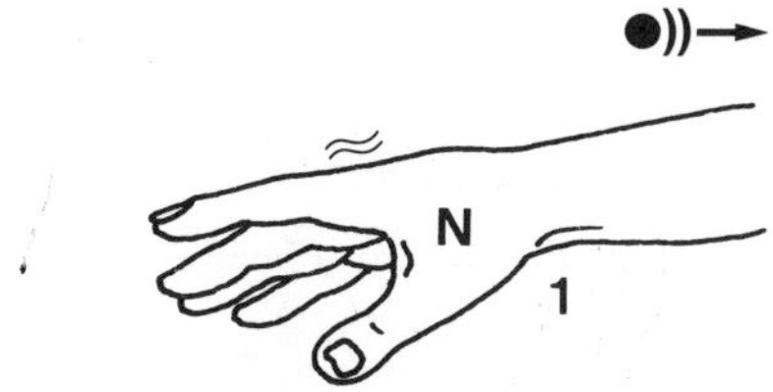

[1] Neutrale Position. Stehen oder sitzen Sie aufrecht, aber nicht steif. Halten Sie die betroffene Hand entspannt in der neutralen Position. Atmen Sie langsam ein (Bauch raus), und halten Sie die Luft 5 Sekunden lang an.

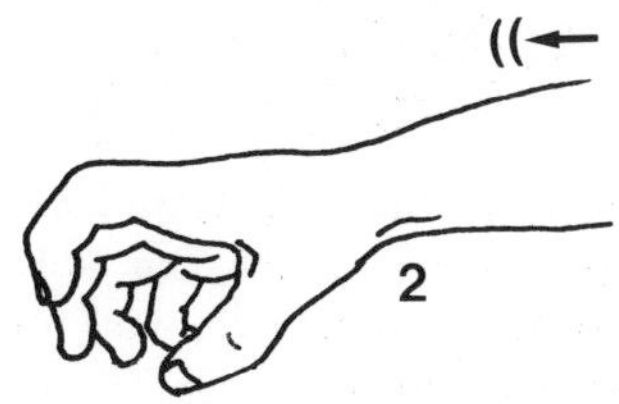

[2] *Während* Sie langsam ausatmen (Bauch rein), schließen Sie die Hand in die Zilgrei-Position (Abb. 3).

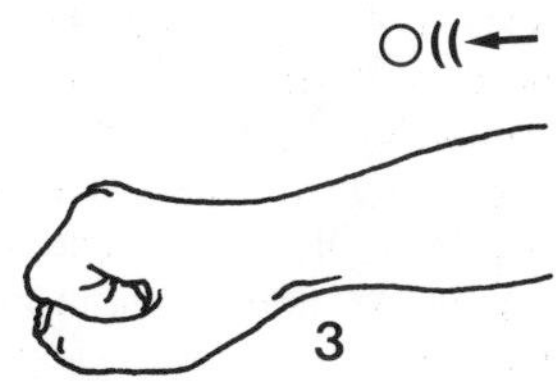

[3] Zilgrei-Position. Atmen Sie völlig aus (Bauch rein), und machen Sie eine *leichte* Faust. Verharren Sie 5 Sekunden lang mit entleerter Lunge.

Verbleiben Sie in dieser Stellung (Abb. 3) während weiterer vier Zilgrei-Atmungszyklen.

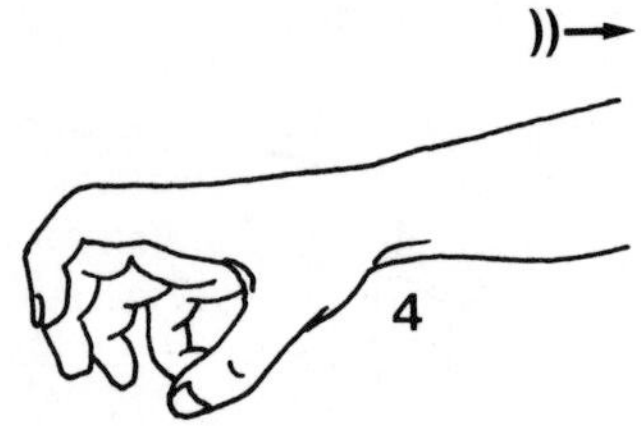

4 *Während* des letzten Einatmens (Bauch raus) kehren Sie in die neutrale Position (Abb. 5) zurück.

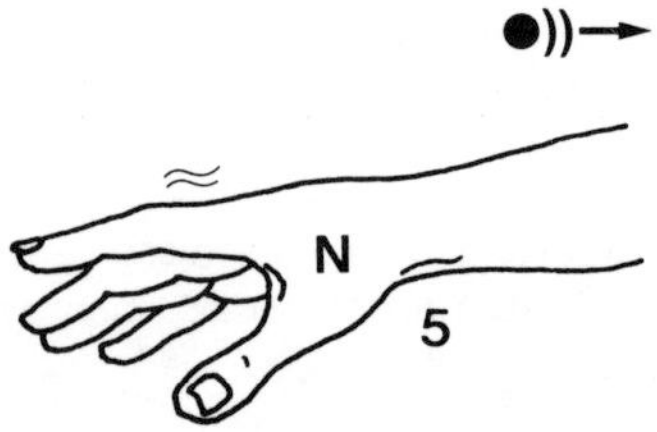

5 Neutrale Stellung. Beenden Sie die spezifisch-statische Variante des GIMPEL, indem Sie die Luft 5 Sekunden lang anhalten.

Spezifisch-dynamische Variante: Auch hier wird nur eine Bewegungsrichtung (Zilgrei-Position) der Hand auf der Sagittalebene einbezogen. Der Unterschied zur spezifisch-statischen Variante besteht darin, daß man die Hand während der Zilgrei-Atmung zwischen der neutralen und der Zilgrei-Position bewegt, d.h. öffnet und schließt, anstatt bewegungslos in der Zilgrei-Position zu verharren.

Verfahren Sie zunächst genauso wie unter spezifisch-statisch, Abb. 1–3, beschrieben. Nach der Atempause in Abb. 3 gehen Sie sofort zu Abb. 4 und 5 über. Nach Abschluß der Atempause in Abb. 5 wiederholen Sie den gesamten Vorgang, Abb. 1–5, weitere viermal, und beenden Sie die spezifisch-dynamische Variante mit der Atempause nach dem letzten Einatmen (Abb. 5).

Allgemein-statische Variante: Hierbei werden beide Bewegungsrichtungen (Zilgrei- und symptomauslösende Position) der Hand auf der Sagittalebene genutzt (Abb. 1–9).

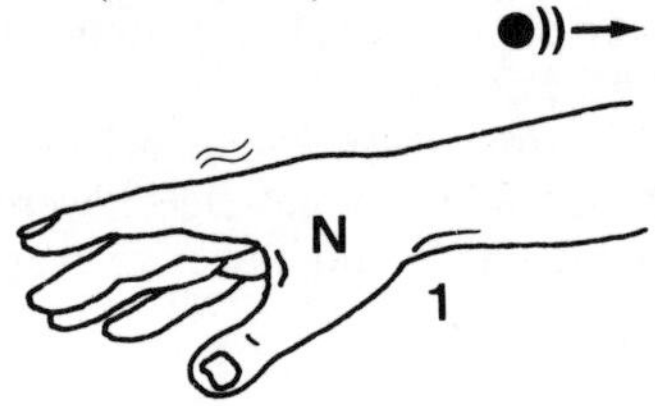

1 Neutrale Position. Stehen oder sitzen Sie aufrecht, aber nicht steif. Halten Sie die betroffene Hand entspannt in der neutralen Position. Atmen Sie langsam ein (Bauch raus), und halten Sie die Luft 5 Sekunden lang an.

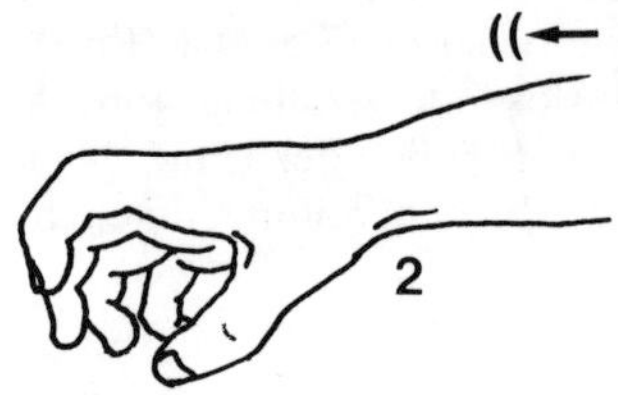

2 *Während* Sie langsam ausatmen (Bauch rein), schließen Sie die Hand in die Zilgrei-Position (Abb. 3).

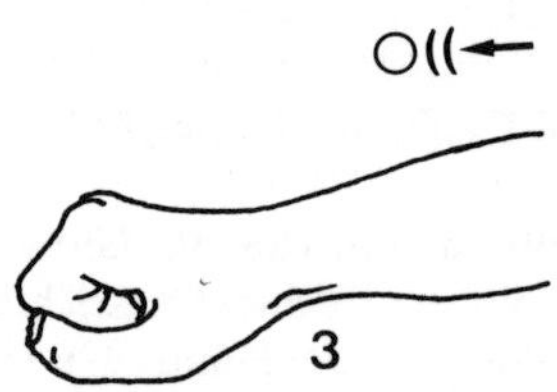

3 Zilgrei-Position. Atmen Sie völlig aus und machen Sie eine *leichte* Faust. Verharren Sie 5 Sekunden lang mit entleerter Lunge.

Verbleiben Sie in dieser Stellung (Abb. 3) während weiterer vier Zilgrei-Atmungszyklen.

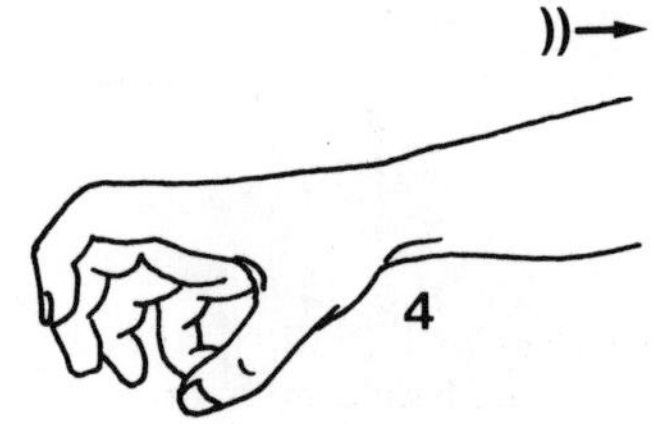

4 *Während* des letzten Einatmens (Bauch raus) kehren Sie langsam in die neutrale Stellung (Abb. 5) zurück.

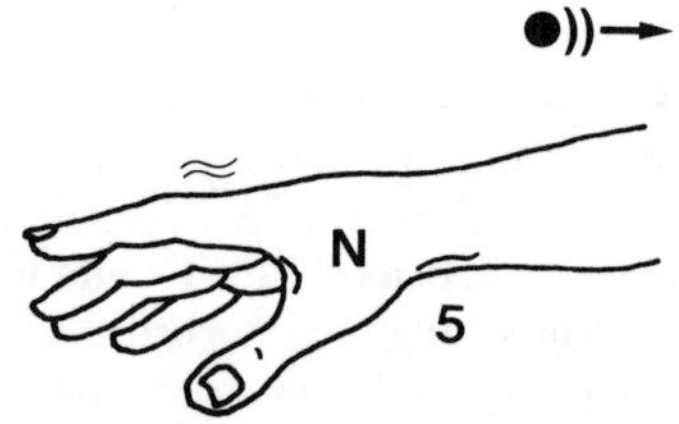

5 Neutrale Position. Halten Sie die Luft 5 Sekunden lang an.

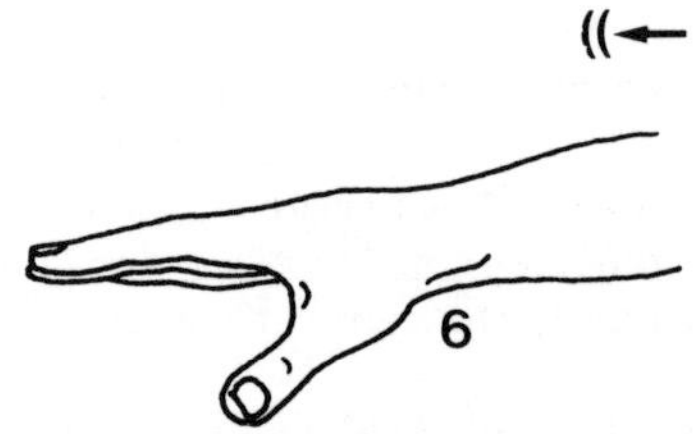

6 *Während* Sie langsam ausatmen (Bauch rein), strecken Sie die Hand aus in die symptomauslösende Position, d.h., drücken Sie den Handballen leicht durch, so daß die Finger etwas nach oben stehen. Spreizen Sie dabei die Finger nicht. Gehen die Finger bei dieser Bewegung weit auseinander, dann drücken Sie die Hand zu stark durch.

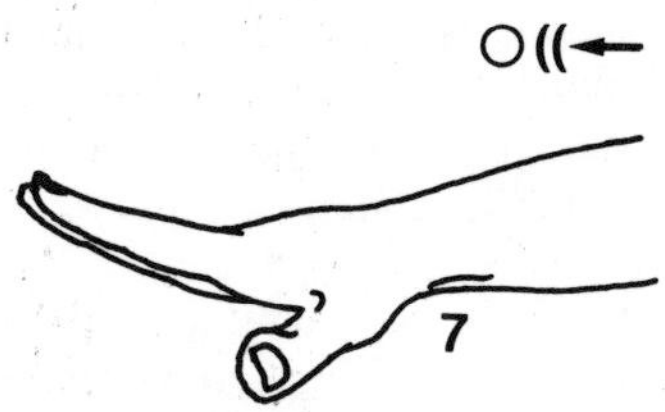

[7] Symptomauslösende Stellung. Verharren Sie 5 Sekunden lang mit entleerter Lunge.

Verbleiben Sie in dieser Stellung (Abb. 7) während weiterer vier Zilgrei-Atmungszyklen.

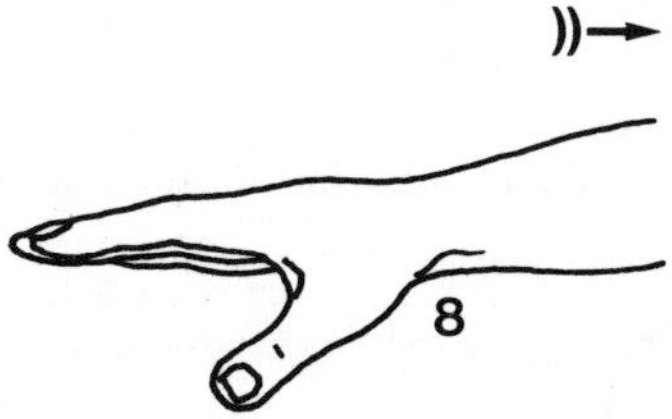

[8] *Während* des letzten Einatmens (Bauch raus) kehren Sie in die neutrale Position (Abb. 9) zurück.

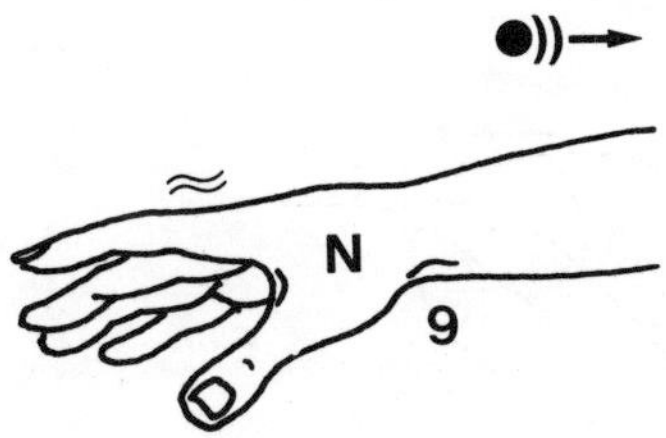

[9] Neutrale Position. Beenden Sie die allgemein-statische Variante des GIMPEL, indem Sie die Luft 5 Sekunden lang anhalten.

Allgemein-dynamische Variante: Auch hier werden beide Bewegungsrichtungen der Hand (Zilgrei- und symptomauslösende Position) auf der Sagittalebene (Abb. 1–9) einbezogen, und zwar indem man während der Zilgrei-Atmung die Hand zwischen der neutralen und der Zilgrei-Position und zwischen der neutralen und der symptomauslösenden Position öffnet und schließt.

Verfahren Sie zunächst genauso wie unter allgemein-statisch, Abb. 1–3, beschrieben. Nach der Atempause in Abb. 3 gehen Sie sofort zu Abb. 4–7 über. Nach der Atempause in Abb. 7 fahren Sie sofort mit Abb. 8 und 9 fort. Wiederholen Sie dann den gesamten Vorgang, Abb. 1–9, weitere viermal, und beenden Sie die allgemein-dynamische Variante des GIMPEL, indem Sie die Luft nach dem letzten Einatmen 5 Sekunden lang anhalten.

ELSTER** ⓩ 18

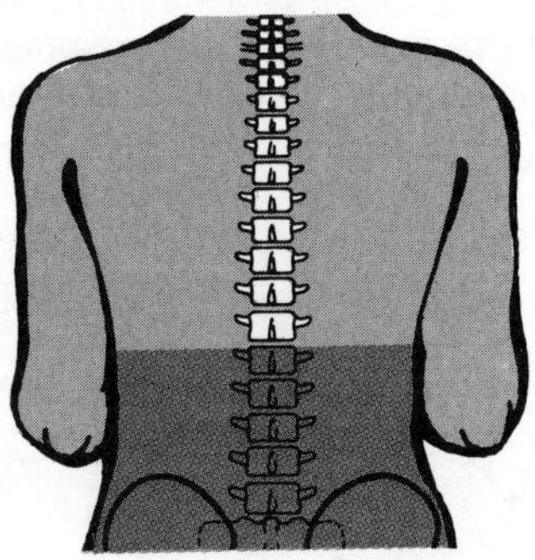

Zweck: Linderung und Beseitigung von Schmerzen und Beschwerden im Bereich der Lendenwirbelsäule und des Beckens sowie von Ischias und Hexenschuß; Wiederherstellung der Beweglichkeit der Lendenwirbelsäule. Linderung von Menstruationsschmerzen.

Allgemeine Beschwerden: Lendenwirbelsäulen- und Beckenschmerzen mit oder ohne Ausstrahlung in die Beine, z.B. Ischias; Schmerzen und Beschwerden in den Beinen, deren Ursprung im Lenden- und Beckenbereich liegt; Menstruationsschmerzen.

Spezifische Beschwerden: Hyper- oder Hypolordose der Lendenwirbelsäule; Verlagerung des gesamten Beckens nach hinten-unten oder nach vorne-oben.

Anwendungsmöglichkeiten:
a) spezifisch-statisch
b) spezifisch-dynamisch
c) allgemein-statisch
d) allgemein-dynamisch

Besondere Hinweise: So wirkungsvoll diese Selbstbehandlung ist, kann sie doch für einige, besonders ältere Leute, ziemlich anstrengend sein. Wenden Sie sie daher nur an, wenn sie Ihnen keine Schwierigkeiten bereitet.

Bewegen Sie den Körper nur bis an die bequem erreichbare Grenze vorwärts und zurück und forcieren Sie auf keinen Fall die Bewegung bzw. Stellung. Denken Sie daran, daß Sie keine Gymnastik betreiben, sondern eine Selbstbehandlung anwenden. Zur Behandlung einer Hyperlordose der Lendenwirbelsäule oder der Verlagerung des gesamten Beckens nach vorne-oben wenden Sie die ELSTER spezifisch an, und zwar nur mit Bewegung bzw. Position des Körpers nach hinten.

Zur Behandlung einer Hypolordose der

Lendenwirbelsäule oder der Verlagerung des gesamten Beckens nach hinten-unten wählen Sie ebenfalls eine der beiden spezifischen Varianten, aber nur mit Bewegung bzw. Position des Körpers nach vorne. Bei dieser Selbstbehandlung dürfen die Bewegungen bzw. Stellungen nur mit der entsprechenden Atmungsphase koordiniert werden, und zwar bewegt man sich nur während des Ausatmens nach hinten und nur während des Einatmens nach vorne.

Mögliche Reaktionen: Manchmal nehmen die Beschwerden anfangs leicht zu. Dies verschwindet jedoch meistens nach zwei- bis dreimaliger Anwendung. Halten die Beschwerden an, wählen Sie eine andere Zilgrei-Selbstbehandlung für den Lenden- und Beckenbereich.

Stellung: Auf allen vieren, mit angewinkelten Ellbogen und Unterarmen und Händen flach auf dem Boden aufliegend. Der Kopf ist in der neutralen Stellung horizontal, die Oberschenkel senkrecht.

Bewegungsebene: Vor- und Rückwärtsbewegung des Körpers auf der Sagittalebene.

Symptomauslösende Stellung ist in diesem Fall die Bewegung des Körpers

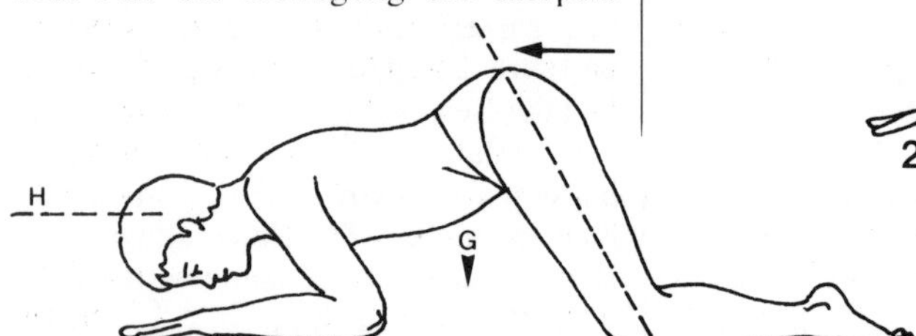

0

nach vorne. Zilgrei-Position bei Beginn der Selbstbehandlung ELSTER: Bewegung des Körpers nach hinten. Ist Ihre symptomauslösende Stellung umgekehrt, d.h. Bewegung bzw. Stellung des Körpers nach hinten, beginnen Sie die Selbstbehandlung mit der Bewegung bzw. Stellung des Körpers nach vorne.

ANWENDUNGSANLEITUNG

Spezifisch-statische Variante: Hier wird nur eine Hälfte (Zilgrei-Position) des Bewegungsradius des Körpers auf der Sagittalebene genutzt (Abb. 1–5). Man verharrt bewegungslos in der Zilgrei-Position während der Zilgrei-Atmung.

[1] Neutrale Position. Auf allen vieren, Oberschenkel senkrecht, Kopf horizontal, mit auf dem Boden aufliegenden Händen, Unterarmen und Ellbogen. Atmen Sie langsam ein (Bauch raus), und halten Sie die Luft 5 Sekunden lang an.

[2] *Während* Sie langsam ausatmen (Bauch rein), beugen Sie den Kopf nach unten, so daß das Kinn auf der Brust liegt. Schieben Sie gleichzeitig den Körper nach hinten, als wollten Sie sich auf die Hacken setzen, jedoch nur bis an die bequem erreichbare Grenze in die Zilgrei-Position (Abb. 3).

[3] Zilgrei-Position. Verharren Sie 5 Sekunden lang mit entleerter Lunge.

Verbleiben Sie in dieser Stellung

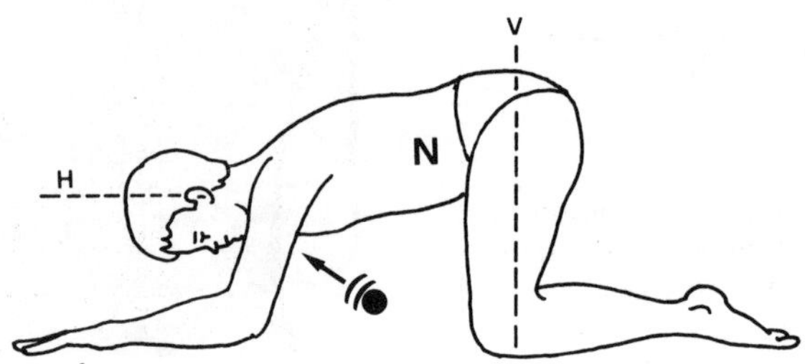

1

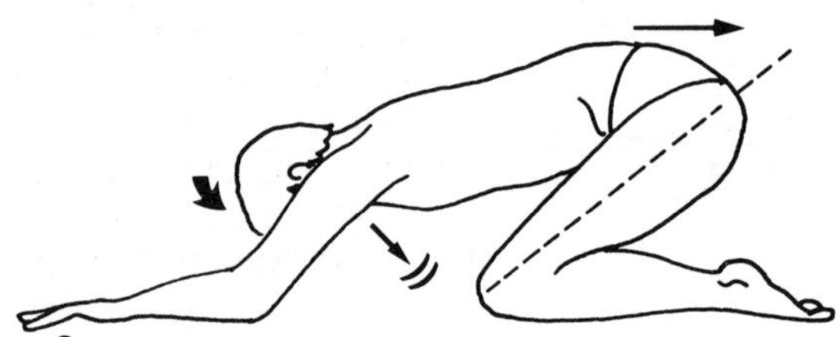

2

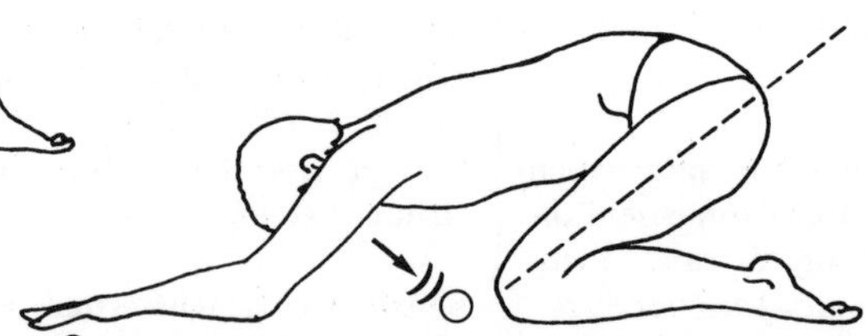

3

(Abb. 3) während weiterer vier Zilgrei-Atmungszyklen.

[4] *Während* Sie langsam einatmen (Bauch raus), kehren Sie in die neutrale Stellung (Abb. 5) zurück.

[5] Neutrale Stellung. Beenden Sie die spezifisch-statische Variante der ELSTER, indem Sie die Luft 5 Sekunden lang anhalten.

[6] Diese Stellung ist bei der spezifisch-statischen und spezifisch-dynamischen Variante einzunehmen, wenn die Zilgrei-Position entgegengesetzt zu der oben beschriebenen ist. Achten Sie dabei auf die Atmung (siehe besondere Hinweise)!

Die Stellung wird auch bei der allgemein-statischen Variante eingenommen, bei der die Selbstbehandlung zuerst in der Zilgrei- und dann in der symptomauslösenden Position angewendet wird. Auch hier ist es wichtig, daß Sie auf die Koordinierung der Atmungsphasen mit den entsprechenden Bewegungen bzw. Stellungen achten.

Spezifisch-dynamische Variante: Auch hier wird nur eine Hälfte (Zilgrei-Position) des Bewegungsradius des Körpers auf der Sagittalebene einbezogen (Abb. 1–5). Der Unterschied zur spezifisch-statischen Variante besteht darin, daß man den Körper während der Zilgrei-Atmung zwischen der neutralen und der Zilgrei-Position hin- und herbewegt, anstatt bewegungslos in der Zilgrei-Position zu verharren.
Verfahren Sie zunächst genauso wie unter spezifisch-statisch, Abb. 1–3, beschrieben. Nach der Atempause in Abb. 3 gehen Sie sofort zu Abb. 4 und 5 über. Nach Abschluß der Atempause in Abb. 5 wiederholen Sie den gesamten Vorgang, Abb. 2–5, weitere viermal und beenden die spezifisch-dynamische Variante der ELSTER mit der Atempause nach dem letzten Einatmen in Abb. 5.

Allgemein-statische Variante: Hierbei werden beide Hälften (Zilgrei- und symptomauslösende Position) des Bewegungsradius des Körpers (Abb. 1–5 und Abb. 6) auf der Sagittalebene einbezogen. Befolgen Sie zunächst genau die unter spezifisch-statisch, Abb. 1–5, beschriebenen Schritte. Dann gehen Sie folgendermaßen vor:
1. Atmen Sie gleich nach der letzten Atempause (Abb. 5) aus, und verharren Sie 5 Sekunden lang mit entleerter Lunge.
2. *Während* Sie langsam einatmen (Bauch raus), strecken Sie den Kopf nach hinten und schieben gleichzeitig den Körper nach vorne in die symptomauslösende Stellung (Abb. 6).
3. Symptomauslösende Stellung. Halten Sie die Luft 5 Sekunden lang an.
Verbleiben Sie in dieser Stellung (Abb. 6) während weiterer vier Zilgrei-Atmungszyklen, und beenden Sie die allgemein-statische Variante der ELSTER, indem Sie während des letzten Ausatmens in die neutrale Position (Abb. 5) zurückkehren und 5 Sekunden lang mit entleerter Lunge verharren.

Allgemein-dynamische Variante: Auch hier werden beide Hälften (Zilgrei- und symptomauslösende Position) des Bewegungsradius des Körpers auf der Sa-

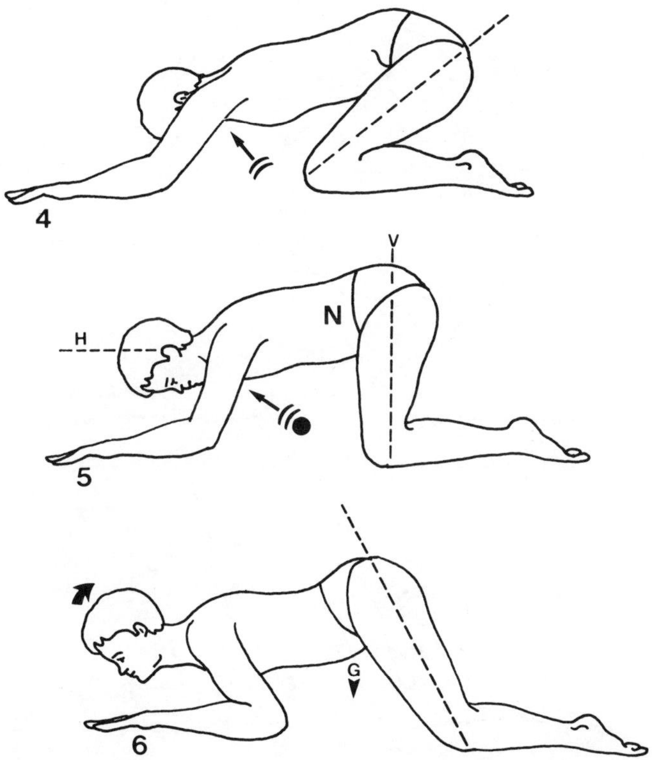

gittalebene (Abb. 1–5) einbezogen, und zwar indem man den Körper während der Zilgrei-Atmung zwischen der Zilgrei- und der symptomauslösenden Position hin- und herbewegt.

[1] Neutrale Position. Auf allen vieren, Oberschenkel senkrecht, Kopf horizontal, mit auf dem Boden aufliegenden Händen, Unterarmen und Ellbogen. Atmen Sie langsam ein (Bauch raus), und halten Sie die Luft 5 Sekunden lang an.

[2] *Während* Sie langsam ausatmen (Bauch rein), beugen Sie den Kopf nach unten, so daß das Kinn auf der Brust liegt. Schieben Sie gleichzeitig den Körper nach hinten, als wollten Sie sich auf die Hacken setzen; aber nur bis an die bequem erreichbare Grenze. Verharren Sie 5 Sekunden lang mit entleerter Lunge.

[3] *Während* Sie langsam einatmen (Bauch raus), strecken Sie den Kopf nach hinten, und schieben Sie gleichzeitig den Körper nach vorne zu den Händen hin. Halten Sie die Luft 5 Sekunden lang an.

[4] *Während* Sie langsam ausatmen (Bauch rein), beugen Sie wieder den Kopf nach unten auf die Brust und schieben gleichzeitig den Körper nach hinten. Verharren Sie 5 Sekunden lang mit entleerter Lunge.

Wiederholen Sie Abb. 3 und 4 weitere viermal.

[5] *Während* des letzten Einatmens (Bauch raus), kehren Sie langsam in die neutrale Stellung zurück.
Beenden Sie die allgemein-dynamische Variante der ELSTER, indem Sie die Luft 5 Sekunden lang anhalten.

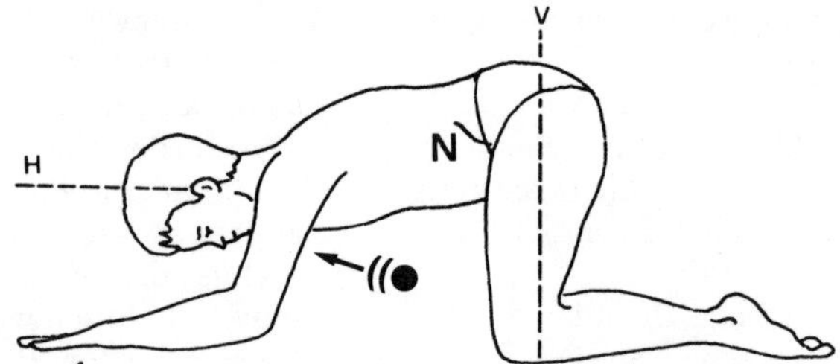

1

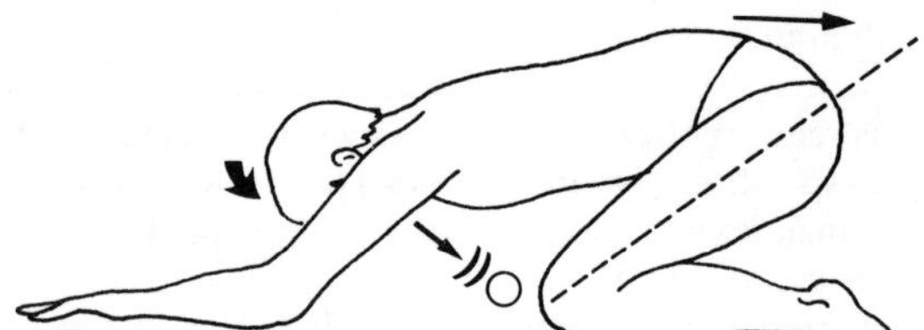

2

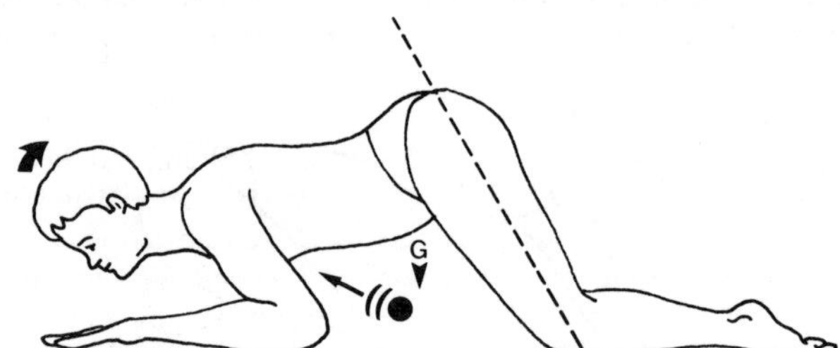

3

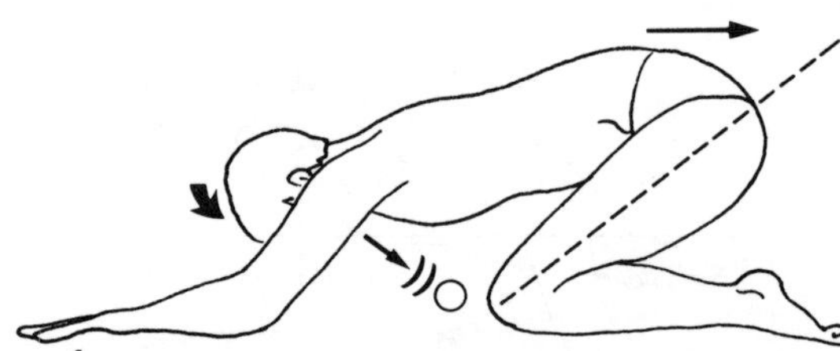

4

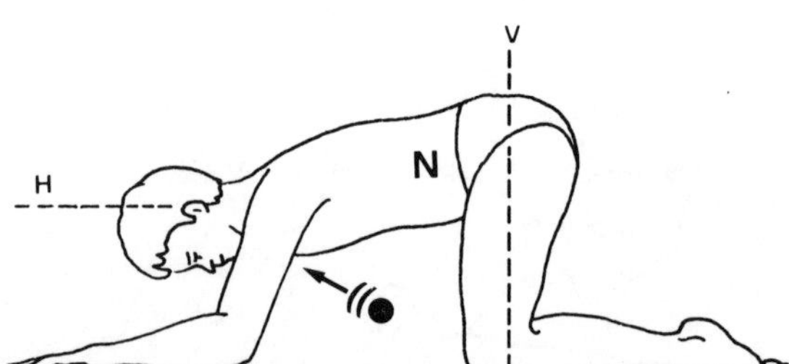

5

KRÄHE* 13

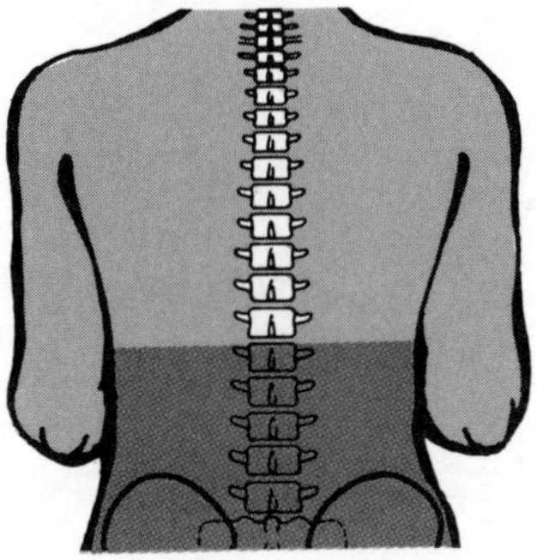

Zweck: Linderung und Beseitigung von Schmerzen und Beschwerden im Lendenwirbelsäulen- und Beckenbereich sowie von Ischias und Lumbago; Wiederherstellung der Beweglichkeit der Lendenwirbelsäule.

Allgemeine Beschwerden: Lendenwirbelsäulen- und Beckenschmerzen mit oder ohne Ausstrahlung in die Beine, z.B. Ischias; Schmerzen und Beschwerden in den Beinen, deren Ursprung im Lenden- und Beckenbereich liegt; Steifheit und Verspannung im Lendenbereich.

Spezifische Beschwerden: Hyper- und Hypolordose der Lendenwirbelsäule; Verlagerung des gesamten Beckens nach vorne-oben oder nach hinten-unten.

Anwendungsmöglichkeiten:
a) spezifisch-statisch
b) spezifisch-dynamisch
c) allgemein-statisch
d) allgemein-dynamisch

Besondere Hinweise: Zur Behandlung einer Hyperlordose der Lendenwirbelsäule oder der Verlagerung des gesamten Beckens nach vorne-oben, wenden Sie die KRÄHE spezifisch an, und zwar mit nach oben durchgedrücktem Kreuz.
Zur Behandlung einer Hypolordose oder der Verlagerung des gesamten Beckens nach hinten-unten, wählen Sie ebenfalls eine der beiden spezifischen Varianten, jedoch mit nach unten durchgedrücktem Kreuz.
Die Wirkung dieser Selbstbehandlung kann oft noch gesteigert werden, wenn Sie auch die Halswirbelsäule mit einbeziehen. Verfahren Sie dabei folgendermaßen: Wenn Sie das Kreuz nach oben drücken (einen Buckel machen), senken Sie den Kopf gleichzeitig nach unten, so daß das Kinn auf der Brust liegt; wenn Sie umgekehrt das Kreuz nach unten durchdrücken (Hohlkreuz machen), strecken Sie den Kopf nach hinten.
Bei dieser Selbstbehandlung dürfen die Bewegungen bzw. Stellungen nur mit der entsprechenden Atmungsphase koordiniert werden, und zwar drücken Sie das Kreuz nur während des Ausatmens nach oben und nur während des Einatmens nach unten.

Mögliche Reaktionen: Manchmal nehmen die Beschwerden anfangs leicht zu. Dies verschwindet jedoch meistens nach zwei- bis dreimaliger Anwendung. Halten die Beschwerden an, wählen Sie eine andere Zilgrei-Selbstbehandlung für den Lenden- und Beckenbereich.

Stellung: Auf allen vieren mit senkrechten Oberschenkeln und auf dem Boden aufliegenden Händen.

Bewegungsebene: Nach oben und nach unten Durchdrücken des Kreuzes auf der Sagittalebene.

Symptomauslösende Stellung ist in diesem Fall das nach unten durchgedrückte Kreuz. Zilgrei-Position bei Beginn der Selbstbehandlung KRÄHE: nach oben durchgedrücktes Kreuz.
Ist Ihre symptomauslösende Stellung umgekehrt, d.h. nach oben durchgedrücktes Kreuz, beginnen Sie die Selbstbehandlung mit nach unten durchgedrücktem Kreuz.

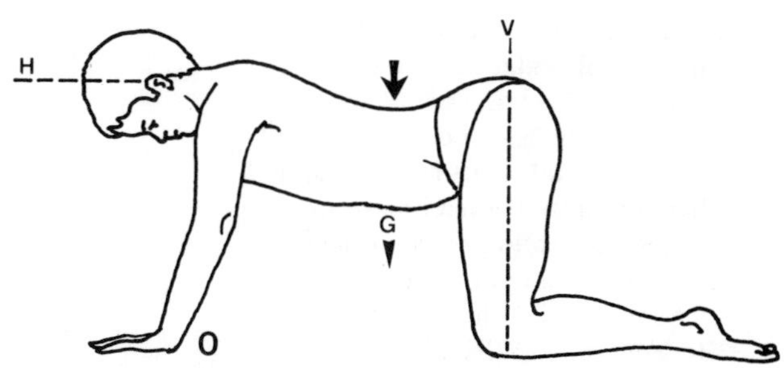

ANWENDUNGSANLEITUNG

Spezifisch-statische Variante: Hier wird nur eine Hälfte (Zilgrei-Position) des Bewegungsradius der Lendenwirbelsäule auf der Sagittalebene (Abb. 1–5) genutzt. Man verharrt bewegungslos in der Zilgrei-Position während der Zilgrei-Atmung.

[1] Neutrale Position. Auf allen vieren, mit senkrechten Oberschenkeln und horizontal gehaltenem Kopf, atmen Sie langsam ein (Bauch raus), und halten Sie die Luft 5 Sekunden lang an.

[2] *Während* Sie langsam ausatmen (Bauch rein), drücken Sie das Kreuz nach oben durch, als wollten Sie einen Buckel machen.

[3] Zilgrei-Position. Verharren Sie 5 Sekunden lang mit entleerter Lunge.
Verbleiben Sie in dieser Stellung (Abb. 3) während weiterer vier Zilgrei-Atmungszyklen.

[4] *Während* Sie langsam einatmen, kehren Sie in die neutrale Stellung (Abb. 5) zurück.

[5] Neutrale Stellung. Beenden Sie die spezifisch-statische Variante der KRÄHE, indem Sie die Luft 5 Sekunden lang anhalten.

[6] Diese Stellung ist bei der spezifisch-statischen und spezifisch-dynamischen Variante einzunehmen, wenn die Zilgrei-Position entgegengesetzt zu der oben beschriebenen ist. Achten Sie dabei auf die Atmung (siehe »Besondere Hinweise«)!
Die Stellung wird auch bei der allgemein-statischen Variante eingenommen, bei der die Selbstbehandlung zuerst in der Zilgrei- und dann in der symptomauslösenden Position angewendet wird. Auch hier ist es wichtig, daß Sie auf die Koordinierung der Atmungsphasen mit den entsprechenden Bewegungen bzw. Stellungen achten.

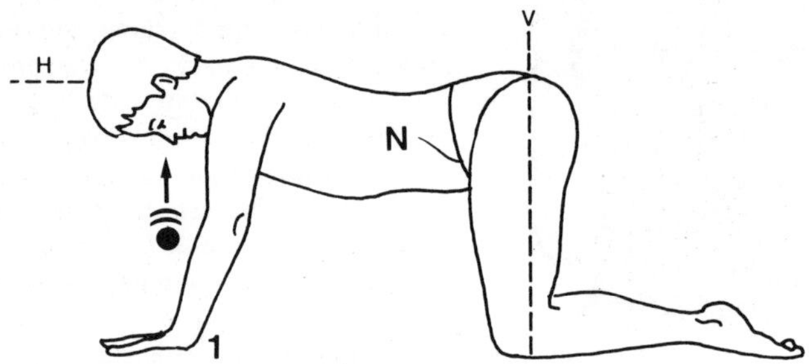

1

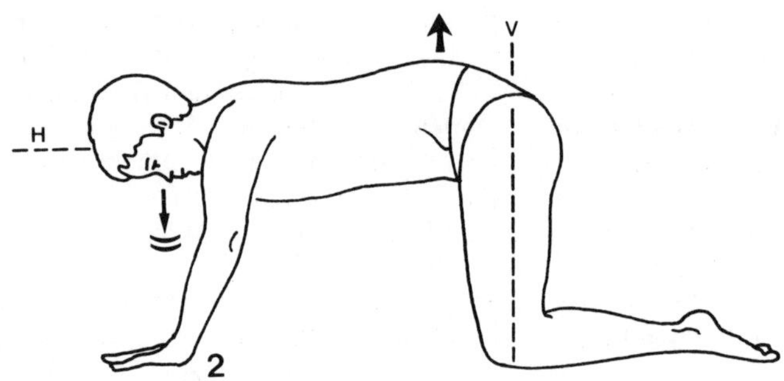

2

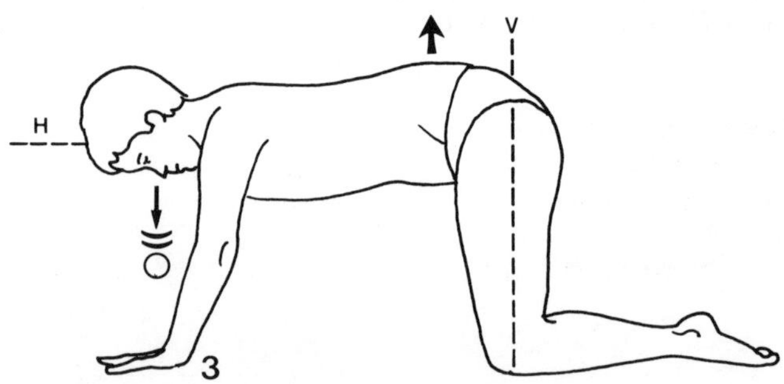

3

Spezifisch-dynamische Variante: Auch hier wird nur eine Hälfte (Zilgrei-Position) des Bewegungsradius der Lendenwirbelsäule auf der Sagittalebene einbezogen (Abb. 1–5). Der Unterschied zur spezifisch-statischen Variante besteht darin, daß man die Lendenwirbelsäule während der Zilgrei-Atmung zwischen der neutralen und der Zilgrei-Position auf- und abbewegt, anstatt bewegungslos in der Zilgrei-Position zu verharren. Verfahren Sie zunächst genauso wie unter spezifisch-statisch, Abb. 1–3, beschrieben. Nach der Atempause in Abb. 3 gehen Sie sofort zu Abb. 4 und 5 über. Nach Abschluß der Atempause in Abb. 5 wiederholen Sie den gesamten Vorgang, Abb. 2–5, weitere viermal, und beenden Sie die spezifisch-dynamische Variante der KRÄHE mit der Atempause nach dem letzten Einatmen in Abb. 5.

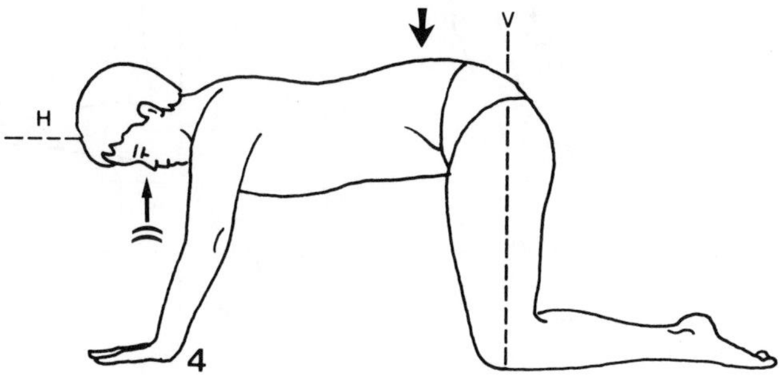

4

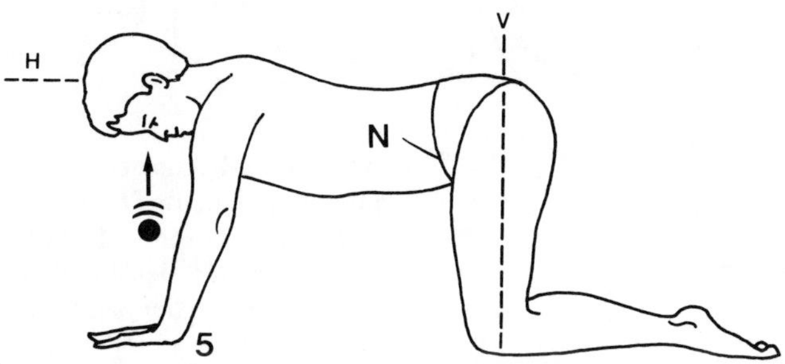

5

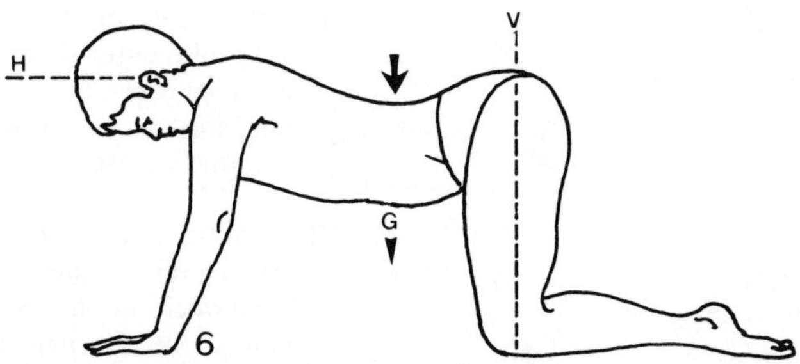

6

Allgemein-statische Variante: Hierbei werden beide Hälften (Zilgrei- und symptomauslösende Position) des Bewegungsradius der Lendenwirbelsäule auf der Sagittalebene (Abb. 1–5 und Abb. 6) genutzt. Befolgen Sie zunächst genau die unter spezifisch-statisch, Abb. 1–5, beschriebenen Schritte. Dann gehen Sie folgendermaßen vor:

1. Atmen Sie gleich nach der letzten Atempause in Abb. 5 aus (Bauch rein), und verharren Sie 5 Sekunden lang mit entleerter Lunge.

2. *Während* Sie langsam einatmen (Bauch raus), drücken Sie das Kreuz nach unten durch in die symptomauslösende Stellung (Abb. 6). Halten Sie die Luft 5 Sekunden lang an.

3. Verbleiben Sie in dieser Stellung (Abb. 6) während weiterer vier Zilgrei-Atmungszyklen.

4. Kehren Sie während des letzten Ausatmens (Bauch rein) in die neutrale Stellung (Abb. 5) zurück, und beenden Sie die allgemein-statische Variante der KRÄHE, indem Sie 5 Sekunden lang mit entleerter Lunge verharren.

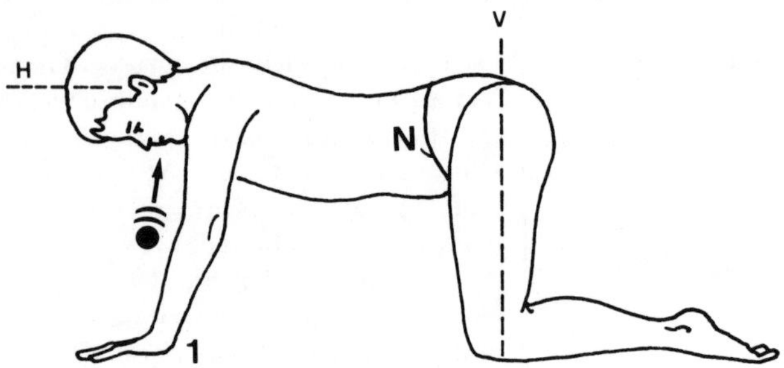

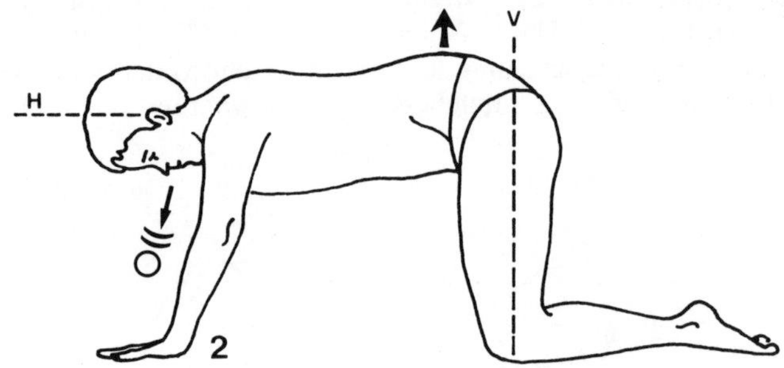

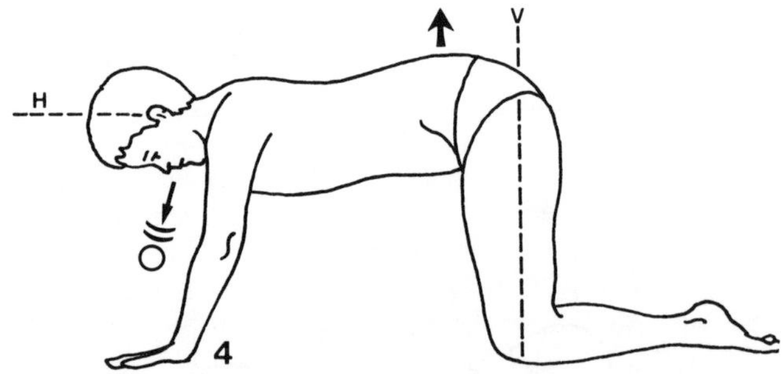

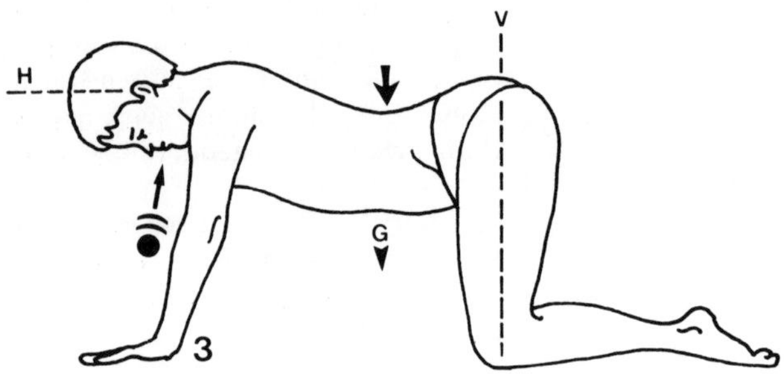

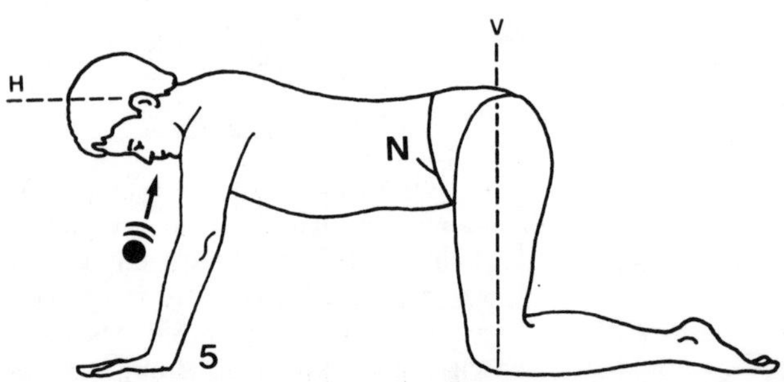

Allgemein-dynamische Variante: Auch hier werden beide Hälften (Zilgrei- und symptomauslösende Position) des Bewegungsradius der Lendenwirbelsäule (Abb. 1–5) auf der Sagittalebene einbezogen, und zwar indem man die Lendenwirbelsäule während der Zilgrei-Atmung zwischen der Zilgrei- und der symptomauslösenden Position auf- und abbewegt.

[1] Neutrale Position. Auf allen vieren, mit senkrechten Oberschenkeln und horizontal gehaltenem Kopf atmen Sie langsam ein (Bauch raus) und halten die Luft 5 Sekunden lang an.

[2] *Während* Sie langsam ausatmen (Bauch rein), drücken Sie das Kreuz nach oben durch, als wollten Sie einen Buckel machen, und verharren

5 Sekunden lang mit entleerter Lunge.

3 *Während* Sie langsam einatmen (Bauch raus), drücken Sie das Kreuz nach unten durch und halten die Luft 5 Sekunden lang an.

4 *Während* Sie langsam ausatmen (Bauch rein), drücken Sie wieder das Kreuz nach oben durch und verharren 5 Sekunden lang mit entleerter Lunge.

Wiederholen Sie Abb. 3 und 4 weitere viermal.

5 *Während* des letzten Einatmens (Bauch raus) kehren Sie langsam in die neutrale Stellung zurück. Beenden Sie die allgemein-dynamische Variante der KRÄHE, indem Sie die Luft 5 Sekunden lang anhalten.

KIEBITZ* Ⓩ 152

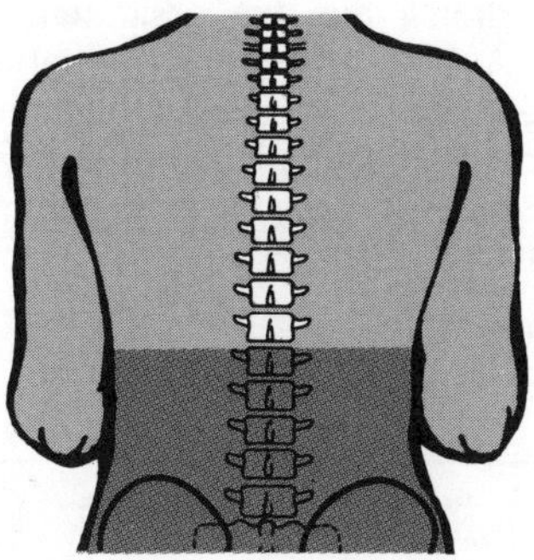

Zweck: Linderung und Beseitigung von Schmerzen im Lendenbereich; Wiederherstellung der Beweglichkeit der Lendenwirbelsäule; Linderung von Ischiasschmerzen.

Allgemeine Beschwerden: Schmerzen und Steifheit im Lendenbereich.

Spezifische Beschwerden: Zunahme der Schmerzen im Lendenbereich beim Hinsetzen und Aufstehen; Ischias und Lumbago.

Anwendungsmöglichkeiten: allgemein-dynamisch

Besondere Hinweise: Die Bewegungen müssen langsam und flüssig sein. Stützen Sie sich beim Aufstehen und Hinsetzen mit den Händen auf den Oberschenkeln ab. Spreizen Sie die Beine etwas, damit Sie einen sicheren Stand haben. Achten Sie besonders auf die korrekte Koordinierung der Atmungsphasen mit den entsprechenden Bewegungen, d.h., nur beim Ausatmen hinsetzen und beim Einatmen aufstehen.

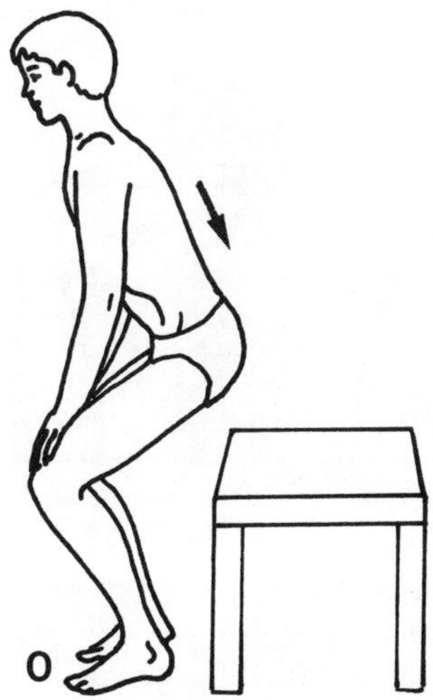

0

Stellung: Sitzend bzw. stehend.

Bewegungsebene: Bewegung des Körpers auf der Sagittalebene beim Aufstehen und Hinsetzen.

Symptomauslösende Stellung: Die symptomauslösende Bewegung bzw. Stellung ist in diesem Fall das Hinsetzen. Zilgrei-Position bei Beginn der Selbstbehandlung KIEBITZ: die Bewegung vom Sitzen in den Stand. Ist Ihre symptomauslösende Stellung umgekehrt, d.h., Sie verspüren Schmerz beim Aufstehen, beginnen Sie die Selbstbehandlung mit dem Hinsetzen.

ANWENDUNGSANLEITUNG

Allgemein-dynamische Variante: Hierbei werden beide Hälften (Zilgrei- und symptomauslösende Position) des Bewegungsradius des Körpers auf der Sagittalebene (Abb. 1–5) genutzt, und zwar indem man während der Zilgrei-Atmung aufsteht und sich hinsetzt.

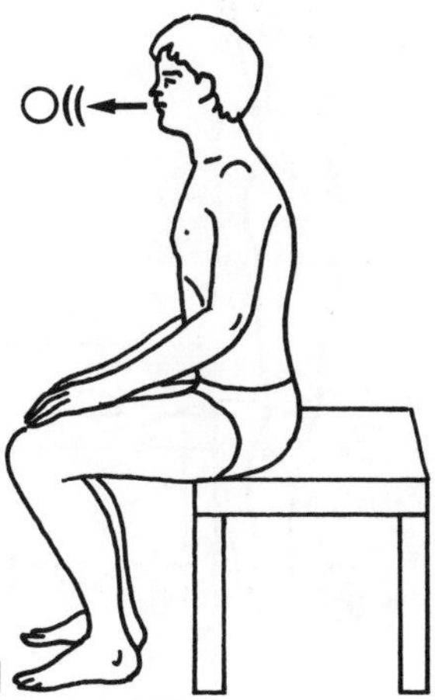

1

1 Neutrale Position. Sitzen Sie aufrecht, aber entspannt. Atmen Sie

langsam aus (Bauch rein), und verharren Sie 5 Sekunden lang mit entleerter Lunge.

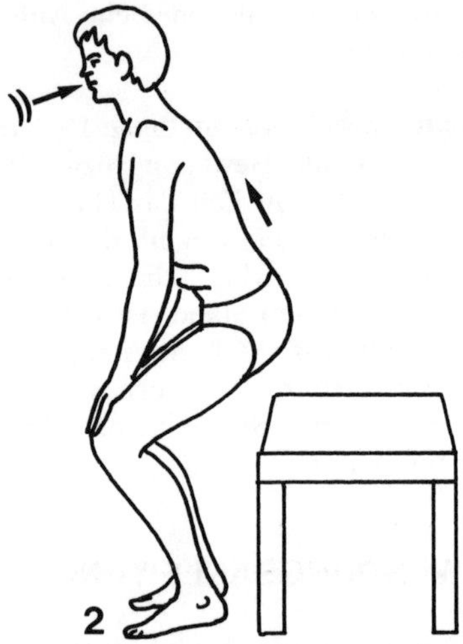

2

[2] *Während* Sie einatmen (Bauch raus), stehen Sie langsam auf (Abb. 3).

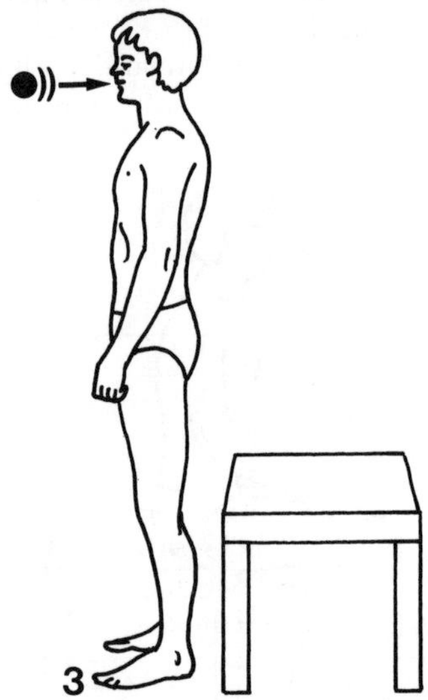

3

[3] Stehen Sie aufrecht, aber entspannt, und halten Sie die Luft 5 Sekunden lang an.

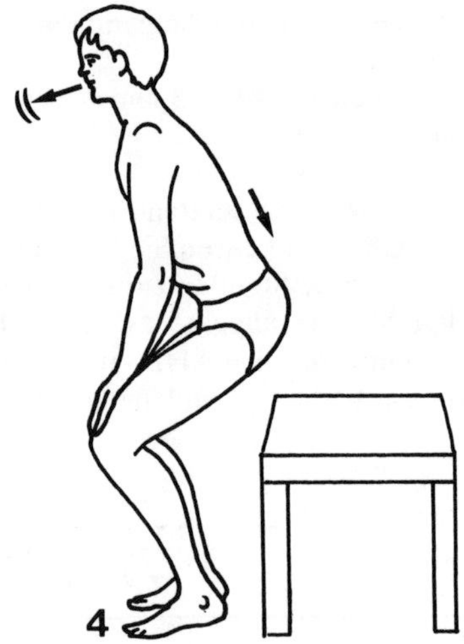

4

[4] *Während* Sie ausatmen (Bauch rein), setzen Sie sich wieder langsam hin.

[5] Sitzen Sie aufrecht, aber entspannt, und verharren Sie 5 Sekunden lang mit entleerter Lunge.

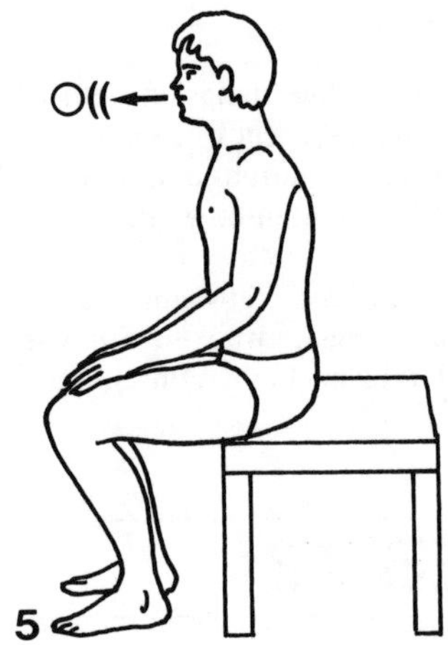

5

Wiederholen Sie den gesamten Vorgang, Abb. 1–5, weitere viermal, und beenden Sie die allgemein-dynamische Variante des KIEBITZ mit der 5-Sekunden-Pause nach dem letzten Ausatmen.

BLAUKEHLCHEN* 61

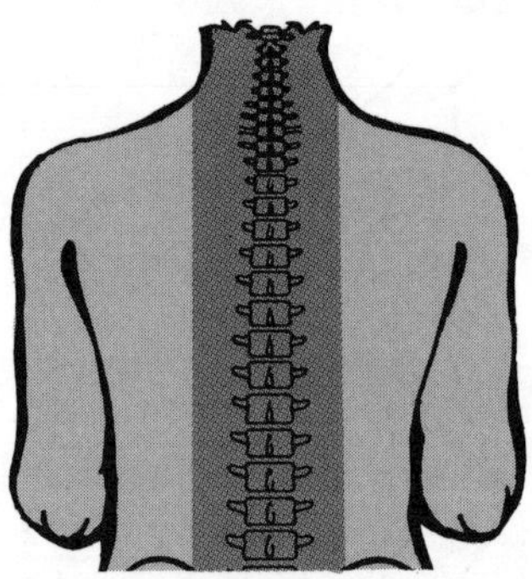

Zweck: Erhaltung und Wiederherstellung der Beweglichkeit der gesamten Wirbelsäule; Beseitigung von Verspannungen der Rückenmuskulatur; Entspannung der Rückenmuskeln vor sportlicher Betätigung oder vor großer körperlicher Anstrengung; Linderung und Beseitigung von Schmerzen und Beschwerden, die durch eine nach vorne gebückte Haltung hervorgerufen werden; Linderung bzw. Verhinderung von Erkältungskrankheiten und Grippe.

Allgemeine Beschwerden: Allgemeine Rückenschmerzen und -beschwerden; steifes Rückgrat; allgemeine Verspanntheit der Rückenmuskulatur; erste Anzeichen von Erkältung oder Grippe.

Spezifische Beschwerden: Rückenschmerzen und -beschwerden, die zunehmen, wenn man sich nach vorn beugt oder nach hinten lehnt; Hyper- und Hypolordose der Lendenwirbelsäule.

Mögliche Reaktionen: Anfängliches, rasch vorübergehendes, leichtes Schwindelgefühl.

Anwendungsmöglichkeiten:
a) spezifisch-statisch
b) spezifisch-dynamisch
c) allgemein-statisch
d) allgemein-dynamisch

Anwendungshäufigkeit: Bei Anwendung zur Bekämpfung von Erkältung oder Grippe alle zwei bis drei Stunden. Ansonsten normal.

Besondere Hinweise: Die Bewegungen müssen flüssig und dürfen nicht ruckartig sein. Übertreiben Sie auf keinen Fall die Bewegungen nach vorne und hinten, da dadurch die Wirkung dieser Selbstbehandlung verlorengeht. Die Bewegung nach hinten sollte nicht mehr als ca. 15 Grad betragen.
Bei den spezifisch-dynamischen und allgemein-dynamischen Varianten *müssen* die Bewegungen mit der korrekten Atmungsphase koordiniert werden. Beugen Sie sich also *nur* während der Einatmungsphase nach hinten und *nur* während der Ausatmungsphase nach vorne. Zur Behandlung einer Hyperlordose der Lendenwirbelsäule wenden Sie nur die spezifisch-statische oder spezifisch-dynamische Variante mit Strecken des Oberkörpers und Kopfes *nach hinten* an. Zur Behandlung einer Hypolordose der Lendenwirbelsäule wenden Sie ebenfalls nur eine der beiden spezifischen Varianten an, jedoch *nur* mit Beugen des Oberkörpers und Kopfes *nach vorne.* Dies mag auf den ersten Blick widersinnig erscheinen, jedoch werden dadurch die hypotonischen Muskeln normalisiert, die in sehr vielen Fällen für die Entwicklung einer Hyper- oder Hypolordose verantwortlich sind.

Stellung: Stehend

Bewegungsebene: Beugen und Strecken des Oberkörpers und Kopfes nach vorne und hinten auf der Sagittalebene.

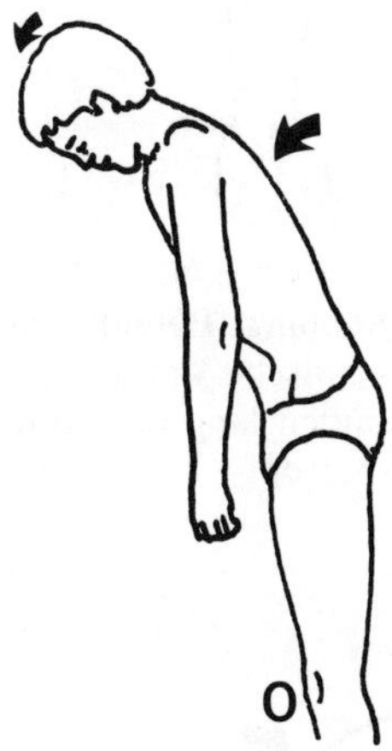

Symptomauslösende Stellung: Die symptomauslösende Stellung ist in diesem Fall das Beugen des Oberkörpers nach vorne. Zilgrei-Position bei Beginn der Selbstbehandlung BLAUKEHLCHEN: Strecken des Oberkörpers nach hinten. Ist die symptomauslösende Stellung bzw. Bewegung das Strecken nach hinten, beginnen Sie mit dem Beugen nach vorne.

ANWENDUNGSANLEITUNG

Spezifisch-statisch: Hier wird nur eine Hälfte (Zilgrei-Position) des Bewegungsradius des Oberkörpers auf der Sagittalebene (Abb. 1–5) genutzt. Man verharrt bewegungslos in der Zilgrei-Position während der Zilgrei-Atmung.

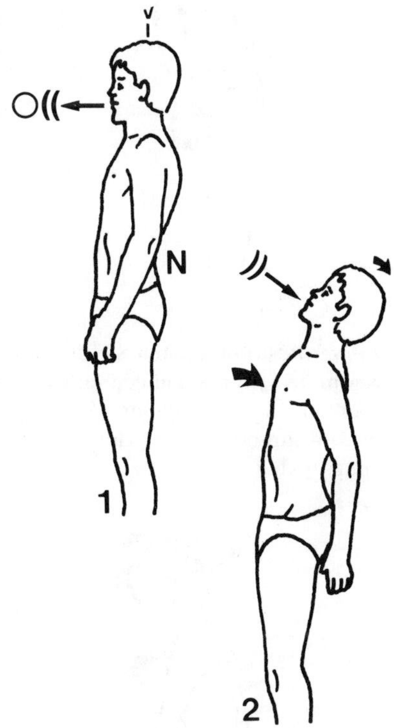

1 Neutrale Position. Stehen Sie aufrecht, aber nicht steif. Atmen Sie langsam aus (Bauch rein), und verharren Sie 5 Sekunden mit entleerter Lunge.

2 *Während* Sie langsam einatmen (Bauch raus), strecken Sie Kopf und Oberkörper leicht nach hinten in die Zilgrei-Position (Abb. 3).

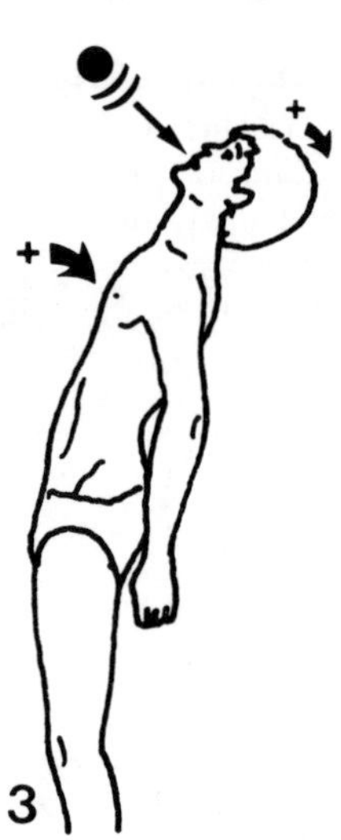

[3] Zilgrei-Position. Halten Sie die eingeatmete Luft 5 Sekunden lang an. Verbleiben Sie in dieser Stellung (Abb. 3) während weiterer vier Zilgrei-Atmungszyklen.

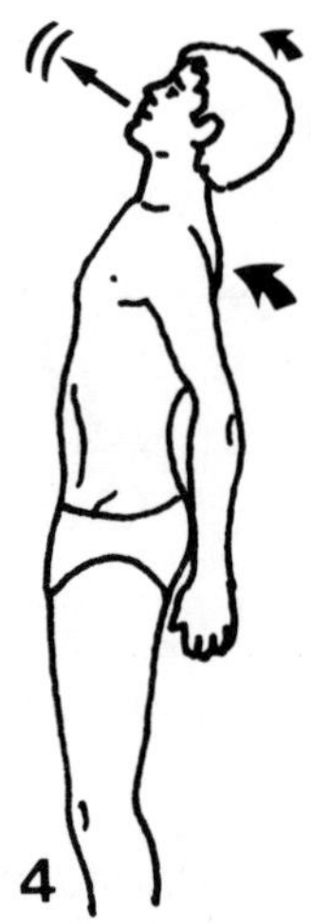

[4] *Während* des letzten Ausatmens (Bauch rein) kehren Sie langsam in die neutrale Stellung (Abb. 5) zurück.

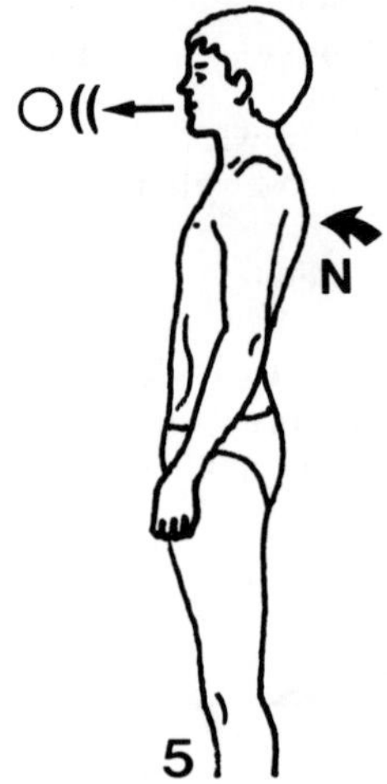

[5] Neutrale Stellung. Beenden Sie die spezifisch-statische Variante, indem Sie 5 Sekunden lang mit entleerter Lunge verharren.

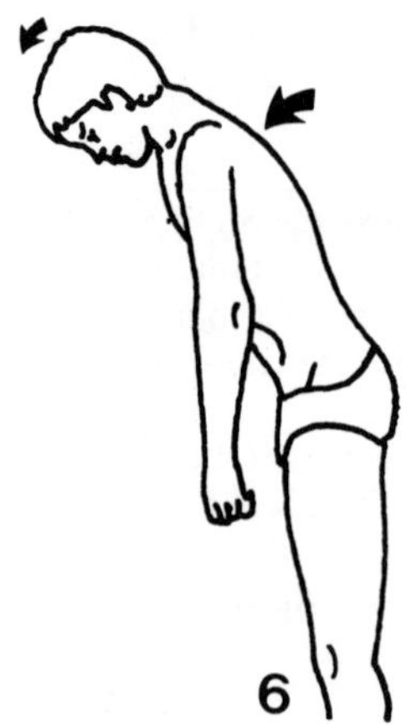

[6] Diese Stellung ist bei der spezifisch-statischen und spezifisch-dynamischen Variante einzunehmen, wenn die Zilgrei-Position entgegengesetzt zu der oben beschriebenen ist. Die Stellung wird auch bei der allgemein-statischen Variante eingenommen, bei der die Selbstbehandlung zuerst in der Zilgrei- und dann in der symptomauslösenden Position angewendet wird.

Spezifisch-dynamische Variante: Auch hier wird nur eine Hälfte (Zilgrei-Position) des Bewegungsradius des Oberkörpers auf der Sagittalebene (Abb. 1–5) genutzt. Der Unterschied zur spezifisch-statischen Variante besteht darin, daß man während der Zilgrei-Atmung Oberkörper und Kopf zwischen der neutralen und der Zilgrei-Position hin- und herbewegt, anstatt bewegungslos in der Zilgrei-Position zu verharren.
Verfahren Sie zunächst genauso wie in Abb. 1–3, spezifisch-statisch, beschrieben. Nach der 5-Sekunden-Atempause in Abb. 3 gehen Sie sofort zu Abb. 4 und 5 über. Nach Abschluß der Atempause in Abb. 5 wiederholen Sie den gesamten Vorgang (Abb. 1–5) weitere viermal, und schließen Sie die spezifisch-dynamische Variante des BLAUKEHLCHENS mit der Atempause nach dem letzten Ausatmen (Abb. 5) ab.

Allgemein-statische Variante: Hier werden beide Hälften (Zilgrei- und symptomauslösende Position) des Bewegungsradius des Oberkörpers auf der Sagittalebene (Abb. 1–5 und Abb. 6) genutzt. Verfahren Sie zunächst genauso wie unter spezifisch-statisch, Abb. 1–5, beschrieben. Dann, nach der Atempause in der neutralen Position (Abb. 5) mit luftleeren Lungen (Bauch rein), verbleiben Sie zunächst in dieser Stellung, atmen ein (Bauch raus) und halten die Luft 5 Sekunden lang an. *Während* Sie nun ausatmen (Bauch rein), beugen Sie den Oberkörper langsam nach vorne (Abb. 6) und machen 5 Sekunden Pause. Verbleiben Sie nun in dieser Stellung (Abb. 6) während weiterer vier Zilgrei-Atmungszyklen. Schließen Sie die allgemein-statische Variante des BLAUKEHLCHENS ab, indem Sie während des letzten Einatmens in die neutrale Stellung zurückkehren und die Luft 5 Sekunden lang anhalten.

Allgemein-dynamische Variante: Auch hier werden beide Hälften (Zilgrei- und symptomauslösende Position) des Bewegungsradius des Oberkörpers auf der Sagittalebene (Abb. 1–5 und Abb. 6) einbezogen, indem man den Oberkörper während der Zilgrei-Atmung zwischen der Zilgrei- und der symptomauslösenden Position vorwärts und rückwärts bewegt.

1 Neutrale Stellung. Stehen Sie aufrecht und entspannt und beginnen Sie, langsam einzuatmen (Bauch raus).

2 *Während* Sie weiterhin einatmen (Bauch raus), strecken Sie Kopf und Oberkörper leicht nach hinten (Zilgrei-Position; Abb. 3).

3 Zilgrei-Position. Halten Sie die Luft 5 Sekunden lang an.

4 *Während* Sie beginnen auszuatmen (Bauch rein), gehen Sie zur neutralen Position (Abb. 5) zurück.

5 Halten Sie in der neutralen Stellung nicht ein, sondern gehen Sie, während Sie weiter langsam ausatmen (Bauch rein), zur symptomauslösenden Position (Abb. 7) über.

6 Immer noch während des Ausatmens (Bauch rein), beugen Sie den Kopf und Oberkörper leicht nach vorne.

7 Symptomauslösende Position. Nach beendetem Ausatmen verharren Sie 5 Sekunden lang mit entleerter Lunge.

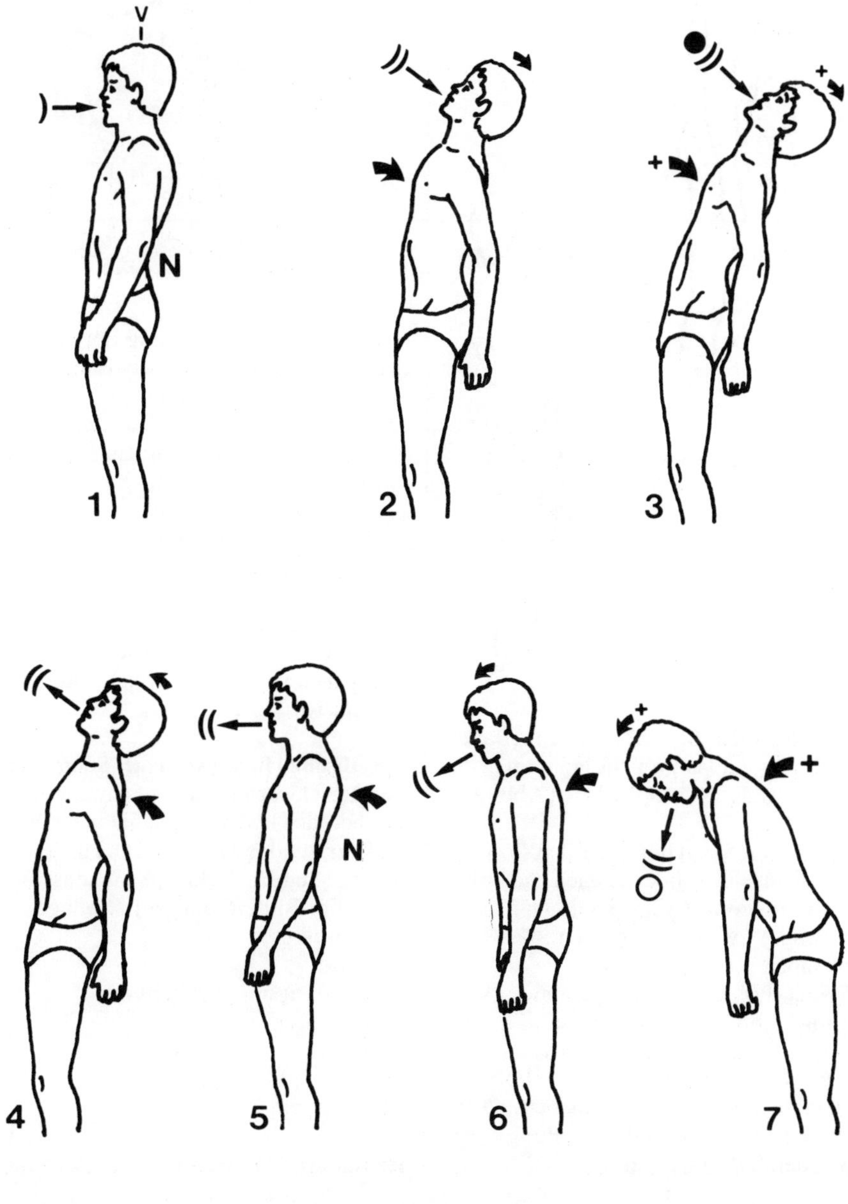

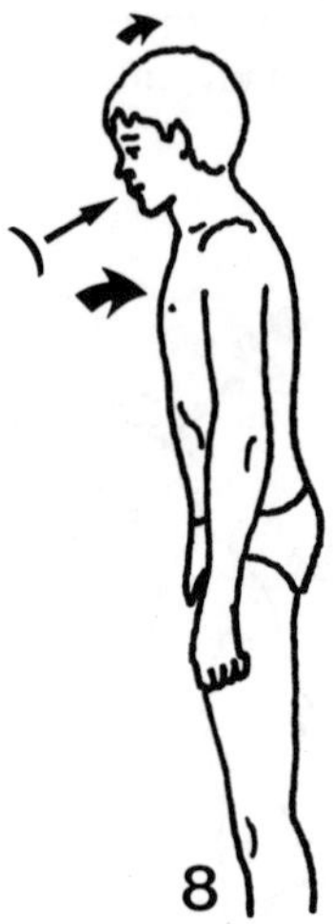

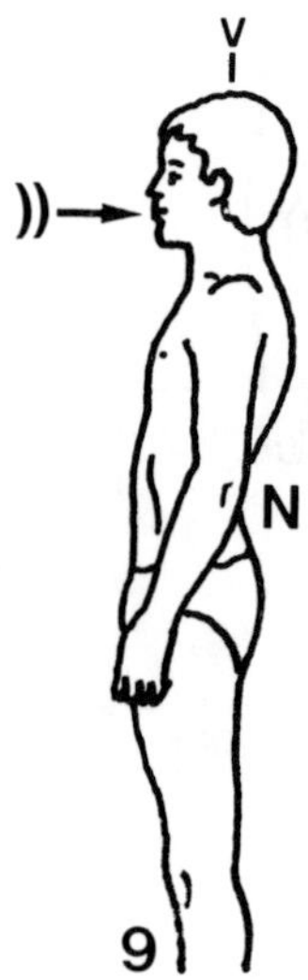

8 Beginnen Sie einzuatmen (Bauch raus), und kehren Sie langsam in die neutrale Position zurück (Abb. 9).

9 Halten Sie in der neutralen Position nicht ein, sondern gehen Sie, während Sie weiterhin einatmen (Bauch raus), wieder zur Zilgrei-Position über.

Wiederholen Sie den gesamten Vorgang, Abb. 1–9, weitere viermal, und beenden Sie die allgemein-dynamische Variante des BLAUKEHLCHENS, indem Sie die Luft nach dem letzten Einatmen in der neutralen Stellung 5 Sekunden lang anhalten.

ADLER** 36

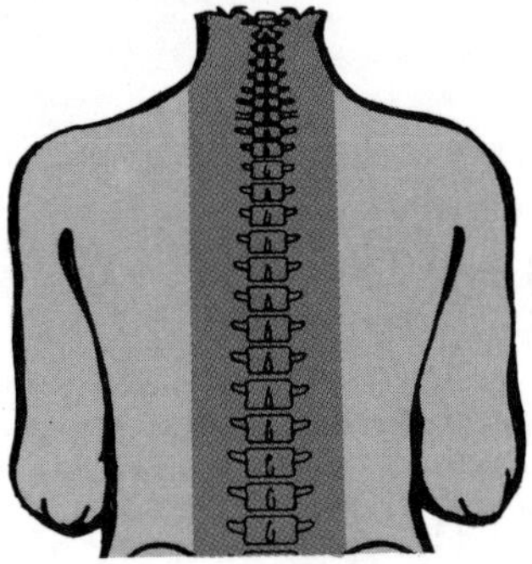

Zweck: Wiederherstellung der Beweglichkeit der gesamten Wirbelsäule; Linderung und Beseitigung von Rückenschmerzen und steifem Rücken; Anregung der Blutzirkulation; Entspannung vor dem Schlafengehen; Erleichterung bei verspannter Rückenmuskulatur nach langem Stehen und von Steifegefühl beim Aufstehen.

Allgemeine Beschwerden: Allgemeine Rückenschmerzen und Beschwerden im Lenden- und Beckenbereich; Steifegefühl im Rücken.

Spezifische Beschwerden: Schmerzen und Beschwerden, die zunehmen beim Drehen der Halswirbelsäule nach einer und der Lendenwirbelsäule nach der anderen Seite; Ischias; Hexenschuß; schlechte Blutzirkulation; streßbedingte Spannungen.

Anwendungsmöglichkeiten:
a) spezifisch-statisch
b) spezifisch-dynamisch
c) allgemein-statisch
d) allgemein-dynamisch

Besondere Hinweise: Die Selbstbehandlung ADLER muß unbedingt auf einer einigermaßen harten Unterlage durchgeführt werden. Wenn Sie eine weiche oder durchhängende Matratze benutzen, stellt sich die Wirkung nicht ein.
Wenn Sie einen Chignon oder Knoten im Nacken tragen, lösen Sie Ihr Haar vor Anwendung der Selbstbehandlung, da sonst die Wirkung auf die Halswirbelsäule beeinträchtigt wird.

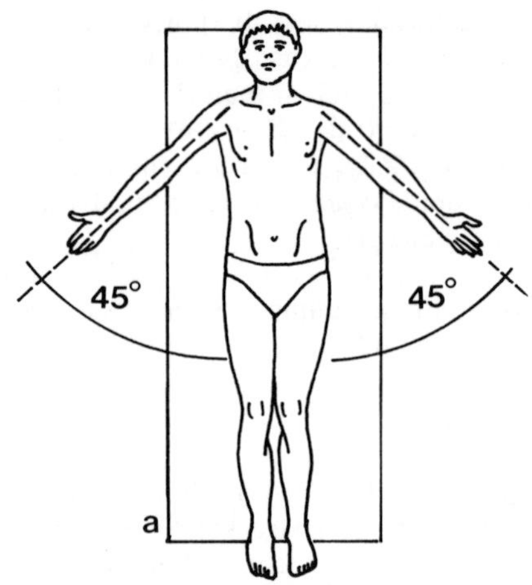

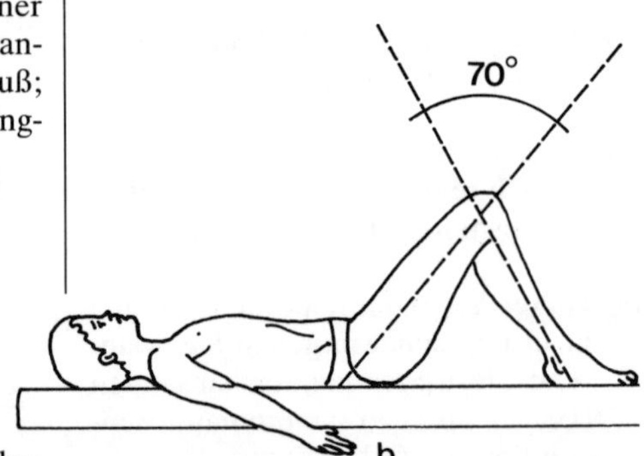

Stellung: Liegen Sie, wie abgebildet, auf dem Rücken, auf einer einigermaßen harten Unterlage. Strecken Sie die Arme seitlich etwa 45 Grad aus. Winkeln Sie die Beine ca. 70 Grad an, und achten Sie darauf, daß die Füße flach auf dem Boden aufliegen. Die Schultern dürfen während der Ausführung der Selbstbehandlung nicht vom Boden abgehoben werden. Beim Drehen der Beine liegen die Knöchel aneinander; die Beine also nicht spreizen.

Bewegungsebene: Entgegengesetztes Drehen des Kopfes und der Beine auf der Horizontalebene.

Symptomauslösende Stellung: Die symptomauslösende Stellung ist in diesem Fall das gleichzeitige Drehen des Kopfes nach links und der Beine nach rechts. Zilgrei-Position bei Beginn der Selbstbehandlung ADLER: Drehen des Kopfes nach rechts und der Beine nach links. Ist Ihre symptomauslösende Stellung umgekehrt, d.h. Kopf nach rechts und Beine nach links, beginnen Sie mit der Selbstbehandlung mit dem Drehen des Kopfes nach links und der Beine nach rechts.

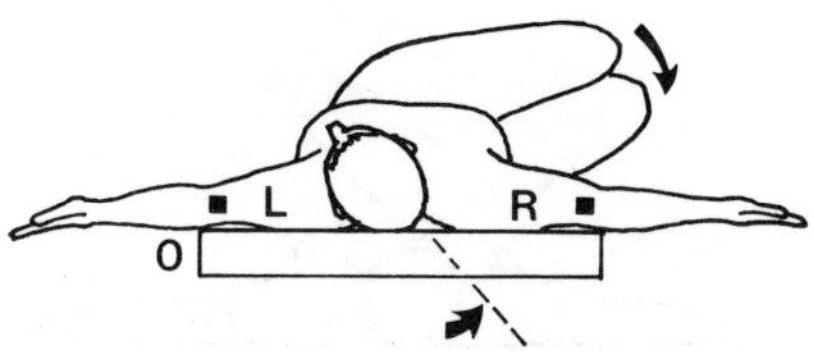

ANWENDUNGSANLEITUNG

Spezifisch-statische Variante: Hierbei wird nur je eine Hälfte (Zilgrei-Position) des Bewegungsradius des Kopfes und der Beine auf der Horizontalebene genutzt. Man verharrt bewegungslos in der Zilgrei-Position während der Zilgrei-Atmung.

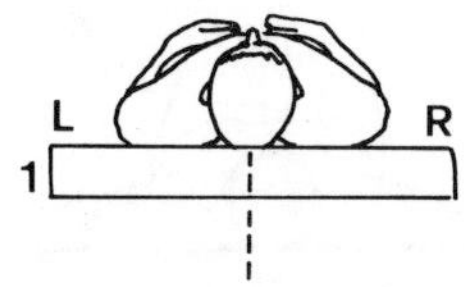

1 Ausgangsposition. Liegen Sie gerade und entspannt auf dem Rücken auf einer einigermaßen harten Unterlage. Die Hände ruhen auf dem Unterleib.

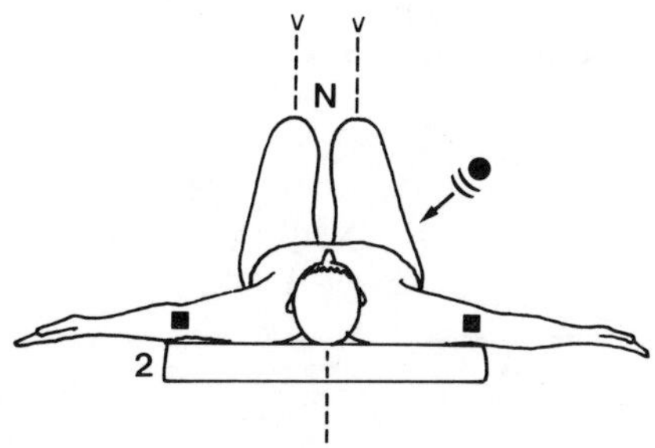

2 Neutrale Position. Strecken Sie die Arme seitlich aus und winkeln Sie die Beine an. Schultern und Fußsohlen liegen flach auf dem Boden auf. Atmen Sie langsam ein (Bauch raus), und halten Sie die Luft 5 Sekunden lang an.

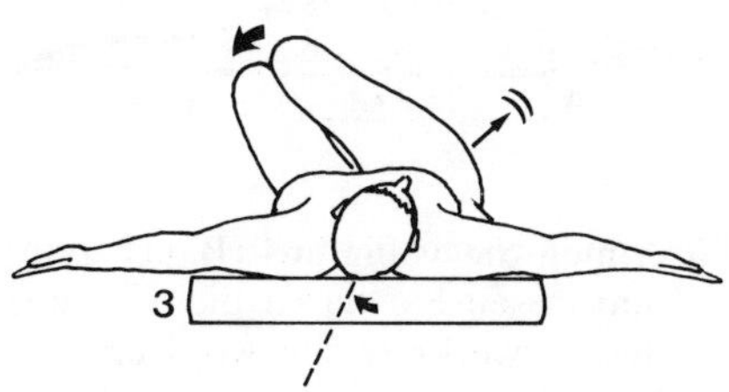

3 *Während* Sie langsam ausatmen (Bauch rein), drehen Sie gleichzeitig den Kopf nach rechts und die Beine nach links in die Zilgrei-Position (Abb. 4).

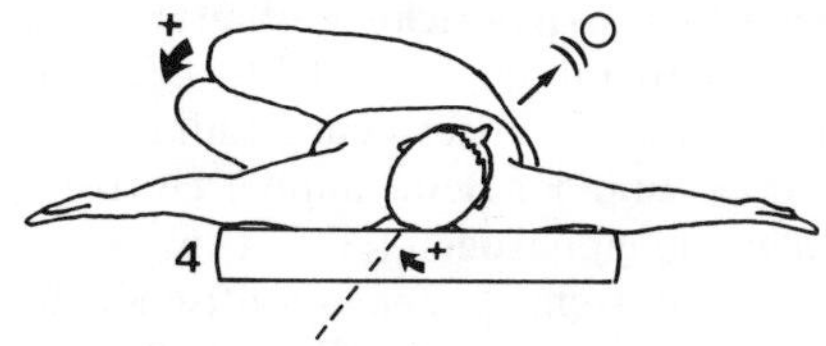

4 Atmen Sie völlig aus (Bauch rein), und lassen Sie durch die Wirkung der Schwerkraft den Kopf und die Beine bis an die bequem erreichbare Grenze sinken. Verharren Sie 5 Sekunden lang mit luftleerer Lunge.
Verbleiben Sie in dieser Stellung (Abb. 4) während weiterer vier Zilgrei-Atmungszyklen.

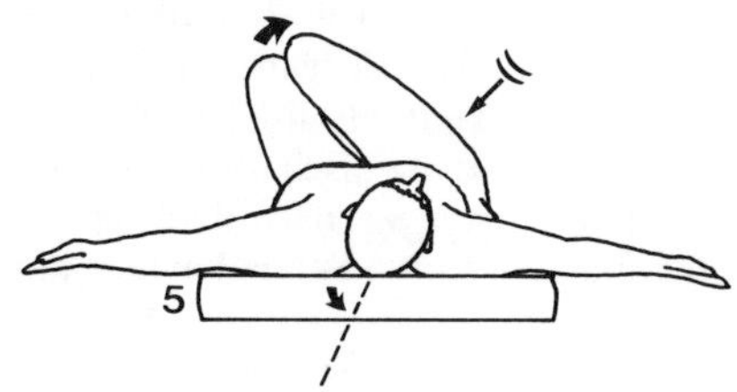

5 *Während* des letzten Einatmens (Bauch raus) gehen Sie langsam in die neutrale Position (Abb. 6) zurück.

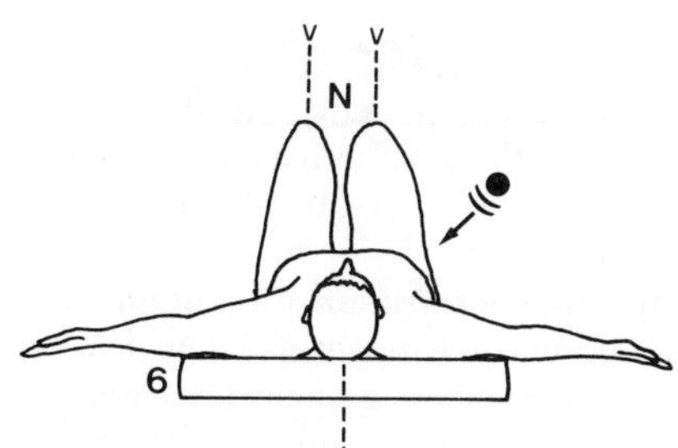

6 Neutrale Position. Beenden Sie die spezifisch-statische Variante des

ADLER, indem Sie die eingeatmete Luft 5 Sekunden lang anhalten.

Spezifisch-dynamische Variante: Auch hier wird nur je eine Hälfte (Zilgrei-Position) des Bewegungsradius des Kopfes und der Beine auf der Horizontalebene einbezogen (Abb. 1–6).
Im Unterschied zur spezifisch-statischen Variante werden Kopf und Beine während der Zilgrei-Atmung zwischen der neutralen und der Zilgrei-Position hin- und hergedreht, anstatt bewegungslos in der Zilgrei-Position zu verharren.
Verfahren Sie zunächst genauso, wie unter der spezifisch-statischen Variante, Abb. 1–4, beschrieben. Nach der Atempause in Abb. 4 gehen Sie sofort zu Abb. 5 und 6 über. Nach Abschluß der Atempause in Abb. 6 wiederholen Sie den gesamten Vorgang, Abb. 2–6, noch weitere viermal, und beenden Sie die spezifisch-dynamische Variante des ADLER, indem Sie nach dem letzten Einatmen die Luft 5 Sekunden lang anhalten.

Allgemein-statische Variante: Hier werden beide Hälften (Zilgrei- und symptomauslösende Position) des Bewegungsradius des Kopfes und der Beine auf der Horizontalebene genutzt.

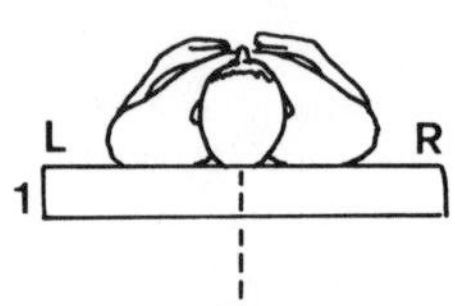

1 Ausgangsposition. Liegen Sie gerade und entspannt auf dem Rücken auf einer einigermaßen harten Unterlage. Die Hände ruhen auf dem Unterleib.

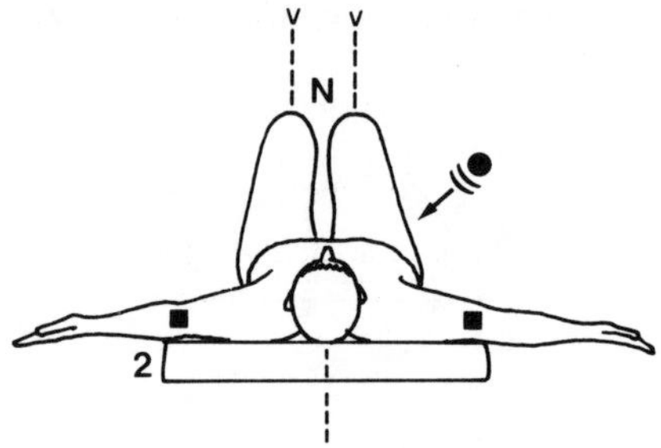

2 Neutrale Position. Strecken Sie die Arme seitlich aus, und winkeln Sie die Beine an. Schultern und Fußsohlen liegen flach auf dem Boden auf. Atmen Sie langsam ein (Bauch raus), und halten Sie die Luft 5 Sekunden lang an.

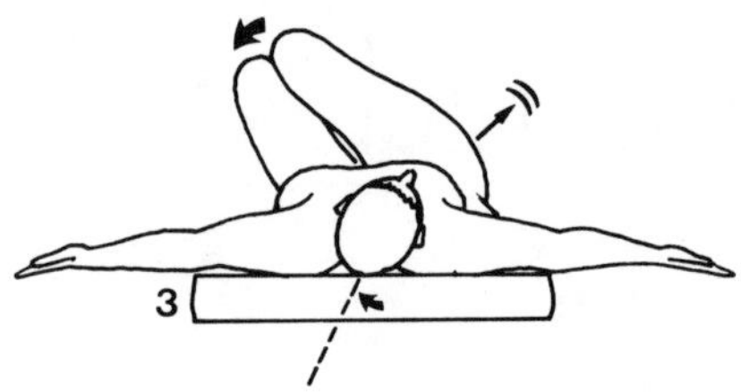

3 *Während* Sie langsam ausatmen (Bauch rein), drehen Sie gleichzeitig den Kopf nach rechts und die Beine nach links in die Zilgrei-Position (Abb. 4).

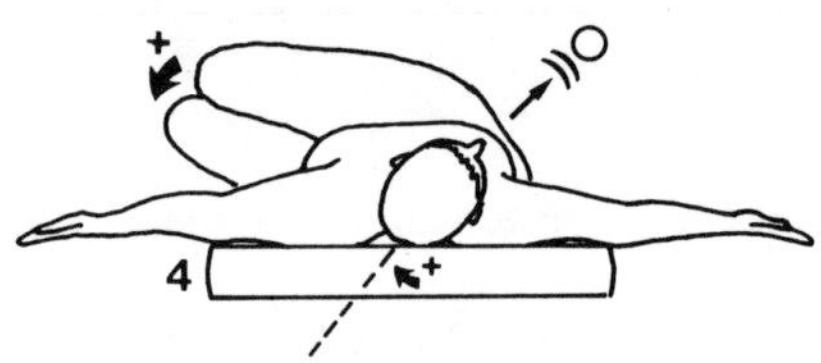

4 Atmen Sie völlig aus (Bauch rein) und lassen Sie durch die Wirkung der Schwerkraft den Kopf und die Beine bis an die bequem erreichbare Grenze sinken. Verharren Sie 5 Sekunden lang mit entleerter Lunge.
Verbleiben Sie in dieser Stellung (Abb. 4) während weiterer vier Zilgrei-Atmungszyklen.

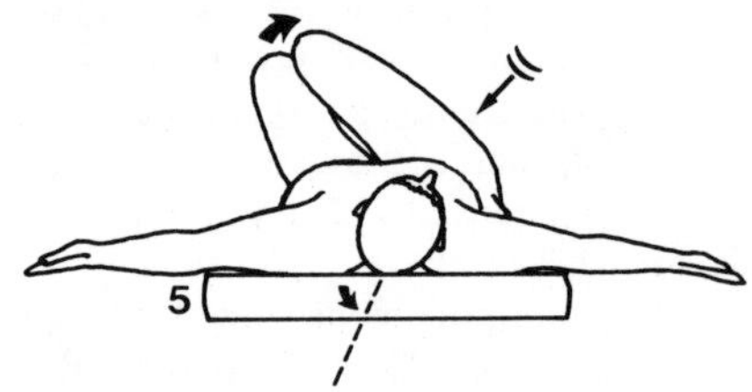

5 *Während* des letzten Einatmens (Bauch raus) gehen Sie langsam in die neutrale Position (Abb. 6) zurück.

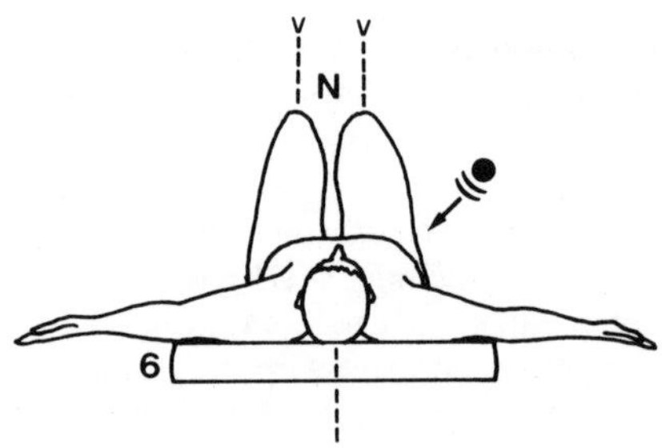

6 Neutrale Position. Halten Sie die Luft 5 Sekunden lang an.

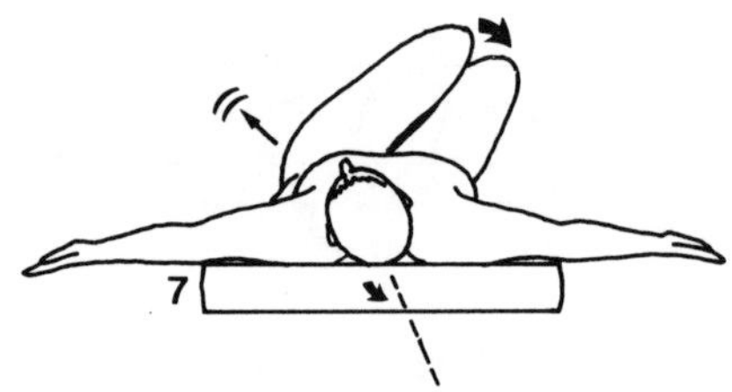

7 *Während* Sie langsam ausatmen (Bauch rein), drehen Sie gleichzeitig den Kopf nach links und die Beine nach rechts in die symptomauslösende Position (Abb. 8).

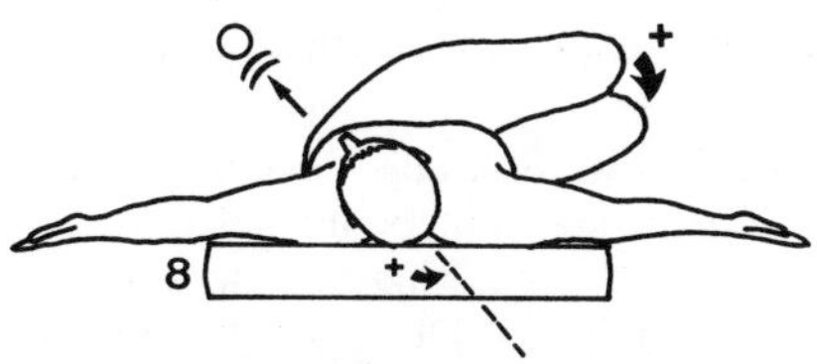

8 Symptomauslösende Position. Atmen Sie völlig aus (Bauch rein) und lassen Sie durch die Wirkung der Schwerkraft den Kopf und die Beine bis an die bequem erreichbare Grenze sinken. Verharren Sie 5 Sekunden lang mit entleerter Lunge.

Verbleiben Sie in dieser Stellung (Abb. 8) während weiterer vier Zilgrei-Atmungszyklen.

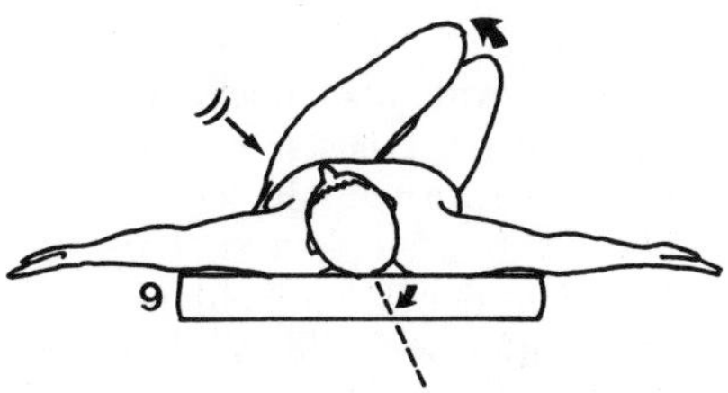

9 *Während* des letzten Einatmens (Bauch raus) kehren Sie langsam in die neutrale Position (Abb. 10) zurück.

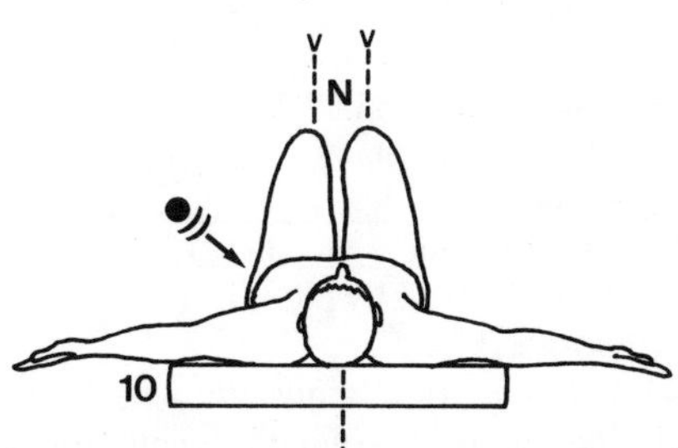

10 Neutrale Stellung. Beenden Sie die allgemein-statische Variante des ADLER, indem Sie die Luft 5 Sekunden lang anhalten.

Allgemein-dynamische Variante: Auch hier werden beide Hälften (Zilgrei- und symptomauslösende Position) des Bewegungsradius des Kopfes und der Beine auf der Horizontalebene (Abb. 1–10) einbezogen, und zwar indem man Kopf und Beine zwischen der Zilgrei- und der symptomauslösenden Position hin- und herdreht.

Verfahren Sie zunächst genauso wie unter allgemein-statisch, Abb. 1–4, beschrieben. Nach der Atempause in Abb. 4 gehen Sie sofort zu Abb. 5–10 über. Nach Abschluß der Atempause in Abb. 10 wiederholen Sie den gesamten Vorgang (Abb. 2–10) weitere viermal, und beenden Sie die allgemein-dynamische Variante des ADLER mit der Atempause in Abb. 10.

KRANICH* 100

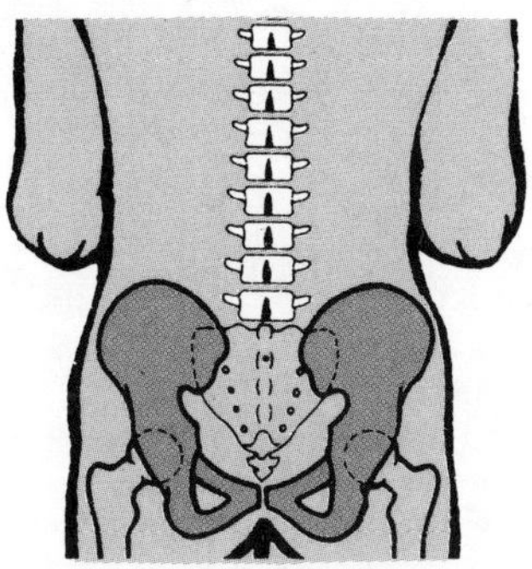

Zweck: Linderung und Beseitigung von Schmerzen im Lendenbereich und in den Beinen, die auf der Verschiebung des Sakro-Iliakalgelenks beruhen; Förderung der Beweglichkeit des Sakro-Iliakalgelenks; Ausgleich der auf der Sagittalebene verschobenen Hüftknochen, häufig verantwortlich für verschiedene Symptome, z.B. Kopfschmerzen, steifer Hals, Schulterschmerzen usw.

Beschwerden: Kreuzschmerzen, Ischias, Schmerzen in den Beinen; Verschiebung der Hüftknochen (siehe scheinbar kürzeres Bein, Seite 55).

Anwendungsmöglichkeiten:
a) spezifisch-statisch
b) spezifisch-dynamisch
c) allgemein-dynamisch

Besondere Hinweise: Wenden Sie diese Selbstbehandlung erst an, nachdem Sie den Test für das »scheinbar kürzere Bein« gemacht haben, damit Sie wissen, welches Bein Sie vorstellen müssen. Das scheinbar kürzere Bein steht *immer hinten*, d.h., Sie machen einen Schritt mit dem scheinbar längeren Bein nach vorne. Nach Anwendung dieser Selbstbehandlung wiederholen Sie den Test für das »scheinbar kürzere Bein«. Bei korrekter Ausführung der Selbstbehandlung müßte die Länge der Beine

nun gleich oder fast ausgeglichen sein. Machen Sie keinen übertrieben langen Schritt nach vorne. Nehmen die Schmerzen erheblich zu, verkürzen Sie den Schritt. Am besten ist ein normaler Schritt, bei dem der Absatz des nach vorne gestellten Fußes einige Zentimeter vor den Zehen des hinteren liegt. In den Abbildungen ist die Länge des Schritts genau angegeben.
Achten Sie darauf, daß nach dem Schritt nach vorne das Körpergewicht gleichmäßig auf beide Beine verteilt ist. Bei korrekter Anwendung verspüren sie normalerweise ein leichtes Ziehen in der Wade und Kniekehle des hinten stehenden Beins. Außerdem ist wichtig, daß die Füße parallel zueinander stehen und nicht nach innen oder außen gedreht werden.

Anwendungshäufigkeit: Wenden Sie den KRANICH während der ersten beiden Behandlungstage nur einmal, höchstens zweimal pro Tag an. Danach nur, wenn ein scheinbar kürzeres Bein vorhanden ist, oder einmal in der Woche zur Vorbeugung gegen das Auftreten einer Hüftknochenverlagerung. Wird der KRANICH zum Zweck der Förderung der Beweglichkeit des Sakro-Iliakalgelenks angewendet, d.h., wenn kein scheinbar kürzeres Bein vorliegt, gilt die übliche Anwendungshäufigkeit (Seite 61).

Mögliche Reaktionen: Manchmal nehmen die Schmerzen nach Anwendung des KRANICH leicht zu. Meistens läßt sich das dadurch beheben, daß man einige langsame Schritte vorwärts tut.

Stellung: Neben einem Tisch stehend, an dem Sie sich festhalten können.

Bewegungsebene: Schritt nach vorne auf der Sagittalebene.

Symptomauslösende Stellung: Ist ein scheinbar kürzeres Bein vorhanden, dann ist die symptomauslösende Stellung ein Schritt nach vorne mit dem rechten Bein. Zilgrei-Position bei Anwendung des KRANICH: Schritt mit dem linken Bein nach vorne. Ist Ihre symptomauslösende Stellung umgekehrt, d.h., Schritt nach vorne mit dem linken Bein, wenden Sie den KRANICH an, indem Sie das rechte Bein vorstellen.
Bei einem scheinbar kürzeren rechten Bein stellen Sie den linken Fuß nach vorne, und bei einem scheinbar kürzeren linken Bein stellen Sie umgekehrt den rechten Fuß nach vorne.
Wenn Sie keine Hüftknochenverschiebung, also kein scheinbar kürzeres Bein haben und den KRANICH zum Zweck der Mobilisierung des Sakro-Iliakalgelenks anwenden, führen Sie die allgemein-dynamische Variante aus.

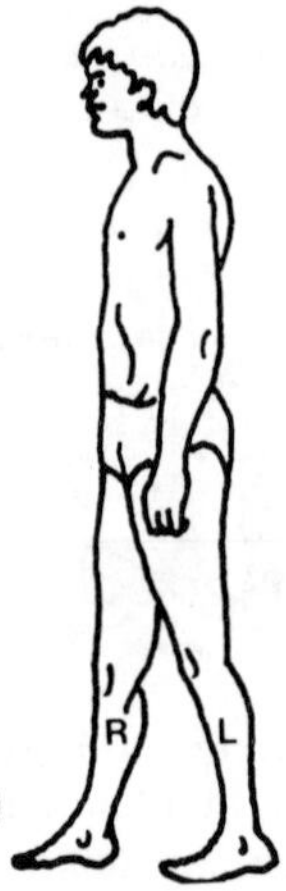

0

ANWENDUNGSANLEITUNG

Spezifisch-statische Variante: Hierbei wird nur eine Hälfte (Zilgrei-Position) des Bewegungsradius des Beins auf der Sagittalebene genutzt (Abb. 1–4). Man verharrt bewegungslos in der Zilgrei-Position während der Zilgrei-Atmung.

[1] Neutrale Stellung. Stehen Sie aufrecht, aber entspannt mit der Seite des scheinbar kürzeren Beins neben einem Tisch. Der Tisch dient dazu, daß Sie einerseits Ihr Gleichgewicht besser behalten können, indem Sie sich während der Ausübung der Selbstbehandlung daran festhalten, und daß Sie andererseits vermeiden, beim Schritt nach vorne auch gleichzeitig das Becken zu drehen. Atmen Sie langsam ein (Bauch raus), und halten Sie die Luft 5 Sekunden lang an.

[2] *Während* Sie langsam ausatmen (Bauch rein), machen Sie einen normalen Schritt mit dem scheinbar längeren Bein, in diesem Fall dem linken, nach vorne in die Zilgrei-Position (Abb. 3). Legen Sie dabei die Hand auf den Tisch, halten Sie den Oberkörper aufrecht. Verteilen Sie das Körpergewicht gleichmäßig auf beide Beine. Das hintere, scheinbar kürzere Bein wird nicht bewegt. Lehnen Sie sich nicht auf das hintere Bein zurück, und halten Sie während der gesamten Anwendung den Kopf gerade.

[3] Zilgrei-Position. Verharren Sie 5 Sekunden lang mit entleerter Lunge.
Verbleiben Sie in dieser Stellung (Abb. 3) während weiterer vier Zilgrei-Atmungszyklen.

[4] *Während* des letzten Einatmens (Bauch raus) schreiten Sie mit dem *hinten* stehenden, in diesem Fall dem rechten Bein, nach vorne in die neutrale Position. Beenden Sie die spezifisch-statische Variante des

KRANICH, indem Sie die Luft 5 Sekunden lang anhalten.

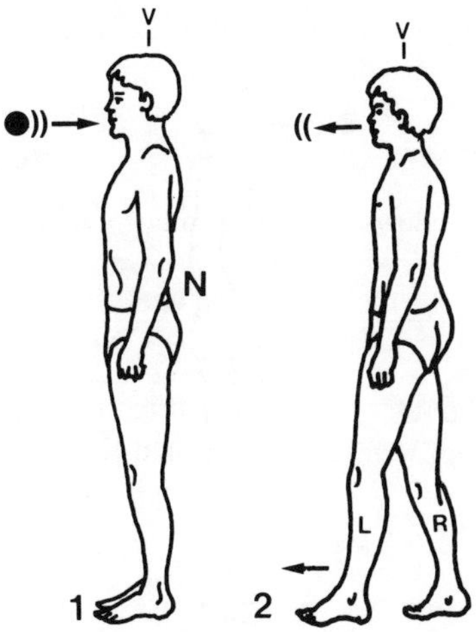

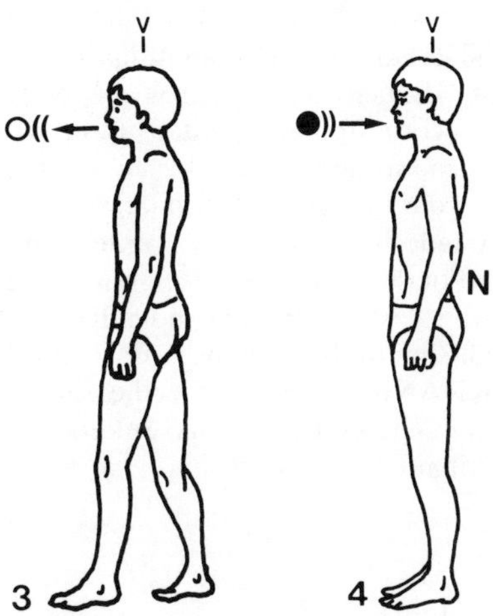

Spezifisch-dynamische Variante: Auch hierbei wird nur eine Hälfte (Zilgrei-Position) des Bewegungsradius des Beins auf der Sagittalebene einbezogen (Abb. 1–5). Der Unterschied zur spezifisch-statischen Variante besteht darin, daß man während der Zilgrei-Atmung das scheinbar längere Bein zwischen der neutralen und der Zilgrei-Position vor- und zurückstellt, anstatt bewegungslos in der Zilgrei-Position zu verharren.

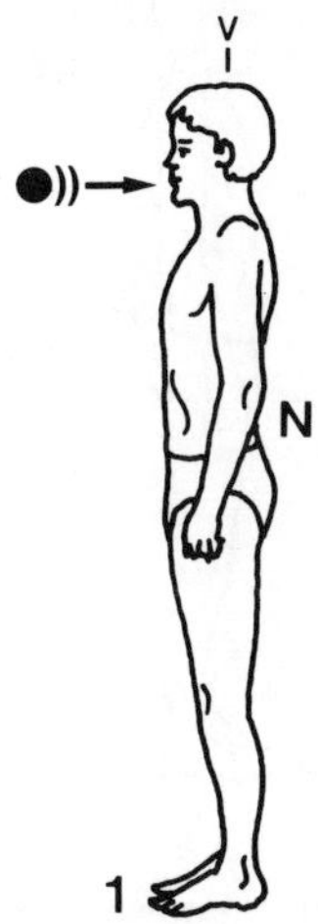

[1] Neutrale Stellung. Stehen Sie aufrecht, aber entspannt mit der Seite des scheinbar kürzeren Beins neben einem Tisch. Atmen Sie langsam ein (Bauch raus), und halten Sie die Luft 5 Sekunden lang an.

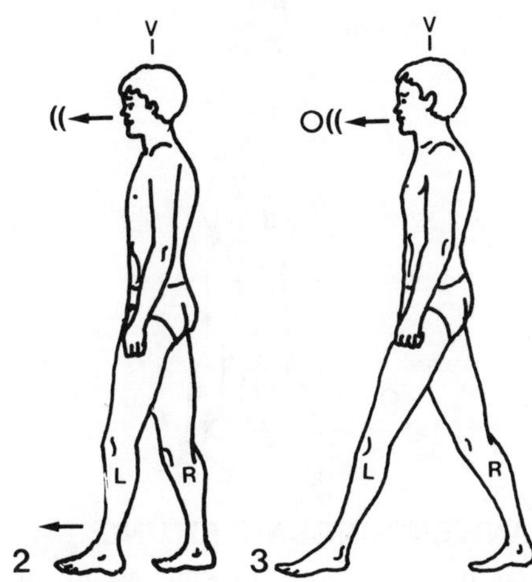

[2] *Während* Sie langsam ausatmen (Bauch rein), machen Sie einen normalen Schritt mit dem scheinbar längeren Bein, in diesem Fall dem linken, nach vorne in die Zilgrei-Position (Abb. 3). Legen Sie dabei die rechte Hand auf den Tisch, halten Sie den Oberkörper aufrecht. Verteilen Sie das Körpergewicht gleichmäßig auf beide Beine. Das hintere, scheinbar kürzere Bein wird nicht bewegt. Halten Sie den Kopf während der gesamten Anwendung gerade.

[3] Zilgrei-Position. Verharren Sie 5 Sekunden lang mit entleerter Lunge.

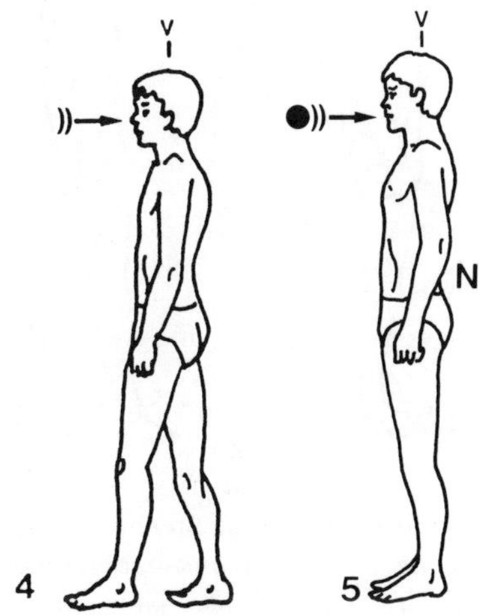

[4] *Während* Sie langsam einatmen (Bauch raus), kehren Sie mit dem vorgestellten, linken Bein in die neutrale Stellung (Abb. 5) zurück.

[5] Neutrale Stellung. Halten Sie die Luft 5 Sekunden lang an.

Wiederholen Sie nun den gesamten Vorgang, Abb. 1–5, weitere viermal, und beenden Sie die spezifisch-dynamische Variante des KRANICH, indem Sie die Luft nach dem letzten Einatmen 5 Sekunden lang anhalten.

Allgemein-dynamische Variante: Diese Variante dient nur der Mobilisierung des Sakro-Iliakalgelenks und wird nur angewendet, wenn kein scheinbar kürzeres Bein vorliegt. Der Schritt nach vorne ist kürzer als bei den anderen beiden Varianten.
Hierbei werden abwechselnd beide Beine während der Zilgrei-Atmung vor- und zurückgestellt.

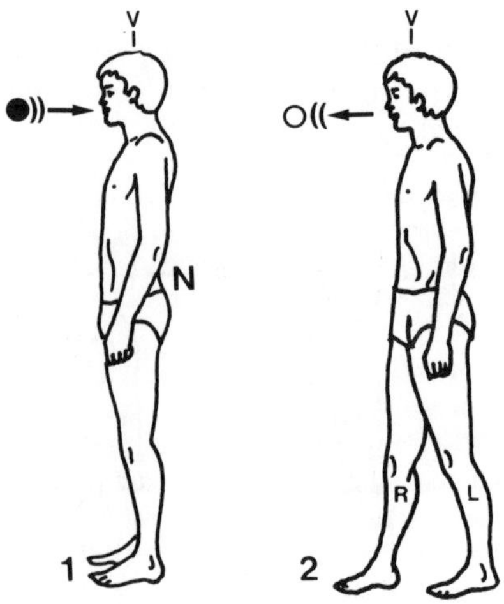

[1] Neutrale Stellung. Stehen Sie aufrecht, aber entspannt neben einem Tisch. Atmen Sie langsam ein (Bauch raus), und halten Sie die Luft 5 Sekunden lang an.

[2] *Während* Sie ausatmen (Bauch rein), machen Sie einen *kurzen* Schritt mit dem linken Bein nach vorne, legen Sie dabei die rechte Hand auf den Tisch. Halten Sie den Oberkörper aufrecht, achten Sie darauf, daß Sie das Becken nicht drehen, und verteilen Sie das Körpergewicht gleichmäßig auf beide Beine. Halten Sie den Kopf gerade. Verharren Sie 5 Sekunden lang mit entleerter Lunge.

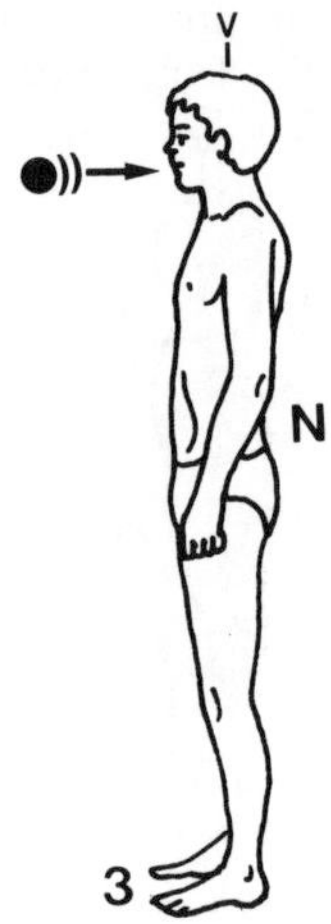

[3] *Während* Sie langsam einatmen (Bauch raus), kehren Sie mit dem vorgestellten linken Bein in die neutrale Stellung zurück. Halten Sie die Luft 5 Sekunden lang an.

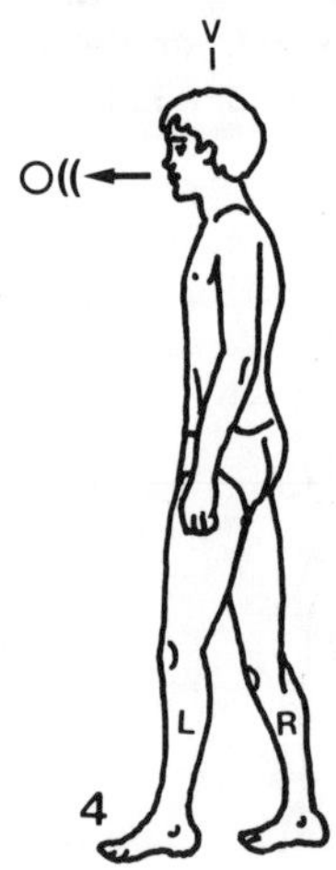

[4] *Während* Sie langsam ausatmen (Bauch rein), machen Sie nun einen *kurzen* Schritt mit dem rechten Bein nach vorne. Beachten Sie dabei die unter Abb. 2 aufgeführten Anweisungen. Verharren Sie 5 Sekunden lang mit entleerter Lunge.

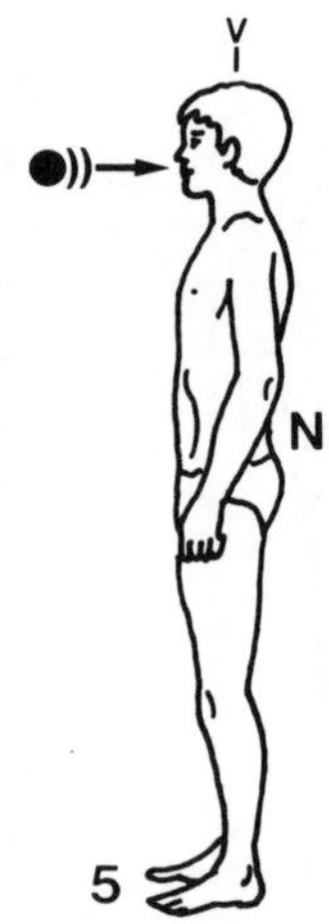

[5] *Während* Sie langsam einatmen (Bauch raus), kehren Sie mit dem vorgestellten rechten Bein in die neutrale Stellung zurück. Halten Sie die Luft 5 Sekunden lang an.

Wiederholen Sie den gesamten, auf den Abbildungen 1–5 gezeigten Vorgang weitere viermal, und beenden Sie die allgemein-dynamische Variante des KRANICH, indem Sie die Luft nach dem letzten Einatmen 5 Sekunden lang anhalten.

ORTOLAN* 913

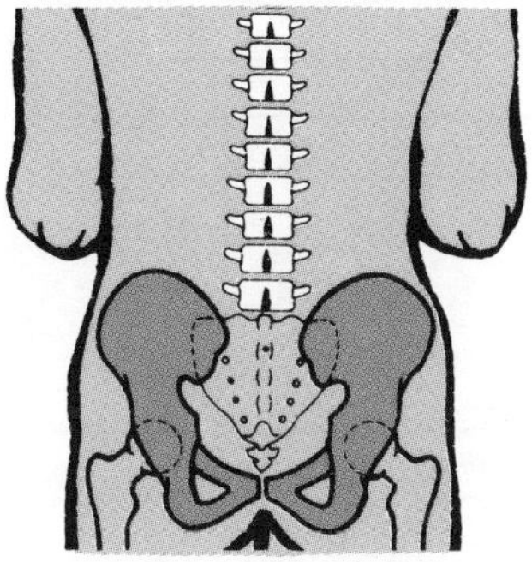

Zweck: Strecken der Muskeln, Bänder und Sehnen auf der Seite der Beckenverlagerung zum Zweck der Lösung von Verspannungen und der Mobilisierung der Beckengelenke; Ausgleich der auf der Sagittalebene verschobenen Hüftknochen.

Beschwerden: Kreuz- und Beckenschmerzen; Ischias; Lumbago; Beschwerden im Sakro-Iliakalgelenk, mit oder ohne Ausstrahlung in die Beine; Verschiebung der Hüftknochen (siehe »scheinbar kürzeres Bein«, Seite 55).

Anwendungsmöglichkeiten:
a) spezifisch-statisch
b) spezifisch-dynamisch
c) allgemein-dynamisch

Besondere Hinweise: Wenden Sie diese Selbstbehandlung erst an, nachdem Sie den Test für das scheinbar kürzere Bein gemacht haben, damit Sie wissen, welches Bein Sie hängenlassen müssen. *Man läßt immer das scheinbar kürzere Bein herabhängen!* Nach Anwendung dieser Selbstbehandlung wiederholen Sie den Test für das scheinbar kürzere Bein. Bei korrekter Anwendung und, vorausgesetzt, Sie hatten ein scheinbar kürzeres Bein, müßte die Länge der Beine nun gleich oder fast ausgeglichen sein.
Achten Sie darauf, daß das Knie des nach unten hängenden Beins nicht angewinkelt ist, sondern daß das Bein möglichst gerade, aber nicht steif bleibt. Kopf, Nacken und Oberkörper müssen während der gesamten Anwendung entspannt bleiben.
Bei dieser Selbstbehandlung ist es besonders wichtig, daß Sie keine beengende Kleidung tragen.

Anwendungshäufigkeit: Wenden Sie den ORTOLAN nur einmal, höchstens zweimal pro Tag während der ersten beiden Behandlungstage an. Danach nur, wenn ein scheinbar kürzeres Bein vorhanden ist, oder einmal in der Woche zur Vorbeugung gegen das Auftreten einer Hüftknochenverschiebung. Wird der ORTOLAN zum Zweck der Förderung der Beweglichkeit des Sakro-Iliakalgelenks angewendet, d.h., wenn kein scheinbar kürzeres Bein vorliegt, gilt die übliche Anwendungshäufigkeit (Seite 61).

Mögliche Reaktionen: Manchmal nehmen die Schmerzen vor der Besserung vorübergehend etwas zu.

Stellung: Auf dem Rücken, auf einer einigermaßen harten Unterlage liegend. Machen Sie die Selbstbehandlung im Bett, rutschen Sie so nah wie möglich an die Bettkante der Seite, auf der Sie das Bein herabhängen lassen.
Die Selbstbehandlung kann auch, wie auf folgenden Abbildungen gezeigt, durchgeführt werden. Dabei liegt das Becken auf der unteren Bettkante und die Füße auf einem Stuhl, der ebenso hoch ist wie das Bett. Diese Methode eignet sich besonders für die allgemein-dynamische Variante des ORTOLAN, bei der man abwechselnd erst das eine und dann das andere Bein herunterhängen läßt.

Bewegungsebene: Hängenlassen des Beins auf der Sagittalebene.

Symptomauslösende Stellung: Ist kein scheinbar kürzeres Bein vorhanden, dann ist die symptomauslösende Stellung das Hängenlassen des linken Beins. Zilgrei-Position: Hängenlassen des rechten Beins. Ist Ihre symptomauslösende Stellung umgekehrt, d.h., Sie verspüren Schmerz beim Hängenlassen des rechten Beins, wenden Sie den ORTOLAN an, indem Sie das linke Bein hängenlassen. Bei einem scheinbar kürzeren rechten Bein lassen Sie auch das rechte Bein hängen bzw. bei einem scheinbar kürzeren linken Bein das linke.
Wenn Sie keine Hüftknochenverschiebung, also kein scheinbar kürzeres Bein haben und den ORTOLAN zum Zweck

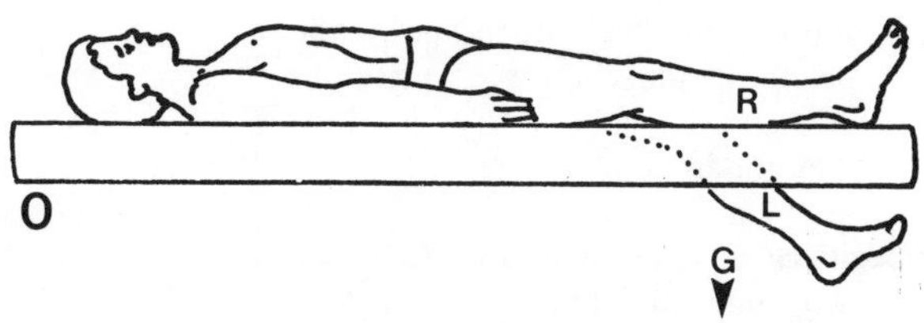

der Mobilisierung des Sakro-Iliakalgelenks anwenden, führen Sie die allgemein-dynamische Variante aus.

ANWENDUNGSANLEITUNG

Spezifisch-statische Variante: Hierbei wird nur eine Hälfte (Zilgrei-Position) des Bewegungsradius des Beins auf der Sagittalebene genutzt (Abb. 1–5). Man verharrt bewegungslos in der Zilgrei-Position während der Zilgrei-Atmung.

[1] Neutrale Stellung. Liegen Sie entspannt auf dem Rücken nahe der Bettkante der Seite des scheinbar kürzeren Beins, in diesem Fall des rechten. Atmen Sie langsam ein (Bauch raus), und halten Sie die Luft 5 Sekunden lang an.

[2] *Während* Sie langsam ausatmen (Bauch rein), lassen Sie das Bein von der Bettkante in die Zilgrei-Position heruntergleiten (Abb. 3). Achten Sie darauf, daß das Knie dabei nicht angewinkelt ist.

[3] Zilgrei-Position. Verharren Sie 5 Sekunden lang mit entleerter Lunge.
Verbleiben Sie in dieser Stellung (Abb. 3) während weiterer vier Zilgrei-Atmungszyklen.

[4] *Während* Sie langsam einatmen (Bauch raus), kehren Sie in die neutrale Stellung zurück.

[5] Neutrale Stellung. Beenden Sie die spezifisch-statische Variante des ORTOLAN, indem Sie die Luft 5 Sekunden lang anhalten.

Spezifisch-dynamische Variante: Auch hier wird nur eine Hälfte (Zilgrei-Posi-

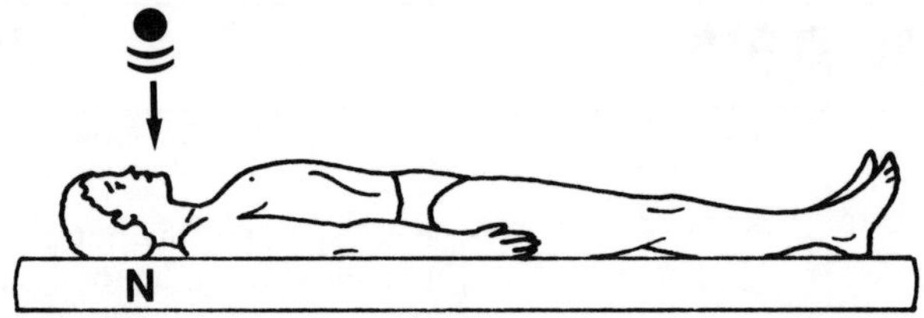

1

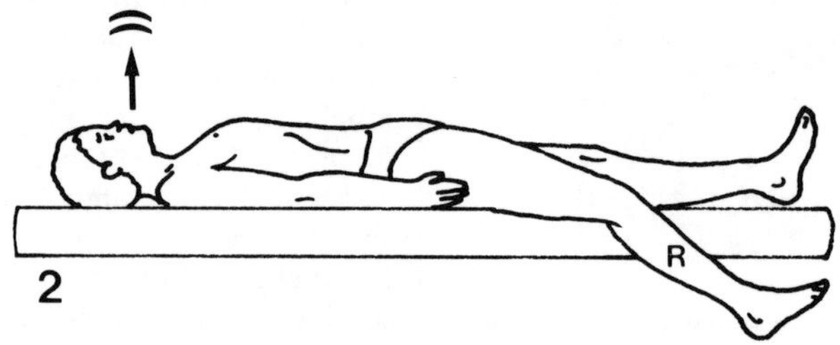

2

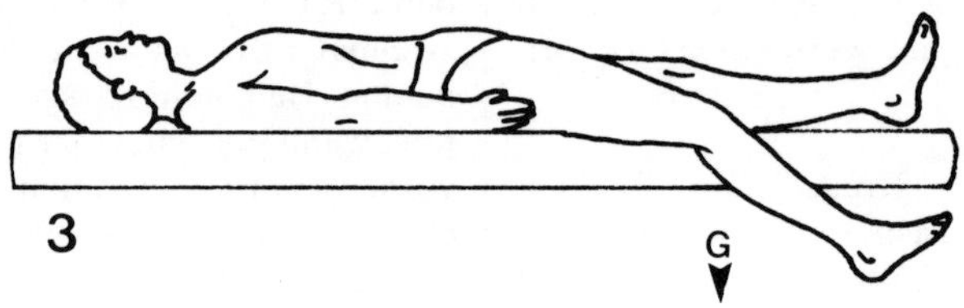

3

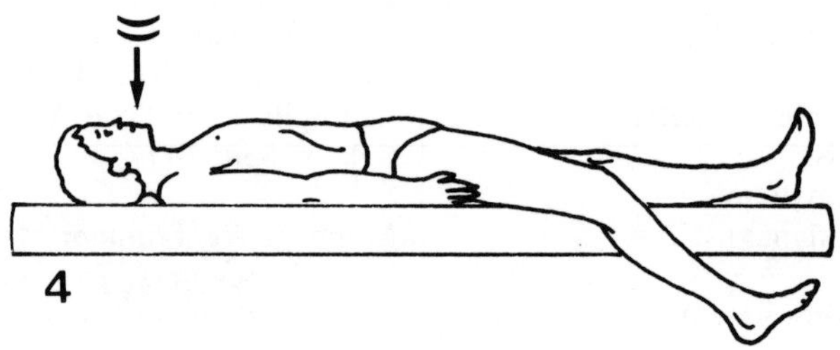
4

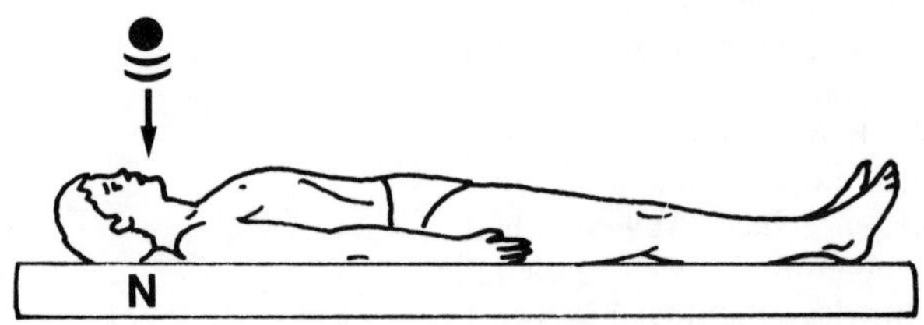

5

tion) des Bewegungsradius des Beins auf der Sagittalebene einbezogen (Abb. 1–5). Der Unterschied zur spezifisch-statischen Variante besteht darin, daß man das Bein während der Zilgrei-Atmung zwischen der neutralen und der Zilgrei-Position hin- und herbewegt, anstatt bewegungslos in der Zilgrei-Position zu verharren.
Verfahren Sie zunächst genauso wie unter Abb. 1–3, spezifisch-statisch, beschrieben. Nach der Atempause in Abb. 3 gehen Sie sofort zu Abb. 4 und 5 über. Nach Abschluß der Atempause in Abb. 5 wiederholen Sie den gesamten Vorgang, Abb. 1–5, weitere viermal, und beenden Sie die spezifisch-dynamische Variante des ORTOLAN, indem Sie die Luft nach dem letzten Einatmen (Abb. 5) 5 Sekunden lang anhalten.

Allgemein-dynamische Variante: Diese Variante dient nur der Mobilisierung des Sakro-Iliakalgelenks und wird nur angewendet, wenn kein scheinbar kürzeres Bein vorliegt. Hierbei werden abwechselnd beide Beine während der Zilgrei-Atmung hängengelassen. Wir empfehlen Ihnen daher, daß Sie während der Ausführung auf einer Bank ohne Rückenlehne liegen oder in der unter »Stellung« gezeigten Lage.

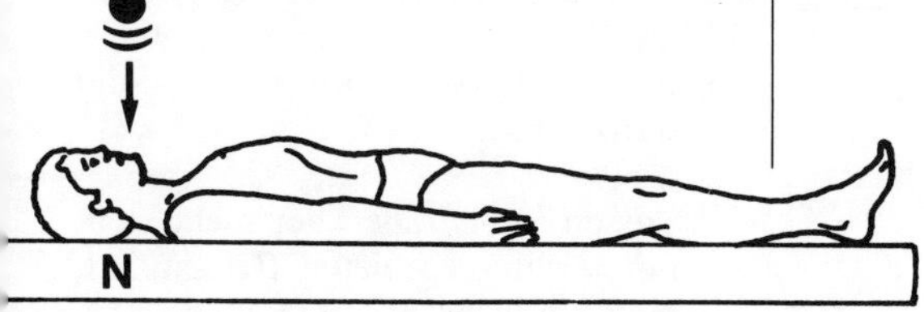

1

[1] Neutrale Stellung. Liegen Sie entspannt auf dem Rücken auf einer einigermaßen harten, schmalen Unterlage. Atmen Sie langsam ein (Bauch raus), und halten Sie die Luft 5 Sekunden lang an.

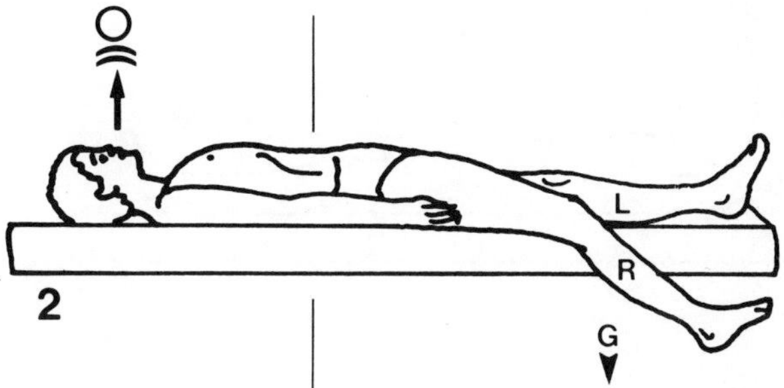

2

[2] *Während* Sie langsam ausatmen (Bauch rein), lassen Sie das eine Bein (in diesem Fall das rechte) von der Unterlage heruntergleiten, ohne jedoch das Knie dabei anzuwinkeln. Verharren Sie 5 Sekunden lang mit entleerter Lunge.

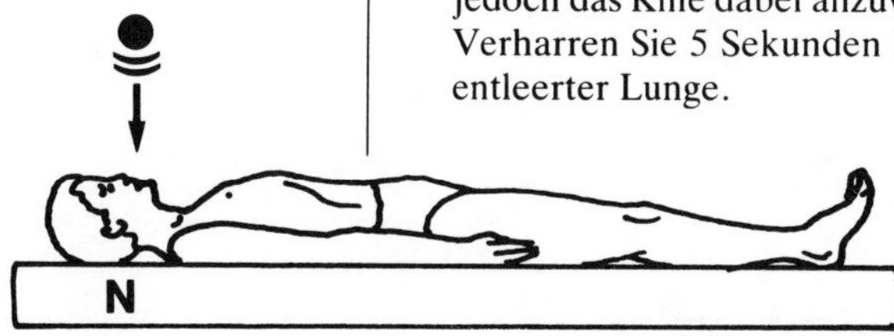

3

[3] *Während* Sie langsam einatmen (Bauch raus), kehren Sie in die neutrale Stellung zurück und halten die Luft 5 Sekunden lang an.

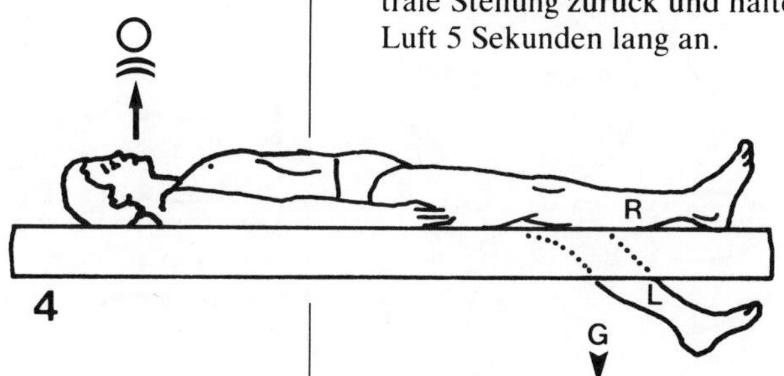

4

[4] *Während* Sie langsam ausatmen (Bauch rein), lassen Sie das andere Bein, in diesem Fall das linke, von der Unterlage heruntergleiten, wiederum ohne das Knie anzuwinkeln. Verharren Sie 5 Sekunden lang mit entleerter Lunge.

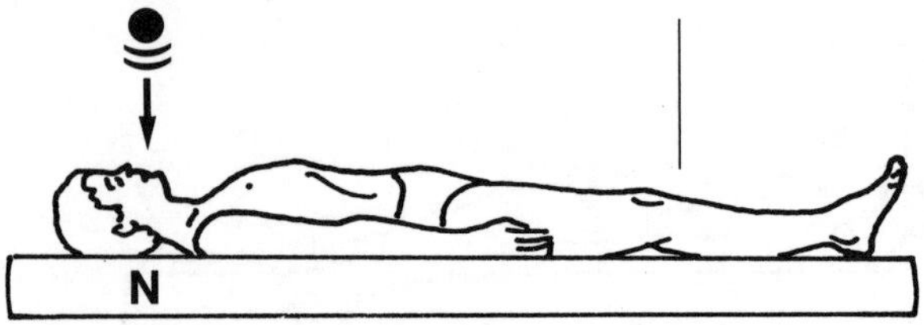

5

[5] *Während* Sie langsam einatmen (Bauch raus), kehren Sie in die neutrale Stellung zurück und halten die Luft 5 Sekunden lang an.

Wiederholen Sie den gesamten Vorgang, Abb. 1–5, weitere viermal, und beenden Sie die allgemein-dynamische Variante des ORTOLAN, indem Sie nach dem letzten Einatmen die Luft 5 Sekunden lang anhalten.

STRANDLÄUFER* 52

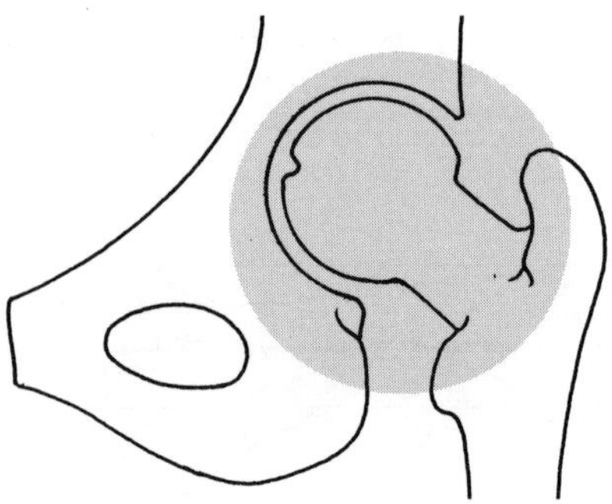

Zweck: Linderung und Beseitigung von Schmerzen im Hüft- und Sakro-Iliakalgelenk sowie im Becken- und Lendenbereich.

Beschwerden: Schmerzen und Beschwerden im Becken und Kreuz sowie im Hüft- oder Sakro-Iliakalgelenk.

Anwendungsmöglichkeiten:
a) spezifisch-statisch
b) spezifisch-dynamisch

Besondere Hinweise: Diese Selbstbehandlung wird nur mit dem Bein der betroffenen Körperseite durchgeführt. Übertreiben Sie die Drehung des Fußes nach innen oder außen nicht. Drehen Sie *nur* den Fuß und das Bein, nicht aber den Körper.

Stellung: Stehend

Bewegungsebene: Drehen des Fußes und des Beins auf der Horizontalebene.

Symptomauslösende Stellung: Die symptomauslösende Stellung ist in diesem Fall das Drehen des Fußes (Bezugspunkt: große Zehe) nach innen. Zilgrei-Position bei Anwendung der Selbstbehandlung STRANDLÄUFER: Drehen des Fußes nach außen. Ist Ihre symptomauslösende Stellung umgekehrt, d.h. Drehen des Fußes nach außen, führen Sie die Selbstbehandlung durch, indem Sie den Fuß nach innen drehen.

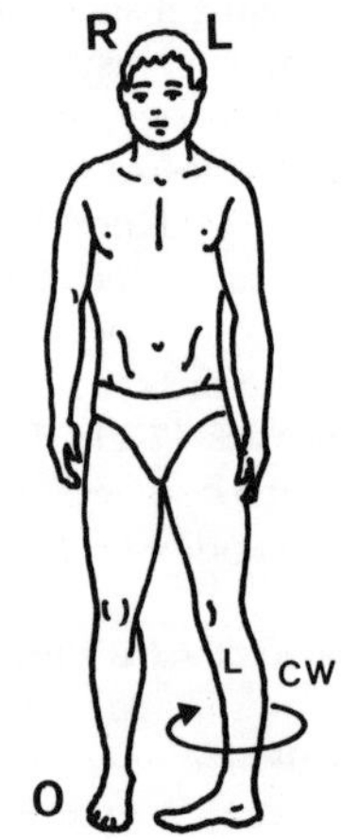

ANWENDUNGSANLEITUNG

Spezifisch-statische Variante: Hierbei wird nur eine Hälfte (Zilgrei-Position) des Bewegungsradius des Beins und Fußes auf der Horizontalebene genutzt (Abb. 1–5). Man verharrt bewegungslos in der Zilgrei-Position während der Zilgrei-Atmung.

[1] Stehen Sie gerade aber nicht steif, mit leicht gespreizten Beinen. Atmen Sie langsam ein (Bauch raus), und halten Sie die Luft 5 Sekunden lang an.

[2] *Während* Sie langsam ausatmen (Bauch rein), drehen Sie das Bein nach außen in die Zilgrei-Position (Abb. 3).

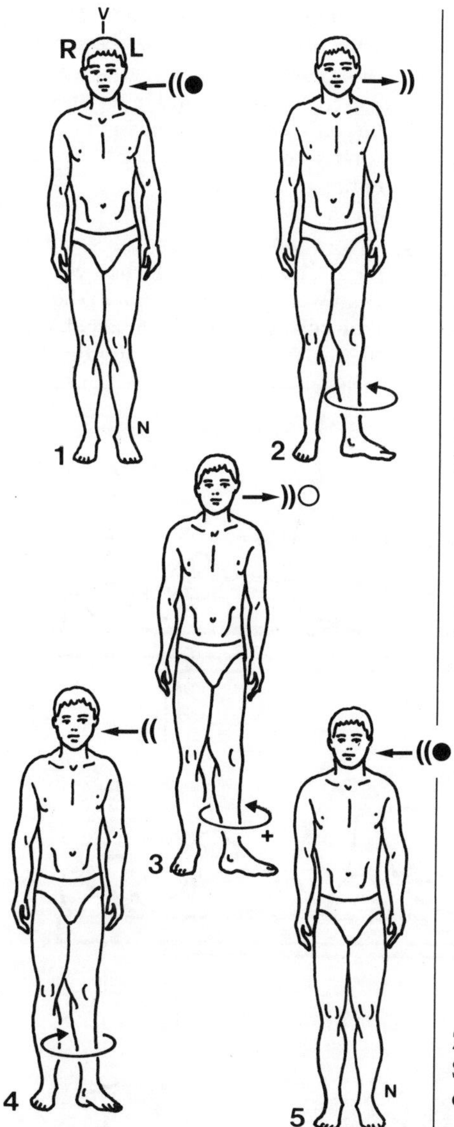

[3] Zilgrei-Position. Verharren Sie 5 Sekunden lang mit entleerter Lunge.

Verbleiben Sie in dieser Stellung (Abb. 3) während weiterer vier Zilgrei-Atmungszyklen.

[4] *Während* des letzten Einatmens (Bauch raus) kehren Sie langsam in die neutrale Stellung (Abb. 5) zurück.

[5] Neutrale Stellung. Beenden Sie die spezifisch-statische Variante des STRANDLÄUFER, indem Sie die Luft 5 Sekunden lang anhalten.

Spezifisch-dynamische Variante: Auch hier wird nur eine Hälfte (Zilgrei-Position) des Bewegungsradius des Beins und des Fußes auf der Horizontalebene einbezogen (Abb. 1–5). Der Unterschied zur spezifisch-statischen Variante besteht darin, daß man während der Zilgrei-Atmung den Fuß und das Bein zwischen der neutralen und der Zilgrei-Position hin- und herdreht, anstatt bewegungslos in der Zilgrei-Position zu verharren.

Verfahren Sie zunächst genauso wie in Abb. 1–3, spezifisch-statisch, beschrieben.

Nach der Atempause in Abb. 3 gehen Sie sofort zu Abb. 4 und 5 über. Nach Abschluß der Atempause in Abb. 5 wiederholen Sie den gesamten Vorgang, Abb. 1–5, weitere viermal, und beenden Sie die spezifisch-dynamische Variante des STRANDLÄUFER, indem Sie die Luft nach dem letzten Einatmen 5 Sekunden lang anhalten.

WIESENPIEPER* 95

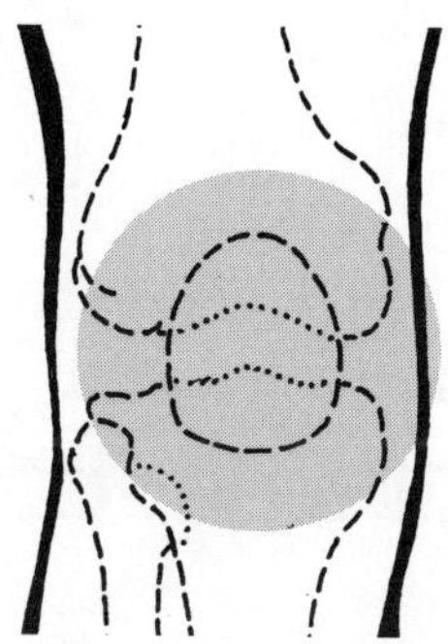

Zweck: Linderung und Beseitigung von Schmerzen im Knie; Wiederherstellung der Beweglichkeit des Kniegelenks.

Beschwerden: Schmerzen, Beschwerden und Bewegungseinschränkung im Knie.

Anwendungsmöglichkeiten:
a) spezifisch-statisch
b) spezifisch-dynamisch

Besondere Hinweise: Die Bewegung des Beins in die Zilgrei-Position kann sowohl während der Ausatmungs- als auch während der Einatmungsphase erfolgen. Die Abbildungen zeigen die entsprechende Bewegung während der Ausatmungsphase. Bevor Sie die Selbstbehandlung WIESENPIEPER beginnen, müssen Sie feststellen, in welcher Atmungsphase Sie weniger Schmerz verspüren bzw. in welcher Sie das Bein besser bewegen können. Probieren Sie die Bewegung deshalb erst während des Ausatmens und dann während des Einatmens, und wenden Sie bei der Selbstbehandlung dann die Atmungsphase an, bei der Ihre Symptome schwächer sind.

Diese Selbstbehandlung wird nur mit dem betroffenen Bein ausgeführt. Bei Beschwerden in beiden Knien beginnen Sie mit dem Bein, bei dem die Symptome schwächer sind. Behandeln Sie nie beide Knie gleichzeitig.

Stellung: Diese Selbstbehandlung sollte auf einer geraden, einigermaßen harten Unterlage auf dem Rücken liegend, mit über der Brust gekreuzten oder seitlich entlang dem Körper ausgestreckten Armen ausgeführt werden.

Bewegungsebene: Stellung bzw. Bewegung des Beins auf der Sagittalebene.

Symptomauslösende Stellung: Diese Selbstbehandlung wird spezifisch, ungeachtet der symptomauslösenden Stellung, angewendet.

ANWENDUNGSANLEITUNG

Spezifisch-statische Variante: Hierbei wird nur die Zilgrei-Position (Abb. 1–7) angewendet, und zwar indem man in dieser während der Zilgrei-Atmung bewegungslos verharrt.

[1] Neutrale Position. Liegen Sie entspannt auf dem Rücken auf einer geraden, einigermaßen harten Unterlage. Atmen Sie langsam ein (Bauch raus), und halten Sie die Luft 5 Sekunden lang an.

[2] Beginnen Sie auszuatmen (Bauch rein), und ziehen Sie das betroffene Bein gegen den Körper, indem Sie das Knie anwinkeln. Dabei ist wichtig, daß Sie den Fuß nicht abheben, sondern die Ferse auf der Unterlage entlanggleiten lassen.

[3] Immer noch während des Ausatmens (Bauch rein), ziehen Sie das Bein weiter zu sich heran in die Zilgrei-Position (Abb. 4), und behalten Sie die Ferse weiterhin auf der Unterlage.

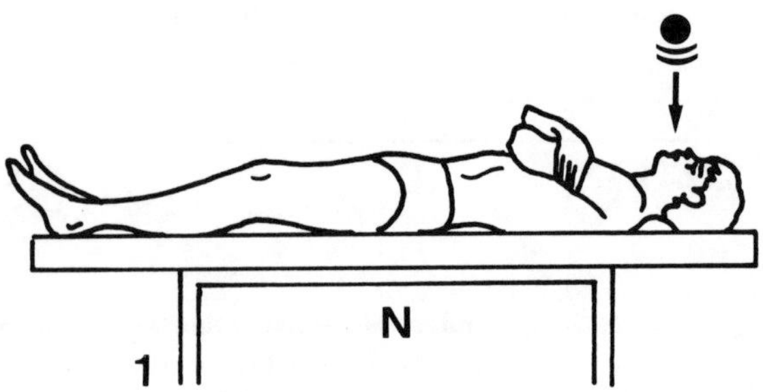

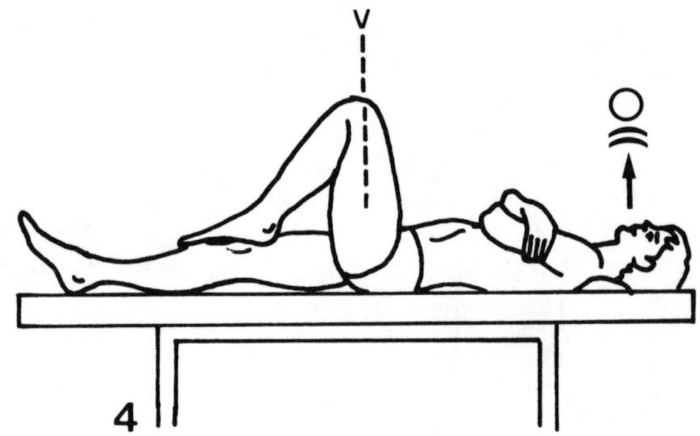

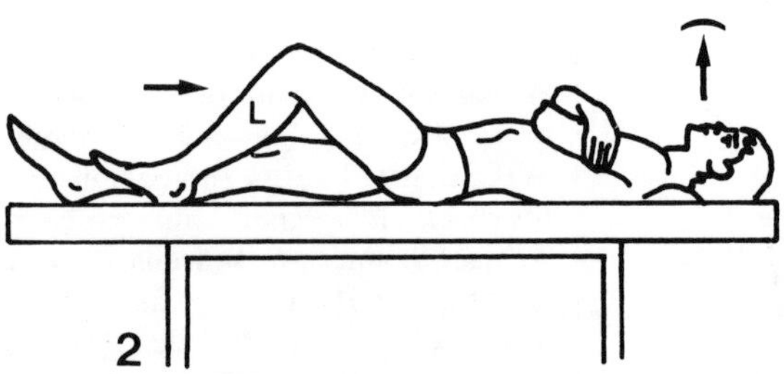

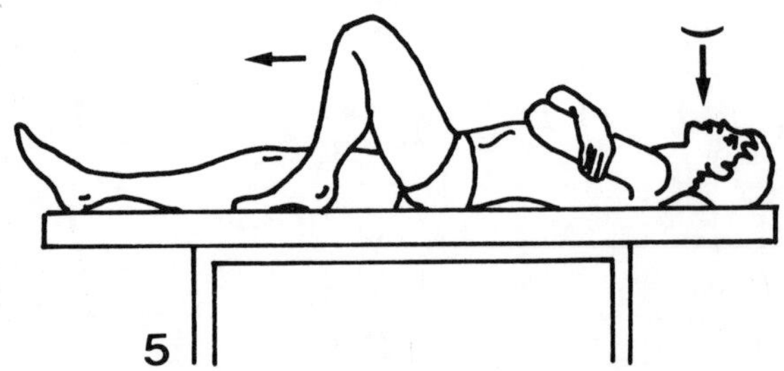

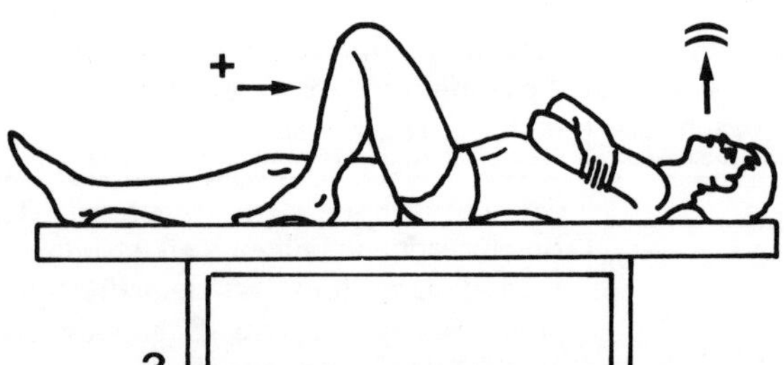

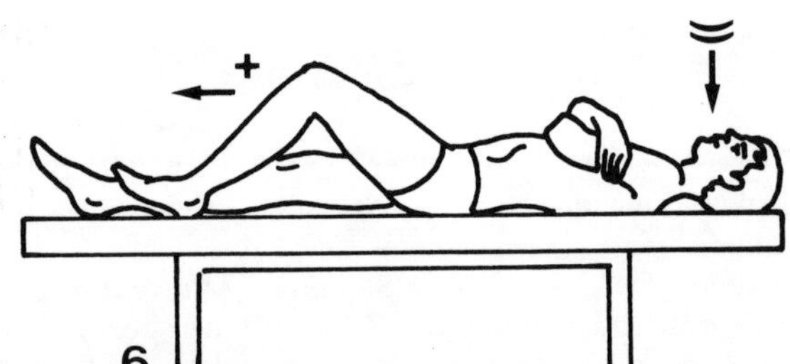

4 Zilgrei-Position. Winkeln Sie nun das Knie soweit an, daß sich der Unterschenkel vom Boden abhebt und praktisch in der Luft hängt. Verharren Sie 5 Sekunden lang mit entleerter Lunge.

Verbleiben Sie in dieser Stellung (Abb. 4) während weiterer vier Zilgrei-Atmungszyklen.

5 Indem Sie den Fuß aufsetzen, beginnen Sie *während* des letzten Einatmens (Bauch raus) in die neutrale Stellung zurückzukehren.

6 Immer noch während des Einatmens, strecken Sie langsam das aufgesetzte Bein in die neutrale Position aus.

7 Neutrale Position. Beenden Sie die spezifisch-statische Variante des WIESENPIEPER, indem Sie die Luft 5 Sekunden lang anhalten.

Spezifisch-dynamische Variante: Auch hier wird nur die Zilgrei-Position (Abb. 1–7) angewendet. Der Unterschied zur spezifisch-statischen Variante besteht darin, daß man das Bein während der Zilgrei-Atmung anzieht und ausstreckt, anstatt bewegungslos in der Zilgrei-Position zu verharren.

Verfahren Sie zunächst genauso wie in Abb. 1–4, spezifisch-statisch, beschrieben. Nach der Atempause in Abb. 4 gehen Sie sofort zu Abb. 5–7 über. Nach Abschluß der Atempause in Abb. 7 wiederholen Sie den gesamten Vorgang (Abb. 1–7) weitere viermal, und beenden Sie die spezifisch-dynamische Variante des WIESENPIEPER, indem Sie die Luft nach der letzten Atempause (Abb. 7) 5 Sekunden lang anhalten.

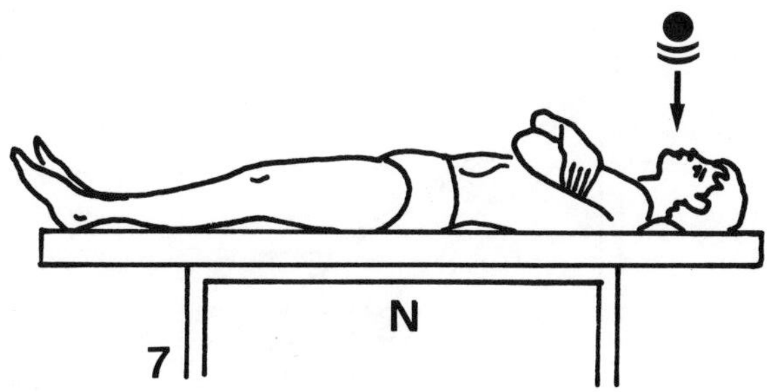

7

WIEDEHOPF* ⓩ 51

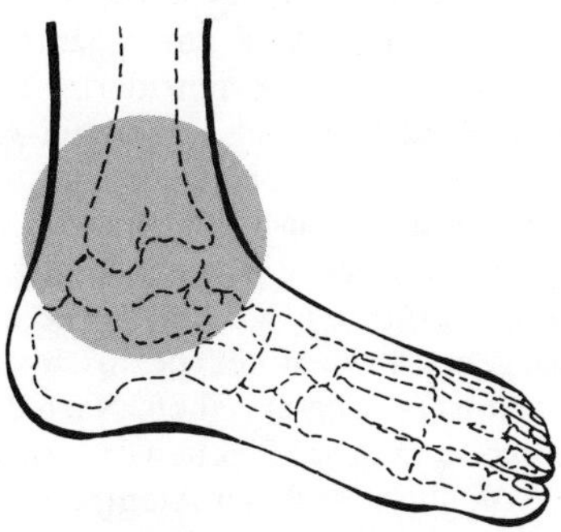

Zweck: Anregung der Blutzirkulation der Beine; Linderung und Beseitigung von Schmerzen und Beschwerden in den Fußgelenken; Reduzierung von Schwellungen der Fußgelenke, Füße und Unterschenkel.

Allgemeine Beschwerden: Schmerzende, steife, müde oder geschwollene Knöchel, Unterschenkel und Füße; erweiterte Blutgefäße in den Beinen; Krampfadern.

Spezifische Beschwerden: Zunehmende Schmerzen der Knöchel, Füße und Unterschenkel beim Biegen der Füße nach oben und unten; Bewegungseinschränkung des Fußgelenks.

Anwendungsmöglichkeiten:
a) spezifisch-statisch
b) spezifisch-dynamisch
c) allgemein-statisch
d) allgemein-dynamisch

Besondere Hinweise: Liegen Sie auf einer einigermaßen harten Unterlage. Winkeln Sie die hochgelegten Beine nicht an, vor allem nicht beim Vor- und Zurückbiegen der Füße. Forcieren Sie die Bewegung der Füße nicht. Legen Sie die Beine nicht zu hoch, nur etwa 30 Grad.

Stellung: Auf dem Rücken auf einer einigermaßen harten Unterlage liegend, mit hochgelegten Beinen – in einem Winkel von ca. 30 Grad vom Boden.. Nur die Fersen rasten auf der Stuhl- oder Bettkante.

Bewegungsebene: Vor- und Zurückbiegen der Füße auf der Sagittalebene.

Symptomauslösende Stellung ist in diesem Fall das Biegen der Füße nach vorne, d.h. weg vom Körper. Zilgrei-Position bei Beginn der Selbstbehandlung WIEDEHOPF: Zurückbiegen der Füße, d.h. zum Körper hin. Ist Ihre symptomauslösende Stellung umgekehrt, beginnen Sie mit dem Biegen der Füße weg vom Körper.

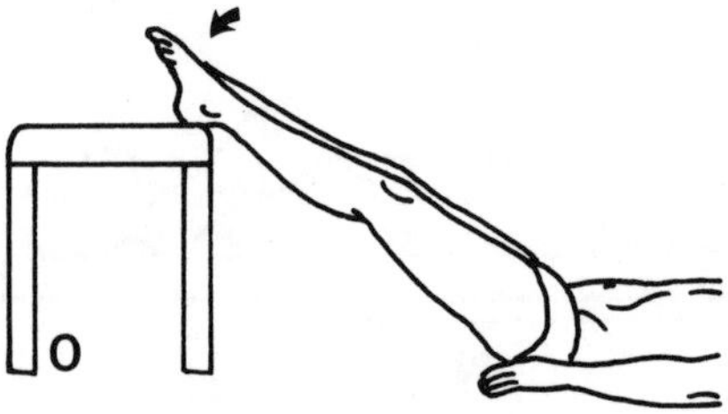

ANWENDUNGSANLEITUNG

Spezifisch-statische Variante: Hierbei wird nur eine Hälfte (Zilgrei-Position) des Bewegungsradius der Füße auf der Sagittalebene eingesetzt (Abb. 1–4). Man verharrt bewegungslos in der Zilgrei-Position während der Zilgrei-Atmung.

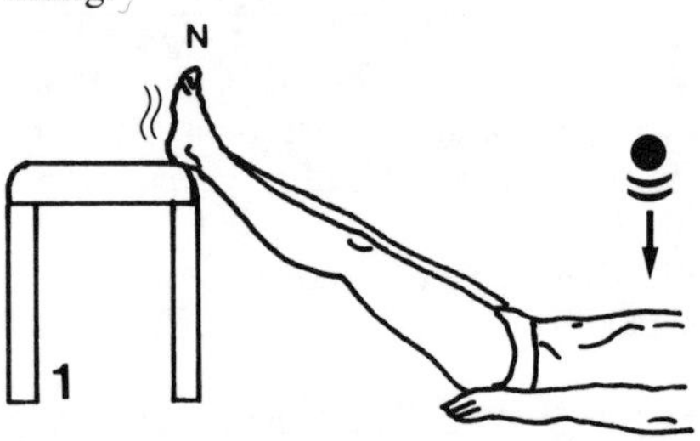

[1] Neutrale Position. Liegen Sie auf dem Rücken auf einer einigermaßen harten Unterlage. Legen Sie die Beine (Fersen) ungefähr 30 Grad hoch auf eine Stuhl- oder Bettkante. Atmen Sie langsam ein (Bauch raus), und halten Sie die Luft 5 Sekunden lang an.

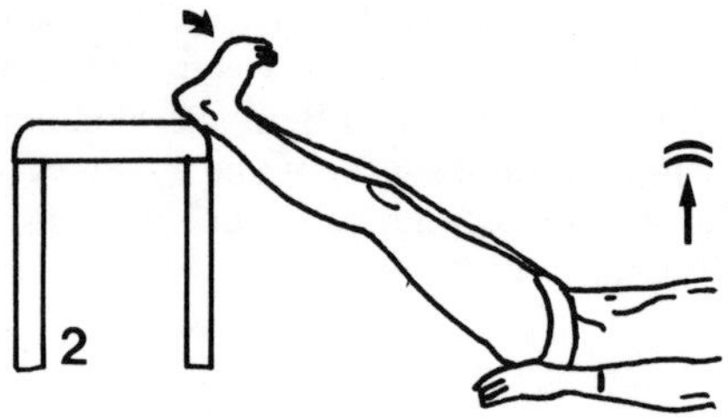

[2] *Während* Sie langsam ausatmen (Bauch rein), biegen Sie die Füße zurück, zum Körper hin in die Zilgrei-Position (Abb. 3).

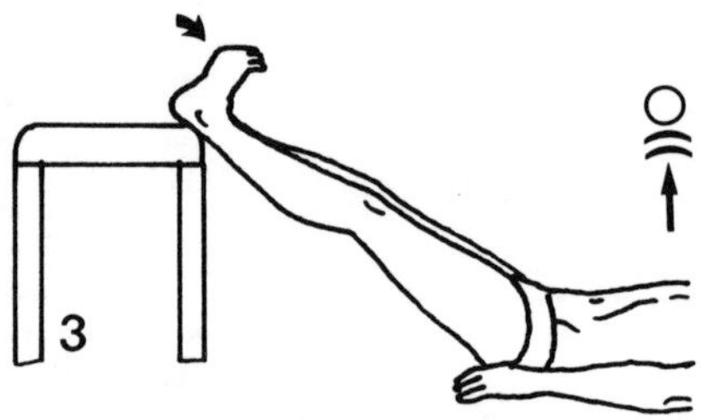

[3] Zilgrei-Position. Verharren Sie 5 Sekunden lang mit entleerter Lunge.
Verbleiben Sie in dieser Stellung (Abb. 3) während weiterer vier Zilgrei-Atmungszyklen.

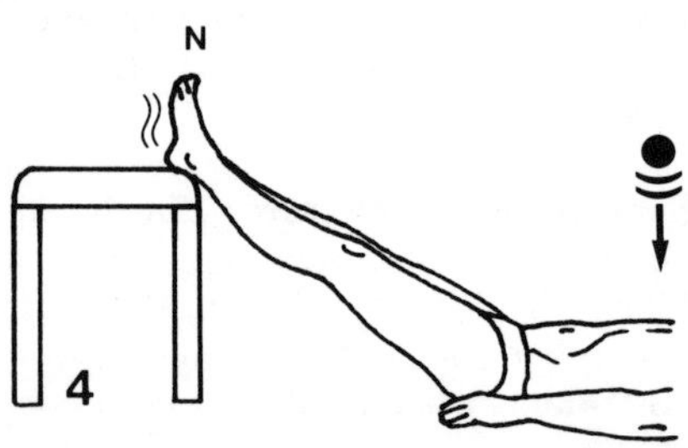

[4] *Während* des letzten Einatmens (Bauch raus), kehren Sie in die neutrale Position zurück, und beenden Sie die spezifisch-statische Variante des WIEDEHOPF, indem Sie die Luft 5 Sekunden lang anhalten.

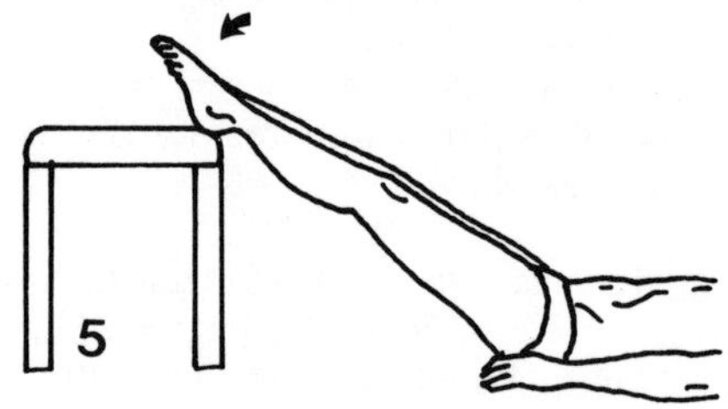

[5] Diese Stellung ist bei der spezifisch-statischen und spezifisch-dynamischen Variante einzunehmen, wenn die Zilgrei-Position entgegengesetzt zu der oben beschriebenen ist.
Die Stellung wird auch bei der allgemein-statischen Variante eingenommen, bei der die Selbstbehandlung zuerst in der Zilgrei und dann in der symptomauslösenden Position angewendet wird.

Spezifisch-dynamische Variante: Auch hier wird nur eine Hälfte (Zilgrei-Position) des Bewegungsradius der Füße auf der Sagittalebene einbezogen (Abb. 1–4). Der Unterschied zur spezifisch-statischen Variante besteht darin, daß man die Füße während der Zilgrei-Atmung zwischen der neutralen und der Zilgrei-Position hin- und herbewegt, anstatt bewegungslos in der Zilgrei-Position zu verharren. Verfahren Sie zunächst genauso wie unter spezifisch-statisch, Abb. 1–3, beschrieben. Nach der Atempause in Abb. 3 gehen Sie sofort zu Abb. 4 über. Nach der Atempause in Abb. 4 wiederholen Sie den gesamten Vorgang, Abb. 1–4, weitere viermal, und beenden Sie die spezifisch-dynamische Variante des WIEDEHOPF, indem Sie die Luft nach dem letzten Einatmen 5 Sekunden lang anhalten.

Allgemein-statische Variante: Hier werden beide Hälften (Zilgrei- und symptomauslösende Position) des Bewegungsradius der Füße auf der Sagittalebene genutzt. Verfahren Sie zunächst genauso wie unter spezifisch-statisch, Abb. 1–4, beschrieben. Dann wiederholen Sie den gesamten Vorgang, aber anstatt während der Atmung in der Zilgrei-Position, Abb. 3, zu verharren, nehmen Sie die in Abb. 5 gezeigte Position, in diesem Fall die symptomauslösende Stellung ein, indem Sie die Füße nach vorne, d.h. vom Körper wegbiegen. Verbleiben Sie in dieser Stellung während der Zilgrei-Atmungszyklen. Beenden Sie die allgemein-statische Variante des WIEDEHOPF, indem Sie während des letzten Einatmens in die neutrale Position zurückkehren und die Luft 5 Sekunden lang anhalten.

Allgemein-dynamische Variante: Auch hier werden beide Hälften (Zilgrei- und symptomauslösende Position) des Bewegungsradius der Füße (Abb. 1–5) einbezogen, und zwar indem man die Füße während der Zilgrei-Atmung zwischen der Zilgrei- und der symptomauslösenden Position hin- und herbewegt.

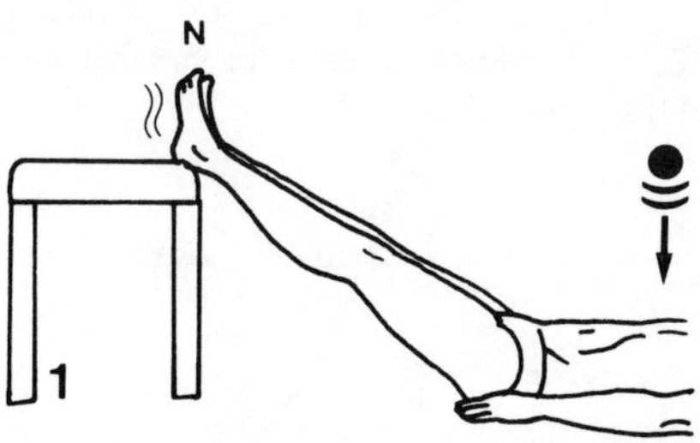

[1] Neutrale Position. Liegen Sie auf dem Rücken auf einer einigermaßen harten Unterlage. Legen Sie die Beine (Fersen) ungefähr 30 Grad hoch auf eine Stuhl- oder Bettkante. Atmen Sie langsam ein (Bauch raus), und halten Sie die Luft 5 Sekunden lang an.

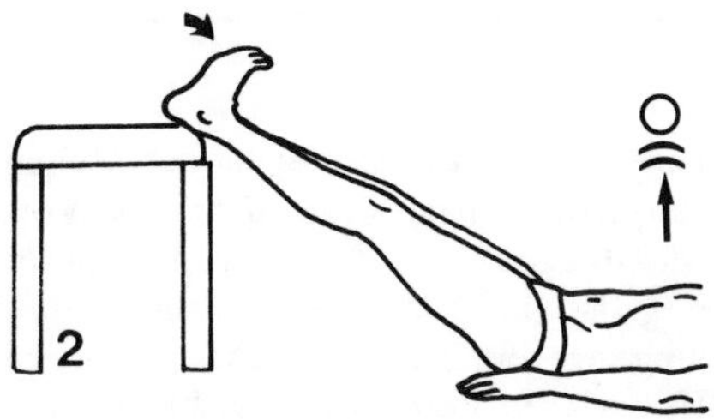

[2] *Während* Sie langsam ausatmen (Bauch rein), biegen Sie die Füße zurück zum Körper hin in die Zilgrei-Position (Abb. 3), und verharren Sie 5 Sekunden lang mit entleerter Lunge.

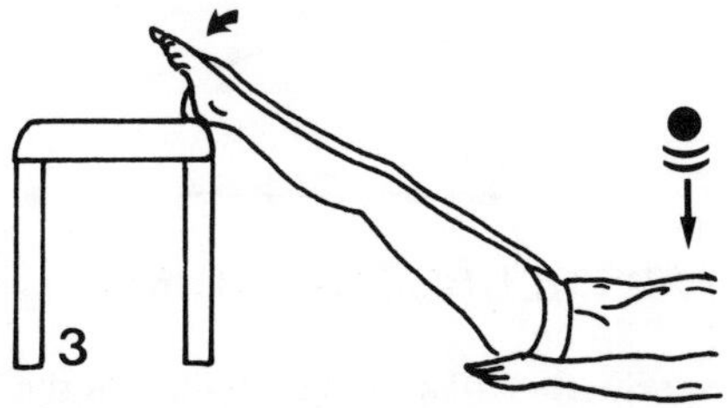

[3] *Während* Sie langsam einatmen (Bauch raus), biegen Sie die Füße nach vorne vom Körper weg in die symptomauslösende Stellung, und halten Sie die Luft 5 Sekunden lang an.

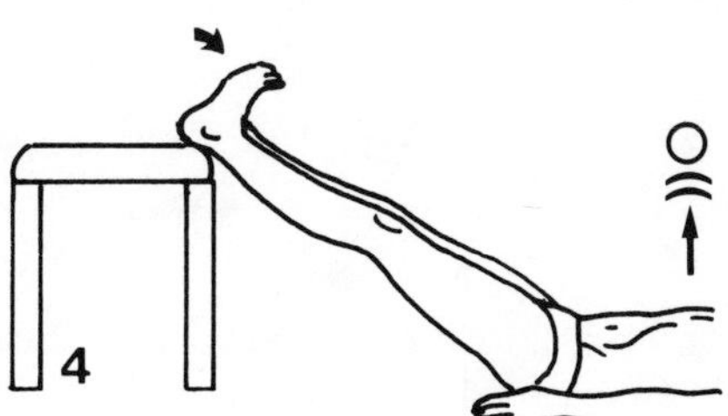

[4] *Während* Sie langsam ausatmen (Bauch rein), biegen Sie die Füße zurück in die Zilgrei-Position, und verharren Sie 5 Sekunden lang mit luftleerer Lunge.

Wiederholen Sie Abb. 3 und 4 weitere viermal.

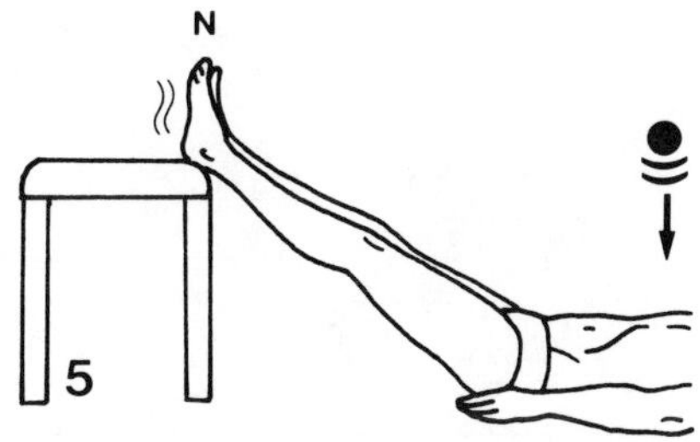

[5] *Während* des letzten Einatmens (Bauch raus) kehren Sie langsam in die neutrale Stellung (Abb. 5) zurück, und beenden Sie die allgemein-dynamische Variante des WIEDEHOPF, indem Sie die Luft 5 Sekunden lang anhalten.

WANDERFALKE* 565

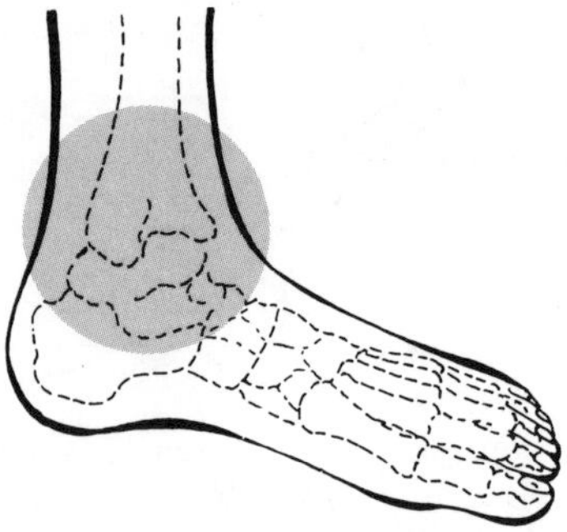

Zweck: Behandlung von Plattfuß; Anregung und Normalisierung der Fußsohlenmuskulatur.

Beschwerden: Schmerzen und Unbeweglichkeit der Füße und Zehen; Plattfüße.

Anwendungsmöglichkeiten:
a) spezifisch-statisch
b) spezifisch-dynamisch
c) allgemein-statisch
d) allgemein-dynamisch

Besondere Hinweise: Spannen Sie die Fußsohlenmuskeln beim Zurück- und Vorwärtsbiegen der Zehen nicht zu stark an, da Sie dadurch einen schmerzhaften Krampf im Fuß auslösen können. Die Bewegung muß, wie bei allen Zilgrei-Selbstbehandlungen, entspannt und sanft sein.

Stellung: Auf dem Rücken liegend.

Bewegungsebene: Vor- und Rückwärtsbiegen der Zehen auf der Sagittalebene.

Symptomauslösende Stellung: Die symptomauslösende Stellung ist in diesem Fall das Rückwärtsbiegen der Zehen zum Körper hin. Zilgrei-Position: Vorwärtsbiegen der Zehen vom Körper weg. Ist Ihre symptomauslösende Stellung umgekehrt, d.h., Sie verspüren Unbehagen beim Vorwärtsbiegen der Zehen, wenden Sie den WANDERFALKEN an, indem Sie die Zehen zurückbiegen.

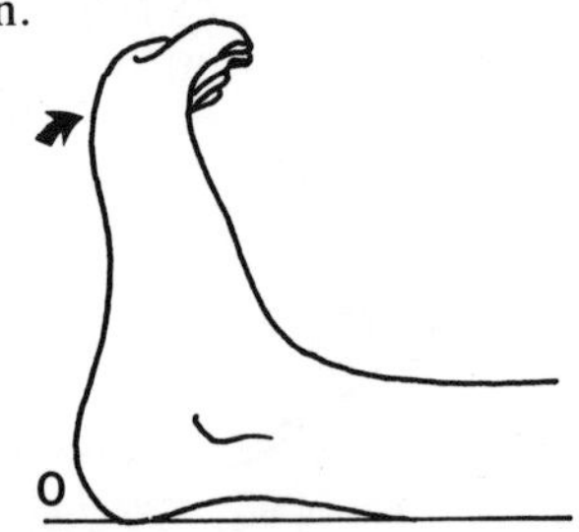

ANWENDUNGSANLEITUNG

Spezifisch-statische Variante: Hierbei wird nur eine Hälfte (Zilgrei-Position) des Bewegungsradius der Zehen auf der Sagittalebene genutzt (Abb. 1–4 oder Abb. 5). Man verharrt bewegungslos in der Zilgrei-Position während der Zilgrei-Atmung.

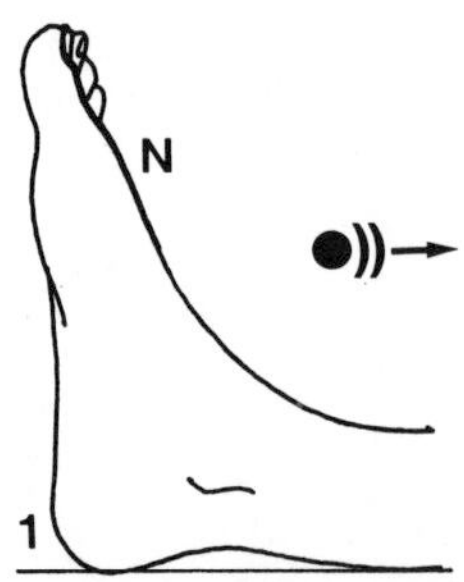

[1] Neutrale Position. Liegen Sie entspannt auf dem Rücken auf einer einigermaßen harten Unterlage. Atmen Sie langsam ein (Bauch raus), und halten Sie die Luft 5 Sekunden lang an.

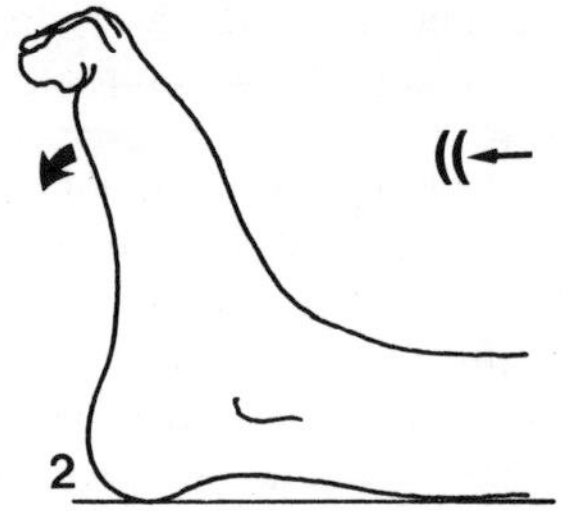

[2] *Während* Sie langsam ausatmen (Bauch rein), biegen Sie die Zehen nach vorne, vom Körper weg in die Zilgrei-Position (Abb. 3).

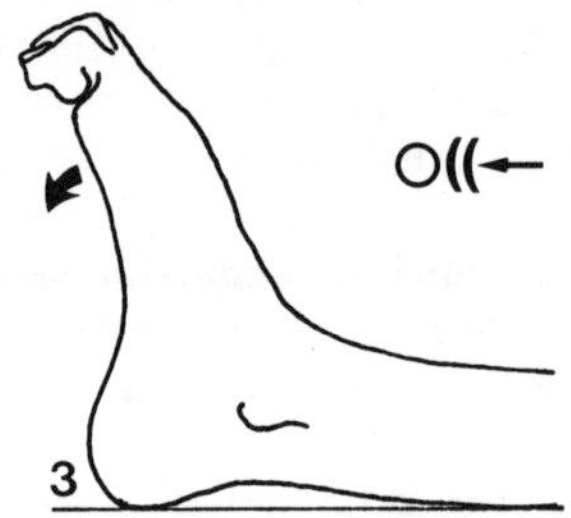

[3] Zilgrei-Position. Verharren Sie 5 Sekunden lang mit entleerter Lunge.

Verbleiben Sie in dieser Stellung (Abb. 3) während weiterer vier Zilgrei-Atmungszyklen.

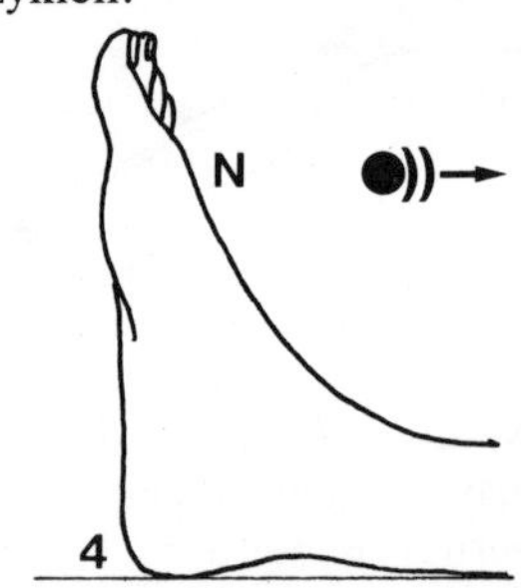

[4] *Während* des letzten Einatmens (Bauch raus) kehren Sie in die neu-

trale Stellung zurück, und beenden Sie die spezifisch-statische Variante des WANDERFALKEN, indem Sie die Luft 5 Sekunden lang anhalten.

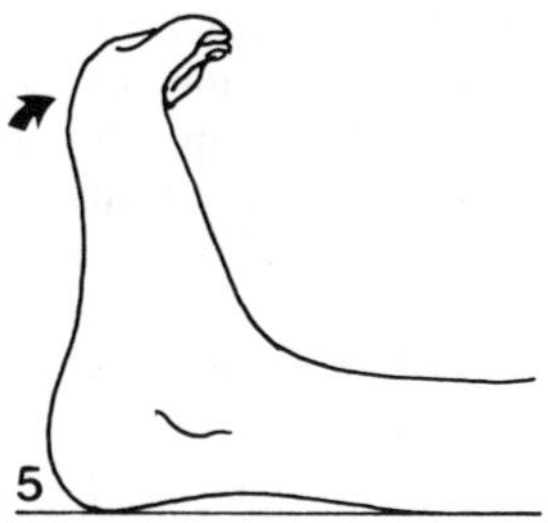

5 Diese Stellung ist bei der spezifisch-statischen und spezifisch-dynamischen Variante einzunehmen, wenn die Zilgrei-Position entgegengesetzt zu der oben beschriebenen ist.
Die Stellung wird auch bei der allgemein-statischen Variante eingenommen, bei der die Selbstbehandlung zuerst in der Zilgrei- und dann in der symptomauslösenden Position angewendet wird.

Spezifisch-dynamische Variante: Auch hier wird nur eine Hälfte (Zilgrei-Position) des Bewegungsradius der Zehen auf der Sagittalebene einbezogen (Abb. 1–4 oder Abb. 5). Der Unterschied zur spezifisch-statischen Variante besteht darin, daß man während der Zilgrei-Atmung die Zehen zwischen der neutralen und der Zilgrei-Position hin- und herbiegt, anstatt bewegungslos in der Zilgrei-Position zu verharren.
Verfahren Sie zunächst genauso wie unter Abb. 1–3, spezifisch-statisch, beschrieben. Nach der Atempause in Abb. 3 gehen Sie sofort zu Abb. 4 über. Nach Abschluß der Atempause in Abb. 4 wiederholen Sie den gesamten Vorgang, Abb. 1–4, weitere viermal, und beenden Sie die spezifisch-dynamische Variante des WANDERFALKEN, indem Sie die Luft 5 Sekunden lang anhalten.

Allgemein-statische Variante: Hierbei werden beide Hälften (Zilgrei- und symptomauslösende Position) des Bewegungsradius der Zehen auf der Sagittalebene genutzt (Abb. 1–4 und Abb. 5). Befolgen Sie zunächst genau die unter spezifisch-statisch, Abb. 1–4, beschriebenen Schritte. Dann wiederholen Sie den gesamten Vorgang, jedoch anstatt während der Zilgrei-Atmung die Zehen wie in Abb. 3 vorzubiegen, biegen Sie sie zurück wie in Abb. 5. Beenden Sie die allgemein-statische Variante, indem Sie während des letzten Einatmens in die neutrale Stellung (Abb. 4) zurückkehren und die Luft 5 Sekunden lang anhalten.

Allgemein-dynamische Variante: Auch hier werden beide Hälften (Zilgrei- und symptomauslösende Position) des Bewegungsradius der Zehen auf der Sagittalebene (Abb. 1–5) einbezogen, und zwar indem man die Zehen während der Zilgrei-Atmung zwischen der Zilgrei- und der symptomauslösenden Position hin- und herbiegt.

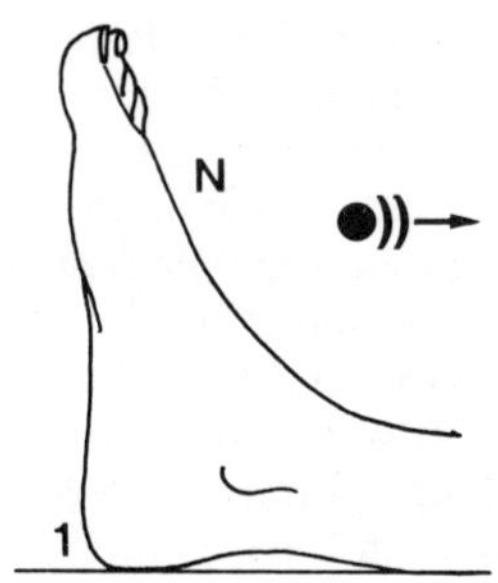

1 Neutrale Position. Liegen Sie entspannt auf dem Rücken auf einer einigermaßen harten Unterlage. Atmen Sie langsam ein (Bauch raus), und halten Sie die Luft 5 Sekunden lang an.

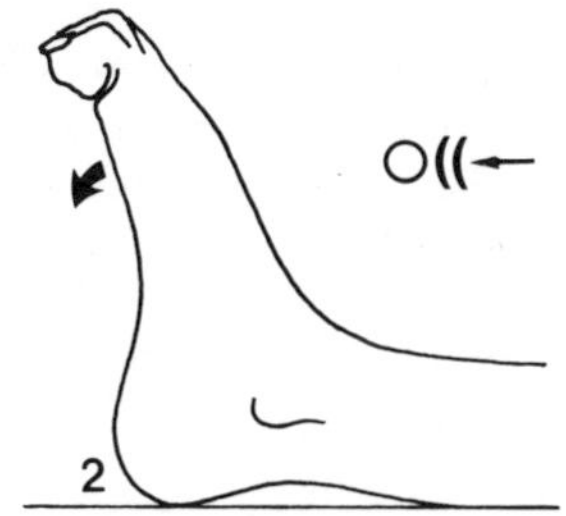

2 *Während* Sie langsam ausatmen (Bauch rein), biegen Sie die Zehen nach vorne und verharren 5 Sekunden lang mit entleerter Lunge.

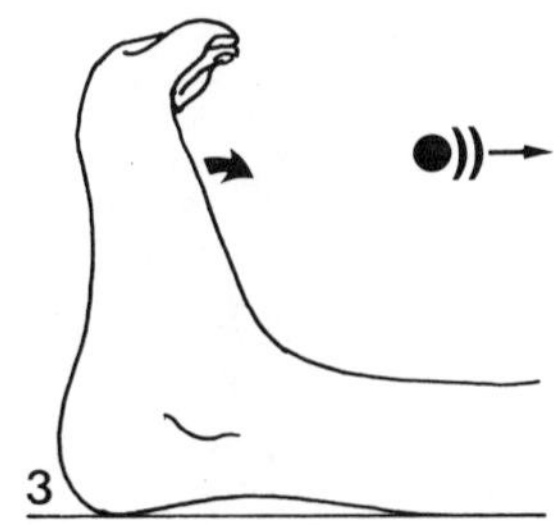

3 *Während* Sie langsam einatmen (Bauch raus), biegen Sie die Zehen nach hinten und halten die Luft 5 Sekunden lang an.

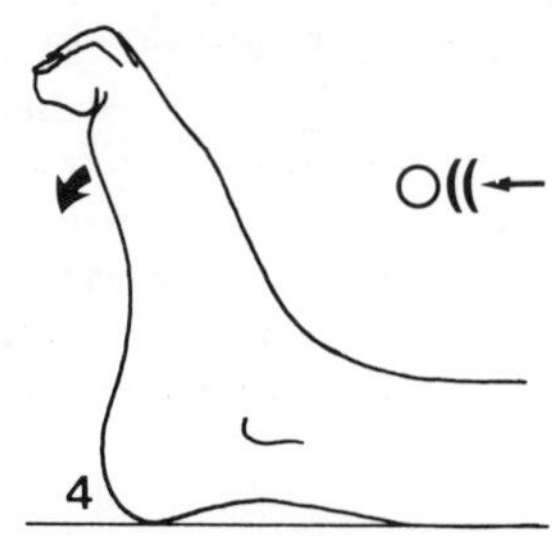

4 *Während* Sie langsam ausatmen (Bauch rein), biegen Sie die Zehen wieder nach vorne und verharren 5 Sekunden lang mit entleerter Lunge.

Wiederholen Sie Abb. 3 und 4 weitere viermal.

5 *Während* des letzten Einatmens (Bauch raus) kehren Sie in die neutrale Stellung zurück und beenden die allgemein-dynamische Variante des WANDERFALKEN, indem Sie die Luft 5 Sekunden lang anhalten.

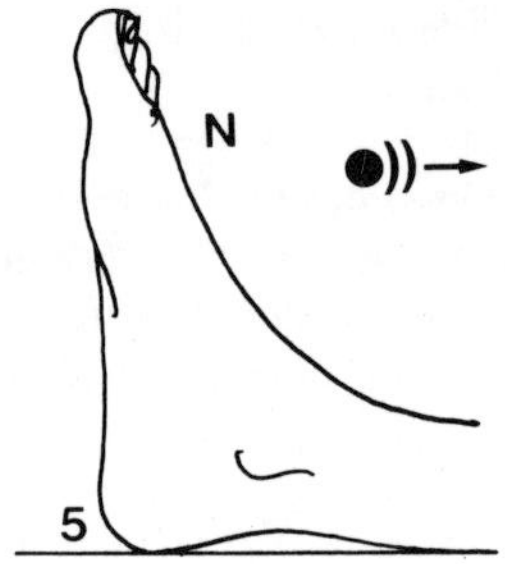

MEISE** 47

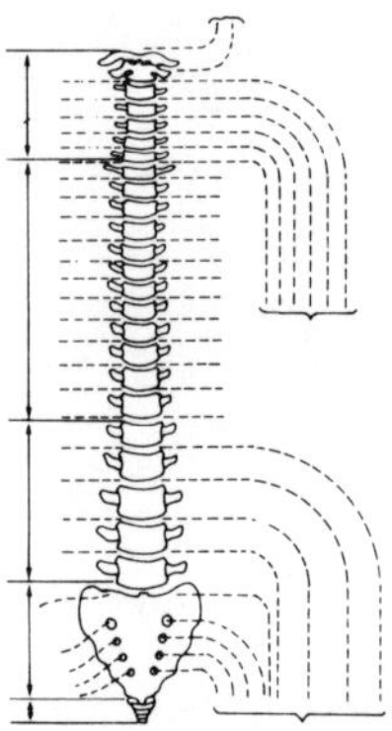

Zweck: Stärkung des Nervensystems, Entspannung, Bekämpfung von Müdigkeit, Förderung der Bewegungskoordination, Ausgleich der Körperenergie, Normalisierung und Ausgleich des Muskeltonus der paarigen Muskeln, Verhinderung der negativen Auswirkungen der einseitigen Körperbelastung.

Beschwerden: Müdigkeit, Apathie, nervöse Spannungen, Koordinationsschwierigkeiten, allgemeines, undefinierbares Unwohlsein.

Anwendungsmöglichkeiten: Dynamisch

Besondere Hinweise: Diese Selbstbehandlung nutzt den sogenannten Überkreuzeffekt und besteht aus dem gleichzeitigen Heben und Senken des entgegengesetzten Arms und Beins. Bewegen Sie Ihre Arme und Beine mit Schwung, und treten Sie dabei auf der Stelle.
Bevor Sie den Versuch machen, die Bewegungen mit der Zilgrei-Atmung zu koordinieren, üben Sie die Bewegungen zuerst so lange, bis Sie sie ohne besondere Konzentration beherrschen. Beginnen Sie mit dem rechten Arm und dem linken Bein; das ist erfahrungsgemäß am einfachsten.
Die Bewegungen müssen nicht unbedingt mit den Phasen der Zilgrei-Atmung, die abgebildet sind, koordiniert werden, sondern können auch folgendermaßen ausgeführt werden:
1) Nur während des Einatmens.
2) Nur während der 5-Sekunden-Pause nach dem Einatmen.
3) Während des Einatmens und der darauffolgenden Atempause.
4) Nur während des Ausatmens.
5) Nur während der 5-Sekunden-Pause nach dem Ausatmen.
6) Während des Ausatmens und der darauffolgenden Atempause.
7) Während eines kompletten Zilgrei-Atmungszyklus.
Erfahrungsgemäß finden die meisten Leute die Bewegungen während der jeweiligen Atempause am leichtesten ausführbar. Wir empfehlen Ihnen auszuprobieren, welche Kombination für Sie am einfachsten und wirksamsten ist.

Anwendungshäufigkeit: Die Selbstbehandlung MEISE kann so oft wie erforderlich angewendet werden, auch häufiger während des Tages. Sie ist besonders dann angezeigt, wenn Sie unter außergewöhnlichem psychischen oder physischen Streß stehen, wenn Sie müde sind oder sich nicht ganz wohl fühlen, wenn Sie entmutigt, apathisch oder nervös sind, oder gleich nachdem Sie während längerer Zeit eine Tätigkeit ausgeübt haben, die Ihren Körper einseitig belastet hat.

Stellung: Die MEISE kann in verschiedenen Stellungen, wie auf der nächsten Seite abgebildet, ausgeführt werden: entweder im Stehen (Abb. a) oder mit

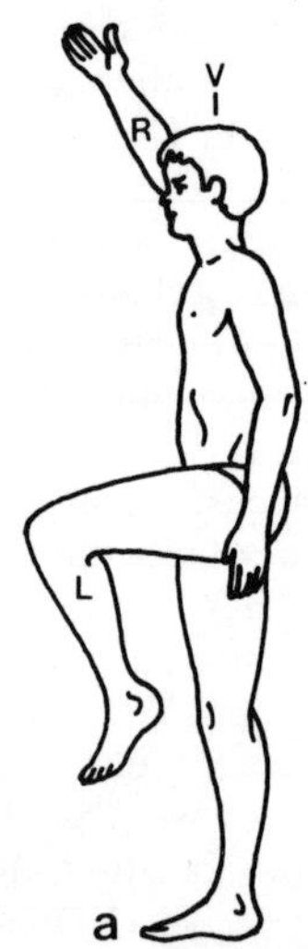

a

dem Rücken zur Wand (Abb. b), damit Sie besonders bei langsamen Bewegungen Ihr Gleichgewicht besser halten können, oder auf dem Rücken liegend (Abb. c) oder auf Händen und Knien (Abb. d). Letztere ist die Stellung, die man bei Kreuzschmerzen erfahrungsgemäß am leichtesten einnehmen kann.

Bewegungsebene: Heben und Senken der entgegengesetzten Arme und Beine auf der Sagittalebene.

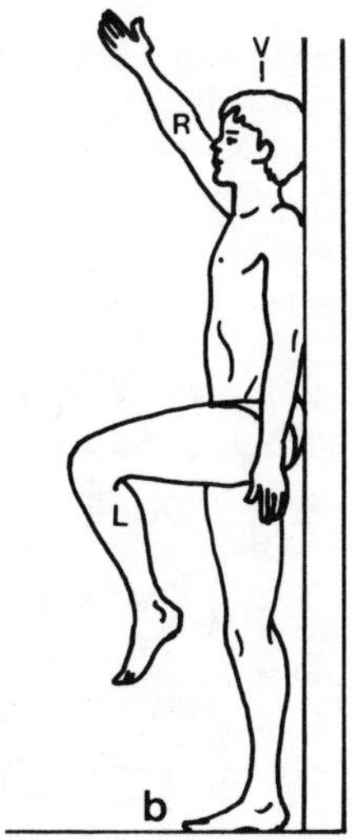

b

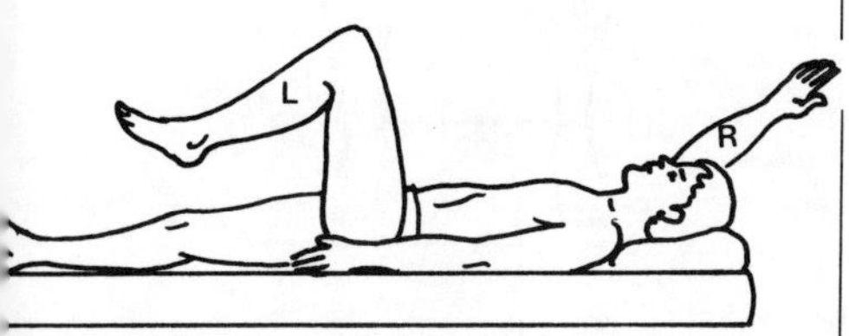

c

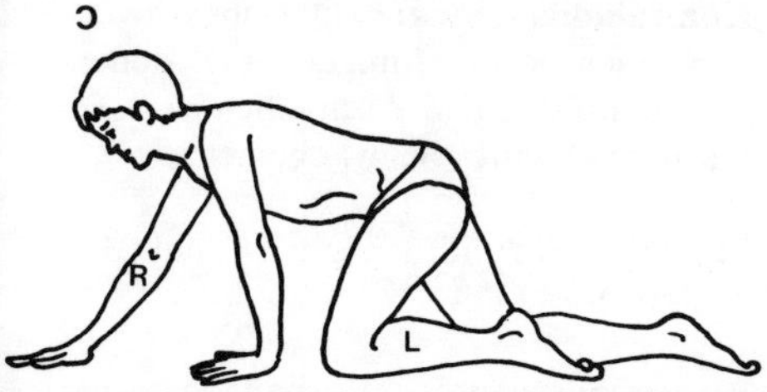

d

ANWENDUNGSANLEITUNG

Dynamisch: Nutzen des Überkreuzeffekts durch gleichzeitiges Heben und Senken der entgegengesetzten Arme und Beine.

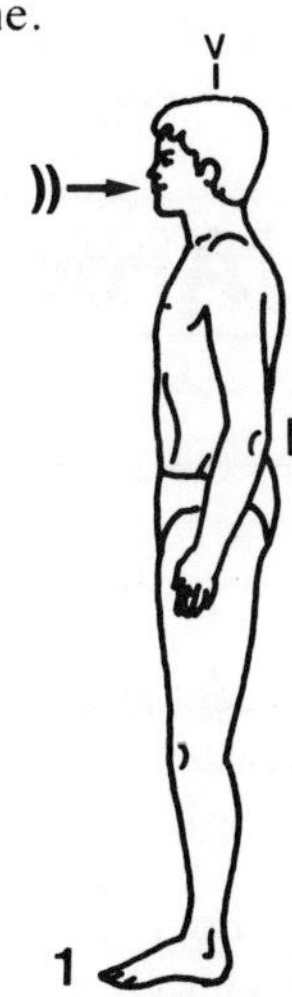

1

1 Neutrale Position. Stehen Sie aufrecht, jedoch entspannt. Atmen Sie langsam ein (Bauch raus).

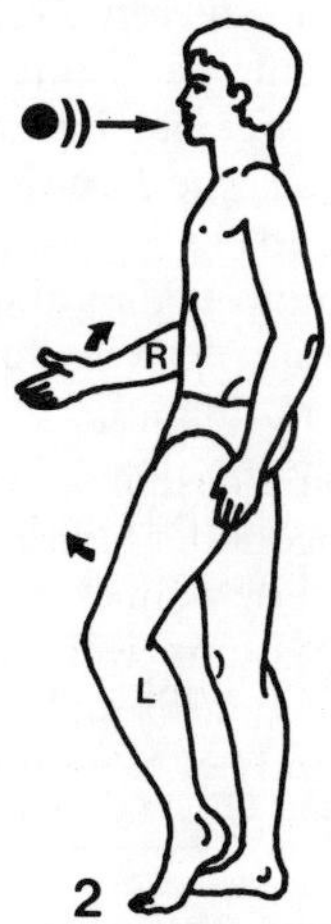

2

2 *Während des gesamten Zeitraums, in dem Sie die Luft anhalten, verfahren Sie folgendermaßen:*

Beginnen Sie, gleichzeitig den rechten Arm und das linke Bein zu heben.

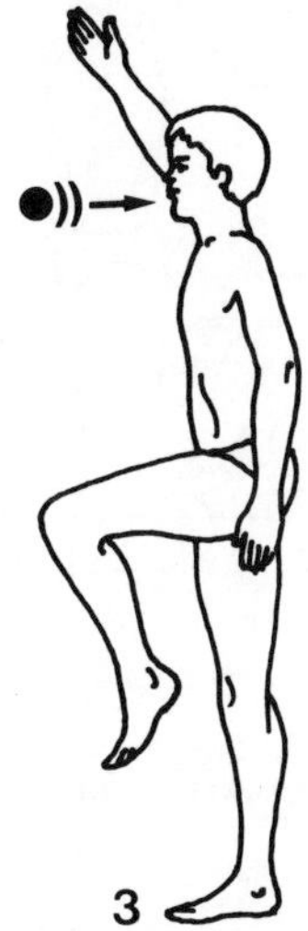
3

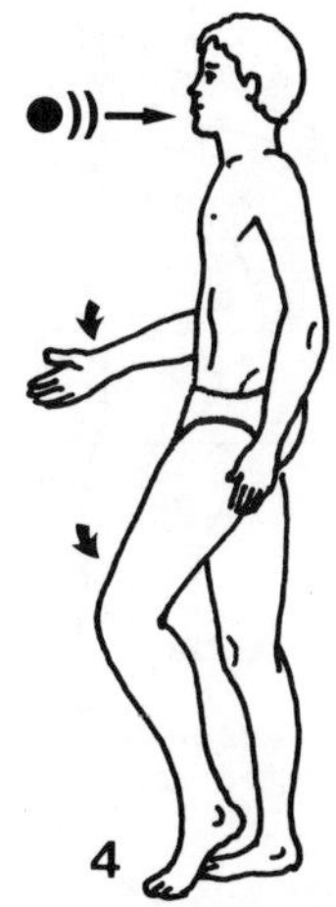
4

3 Heben Sie den rechten Arm und das linke Bein soweit wie möglich.

4 Kehren Sie in die neutrale Stellung (Abb. 5) zurück.

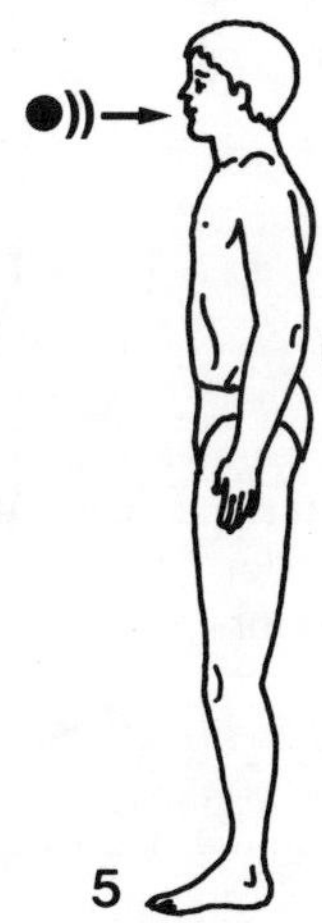

5

5 Neutrale Stellung. Sie halten immer noch die Luft an, dann:

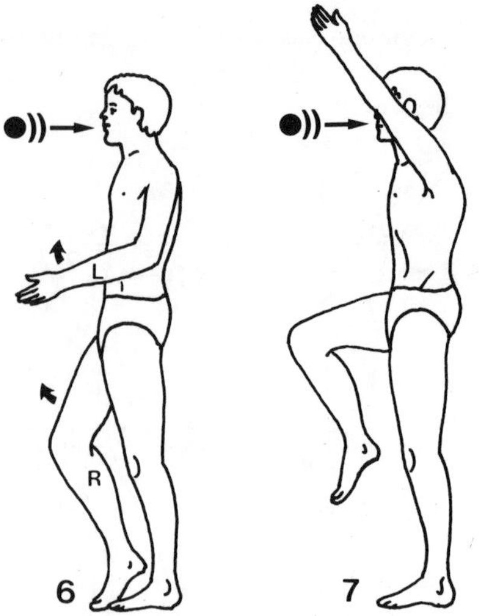

[6] heben Sie den linken Arm und das rechte Bein.

[7] Heben Sie den linken Arm und das rechte Bein soweit wie möglich.

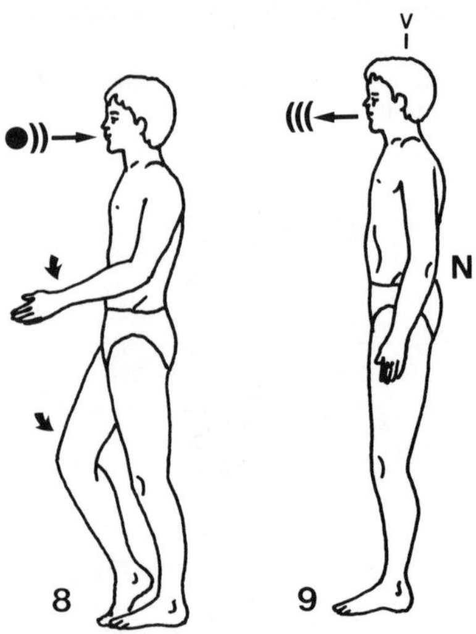

[8] Kehren Sie in die neutrale Stellung (Abb. 9) zurück.

[9] Neutrale Stellung. Atmen Sie jetzt vollkommen aus.

Wiederholen Sie den gesamten Vorgang, Abb. 1–9, weitere viermal, und beenden Sie diese dynamische Variante der MEISE mit dem letzten kompletten Ausatmen. Nehmen Sie sich danach mindestens 5 Minuten Zeit zum Entspannen.

AUERHAHN** 213

Zweck: Anregung der Darmtätigkeit.

Beschwerden: Verstopfung

Anwendungsmöglichkeiten:
a) spezifisch-statisch
b) spezifisch-dynamisch

Besondere Hinweise: Die Selbstbehandlung AUERHAHN besteht darin, daß man die Faust auf gewisse Punkte am Unterleib (siehe Abbildungen a–h) legt und dann den Oberkörper nach vorne beugt. Punkt 1 in Abb. a ist meist am wirksamsten. Probieren Sie jedoch alle Punkte der Reihe nach durch, um festzustellen, welcher bei Ihnen die beste Wirkung erzielt. Sie können auch alle Punkte während einer Sitzung einbeziehen; dann genügt es allerdings, daß Sie in jeder Position jeweils nur zwei Atmungszyklen machen.
Wenden Sie diese Selbstbehandlung an, während Sie auf der Toilette sitzen. Sie brauchen die Faust nicht in den Unterleib zu drücken, sondern nur auf den entsprechenden Punkt auflegen. Der notwendige Druck kommt durch das Vorbeugen des Oberkörpers zustande. Vor allem, haben Sie Geduld! Meist tritt die Wirkung sofort ein; wenn Sie jedoch seit längerer Zeit konstipiert sind, dauert es etwas länger. Häufig hilft es auch, wenn man ein dickes Buch oder einen niedrigen Schemel unter die Füße stellt, damit die Knie etwas höher als das Hüftgelenk sind.

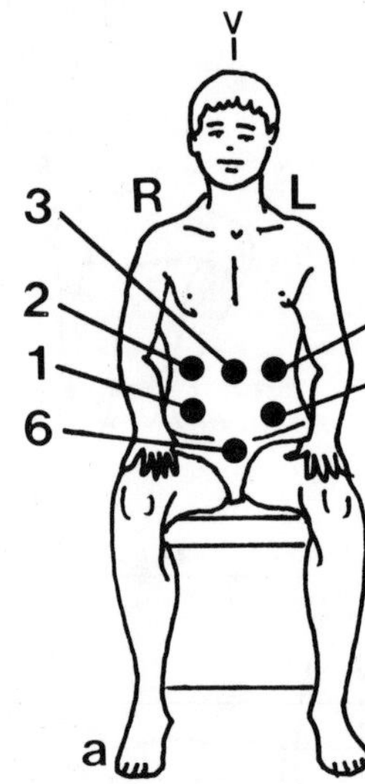

Kontraindikationen: Darmbeschwerden oder -erkrankungen, bei denen Druck auf den Darm schädlich ist, z.B. Darmgeschwüre, Schwangerschaft.

Stellung: Sitzend (möglichst auf der Toilette).

Bewegungsebene: Vorbeugen des Oberkörpers auf der Sagittalebene.

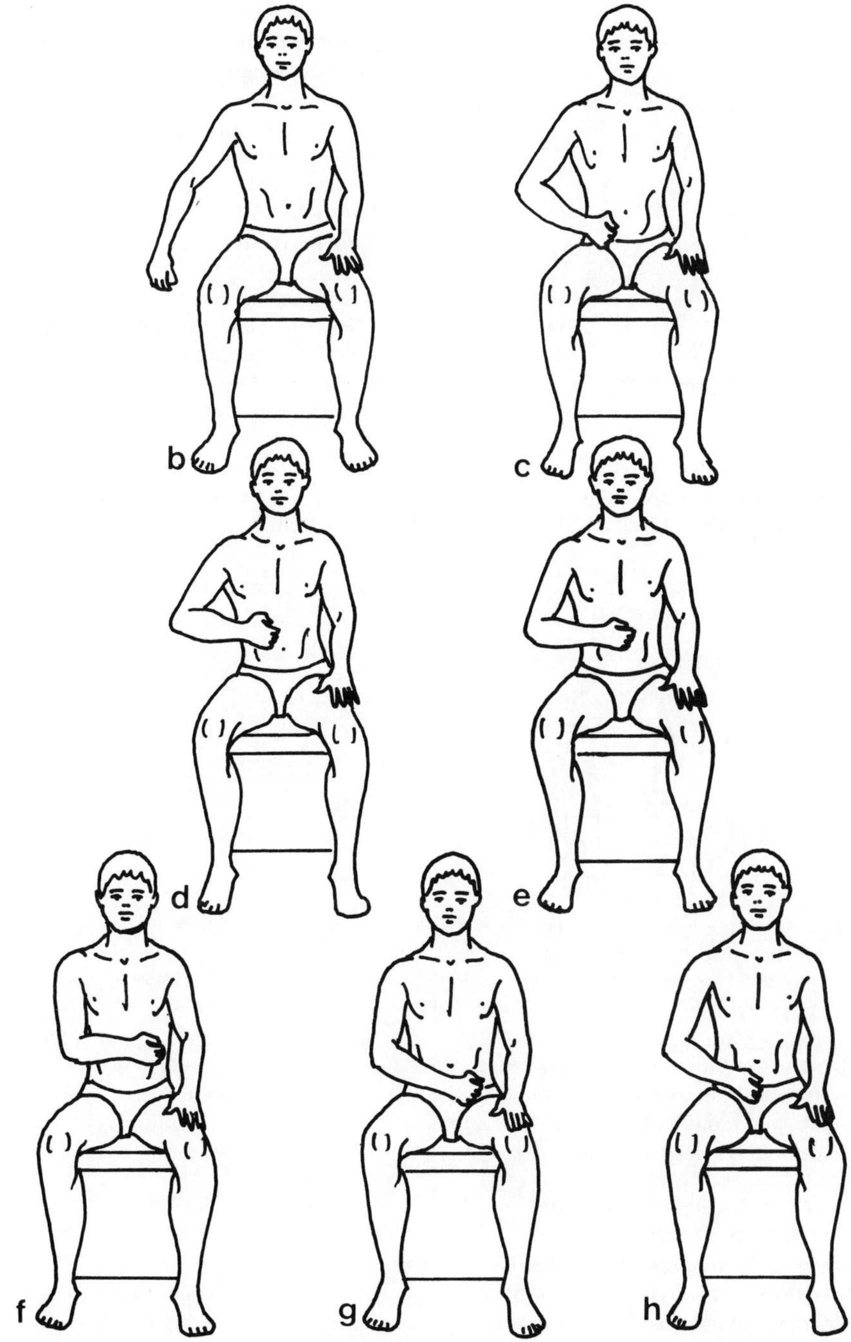

ANWENDUNGSANLEITUNG

Spezifisch-statische Variante: Hierbei wird nur eine Hälfte (Zilgrei-Position) des Bewegungsradius des Oberkörpers auf der Sagittalebene genutzt (Abb. 6). Man verharrt bewegungslos in der Zilgrei-Position während der Zilgrei-Atmung.

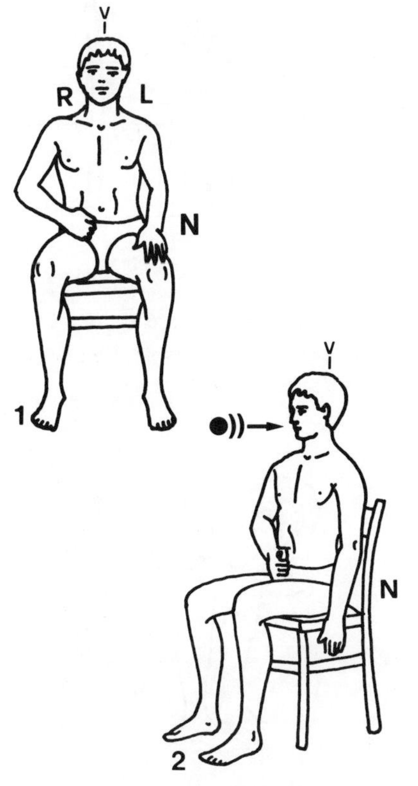

1 Neutrale Stellung. Sitzen Sie aufrecht, aber entspannt mit gespreizten Beinen auf der Toilette. Machen Sie mit der rechten Hand eine Faust und legen Sie sie rechts unten an den Unterleib, da wo der aufsteigende Dickdarm beginnt.

2 Atmen Sie in der neutralen Stellung

langsam ein (Bauch raus), und halten Sie die Luft 5 Sekunden lang an.

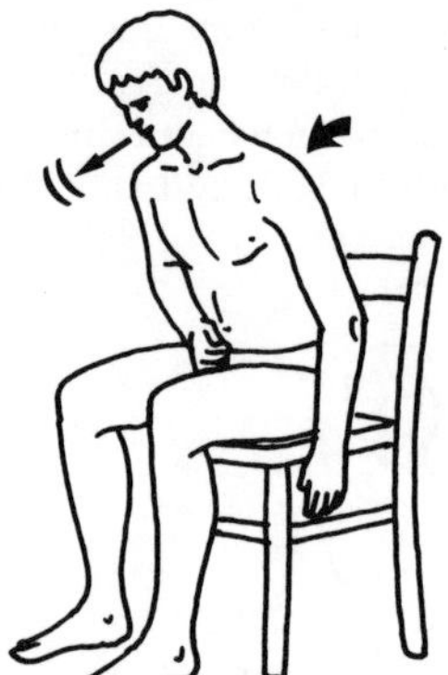

3

3 *Während* Sie langsam ausatmen (Bauch rein), beugen Sie den Oberkörper nach vorne in die Zilgrei-Position (Abb. 4).

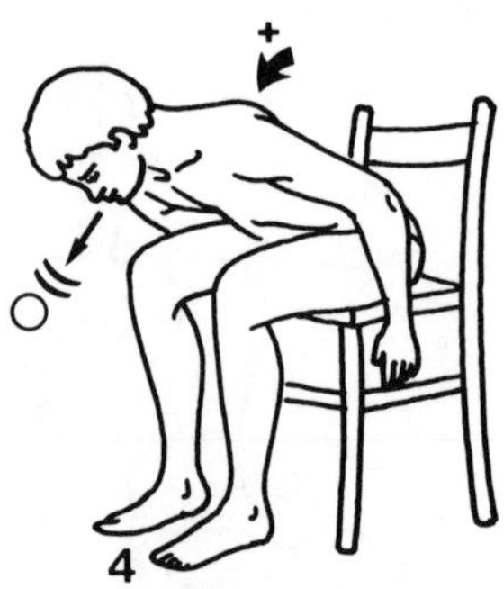

4

4 Zilgrei-Position. Entleeren Sie die Lunge vollständig und beugen Sie sich dabei noch etwas weiter, soweit wie bequem, nach vorne. Verharren Sie 5 Sekunden lang mit entleerter Lunge.

Verbleiben Sie in dieser Stellung (Abb. 4) während weiterer vier Zilgrei-Atmungszyklen.

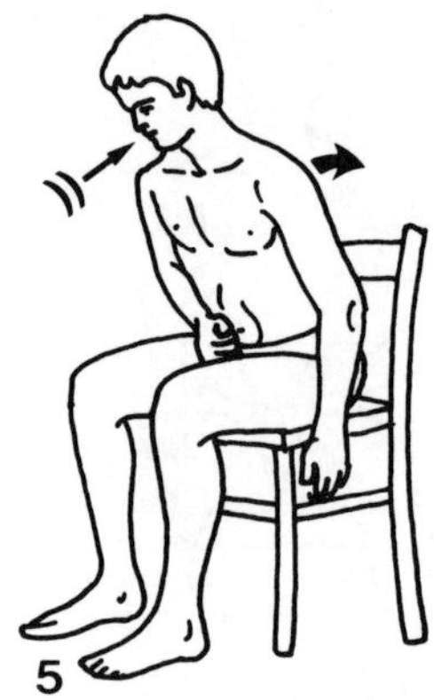

5

5 *Während* des letzten Einatmens (Bauch raus) kehren Sie langsam in die neutrale Stellung (Abb. 6) zurück.

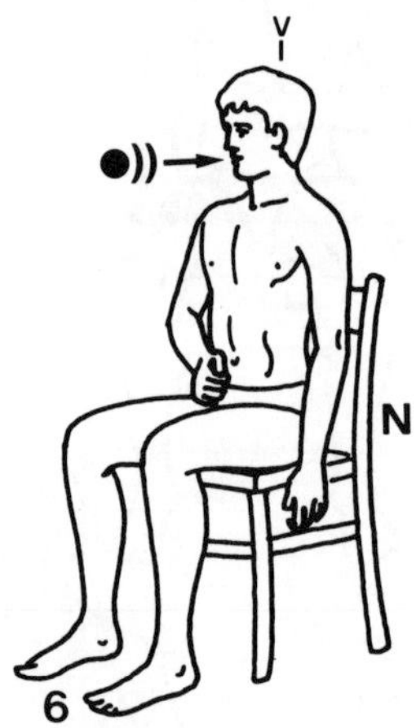

6

6 Neutrale Stellung. Beenden Sie die spezifisch-statische Variante des AUERHAHN, indem Sie die Luft 5 Sekunden lang anhalten.

Spezifisch-dynamische Variante: Auch hier wird nur eine Hälfte (Zilgrei-Position) des Bewegungsradius des Oberkörpers auf der Sagittalebene einbezogen (Abb. 1–6).

Der Unterschied zur spezifisch-statischen Variante besteht darin, daß man während der Zilgrei-Atmung den Oberkörper zwischen der neutralen und der Zilgrei-Position hin- und herbewegt, anstatt bewegungslos in der Zilgrei-Position zu verharren.

Verfahren Sie zunächst genauso wie unter spezifisch-statisch, Abb. 1–4, beschrieben.

Nach der Atempause in Abb. 4 gehen Sie sofort zu Abb. 5 und 6 über. Nach Abschluß der Atempause in Abb. 6 wiederholen Sie den gesamten Vorgang (Abb. 1–6) weitere viermal und beenden die spezifisch-dynamische Variante des AUERHAHN, indem Sie die Luft nach dem letzten Einatmen 5 Sekunden lang anhalten.

UHU* 894

Zweck: Anregung der Darmtätigkeit

Beschwerden: Verstopfung

Anwendungsmöglichkeiten: Dynamisch

Besondere Hinweise: Drücken Sie während dieser Selbstbehandlung nicht, als wollten Sie den Stuhlgang erzwingen, sondern ziehen Sie den Bauch nur ein bzw. strecken Sie ihn heraus.
Sie benötigen für diese Selbstbehandlung einen niedrigen Fußschemel oder einige dicke Bücher, die so hoch sind, daß sich die Knie über dem Hüftgelenk befinden, wenn die Füße darauf stehen. Tritt der gewünschte Erfolg nicht gleich bei der ersten Anwendung ein, wiederholen Sie sie gleich noch einmal. Vor allem haben Sie Geduld; ein chronisch verstopfter Darm braucht zur Normalisierung seine Zeit.
Die Abbildungen zeigen die Selbstbehandlung in der Pause nach dem Ausatmen. Sie können das gleiche auch in der Atempause nach dem Einatmen machen bzw. abwechselnd nach dem Ausatmen und Einatmen. Am besten probieren Sie alle drei Möglichkeiten, um herauszufinden, welche bei Ihnen am erfolgreichsten ist.

Stellung: Auf der Toilette sitzend.

ANWENDUNGSANLEITUNG

Dynamisch: Man zieht den Bauch während der Zilgrei-Atmung ein und streckt ihn heraus.

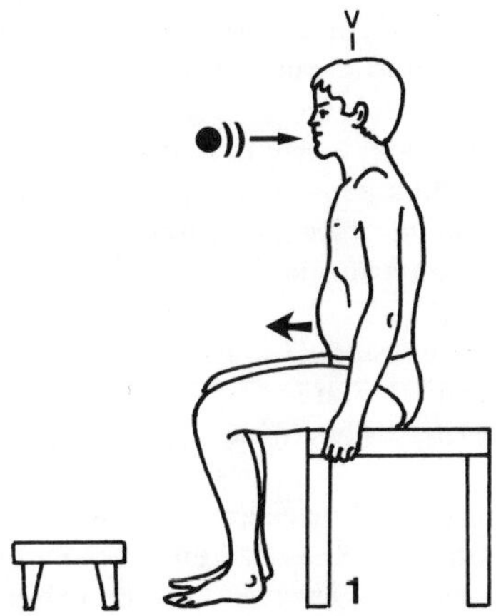

1 Neutrale Position. Sitzen Sie aufrecht, jedoch entspannt auf der Toilette. Atmen Sie langsam ein (Bauch raus), und halten Sie die Luft 5 Sekunden lang an.

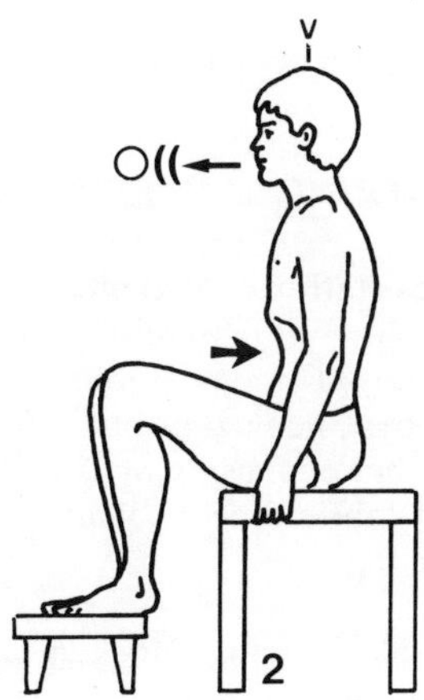

2 *Während* Sie langsam ausatmen (Bauch rein), setzen Sie die Füße auf den Schemel und verharren 5 Sekunden lang mit entleerter Lunge. Während dieser Atempause ziehen Sie den Bauch noch weiter ein, dann

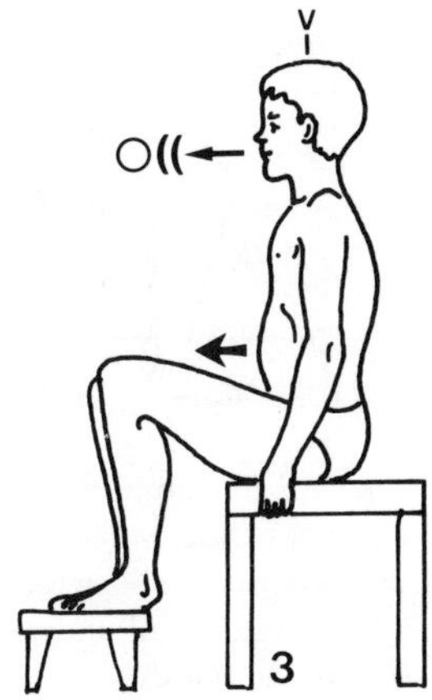

3 strecken Sie ihn soweit wie möglich, aber ohne zu übertreiben, heraus, schließlich

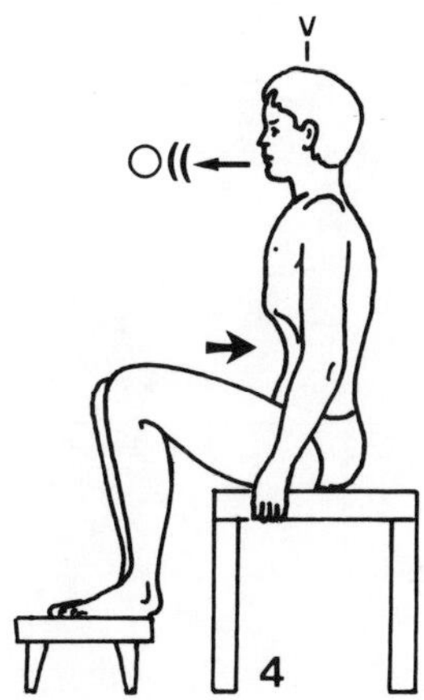

4 ziehen Sie den Bauch wieder ein. Beachten Sie dabei, daß die Selbstbehandlungsstufen (Abb. 3 und 4) während der Atempause nach dem Ausatmen in Abb. 2 stattfinden.

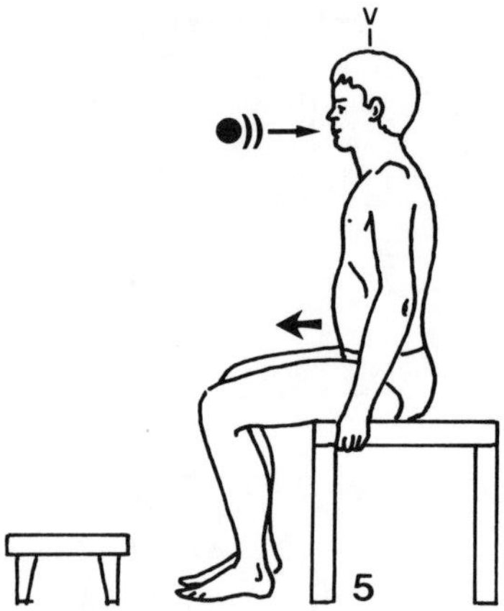

5 *Während* Sie einatmen, kehren Sie in die neutrale Stellung zurück, indem Sie die Füße wieder auf den Boden setzen und die Luft 5 Sekunden lang anhalten.

Wiederholen Sie den gesamten Vorgang, Abb. 1–5, weitere viermal, und beenden Sie diese dynamische Variante des UHU, indem Sie nach dem letzten Einatmen die Luft 5 Sekunden lang anhalten.

AMSEL** 80

Zweck: Linderung und Beseitigung von Menstruationsbeschwerden.

Beschwerden: Menstruationsschmerzen, Blähbauch vor der Menstruation, übermäßige Regelblutung, Kreuzschmerzen während der Regel.

Anwendungsmöglichkeiten:
a) spezifisch-statisch
b) spezifisch-dynamisch

Besondere Hinweise: Die Selbstbehandlung AMSEL hat eine besonders entspannende Wirkung, die manchmal fälschlicherweise als Schläfrigkeit ausgelegt wird.

Anwendungshäufigkeit: Sooft wie erforderlich vor oder während der Menstruation.

Stellung: Fötusstellung

Bewegungsebene: Sagittal

ANWENDUNGSANLEITUNG

Spezifisch-statische Variante: Hierbei wird nur ein Teil (Zilgrei-Position) des Bewegungsradius des Körpers auf der Sagittalebene genutzt (Abb. 1–5). Man verharrt bewegungslos in der Zilgrei-Position während des Ablaufs der Zilgrei-Atmung.

1 Neutrale Stellung. Hocken Sie entspannt auf den Knien auf dem Boden oder auf einer einigermaßen harten Unterlage. Atmen Sie langsam ein (Bauch raus), und halten Sie die Luft 5 Sekunden lang an.

2 *Während* Sie langsam ausatmen (Bauch rein), beugen Sie den Oberkörper nach vorne in die Zilgrei-Position (Abb. 3).

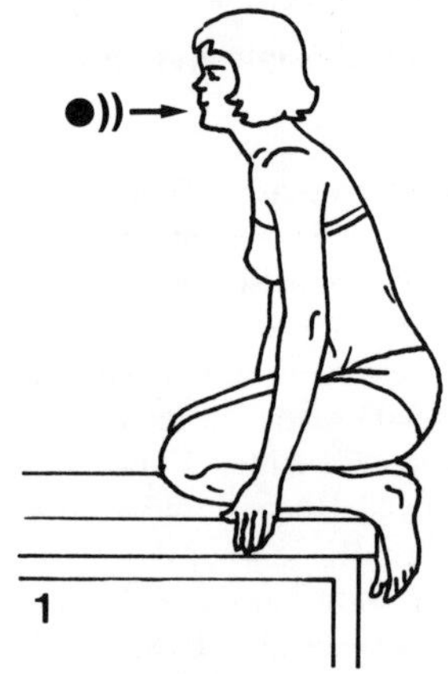

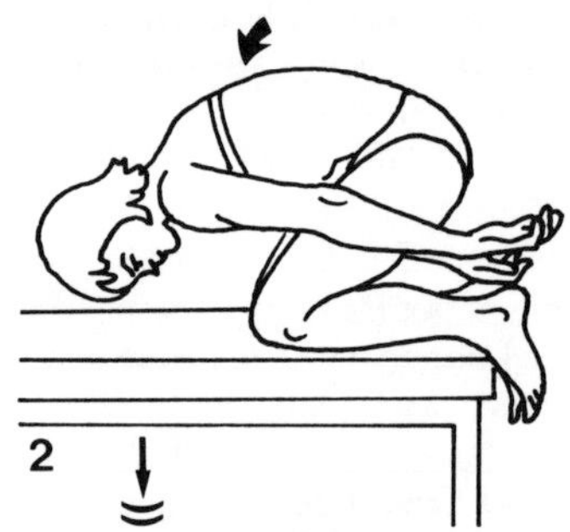

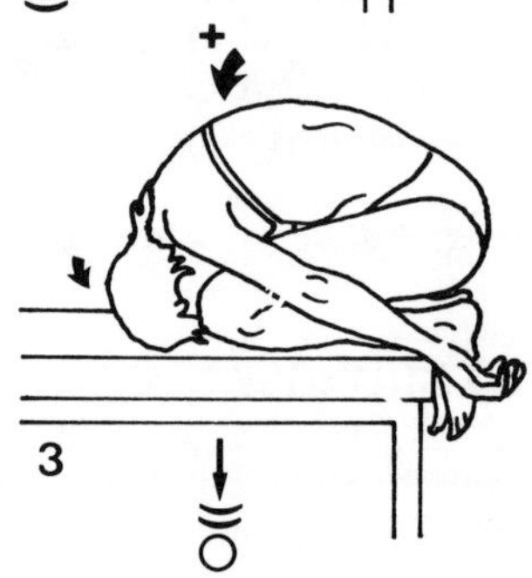

3 Zilgrei-Position. Indem Sie voll-

kommen ausatmen, lassen Sie den Oberkörper auf die Oberschenkel sinken und legen Ihre Stirn sanft auf den Boden. Die Arme liegen seitlich neben dem Körper, die Hände neben den Füßen. Verharren Sie 5 Sekunden lang mit entleerter Lunge.

Verbleiben Sie in dieser Stellung (Abb. 3) während weiterer vier Zilgrei-Atmungszyklen.

4 *Während* des letzten Einatmens (Bauch raus) gehen Sie langsam in die neutrale Stellung (Abb. 5) zurück.

5 Neutrale Stellung. Beenden Sie die spezifisch-statische Variante der AMSEL, indem Sie die Luft 5 Sekunden lang anhalten.

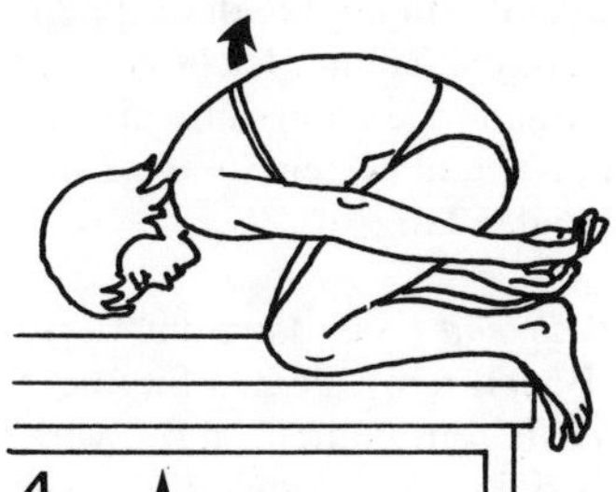
4

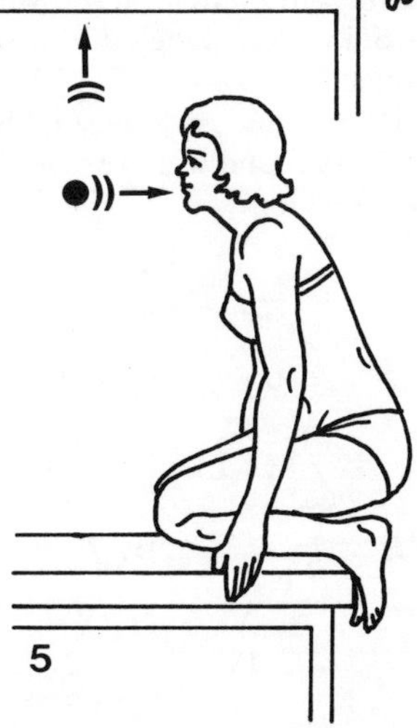
5

Spezifisch-dynamische Variante: Auch hier wird nur ein Teil (Zilgrei-Position) des Bewegungsradius des Körpers auf der Sagittalebene einbezogen (Abb. 1–5). Der Unterschied zur spezifisch-statischen Variante besteht darin, daß man den Körper während der Zilgrei-Atmung hebt und senkt, anstatt bewegungslos in der Zilgrei-Position zu verharren.

Verfahren Sie zunächst genauso wie unter Abb. 1–3, spezifisch-statisch, beschrieben. Nach der Atempause in Abb. 3 gehen Sie sofort zu Abb. 4 und 5 über. Nach Abschluß der Atempause in Abb. 5 wiederholen Sie den gesamten Vorgang, Abb. 1–5, weitere viermal, und beenden Sie die spezifisch-dynamische Variante der AMSEL, indem Sie nach dem letzten Einatmen die Luft 5 Sekunden lang anhalten.

ZEISIG* 118

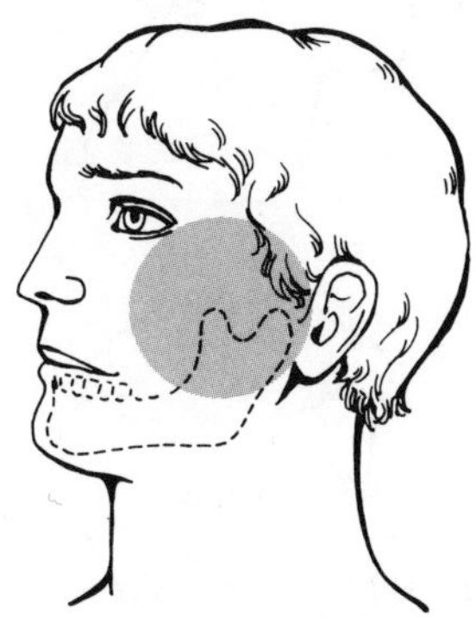

Zweck: Linderung und Beseitigung von Schmerzen im Unterkiefer, Wiederherstellung der Beweglichkeit des Kiefergelenks.

Beschwerden: Schmerzen im Unterkiefer, Beschwerden beim Öffnen und Schließen des Mundes, Schmerzen im Gelenk zwischen Schläfenbein und Unterkiefer.

Anwendungsmöglichkeiten:
a) spezifisch-statisch
b) spezifisch-dynamisch
c) allgemein-statisch
d) allgemein-dynamisch

Besondere Hinweise: Forcieren Sie das Öffnen und Schließen des Mundes nicht.

Stellung: Sitzend, stehend oder liegend.

Bewegungsebene: Öffnen und Schließen des Mundes auf der Sagittalebene.

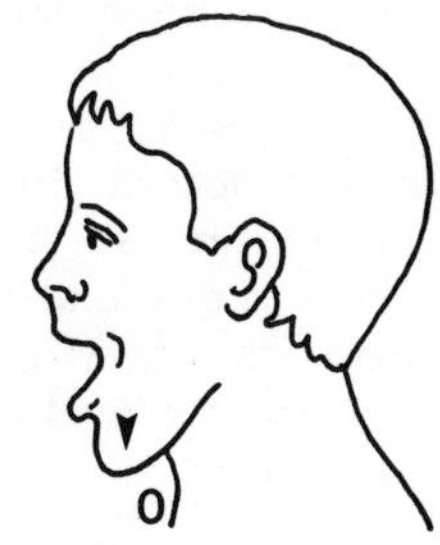

Symptomauslösende Stellung: Die symptomauslösende Stellung ist in diesem

Fall das Öffnen des Mundes. Zilgrei-Position: Schließen des Mundes und leichtes Zusammenbeißen der Zähne. Ist Ihre symptomauslösende Stellung umgekehrt, d.h. Sie verspüren Schmerz oder Unbehagen beim Zusammenbeißen der Zähne, beginnen Sie mit dem ZEISIG, indem Sie den Mund öffnen.

ANWENDUNGSANLEITUNG

Spezifisch-statische Variante: Hierbei wird nur ein Teil (Zilgrei-Position) des Bewegungsradius des Unterkiefers auf der Sagittalebene genutzt (Abb. 1–3). Man verharrt bewegungslos in der Zilgrei-Position während der Zilgrei-Atmung.

[1] Neutrale Position. Sitzen, stehen oder liegen Sie gerade und entspannt. Halten Sie die Lippen, aber nicht die Zähne, leicht geschlossen. Atmen Sie langsam ein (Bauch raus), und halten Sie die Luft 5 Sekunden lang an.

[2] *Während* Sie langsam ausatmen (Bauch rein), beißen Sie die Zähne *leicht* zusammen und verharren 5 Sekunden lang mit entleerter Lunge.

Verbleiben Sie in dieser Stellung (Abb. 2) während weiterer vier Zilgrei-Atmungszyklen.

[3] *Während* des letzten Einatmens (Bauch raus) kehren Sie in die neutrale Position zurück und beenden die spezifisch-statische Variante des ZEISIG, indem Sie die Luft 5 Sekunden lang anhalten.

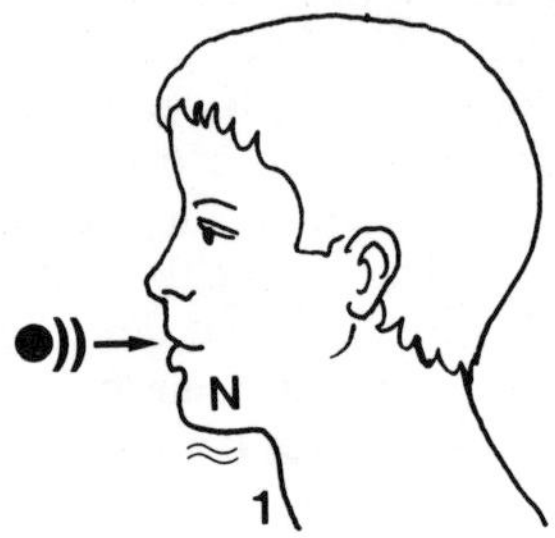

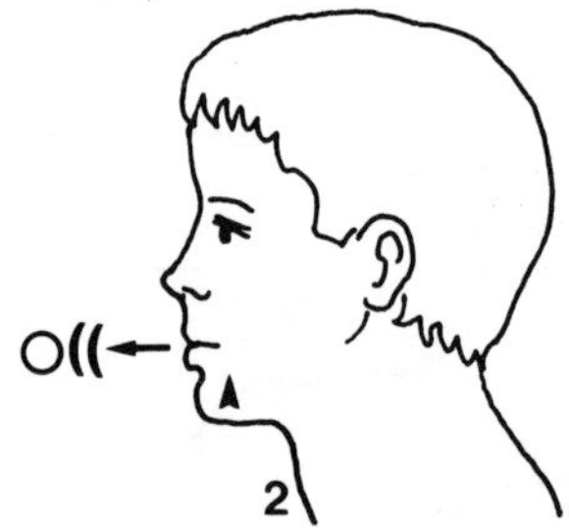

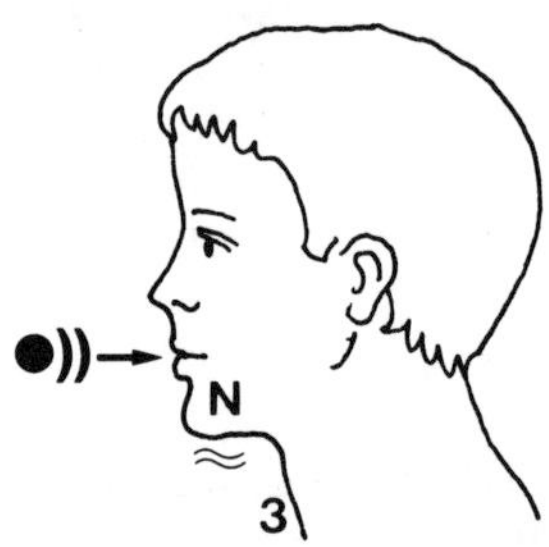

Spezifisch-dynamische Variante: Auch hier wird nur ein Teil (Zilgrei-Position) des Bewegungsradius des Unterkiefers auf der Sagittalebene einbezogen (Abb. 1–3). Der Unterschied zur spezifisch-statischen Variante besteht darin, daß man während der Zilgrei-Atmung die Zähne leicht zusammenbeißt und lokkerläßt bzw. den Mund öffnet und leicht schließt.

Verfahren Sie zunächst genauso wie unter spezifisch-statisch, Abb. 1 und 2, beschrieben. Nach der Atempause in Abb. 2 gehen Sie sofort zu Abb. 3 über. Nach Abschluß der Atempause wiederholen Sie den gesamten Vorgang, Abb. 1–3, weitere viermal, und beenden Sie die spezifisch-dynamische Variante des ZEISIG, indem Sie die Luft nach dem letzten Einatmen 5 Sekunden lang anhalten.

Allgemein-statische Variante: Bei dieser Variante des ZEISIG werden beide Teile (Zilgrei- und symptomauslösende Stellung) des Bewegungsradius des Unterkiefers auf der Sagittalebene genutzt.

[1] Neutrale Position. Sitzen, stehen oder liegen Sie gerade und entspannt. Halten Sie die Lippen, aber nicht die Zähne, leicht geschlossen. Atmen Sie langsam ein (Bauch raus), und halten Sie die Luft 5 Sekunden lang an.

[2] *Während* Sie langsam ausatmen (Bauch rein), beißen Sie die Zähne *leicht* zusammen und verharren 5 Sekunden lang mit entleerter Lunge.

Verbleiben Sie in dieser Stellung (Abb. 2) während weiterer vier Zilgrei-Atmungszyklen.

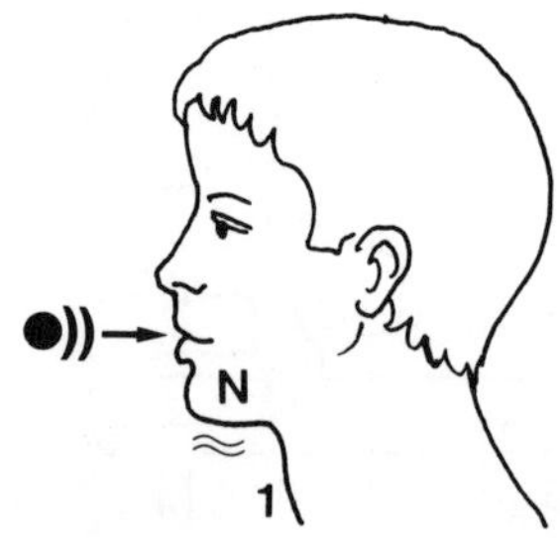

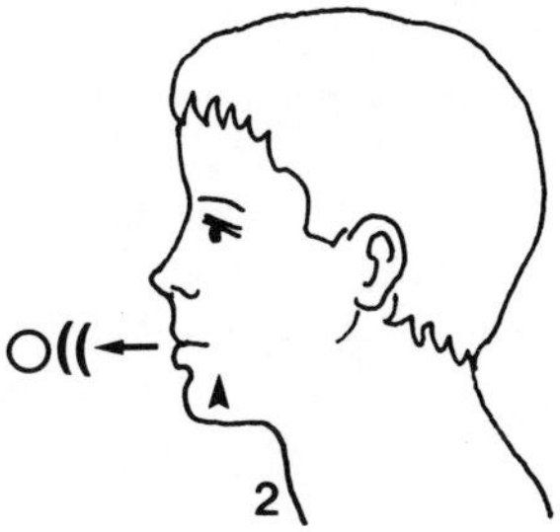

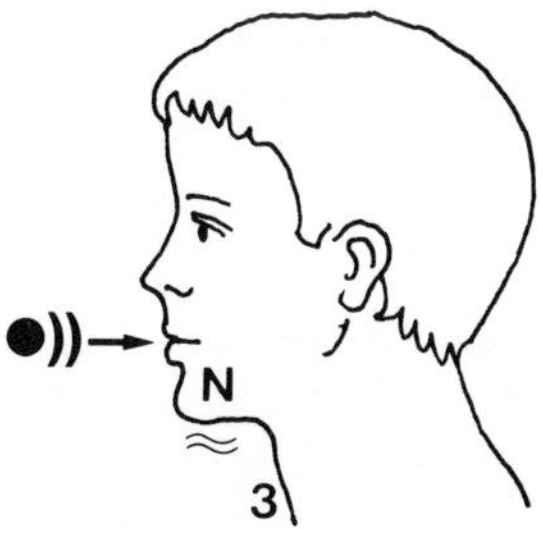

[3] *Während* des letzten Einatmens (Bauch raus) kehren Sie in die neutrale Stellung zurück, und halten Sie die Luft 5 Sekunden lang an.

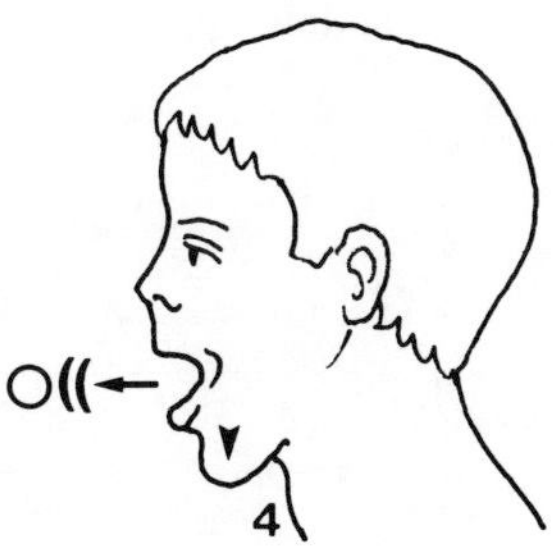

[4] *Während* Sie langsam ausatmen (Bauch rein), öffnen Sie den Mund soweit wie angenehm, und verharren Sie 5 Sekunden lang mit entleerter Lunge.

Verbleiben Sie in dieser Stellung (Abb. 4) während weiterer vier Zilgrei-Atmungszyklen.

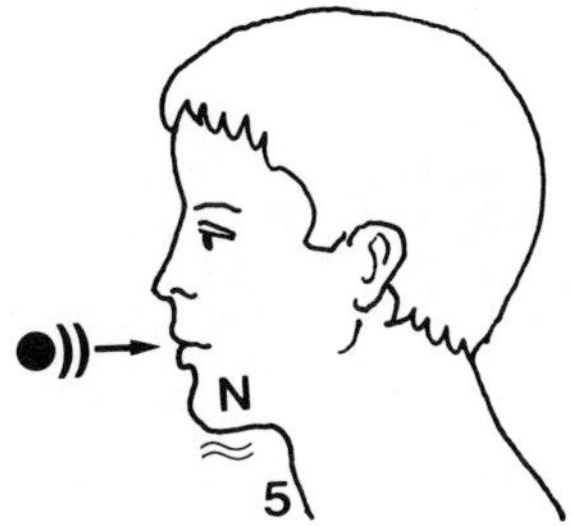

[5] *Während* des letzten Einatmens (Bauch raus) kehren Sie in die neutrale Stellung zurück und beenden die allgemein-statische Variante des ZEISIG, indem Sie die Luft 5 Sekunden lang anhalten.

Allgemein-dynamische Variante: Auch hier werden beide Teile (Zilgrei- und symptomauslösende Stellung) des Bewegungsradius des Unterkiefers auf der Sagittalebene einbezogen, und zwar indem man den Unterkiefer während der Zilgrei-Atmung zwischen der neutralen und der Zilgrei-Position und zwischen der neutralen und der symptomauslösenden Position bewegt.
Verfahren Sie zunächst genauso wie unter allgemein-statisch, Abb. 1 und 2, beschrieben. Nach der Atempause in Abb. 2 gehen Sie sofort zu Abb. 3–5 über. Nach Abschluß der Atempause in Abb. 5 wiederholen Sie den gesamten Vorgang (Abb. 2–5) weitere viermal, und beenden Sie die allgemein-dynamische Variante des ZEISIG, indem Sie die Luft nach dem letzten Einatmen 5 Sekunden lang anhalten.

Teil III
Der Mensch
und sein Körper

Was Sie über sich selbst wissen sollten

Da Zilgrei eine natürliche Heilmethode ist, durch die Sie bewußt auf Ihren Körper einwirken, möchten wir Sie etwas genauer über die wunderbare Maschine des menschlichen Körpers informieren, damit Sie Zilgrei und Ihre eigenen Körperfunktionen besser verstehen.

Wir alle halten es für selbstverständlich, daß unser Körper tadellos funktioniert und daß all die hochkomplizierten Körperteile und -organe ihren Dienst einwandfrei versehen. Leider kümmern wir uns oft spät oder sogar zu spät um unseren Körper und zwar erst dann, wenn Störungen auftreten oder Schmerzen und Krankheit. Dabei sind wir meistens selbst daran schuld durch Unkenntnis unseres eigenen Organismus oder dadurch, daß wir Naturgesetze und die Grundbedürfnisse unseres Körpers oft schmählich mißachten und unfähig sind, auf das einzugehen, was uns unser Körper mitteilt. Versuchen wir also, dem abzuhelfen und etwas mehr über uns selbst zu erfahren.

Als Beispiel für die Komplexität, die Vielfalt und die Möglichkeiten dieses erstaunlichen Organismus, der sich selbst steuert und überwacht, haben wir einige interessante Fakten zusammengetragen, die Sie vielleicht überraschen werden.

Staunenswerte Fakten

Die Augen

- Ihr Auge kann fast acht Millionen verschiedene Farbtöne unterscheiden. Auge und Hirn »erschaffen« die Farbe aus Energiewellen.
- Das Zwinkern bewirkt, daß wir die Augen jeden Tag etwa 3 Minuten lang geschlossen halten.
- Aus wissenschaftlich nicht geklärten Gründen tritt Farbenblindheit häufiger bei Männern auf als bei Frauen.
- Wenn wir einen Gegenstand betrachten, reflektiert die Netzhaut des Auges das Bild auf dem Kopf und seitenverkehrt. Wie gelingt es dem Hirn, das Bild zu »entwickeln«, so daß wir es richtig sehen? Die Wissenschaft ist diesem Vorgang noch nicht auf die Spur gekommen.
- Die Netzhaut hat Stäbchen- und Zapfenzellen. Die Zapfen sind farbempfindliche Rezeptoren. Die zylindrischen Stäbchen ermöglichen uns, Schwarz-Weiß- und Helligkeitsunterschiede wahrzunehmen. Wenn die Stäbchen- und die Zapfenzellen durch Lichtimpulse stimuliert werden, geht von der Netzhaut eine Art elektrischer Impuls über den Sehnerv zum Hirn. Das Hirn entschlüsselt diese Impulse in Bilder.
- Zu den wenigen blutgefäßlosen Geweben des menschlichen Körpers gehören die Hornhaut und die Linse des Auges. Sie beziehen ihre Nahrung aus dem Glaskörper, einer gallertartigen Flüssigkeit im vorderen Augenraum.

Die Ohren

- Das Ohr kann mehr als 300000 Töne unterscheiden.

Die Muskeln

- Wenn alle Muskeln Ihres Körpers in eine Richtung ziehen würden, wären Sie in der Lage, 25 Tonnen zu heben.
- Die Muskeln machen bei Frauen 30% des Körpergewichts aus, bei Männern 40%.

Herz, Blut und Kreislauf

- Ihr Herz pumpt pro Minute mehr als 5 Liter Blut, das entspricht etwa 7000 Liter am Tag.
- Ihr Körper bildet jeden Tag etwa eine Billion neue rote Blutkörperchen.
- Jedes Pfund Übergewicht, das Sie mit sich herumtragen, macht zusätzliche 320 Kilometer Kapillargefäße notwendig, die das Herz durchbluten muß.
- Das Kreislaufsystem mißt durchschnittlich zwischen 95000 und 160000 Kilometer.
- Die chemische Zusammensetzung des Blutes ist fast die gleiche wie jene des Meerwassers.
- Die größten Blutgefäße Ihres Körpers haben einen Durchmesser von fast 2½ cm.
- Es gibt Leute, die ihren Blutdruck bewußt steuern können.
- Das Blut befördert Sauerstoff und Nährstoffe in die Körperzellen und führt Abfallstoffe ab. Bei einem normalen Erwachsenen durchläuft das Blut den gesamten Kreislauf mehr als 1000mal am Tag.

Die Knochen

- Der menschliche Körper hat 206 Knochen; davon befinden sich mehr als die Hälfte in den Füßen und den Händen.
- Ca. 10 cm^3 Knochen kann einer Kraft von nahezu 1½ Tonnen standhalten.
- Der menschliche Schädel besteht aus 19 verschiedenen Knochen.
- Hauptbestandteil der Knochen ist der Mineralstoff Kalzium.

Gehirn und Nervenimpulse

- Wenn Sie etwas berühren, wird dieser Reiz über unsere Nervenbahnen mit einer Geschwindigkeit von ca. 105 Metern pro Sekunde übermittelt.
- Ohne die Hypophyse, die Hirnanhangdrüse an der Unterseite unseres

Hirns, würden wir nicht wachsen.

- In den Neuronen oder Nervenzellen liegt der Schlüssel zu unserer Art zu denken, zu fühlen, zu lernen, zu erinnern, uns zu bewegen und die Welt zu erleben. Das menschliche Hirn umfaßt mehr als 10 Billionen Neuronen.
- Das Hirn bildet natürliche Schmerzmittel, die Endorphine, die ähnlich wirken wie Morphium.
- Die Wissenschaft kann bis zu einem gewissen Grad die eingesetzte intellektuelle Kapazität des Hirns nachweisen. Was sie nicht messen kann, ist »abweichendes Denken«, die Fähigkeit, Neues zu entdecken und zu erfinden, mit andern Worten, die Kreativität.
- Wenn man erschrickt, findet im Hirn eine physiologische Reaktion statt. Bei drohender Gefahr löst die Angst im Körper eine »Kampf- oder Flucht«-Reaktion aus. Adrenalin wird ins Blut ausgeschüttet, die Pupillen erweitern sich, die Haare sträuben sich, das Herz erweitert sich, so daß mehr Blut umgesetzt werden kann; auch der Brustkorb wird weiter, um mehr Luft in die Lunge einströmen zu lassen.
- Früher dachte man, die beiden Hirnhälften enthielten verschiedene Denk- und Wissensinhalte. Jüngere Forschungsergebnisse zeigen jedoch, daß beide Seiten des Hirns für ein und denselben Denkablauf zum Einsatz kommen.

  Es trifft allerdings zu, daß die linke Hirnhälfte bei den meisten rechtshändig veranlagten Leuten dominant ist und das logische Denken in Schrift, Sprache und Mathematik kontrolliert. Die rechte Hemisphäre ist offenbar vorwiegend für kreative Fähigkeiten und das Urteilsvermögen zuständig.

Die Lunge

- Die Lungenoberfläche beträgt etwa 90 m^2.

Die Haut

- Wir haben Hautzellen im Magen, in den Lungen und Augen.
- Das größte Körperorgan ist die Haut.

Die Haare

- In einem Leben durchschnittlicher Länge wachsen die Kopfhaare etwa 7,5 m.

Abwehrmechanismen

- Einer der wichtigsten Abwehrmechanismen des Körpers ist *Fieber*.
- Das Abwehrsystem des Körpers ist so stark, daß es in einer hygienischen Umgebung und bei guter Ernährung Heilungen möglich macht, die selbst der modernen Medizin nicht gelingen.

Der Verdauungsapparat

- Der Verdauungstrakt des Menschen ist etwa 9 Meter lang.

Andere Phänomene

- Unter Rechtshändern, die Rückenschmerzen haben, haben nicht weniger als 98% ein scheinbar kürzeres rechtes Bein.
- Wenn man in der Bauch- oder Rückenlage den Kopf nach rechts oder nach links dreht, verändert sich die Beinlänge.
- Normalerweise hat man pro Nacht drei bis vier Träume, die je zehn Minuten oder mehr dauern.

Wir wollen nun einige strukturelle und organische Merkmale unseres Körpers betrachten und beobachten, wie sie unabhängig voneinander, aber auch im Zusammenspiel funktionieren. Die folgenden Seiten enthalten einige einfache Grundinformationen über die Wirbelsäule, das Nervensystem und die Muskeln.

Die Wirbelsäule

Die Wirbelsäule ist eine außergewöhnliche Struktur, deren Vielseitigkeit eine enorme Anzahl von Körperfunktionen bei erstaunlicher Leistungsfähigkeit ermöglicht.

Ihre Merkmale und Bestandteile sind unter anderem:

- Ein stabilisierendes Gerüst, ohne das unser Körper in sich zusammenfallen würde
- Immer kräftiger werdende Wirbelkörper, vom ersten Halswirbel bis hinunter zum letzten Lendenwirbel
- Gelenkfortsätze, die die Bewegung in alle Richtungen ermöglichen und die durch Bänder und Sehnen zusammengehalten werden, damit die Strukturen immer wieder in ihre ursprüngliche Form und Lage zurückkehren
- Eine Stütze für andere schwere Bestandteile des Skeletts: den Kopf, den Brustkorb, die Schultern und Beckenknochen
- Zahlreiche verschiedene Verbindungspunkte für Bänder und Sehnen
- Knorpelscheiben, die als Kissen und Stoßdämpfer dienen
- Rohrähnliche Hohlkanäle zum Schutz des empfindlichen und lebensnotwendigen Rückenmarks
- Von diesem Knochenhohlraum ausgehende Kanäle, durch die die Nerven und die Nervengeflechte austreten, die die Impulse an den ganzen Organismus weiterleiten.

Die Wirbel

Betrachten wir erst einmal die Hauptbestandteile der Wirbelsäule, die einzelnen Wirbel. Sie bestehen aus folgenden Teilen:

1. Das Rückenmark, es läuft durch das Neuralrohr, das sich aus der Aneinanderreihung der einzelnen Wirbel bildet.
2. Die Spinalnerven, die das Rückenmark direkt oder indirekt mit den verschiedenen Körperteilen und -organen verbinden.
3. Die aus Knorpel bestehenden tellerförmigen Bandscheiben, die als Stoßdämpfer dienen.
4. Der Nukleus pulposus, der innere Gallertkern der Bandscheiben.
5. Das obere und das untere Wirbelgelenk, die eine kontrollierte Bewegung zwischen den Wirbeln erlauben.
6. Der Wirbelkörper, dessen vorderer Teil das tragende Element der Wirbelsäule ist.
7. Der Dornfortsatz, der nach hinten vorsteht und die Höcker bildet, die man in der Rückenmitte ertasten kann.
8. Die Querfortsätze, die in der Halswirbelsäule sehr kurz sind, in der Brustwirbelsäule, in der sie durch Gelenke mit den Rippen verbunden sind, länger und breiter werden und in der Lendenwirbelsäule wie dünne Klingen gebildet sind.
9. Die Lamina, dünne, flache Knochenplättchen, die den Dornfortsatz mit dem Wirbelkörper verbinden.
10. Das Zwischenwirbelloch zwischen den Bandscheibensegmenten, durch das die Rückenmarksnerven austreten.

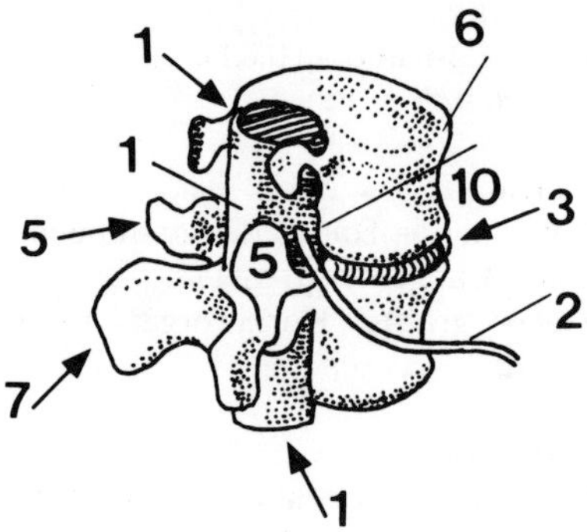

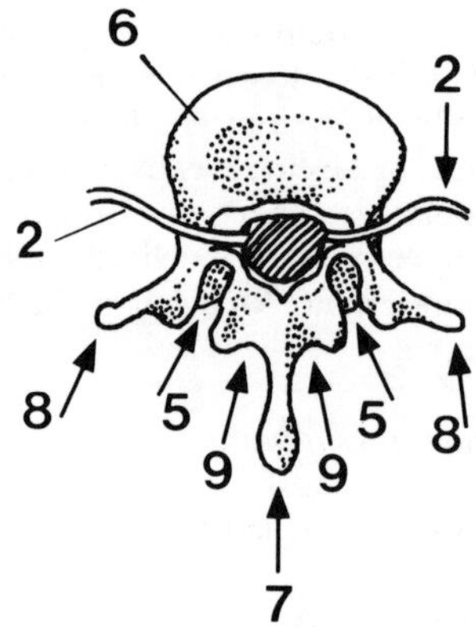

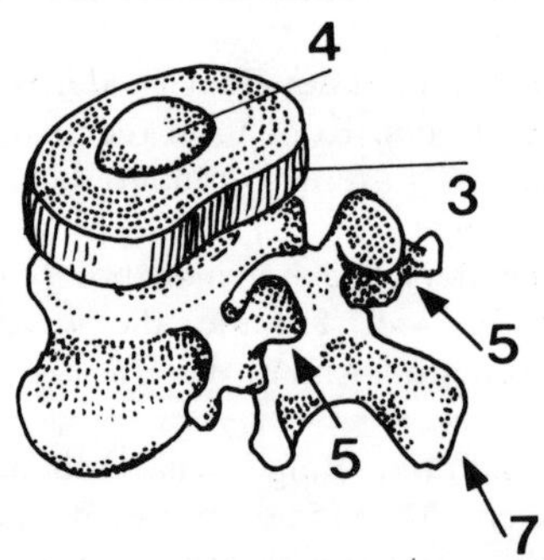

Die Abschnitte der Wirbelsäule

Die Wirbelsäule hat fünf Abschnitte:

1. *Das Hinterhaupt.* Die Schädelbasis ist durch ein Gelenk mit dem ersten Wirbel der Wirbelsäule, dem Atlas, verbunden. Dieser trägt das Haupt, wie Atlas in der Mythologie die Weltkugel auf den Schultern trug.
2. *Die Halswirbelsäule* besteht aus sieben Wirbeln; sie sind die beweglichsten und kleinsten der ganzen Wirbelsäule.
3. *Die Brustwirbelsäule* besteht aus zwölf Wirbeln, die mit den Rippen verbunden sind. Dementsprechend ist dieser Abschnitt der Wirbelsäule weniger beweglich als die andern.
4. *Die Lendenwirbelsäule* besteht aus den fünf größten Wirbeln. Der fünfte ruht auf dem Kreuzbein.
5. *Das Becken* besteht aus vier Knochen: dem Kreuzbein, das aus fünf

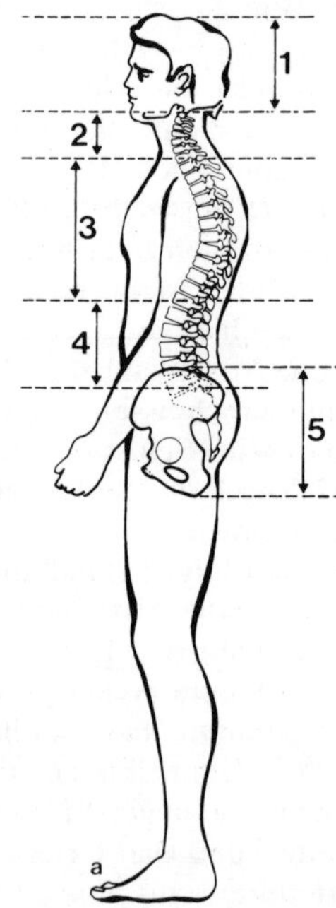

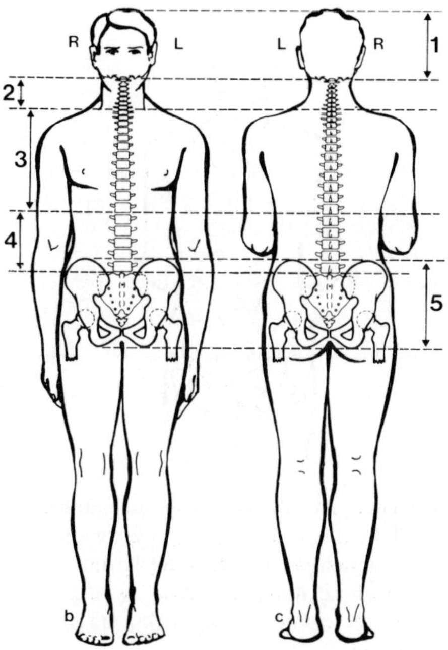

ursprünglichen Kreuzwirbeln zu einem Knochen verschmolzen ist, dem linken und dem rechten Hüftbein und dem viergliedrigen Steißbein, das normalerweise ebenfalls zusammengewachsen ist.

Die Krümmungen der Wirbelsäule

Von der Seite gesehen, hat die Wirbelsäule drei physiologisch normale Krümmungen. Die im Nacken- und im Lendenbereich beschreiben einen Bogen nach vorne und heißen Lordosen; die dazwischen liegende Krümmung des Rückgrats nach hinten heißt Kyphose. Die Lordosen und die Kyphose sind die natürlichen Krümmungen der Wirbelsäule. Jede anhaltende Veränderung ihrer Ausprägung ist jedoch nicht normal und kann die Ursache für Schmerzen und Beschwerden sein, umso mehr als jede Veränderung in einer dieser Krümmungen in den anderen beiden entsprechend ausgeglichen werden muß. Sind die Krümmungen zu stark ausgeprägt, dann sprechen wir von einer Hyperlordose im Nacken- und im Lendenbereich, von einer Hyperkyphose der Brustwirbelsäule. Sind die Krümmungen jedoch abgeflacht, nennt man das Hypolordose bzw. Hypokyphose. Die folgenden Zeichnungen zeigen diese Veränderungen deutlich.

- [a] Wirbelsäule mit den natürlichen, physiologischen Krümmungen
- [b] Wirbelsäule mit abnormaler Verstärkung der Krümmungen, also Hyperlordose und Hyperkyphose
- [c] Wirbelsäule mit abnormaler Verflachung der Krümmungen, also Hypolordose und Hypokyphose.

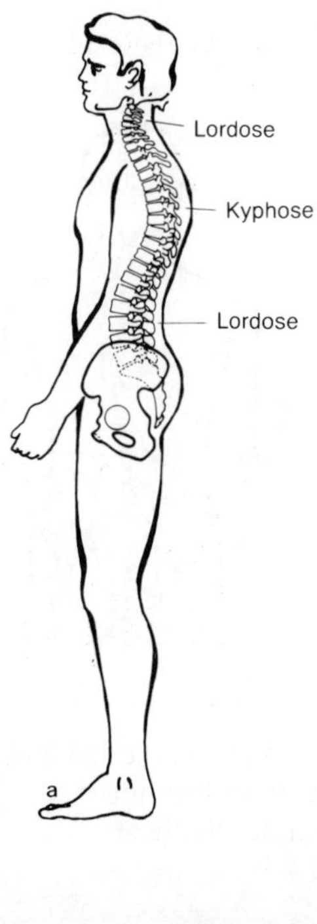

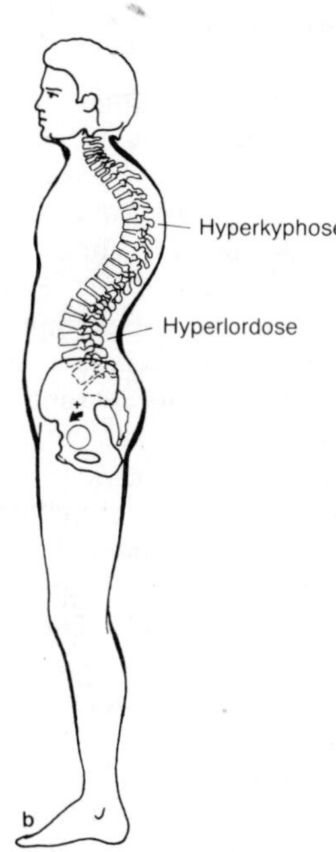

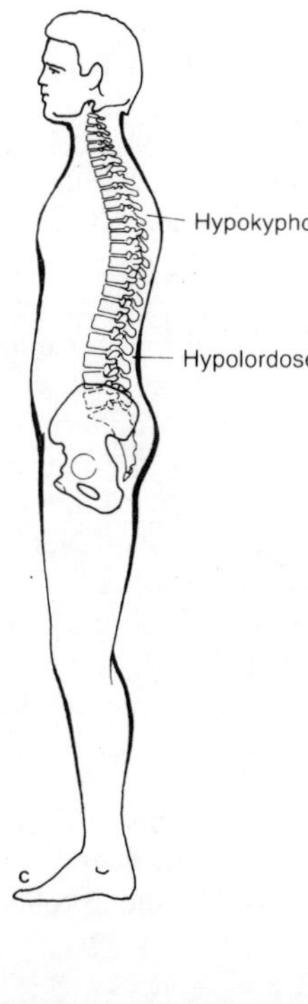

Die Skoliose

Dieses Buch enthält keine der zahlreichen Zilgrei-Selbstbehandlungen zur Behandlung von Skoliose. Da es sich um eine sehr komplexe Erscheinung handelt und wir sehr zahlreiche einfache und assistierte Zilgrei-Selbstbehandlungen zu deren Bekämpfung entwickelt haben, ist ein separates Buch zu diesem Thema in Vorbereitung.

Sie brauchen jedoch nicht sonderlich erstaunt zu sein, wenn eine bestehende Skoliose nach Durchführung einiger Zilgrei-Basis- oder Standard-Selbstbehandlungen aus diesem Buch abnimmt oder verschwindet. Dieser günstige Einfluß kann auf verschiedene Umstände zurückzuführen sein:

- Die Skoliose hat sich durch eine Schonhaltung zum Ausgleich von Schmerzen oder Beschwerden gebildet. Diese Art der Skoliose verschwindet, sobald die Schmerz- oder Beschwerdeursache behoben ist.
- Es handelte sich um eine geringfügige Skoliose, die sich durch den Ausgleich des Muskeltonus der links- und rechtsseitig liegenden paarigen Muskeln nach Anwendung von Zilgrei bereits normalisiert hat.
- Die Skoliose war eine *frühe* Ausgleichshaltung für ein verschobenes Becken, das von einem scheinbar kürzeren Bein herrührte. Wird letzteres durch die Anwendung der erforderlichen Zilgrei-Selbstbehandlungen behoben, verschwindet diese Art der Skoliose automatisch, vorausgesetzt natürlich, sie wurde früh genug erfaßt.

Von hinten gesehen, sollte die menschliche Wirbelsäule mehr oder weniger gerade verlaufen. Jedes Abweichen nach links oder rechts gilt als abnormal und ist eine unnatürliche Veränderung der Wirbelsäule: die Skoliose. Wenn sie von einer schlechten Haltung herrührt und noch nicht fixiert ist, ist sie nur im Stehen sichtbar, nicht aber im Liegen. Sie kann aber auch strukturell bedingt sein, dann ist sie im Stehen und im Liegen zu erkennen. Die folgenden Zeichnungen zeigen die Entwicklung der Skoliose.

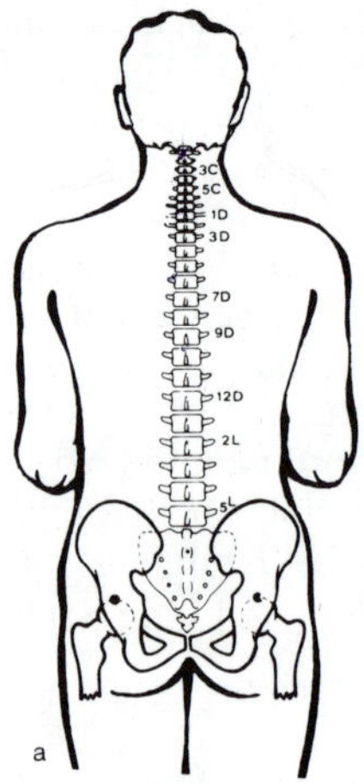

a Normale Wirbelsäule

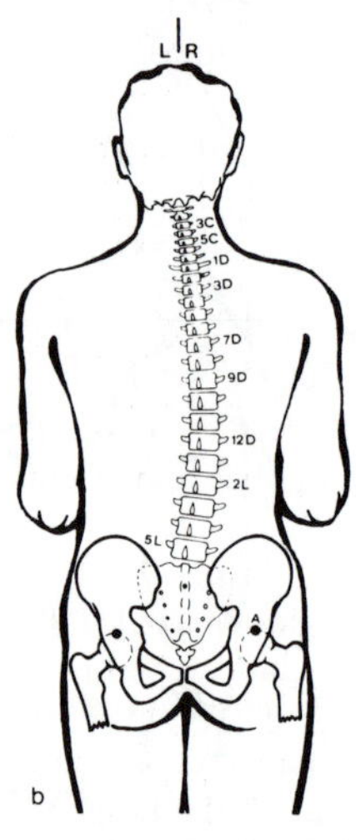

b Die Wirbelsäule beginnt, sich nach rechts zu krümmen, das ist der Beginn der Skoliose.

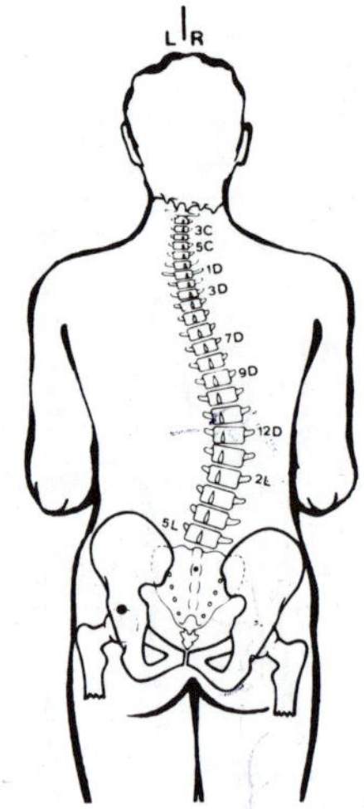

c Hier ist die Skoliose ausgebildet. Um das Gleichgewicht zu wahren, hat sich die anfängliche Krümmung nach rechts durch eine zweite, höhergelegene nach links ausgeglichen.

Das Nervensystem

Das Nervensystem ist das komplexeste und das verzweigteste System des Körpers. Damit Sie sich eine Vorstellung machen können, wieviele Nerven Ihr Körper besitzt, stellen Sie sich folgendes vor: Wenn man alle übrigen Körpergewebe auflösen könnte – also Haut, Knochen, Muskeln, Bindegewebe, Organe usw. – und nur die Nerven übrigblieben, wäre unser Körper immer noch erkennbar!

Das Nervensystem verbindet sämtliche Organe, Gewebe und Zellen miteinander, es ist mit einem städtischen Telefonnetz zu vergleichen, denn beide dienen der Kommunikation. Ohne das Kommunikationssystem der Nerven könnten wir keine einzige Körperfunktion richtig koordinieren.

Das Nervensystem ist in drei untergeordnete Systeme aufgeteilt:

1. *Das zentrale Nervensystem* umfaßt Hirn, Hirnstamm und Rückenmark. Dieses System ist das zentrale Schaltpult des Körpers, man könnte es den Verwaltungsratssitz des Körpers nennen.
2. *Das periphere Nervensystem* umfaßt die vom Rückenmark ausgehenden Nerven, die die Organe und Muskeln des Körpers direkt oder indirekt versorgen. Bewegungsimpulse werden durch diese Bahnen in die Muskeln übermittelt. Normalerweise wird ein Muskel erst dann tätig, wenn er durch einen Nervenreiz den entsprechenden Befehl erhält.
3. *Das autonome Nervensystem* besteht aus dem sympathischen und dem parasympathischen Nervensystem. Die Wirkung des ersten ist stimulierend, während das zweite hemmend auf verschiedene Körperfunktionen wirkt.

Das durch das Neuralrohr der Wirbelsäule verlaufende Rückenmark ist das Verteilernetz für die Nervenströme; es verbindet das Gehirn mit dem peripheren Nervensystem. Aus dem Rückenmark treten durch die Zwischenwirbellöcher (die Foramina) 32 Nervenpaare aus (siehe Wirbelzeichnung Seite 152, Nr. 10). Diese Nerven übermitteln Impulse aus dem Hirn an die verschiedenen Körperteile und umgekeht. Jede Störung dieser Impulsübermittlung verursacht irgendeine Fehlfunktion im Körper, die sich oft als Schmerz bemerkbar macht. Man sollte daher Schmerzen nicht einfach als Belästigung betrachten, sondern als eine Warnung dafür, daß im Organismus etwas nicht stimmt.

Da die Wirbelsäule flexibel ist und den größten Teil des Körpergewichts trägt, ist sie für Verschiebungen, Unausgeglichenheiten und Fixierungen im Knochen-, Nerven- und Muskelbereich anfällig. Oft können solche Beeinträchtigungen die Zwischenwirbelöffnungen verengen und, wenn man nichts dagegen unternimmt, auf die Rückenmarksnerven drücken. Dadurch kann die Übermittlung der Nervenimpulse gestört werden, so daß Funktionsstörungen, Schmerzen oder Überempfindlichkeit an der Stelle der Nervenreizung oder im angrenzenden Gewebe entlang der betroffenen Nervenbahn auftreten. Organe und Gewebe, die von einem gestörten Nerv direkt oder indirekt versorgt werden, beginnen in der Regel Funktionsstörungen aufzuweisen. Will man diese beheben, muß die Wirbelsäule in ihr strukturelles und funktionelles Gleichgewicht zurückversetzt werden. Ischias ist ein gutes Beispiel dafür. Entsteht ein Druck auf den Ischiasnerv in Wirbelsäulennähe, spürt man heftige Schmerzen im Becken, die oft in das ganze Bein ausstrahlen. Sobald dieser Druck beseitigt wird, indem man die Verschiebung behebt, hören die Schmerzen und die Funktionsstörung auf.

Die Zilgrei-Selbstbehandlung ist eine Hilfe, um die Wirbelsäule wieder in ihr Gleichgewicht zurückzuversetzen, was seinerseits Funktionsstörungen und Beschwerden vermindert oder beseitigt. Der Verlust der strukturellen Integrität ist oft die Ursache für Rückenschmerzen im Lendenbereich, Ischias, Kreuzschmerzen, Kopfschmerzen, Nacken-, Schulter- und Armleiden usw. Die Normalisierung der Wirbelsäule stellt sich wieder ein, sobald der Muskeltonus und die Stärke der paarigen Muskeln zu beiden Seiten der Wirbelsäule ausgeglichen sind, und das wiederum unterstützt die Wiederherstellung der normalen Funktion von Wirbelsäule und Rükkenmarksnerven.

Die folgende Abbildung ist eine graphische Darstellung der direkten und indirekten Verbindungen der Körperorgane mit den andern Körperteilen über das Nervensystem. Sehr feine Nervenfasern, die sogenannten Rami Comunicanti, verbinden das Rückenmark und die Rückennerven durch die Zwischenwirbellöcher mit den Ganglien des autonomen Nervensystems.

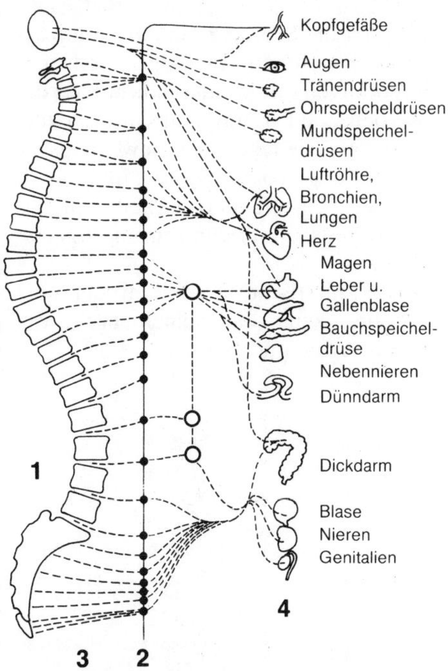

1. Rückenmark in der Wirbelsäule;
2. Ganglienstrang (Nervengeflechte) des autonomen Nervensystems;
3. Verbindungsnerven (Rami Comunicanti);
4. Innenorgane.

Die Nervensysteme, auch wenn sie zum Zwecke der anatomischen Erfassung auseinandergehalten werden, sind in Wirklichkeit durch die grauen und weißen Verbindungsnerven miteinander verbunden. Demzufolge sind alle Körperteile direkt oder indirekt miteinander verbunden, und es ist daher leicht verständlich, daß ein Zusammenbruch oder eine Störung in einem einzelnen Körperteil sich nachteilig auf einen anderen Teil des Organismus auswirken kann. Eine Störung, Fixierung oder Subluxation im Knochen-, Nerven- oder Muskelbereich kann durchaus für die Beeinträchtigung von verschiedenen Körperteilen verantwortlich sein, die sich als Schmerz äußern kann. Eigentlich nehmen alle Zilgrei-Selbstbehandlungen direkt oder indirekt auf die Wirbelsäule Einfluß. Auf sanfte, natürliche Art beheben sie Bewegungsbeschränkungen oder -verluste im Bereich der Wirbelsäule und wirken sich dadurch heilsam auf den ganzen Organismus aus.

Diese graphische Darstellung der Wirbelsäule zeigt die Spinalnerven, die Kopf, Arme und Beine versorgen.

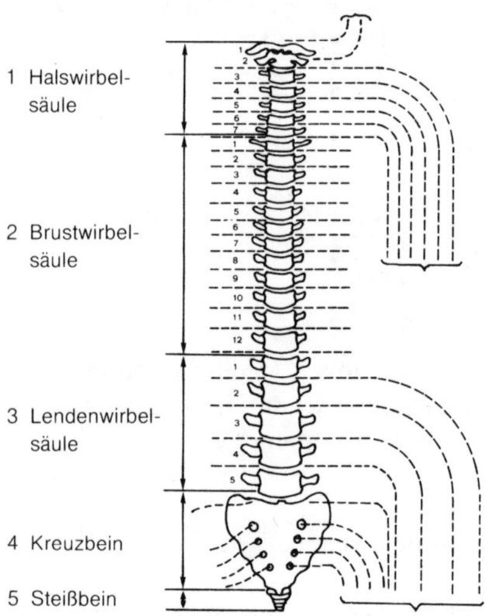

- Spinalnerven, die den Kopf versorgen, entspringen der Halswirbelsäule.
- Spinalnerven, die die Arme versorgen, entspringen ebenfalls der Halswirbelsäule.
- Spinalnerven, die die Beine versorgen, entspringen dem Lenden- und Kreuzbeinbereich der Wirbelsäule.

Es liegt auf der Hand, daß eine Störung im Nackenbereich Schultern und Arme beeinträchtigen und eine Unstimmigkeit in der Lenden-Kreuzbeingegend sich auf die Beine auswirken kann.

Wie das Hirn die Körperfunktionen über das Nervensystem koordiniert

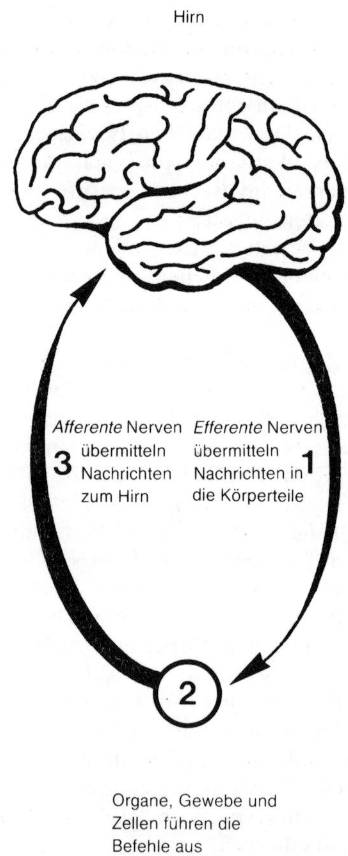

Das Hirn ist nicht nur der Sitz unseres Verstandes, es koordiniert und steuert auch unsere zahlreichen übrigen Körperfunktionen. Die Befehle werden im Hirn erteilt und durch die *efferenten* Nerven (Nr. 1) den Organen, Geweben und Zellen übermittelt (Nr. 2). Die *afferenten* Nerven (Nr. 3) bringen dem Hirn die Nachricht zurück, daß und mit welchem Ergebnis der Befehl ausgeführt wurde.

Die Muskeln

Es gibt im menschlichen Körper viele Hunderte von Muskeln in allen Größen, von den feinen Muskeln der Augen bis zu den großen Rückenmuskeln. Ohne die Tätigkeit von Muskeln oder des Muskelgewebes, die durch Impulse aus dem Nervensystem angeregt wird, kann man keinen Teil des menschlichen Körpers bewegen.

Wir unterscheiden drei verschiedene Muskelgewebe: die *gestreiften* Muskelgewebe, aus denen die großen Skelettmuskeln bestehen; das *Herz*muskelgewebe des Herzens und das *glatte* Muskelgewebe, wie wir es in den Arterien, Venen, Därmen, Augen usw. finden.

Methode und Wirkung der Zilgrei-Selbstbehandlungen sind leichter zu verstehen, wenn wir genau wissen, was die Muskeln tun. Es ist ganz einfach: Sie ziehen sich zusammen und entspannen sich. Muskeln verlängern sich nicht. Sie verkürzen sich während der Tätigkeit, oder sie behalten im Ruhezustand ihre normale Länge bei.

Die Muskeln sind durch Sehnen an den Knochen oder an anderen Körperteilen befestigt.

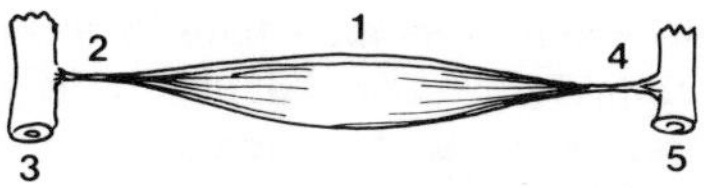

1. (gestreifter) Muskel
2. Sehne an einem Ende dieses Muskels
3. Knochen, an dem die Sehne befestigt ist
4. Sehne am andern Ende des Muskels
5. Knochen, an dem die Sehne befestigt ist.

Die Befestigung am einen Ende des Muskels nennt man Ursprung, diejenige am andern Ende ist der Ansatz. Normalerweise zieht ein arbeitender Muskel den Knochen des Ansatzes zum Knochen des Ursprungs hin.

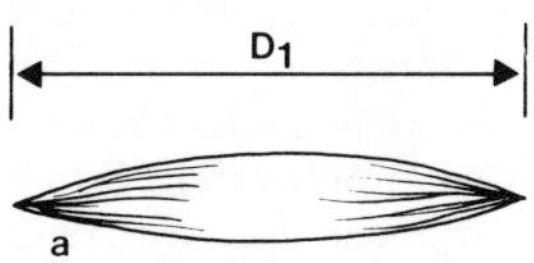

a zeigt die normale Länge (D 1) eines entspannten, ruhenden Muskels.

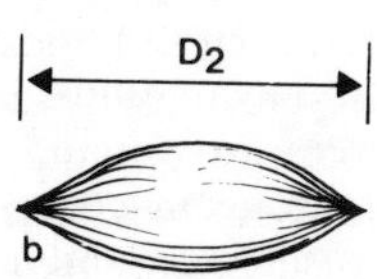

b zeigt die Verkürzung (D 2) desselben Muskels, wenn er arbeitet.

Was immer mit diesem Muskel verbunden ist, wird durch dessen Tätigkeit näher zusammengebracht, meistens sind es Knochen an den Enden der gestreiften Muskeln. Durch die Muskelkontraktion werden die Knochen zueinandergezogen.

Die folgende Zeichnung macht diesen Vorgang deutlich.

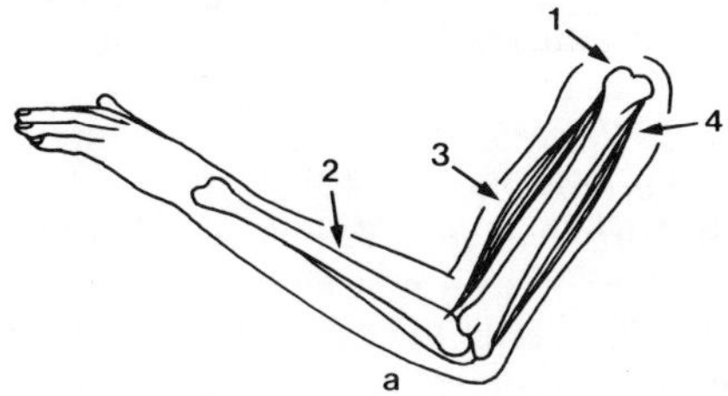

a 1. Oberarmknochen
2. Unterarmknochen
3. Bizeps, entspannt
4. Trizeps, entspannt

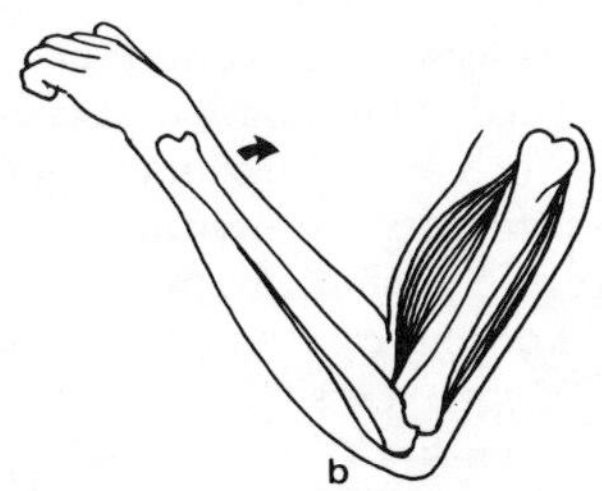

b Beachten Sie, daß sich der Unterarm zum Oberarm hinbewegt, wenn der Bizeps arbeitet und sich verkürzt. Man nennt die Muskeltätigkeit, die die Bewegung auslöst, *synergistisch*, während man die Tätigkeit des Muskels, der normalerweise dem synergistisch eingesetzten gegenüberliegt und das Ausmaß der Bewegung steuert, als *antagonistisch* bezeichnet.

Eine weitere Darstellung zur Erläuterung, wie ein arbeitender Muskel durch die Verkürzung zwei Knochen zueinander bewegt.

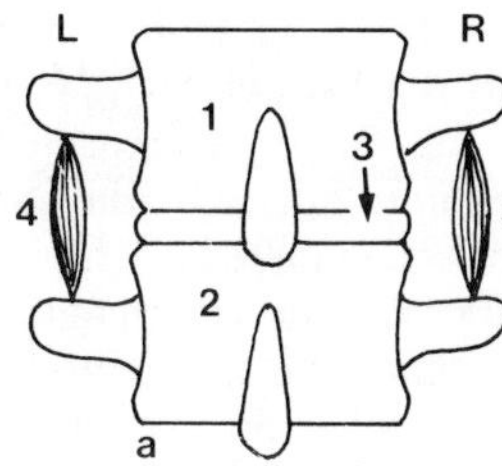

a zeigt zwei übereinanderliegende Wirbel in normaler Stellung.
1. oberer Wirbel
2. unterer Wirbel
3. Bandscheibe
4. kleiner Muskel, der an den linken Querfortsätzen der beiden Wirbel befestigt ist
5. kleiner Muskel, der an den rechten Querfortsätzen der beiden Wirbel befestigt ist.

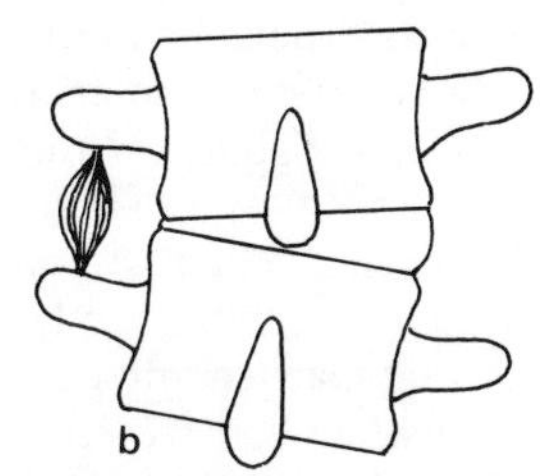

b Der Muskel zwischen den linken Querfortsätzen der Wirbel zieht sich zusammen. Der Muskel auf der rechten Seite ist untätig. Beachten Sie, daß die Wirbel links näher zusammengerückt sind, während sich ihre rechten Seiten eher voneinander entfernt haben. Beachten Sie auch, daß sich die Bandscheibe keilförmig verändert hat.

Bei Einbuße des normalen Muskeltonus auf einer Rückenhälfte, oder wenn sich eine einseitige Verkrampfung der Muskulatur einstellt, können in leichten Fällen lediglich Kopfschmerzen auftreten, in schlimmeren eine skoliotische Verkrümmung der Wirbelsäule. Vergessen Sie nicht, daß Zilgrei den Ausgleich der Muskelspannung anstrebt, die natürlich dazu beitragen kann, daß sich eine Skoliose bessert oder gar verschwindet. Zilgrei strebt auch die Entspannung verkrampfter Muskeln an, die oft für Rükken- und Gliederschmerzen verantwortlich sind.
Skoliose muß übrigens nicht unbedingt mit Schmerzen verbunden sein. Vermutlich leiden 80% der Menschen, auch Kinder, an leichten Formen von Skoliose.

Die grundlegenden physischen Lebensmerkmale

In unserem Bestreben, unseren Körper besser kennenzulernen und uns bewußt zu werden, was wir selbst unternehmen können, um einen guten, natürlichen Gesundheitszustand zu erhalten bzw. wiederzuerlangen, sollten wir uns mit den grundlegenden physischen Lebenszeichen vertraut machen, mit dem also, was die organischen Lebewesen von der inorganischen Materie unterscheidet.
Es gibt unzählig viele Definitionen, Erklärungen und Hypothesen zu diesem Thema, wir wollen jedoch der Einfachheit halber die folgenden sieben Punkte als die grundlegenden physischen Merkmale des lebenden Organismus betrachten:

- *Assimilation* von Nahrung und Sauerstoff
- *Ausscheidung* von Abfallstoffen, Harn, Fäkalien, Schweiß und Kohlensäure durch den Atem
- *Anpassungsfähigkeit* an Umgebung, Klima, Lebensbedingungen usw.
- *Selbstheilende Kräfte*, die natürliche Selbstheilung
- *Bewegung*
- *Zellwachstum*, Ersetzen von alten, verbrauchten Zellen
- *Fortpflanzung*, Teilung des einen in zwei, Zellvermehrung.

Die Körperfunktionen, die an diesen grundlegenden Lebensvorgängen beteiligt sind, werden alle durch die biokybernetische Intelligenz, die allen Lebewesen angeboren ist, koordiniert und gesteuert. Teilverlust an einem oder mehreren dieser Lebensmerkmale führt zu Funktionsstörungen und Krankheit. Der vollständige Verlust eines dieser Merkmale führt zum physischen Tod.
Unsere Körperfunktionen werden außer vom Nervensystem auch noch durch andere Systeme überwacht, gesteuert und koordiniert. In der Reihenfolge ihrer Wichtigkeit sind es:

1. Lebenskraft (Gott, Natur, Schöpfung usw.)
2. Gene
3. Zentralnervensystem
4. Autonomes Nervensystem
5. Peripheres Nervensystem
6. Hormone
7. Enzyme
8. Katalysatoren

Jedes dieser Systeme kann alle ihm untergeordneten steuern, es kann jedoch die übergeordneten nicht beeinflussen.
Die Lebenskraft (1) ist beständig während 24 Stunden am Tag unser ganzes Leben lang gegenwärtig. Wenn diese Kraft aufhört, ist unser Leben zu Ende. Was sie ist und wie sie wirkt, bleibt eines der großen Geheimnisse unseres Universums.
Die Gene (2) bestimmen, was wir sind und was wir als Erbgut durch die Fortpflanzungszellen unserer Eltern mitbekommen haben.
Das zentrale Nervensystem (3) mit Hirn und Rückenmark überwacht alle untergeordneten Systeme. Jede natürliche Therapieform, die auf das zentrale Nervensystem einwirken kann, ist in der Lage, sämtliche Körperteile außer den Genen und der Lebenskraft zu beeinflussen.
Die Hormonproduktion der Drüsen kann durch das erwähnte Nervensystem beeinflußt werden, nicht aber durch die untergeordneten Katalysatoren.
Hätte zum Beispiel eine Zilgrei-Selbstbehandlung einen günstigen Einfluß auf das zentrale Nervensystem, dann könnte sich das positiv auf die darunterliegenden Steuersysteme auswirken, d.h. auf die Systeme 4 bis 8.

Bio-Kybernetik – die angeborene Intelligenz

Daß es eine Art übergeordnete, steuernde Intelligenz nicht nur im Menschen, sondern in allen Lebewesen gibt, läßt sich nicht bestreiten. Es ist unwesentlich, wie wir dieses »Etwas« nennen: Bio-Kybernetik oder angeborene Intelligenz. – »Eine Rose bleibt eine Rose, wie immer ich sie nenne.« – Für dieses Buch scheint uns der Ausdruck Bio-Kybernetik am passendsten: Bio – Leben und Kybernetik – Steuermannskunst; das scheint uns die beste Beschreibung dessen, was unseren Organismus aufrecht erhält. Es ist in jeder Zelle vorhanden und lenkt sie, es bewirkt die Heilung von Schnitten und Wunden, das Zusammenwachsen von gebrochenen Knochen, die Regulierung der Verdauungssäfte sowie die Assimilations- und Ausscheidungsprozesse.
Wenn man dieses »Etwas« anerkennt und unterstützt, verzeichnen wir wesentlich größere Erfolge in Form von schnellerer Genesung, wirksamerer Abwehr von Krankheiten und besserer

Erhaltung der Gesundheit. Doch wie stellt man das an, wie soll man mit seiner inneren Intelligenz zusammenarbeiten? Genau weiß das niemand, doch die Annahme scheint naheliegend, daß alles Natürliche am besten geeignet ist, das zu unterstützen, womit uns die Natur ausgestattet hat. Natürlich ist es, wenn wir unserem Geist und Körper Ruhe gönnen, sobald wir müde und erschöpft sind, wenn wir natürliche Nahrung aufnehmen und genügend frisches Wasser trinken, unseren Körper bewegen und üben, schädliche Stoffe vermeiden, eine gewisse geistige Hygiene betreiben durch konstruktives Denken und wenn wir vor allem Exzesse jeder Art vermeiden. Das sind ein paar einfache Regeln, die jeder kennt; leider nehmen wir sie oft nicht genügend ernst. Diese Nachlässigkeit hat in den meisten Fällen Krankheit zur Folge, und Krankheit ist in der Regel am Anfang nichts anderes als die Auflehnung eines Teils unserer biokybernetischen Intelligenz gegen Mißbräuche. Mißachtet man diese Anzeichen, dann kann Krankheit chronisch werden, d.h. die Grenzen gewisser biokybernetischer Funktionen werden überschritten.

Die heute übliche Reaktion auf Krankheit ist, gelinde gesagt, erschreckend! Anstatt die Selbstheilungskräfte bei der Normalisierung unseres Organismus zu unterstützen, indem wir die genannten einfachen Regeln beachten – also Ruhe, natürliche Ernährung, Bewegung, frische Luft und positives Denken –, versuchen wir mit allen Kräften, die Symptome zu unterdrücken, die Krankheit anzeigen. Fieber muß mit Antipyretica gesenkt werden, Schmerzen unterdrückt man mit Schmerzmitteln, Müdigkeit ist mit Aufputschmitteln zu bekämpfen, Schlaflosigkeit mit Schlaftabletten, Energiemangel mit Aufbaumitteln usw. Und die Symptome müssen möglichst über Nacht verschwinden, was auch oft der Fall ist, wenn man die oben erwähnten Mittel einnimmt. Man darf sich jedoch auf keinen Fall der Illusion hingeben, mit der Beseitigung der Symptome auch die Ursache behoben zu haben. Heilung und Normalisierung brauchen Zeit, und oft ist nicht mehr nötig, als daß wir unseren biokybernetischen Funktionen die Möglichkeit zum Wirken geben. Denken Sie an das alte Sprichtwort »Zeit ist das beste Heilmittel«, oder wie man oft bei gewöhnlichen Erkältungen zu sagen pflegt: »Wenn Sie zum Arzt gehen und Medikamente nehmen, werden Sie die Erkältung in zwei Wochen los sein, wenn Sie nichts dagegen tun, dauert es 14 Tage!«

Natürlich gibt es gewisse Krankheiten, die den Einsatz von Medikamenten, chirurgische Eingriffe oder Spitalaufenthalte nötig machen. Wir sind nicht der Ansicht, man sollte sich über die moderne Medizin hinwegsetzen oder nur natürliche Therapien anwenden oder gar das Rad der Zeit zurückdrehen und nur auf Großmutters Hausmittel schwören.

Doch ist es gewiß sinnvoll, unsere biokybernetischen Funktionen zu unterstützen, bevor wir zu äußersten Maßnahmen greifen.

Eines der Grundanliegen der Zilgrei-Selbstbehandlung ist es, unserer körpereigenen Biokybernetik zu helfen, *Ordnung* in die *Unordnung* zu bringen. Wenn unsere Körperfunktionen durcheinandergebracht sind, sind wir krank: Die körpereigene Abwehr gegen Ansteckungsherde wie Bakterien, Viren usw. ist geschwächt, und wir werden ihr Opfer. Wenn hingegen die Körperfunktionen im Zustand der Ordnung sind, sind wir gesund und haben erhöhte Abwehrkräfte.

Natürliche Lebensgewohnheiten tragen also dazu bei, daß wir gesund werden oder bleiben. Ebenso unterstützt eine natürliche, einfache Methode, die Ordnung in die Unordnung bringen kann, unsere angeborene biokybernetische Funktion. Die Zilgrei-Selbstbehandlung ist deshalb wirksam, weil sie im Einklang mit der biokybernetischen Anlage des Organismus arbeitet.

Fehlhaltungen und falsche Bewegungen

Die folgenden Seiten verdeutlichen, wie falsche Körperhaltungen und Bewegungen Ihr allgemeines Wohlbefinden beeinträchtigen können und was Sie tun können, um schlechte Gewohnheiten abzulegen.

Die Beschwerden und Leiden, die man gemeinhin der Arthrose und dem Rheumatismus zuschreibt, nehmen ständig zu. Was dabei am meisten beunruhigt, ist die Tatsache, daß nicht nur ältere Leute betroffen sind, sondern auch junge. Wie kommt das wohl? Die Antwort auf diese Frage hängt stark mit dem sogenannten modernen Lebensstil zusammen, und viele unserer Gesundheitsprobleme hängen mit den folgenden Erscheinungen zusammen:

- Sitzende Lebensweise, Mangel an Körperbewegung und -übung
- Verschmutzung der Umwelt, die auch eine der Ursachen für falsche, ungenügende Atmung ist.
- Streß, Aufbau von Spannungen und falsche Reaktion darauf, so daß sie sich am Ende des Tages in Muskelverspannung, vor allem im Nackenbereich, niederschlagen.
- Monolateralismus, der dazu führt, daß man eine Körperseite und damit stets dieselben Muskeln stärker beansprucht als die andere. Dadurch entsteht eine Unausgeglichenheit in

der Muskulatur zwischen der rechten und der linken Körperhälfte.

- Falsche Körperhaltung, z. B. Sitzen mit gebeugtem Rücken, das Kreuzen der Beine immer auf derselben Seite, das Tragen von hohen Absätzen, stundenlanges Herumliegen vor dem Fernseher usw.
- Langes Autofahren, das unsere Wirbelsäule durch die ständigen Vibrationen sehr belastet.

In diesem Buch haben Sie Zilgrei-Selbstbehandlungen kennengelernt, mit denen Sie jene Probleme bekämpfen können, die eine Folge der sitzenden Arbeitsweise, des Monolateralismus und von Streß sind. Sie haben auch gelernt, wie man richtig atmet und was dynamogene Atmung ist, und Sie haben damit ein Mittel gegen gewisse negative Einflüsse der Umweltverschmutzung in die Hand bekommen. Betrachten wir nun die Bedeutung der richtigen Haltung.

Die aufrechte Körperhaltung

In diesem Buch wurden Sie immer wieder aufgefordert, eine gute, aufrechte Haltung einzunehmen, wenn Sie die Zilgrei-Selbstuntersuchung und die Zilgrei-Selbstbehandlungen durchführen. Aber ist Ihnen wirklich klar, was eine gute, aufrechte Haltung eigentlich ist? Nur wenige Leute können sie beschreiben, doch fast jeder kann auf Anhieb sagen, ob jemand eine gute Haltung hat oder nicht. Was bedeutet Haltung für die meisten von uns? Gerade stehen? Kinn vor, Brust raus, Bauch rein?

Die Achtungstellung wie im Militär mit aufgeblähter Brust, zurückgezogenem Kinn und eingezogenem Magen ist weder der physischen noch der seelischen Gesundheit besonders zuträglich, ja es ist nicht einmal eine korrekte Haltung! Denken Sie an die Aufstellungen der Ehrengarden, anläßlich derer regelmäßig einige Gardisten zusammenbrechen. Eine gute Haltung ist die gesunde Gewohnheit, den Körper so aufrecht zu halten, daß die Muskulatur einen guten Tonus, aber *keine* Anspannung aufweist und das Skelett in seiner natürlichen, vollen Länge dasteht. Tägliche Körperübungen und Gymnastik, wie gewissenhaft man sie auch ausführen mag, nützen wenig, wenn man nicht genügend auf die Haltung achtet.

Die Haltung eines Menschen ist ein direkter Ausdruck des Gleichgewichts seines Skeletts, seiner geistigen Verfassung und seiner Beschäftigungen während der Arbeit und in der Freizeit. Allerdings kann auch ein großes Maß an guter, gesunder Vitalität und positiver Geisteshaltung eine Verschiebung des Beckens oder der Wirbel nicht wettmachen. Es gibt jedoch auch für Leute mit ausgeprägten, irreversiblen Skelettveränderungen die ideale Haltung, die sie anstreben können. Wir alle haben die Möglichkeit, unsere gewohnheitsmäßige Haltung zu verbessern.

Eine gute Haltung beginnt bei den Füßen, die beide gleichmäßig und fest mit dem Boden in Kontakt sein müssen. Es ist klar, daß das Tragen von falschem Schuhwerk eine gute Haltung praktisch unmöglich macht. Die Füße haben die Aufgabe, den Körper zu tragen; enge Schuhe und hohe Absätze verkleinern die Auflagefläche der Sohlen auf dem Boden. Immer dann, wenn ein Bein tatsächlich oder scheinbar kürzer ist als das andere, neigt sich das Becken zur Seite des kürzeren Beins, was wiederum zu einer Neigung der Wirbelsäule führt und natürlich Rückwirkungen auf die Haltung hat. Knickt man beim Stehen ein Knie ein, mag das zwar salopp und entspannt aussehen, doch es schafft unausgeglichene Spannungsfelder in der ganzen Körpermuskulatur, die sich in Verspannungen niederschlagen.

Das auf den Beinen aufliegende Becken trägt die ganze Wirbelsäule: Die meisten Haltungsprobleme haben hier ihren Ursprung. Das Gleichgewicht der Wirbelsäule (Seite 153) hängt von der Ausprägung der verschiedenen Krümmungen des Rückgrats ab, gemessen an einer imaginären Geraden, die im Lot steht. Die Wirbelsäule sollte also gerade gehalten werden, man sollte keine der natürlichen Krümmungen der Wirbelsäule übertreiben oder versteifen, die Schultern sollten über der Mitte der Fußgewölbe und gerade über den Hüftgelenken gehalten werden.

Nacken und Kopf ruhen auf dem Schultergürtel. Auch der Kopf sollte in einer Linie über den Fußgewölben gehalten werden, und das Körpergewicht sollte zwischen den Füßen zentriert sein.

Damit Sie beurteilen können, wie gut Ihre Haltung ist, bitten Sie jemanden, Ihnen beim Haltungstest behilflich zu sein, der in den folgenden Zeichnungen dargestellt ist.

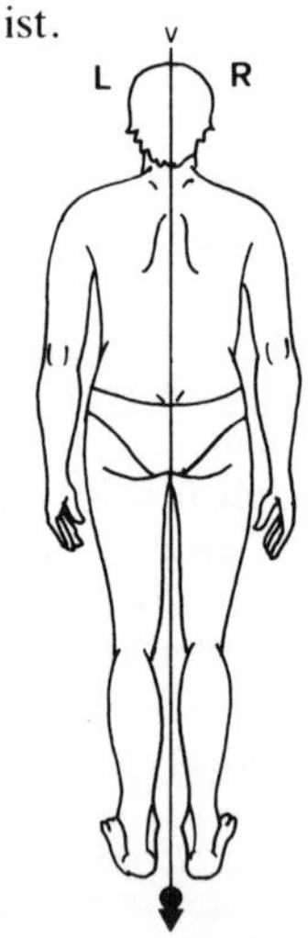

Körperhaltungstest von hinten:
Stellen Sie sich ganz entspannt in Ihrer üblichen Haltung hin. Bitten Sie jeman-

den, ein Lot an die Mitte Ihres Hinterhauptes zu halten (ein Stück Schnur, an dem unten ein Gewicht befestigt ist). Bei einer guten Haltung sollte der Test folgendes zeigen:

- Wenn Sie geradeaus schauen, befindet sich Ihr Kopf in der Körpermitte ohne Neigung oder Drehung, die Ohren sind auf gleicher Höhe.
- Auch die Schultern sind auf gleicher Höhe, die Arme gleich lang.
- Die Hände hängen entspannt herunter, die Handflächen schauen leicht nach hinten.
- Die Ellbogen sind nicht ganz durchgestreckt.
- Die Schulterblätter liegen gleich hoch und gleich weit von der Körpermitte bzw. der Wirbelsäule entfernt; sie liegen am Rumpf an und stehen nicht hervor.
- Die Wirbelsäule ist gerade und zeigt eine ausgeglichene Muskulatur auf beiden Körperhälften. Die Hüfte weist auf beiden Seiten die gleiche Rundung auf. Sie scheint auf keiner der beiden Seiten gerader als auf der anderen.
- Die Hüftknochen liegen gleich hoch, und die Gesäßmuskeln sind auf beiden Seiten gleich stark ausgebildet.
- Die Beine sind gerade, die Knie sind weder nach vorne angewinkelt noch nach hinten durchgedrückt.
- Die Beine sind von oben bis unten gerade, der Abstand zwischen den Knien ist weder zu klein noch zu groß. Die Füße stehen vollständig und fest auf dem Boden auf, die Zehen schauen leicht nach außen.

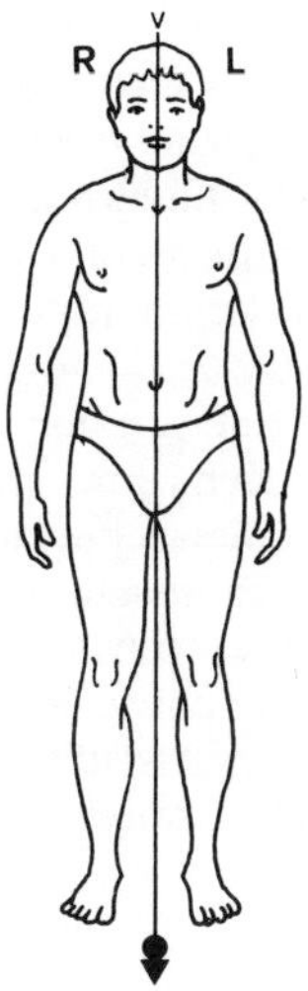

Körperhaltungstest von vorne:

- Wenn man den Mund auf- und zumacht, weicht das Kinn weder nach links noch nach rechts ab.
- Die Schultern fallen weder nach vorne, noch sind sie nach hinten gezogen, so daß eine Vertiefung zwischen den Schulterblättern entsteht.
- Der Brustkorb ist auf beiden Seiten gleich ausgebildet ohne Einbuchtung des Brustbeins.
- Die Beine sind weder nach innen noch nach außen gedreht, die Kniescheiben zeigen nach vorne, die Füße sind leicht auswärts abgewinkelt, jedoch auf beiden Seiten gleichmäßig.

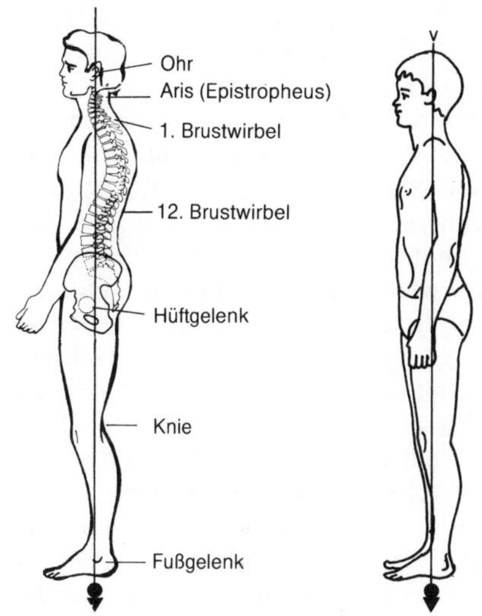

Körperhaltungstest von der Seite:
Von der Seite beginnt die Lotlinie beim Ohr, geht durch den zweiten Halswirbel, durch die Mitte des ersten und zwölften Brustwirbels, durch den Ansatz des Kreuzbeins, knapp hinter dem Hüftknochen, dann durch das Knie und das Fußgelenk. Von der Seite gesehen, ist keine der natürlichen Krümmungen übermäßig oder zu schwach ausgeprägt; Ohren, Schultern und Becken liegen auf einer Achse übereinander im rechten Winkel zur Fußfläche. Das ganze Körpergewicht ruht gleichmäßig in der Körpermitte genau zwischen den Füßen.

Die in diesen drei Haltungstests beschriebene Körperhaltung entspricht einem Idealbild; da jedoch niemand von uns perfekt ist und wir alle leicht asymmetrisch gebaut sind, wollen wir sie als Zielvorstellung betrachten. Wenn Ihre Haltung nicht mehr als 10% von dieser Zielvorstellung abweicht, dann können Sie stolz sein. Sie stehen kaum in Gefahr, je von ernsthaften Rückenbeschwerden belästigt zu werden. Falls Ihre Haltung jedoch mehr als 10% von diesen Angaben abweicht, dann sollten

Sie dringend etwas unternehmen. Aber wie soll man so etwas angehen, werden Sie sich fragen.

Man braucht sich nicht vorzustellen, es gehe darum, Körperteile zurechtzurükken. Sie wollen, daß Ihr Körper aufrecht steht, jedoch bequem und entspannt um die Körpermitte zentriert.

Bei Menschen, die gewohnt sind, Lasten auf dem Kopf zu tragen, treffen wir selten Personen mit schlechter Haltung. Damit sie die Last auf dem Kopf balancieren können, ohne die Hände zu Hilfe zu nehmen, müssen sie zwangsläufig aufrecht stehen und gehen. Früher brachte man jungen Mädchen eine gute Haltung bei, indem man sie mit einem Buch auf dem Kopf gehen ließ. Man ließ sie so lange üben, bis sie ganz entspannt gehen konnten, ohne daß das Buch zu Boden fiel. Diese Methode ist auch heute noch brauchbar, und man sollte sie eigentlich nicht nur bei jungen Mädchen anwenden. Die Gefahr von Rückenbeschwerden wegen schlechter Haltung besteht bei Jungen und Männern nicht weniger als bei Frauen.

Man kann eine gute, aufrechte Haltung auch üben, indem man sich hinsetzt oder -stellt mit der Einstellung, man sei glücklich und zufrieden mit sich selbst und bereit, der Welt ins Auge zu sehen. Vergessen Sie nicht, daß ein wichtiger Faktor für unsere Körperhaltung unsere geistige Einstellung und unsere Persönlichkeit ist. Wir alle gehen, stehen und sitzen so, wie es uns unsere Persönlichkeit und unsere Umgebung befiehlt. Wenn jemand müde, frustriert und niedergeschlagen ist, neigt er dazu, den Rücken zu krümmen, die Schultern und den Kopf vornüber fallen zu lassen. So wird auch jemand, der sich selbst nicht schätzt, der voller Minderwertigkeitskomplexe ist, der eine defätistische Haltung dem Leben und den Mitmenschen gegenüber hat, dies durch seine Art zu stehen, zu sitzen und zu gehen zum Ausdruck bringen. Er nimmt dann ein physisches Verhalten an, das nicht nur Müdigkeit schafft, sondern auch Muskeln und Bänder anspannt und oft Beschwerden in der Nacken- und Schulterregion und Kopfschmerzen und Migräne zur Folge hat. Oft neigen hochgewachsene Jungen, die sich ihrer Körpergröße schämen, zu einer gebückten Haltung, damit sie kleiner aussehen. Mit der Zeit führt das zu einer irreversiblen Verstärkung der Brustkyphose. Auch großbusige junge Mädchen krümmen oft ihren Rücken, um ihr vermeintliches Problem zu verbergen.

Um solche psychologischen Blockierungen zu überwinden, die sich nachteilig auf unsere Haltung auswirken und uns für Rückenbeschwerden anfällig machen, sollten wir uns, möglichst allein, vor einen Spiegel setzen. Nehmen Sie die »gute, aufrechte Haltung« ein, die wir eben beschrieben haben, schauen Sie sich gerade in die Augen und denken Sie: »Ich bin stolz auf mich, ich gefalle mir, und ich hab mich gern.« Sie brauchen nicht zu lachen – probieren Sie es aus, es hilft wirklich! Machen Sie das jeden Tag fünf Minuten lang und Sie werden sehen, wie sich nicht nur Ihre Haltung verändert, sondern auch Ihre Einstellung zum Leben. Noch besser, wenn Sie diese Übung mit dynamogener Atmung verbinden, Sie werden sehen, wie wohl Sie sich danach fühlen. Denken Sie daran: was Sie sind und wie Sie sich fühlen, kommt aus Ihnen heraus, nicht von außen! Und vergessen Sie auch nicht, daß nur Sie allein eine Veränderung in sich bewirken können, niemand sonst kann das für Sie tun. Wenn Sie das verstanden haben, dann haben Sie den Kern von Zilgrei begriffen: Selbst etwas für sich tun!

Hier eine weitere Körperübung für eine gute Haltung:

1. Setzen Sie Füße, Fersen, Knöchel und die großen Zehen nebeneinander und strecken Sie die Zehen nach vorne, als wollten Sie die Falten der Fußsohle glätten.
2. Strecken Sie die Knie und halten Sie Beine und Füße fest auf dem Boden wie zwei Stämme.
3. Heben Sie Becken und Wirbelsäule locker hoch ohne Zwang oder Versteifung und spüren Sie, wie Gesäß und Bauch flacher werden.
4. Stellen Sie sich einen Energiefluß vor, der ununterbrochen vom unteren Ende der Wirbelsäule aufwärts durch den Scheitelpunkt des Kopfes strömt und natürlich nach oben zieht.
5. Halten Sie Schultern und Arme locker und lassen Sie die Hände nach unten hängen.
6. Führen Sie in dieser Stellung fünf Zyklen der dynamogenen Atmung aus.
7. Entspannen Sie sich nach den fünf Atmungszyklen. Wiederholen Sie den Ablauf von 1. bis 7. noch einmal.

Die folgenden drei Abbildungen zeigen eine gute, eine klägliche und eine übertrieben »militärische« Haltung.

a Diese Person hat eine gute Haltung. Sie steht ausgeglichen und locker da und strahlt eine gewisse Selbstsicherheit aus.

b Diese Haltung ist ganz einfach kläglich. Die Person vermittelt den Eindruck von Versagen, Bedrükkung und Übermüdung. Wir nennen das eine »Kartoffelsackhaltung«, die auf jeden Fall behoben werden muß.

c Diese Haltung ist nicht weniger falsch als diejenige von Abb. b). Die bei dieser Haltung entstehende Belastung von Muskulatur und Skelett kann u. U. eine Hypolordose und alle möglichen Rückenbeschwerden auslösen. Auch diese bedarf der Korrektur.

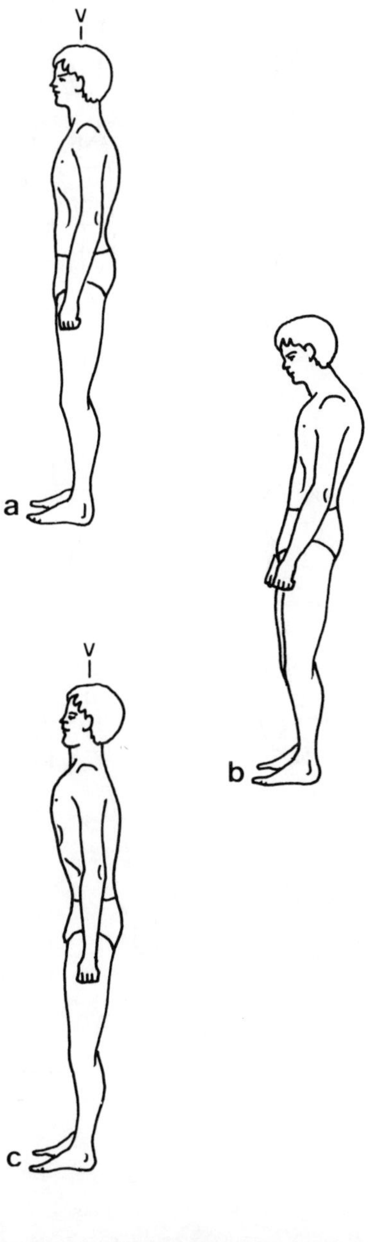

Gute und schlechte Haltung beim Sitzen und beim Stehen. Wer eine schlechte Sitzhaltung (Abb. a) einnimmt, steht in der Regel mit einer Haltung wie Abb. c). Wer hingegen richtig sitzt (Abb. b), steht meistens auch korrekt, wie in Abb. d) gezeigt.

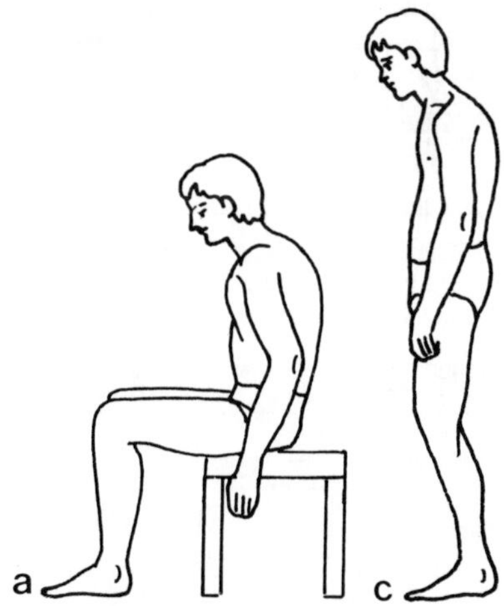

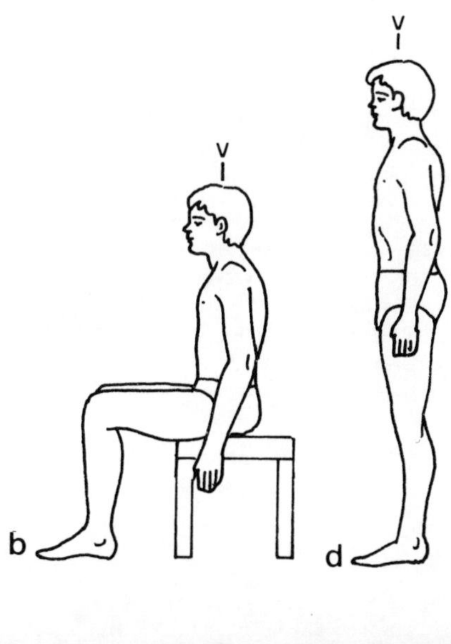

Richtiges Gehen

Richtiges Gehen ist genauso wichtig wie eine korrekte Körperhaltung, überhaupt gehören beide zusammen: Leute mit guter, aufrechter Haltung gehen meistens auch richtig. Leider behindern oft Modetrends, denen die meisten von uns in irgendeiner Form unterworfen sind, unsere natürlichen Bewegungen und unseren Gang. Vor allem Frauen lassen sich oft von der Mode versklaven, indem sie z. B. anatomisch schlechtes Schuhwerk tragen. Dünne, hohe Absätze, zusammengedrückte Zehen oder Sandalen, die nur mit dünnen Riemchen am Fuß befestigt sind und überhaupt keinen Halt bieten, sind oft für eine schlechte Körperhaltung und für falsches Gehen verantwortlich. In extremen Fällen können dadurch Deformationen der Wirbelsäule und des Beckens auftreten oder Störungen der weiblichen Geschlechtsorgane. Es gibt durchaus Möglichkeiten, das Schöne mit dem Nützlichen und vor allem dem Unschädlichen zu verbinden, und Modedesigner sollten im Interesse der allgemeinen Gesundheit Schuhformen entwickeln, die den Kriterien der Gesundheit gerecht werden.
Richtig gehen heißt, den Fuß vom Absatz her über die gesamte Fußfläche und schließlich zum Fußballen und zu den Zehen hin abzurollen. Folgende Abbildungen zeigen richtiges Gehen.

1 Diese Person hat eine gute, aufrechte Körperhaltung. Der Körper bleibt während des Gehens immer aufrecht und schwankt weder vor- noch rückwärts, noch zur Seite.

2 Man beginnt den Schritt, indem man den rechten Fuß hebt. Der linke Fuß trägt nun das Körpergewicht. Man neigt sich weder nach links noch nach rechts, sondern behält die aufrechte Haltung bei. Neigt man den Körper beim Gehen zur Seite des ausschreitenden Beins oder auf die Gegenseite, gerät die normale synergistische und antagonistische Muskeltätigkeit der Rückenmuskulatur vollkommen durcheinander.

3 Man setzt den rechten Fuß vorne auf und streckt dabei das rechte Knie. Das Körpergewicht ruht immer noch auf dem linken Fuß.

4 Das Körpergewicht verlagert sich nun, während sich der linke Absatz vom Boden hebt und der Fuß den Körper vorwärtsschiebt. Das Körpergewicht ruht dabei auf den Zehen und dem Ballen des linken Fußes sowie auf der Ferse des rechten Fußes.

5 Jetzt trägt der rechte Fuß das Körpergewicht, das linke Bein ist mit abgewinkeltem Knie angehoben.

6 Das Körpergewicht bleibt rechts, das linke Knie wird stärker angewinkelt.

7 Das linke Bein schreitet vorwärts, das Gewicht ist immer noch auf dem rechten Fuß.

8 Das linke Bein ist nun gestreckt und wird gleich auf den Boden gesetzt,

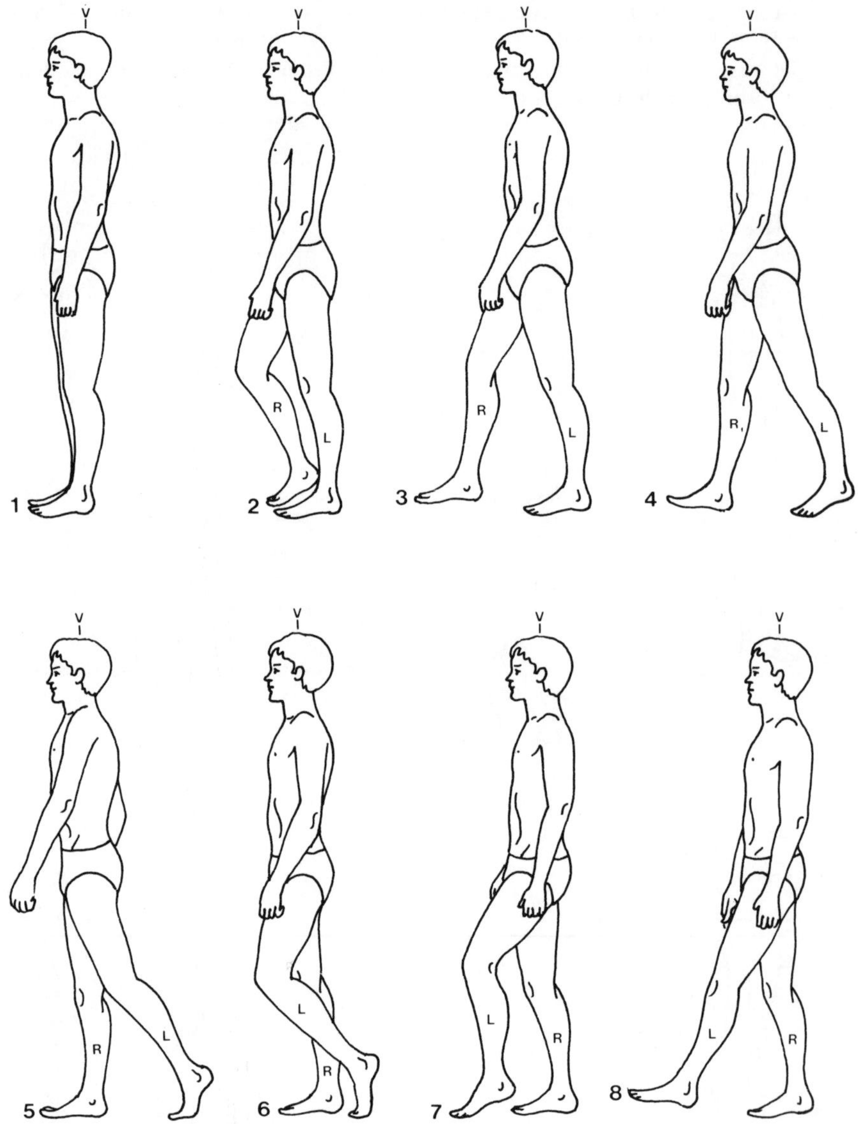

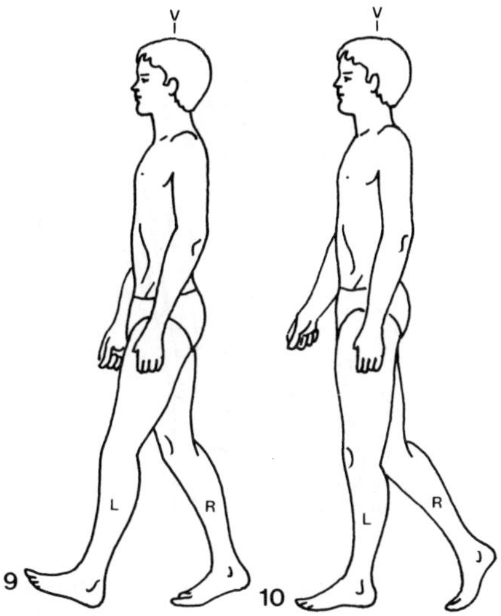

das Gewicht ruht immer noch auf dem rechten Fuß.

9 Das Körpergewicht ruht nun nur auf dem Ballen und den Zehen des rechten Fußes, der dabei den Körper vorwärts auf die Ferse des linken Fußes schiebt.

10 Der ganze Ablauf (Abb. 1 bis 10) wiederholt sich dann.

Bei Abbildung 5 und 10 ist der Wadenmuskel zusammengezogen, wodurch das Körpergewicht vorwärts geschoben wird. Diese rhythmische Kontraktion des Wadenmuskels wirkt wie eine Pumpe, die das venöse Blut aus den Beinen zum Herzen zurückdrückt. Bei falschem Gang, bei dem die Wadenmuskeln nicht richtig zum Einsatz kommen, können Stauungen in den Beinen auftreten.

Gesundes Sitzen

Da wir einen Großteil unseres Lebens sitzend verbringen, lohnt es sich, die nachteiligen Wirkungen schlechter Sitzgewohnheiten oder falscher Sitzmöbel genauer unter die Lupe zu nehmen.
Beim Sitzen sollte der Körper ausruhen und sich entspannen, und bei richtigem Sitzen ist das auch der Fall. Schlechte Sitzgewohnheiten hingegen sind eine Belastung für Muskulatur, Wirbelsäule und Becken, ganz abgesehen von der Behinderung der Blutzirkulation. Man achtet viel zu wenig auf gute Sitzmöbel. Ähnlich wie bei der Kleidung hält man sich an Moden und kauft das neueste oder schönste Modell. Zum Glück haben Möbelfabrikanten heute ein besseres anatomisches Bewußtsein, und einige bemühen sich sogar ernsthaft, ästhetische Kriterien mit körpergerechten Formen in Einklang zu bringen. Doch jeder noch so gut entworfene Stuhl oder Divan ist nichts wert, wenn wir ihn falsch benützen.
Die auf den folgenden Abbildungen gezeigten Stühle vermeidet man am besten.

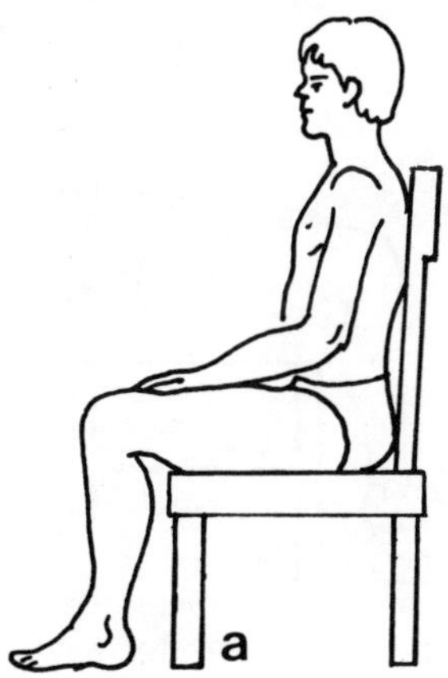

a Sowohl der Stuhl wie auch die Sitzhaltung sind korrekt. Die Oberschenkel liegen waagerecht, parallel zum Boden, die Füße stehen mit ihrer gesamten Fläche auf dem Boden auf. Der Rücken ist senkrecht gestützt, so daß sich die Beinmuskeln entspannen können. Die Knochen, auf denen wir sitzen, tragen das Gewicht des aufrechten Rumpfes.

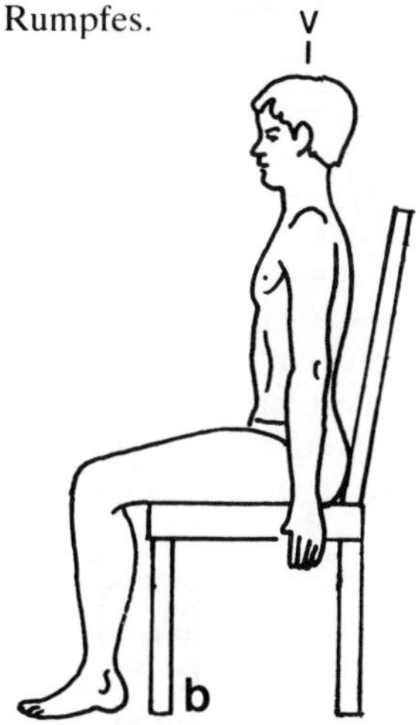

b Hier verläuft die Rückenlehne leicht schräg nach hinten und erschwert eine aufrechte Sitzhaltung.

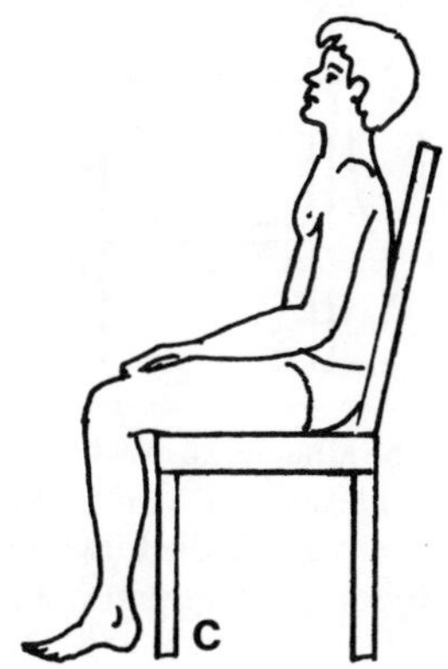

c Bei diesem Stuhl sackt man leicht zusammen, das belastet Nacken- und Lendengegend der Wirbelsäule.

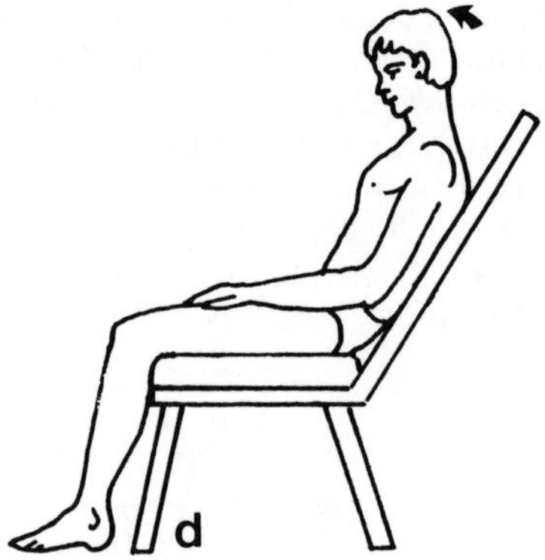

d In Lehnstühlen kippt das Becken nach hinten-unten. Die Brustkyphose verstärkt sich, und die inneren Organe werden unter Umständen zusammengedrückt und verkrampfen sich.

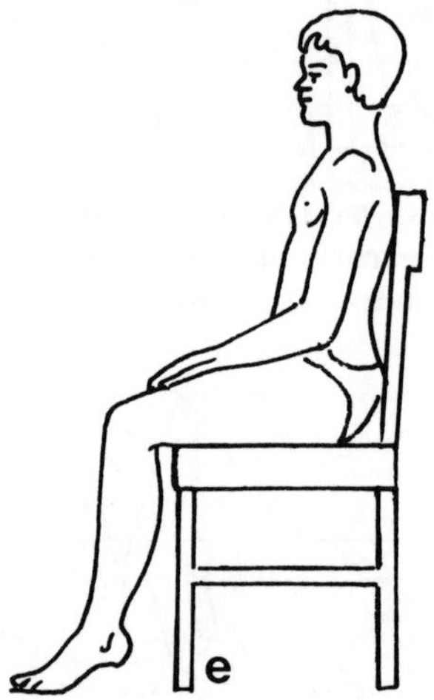

e Ist die Sitzfläche zu hoch, wird die Blutzirkulation in den Schenkeln beeinträchtigt, da die Füße nicht bis zum Boden reichen und die Schenkel nicht entlasten können. Der Magen tritt vor, und die Lendenlordose drückt sich durch.

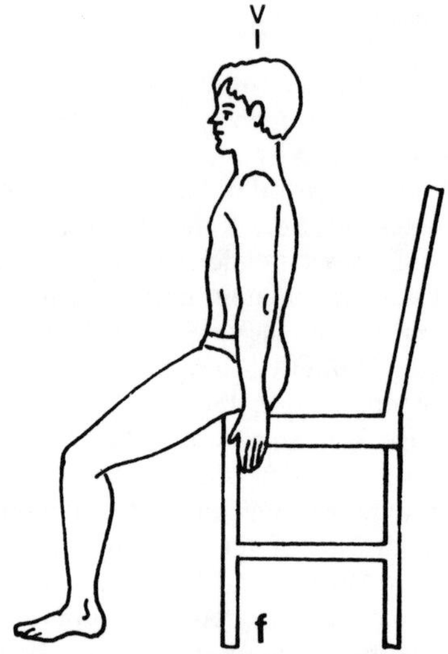

f Bei solchen Stühlen an den Rand zu rutschen, ist auch keine Lösung. Das bringt den ganzen Körper aus dem Gleichgewicht.

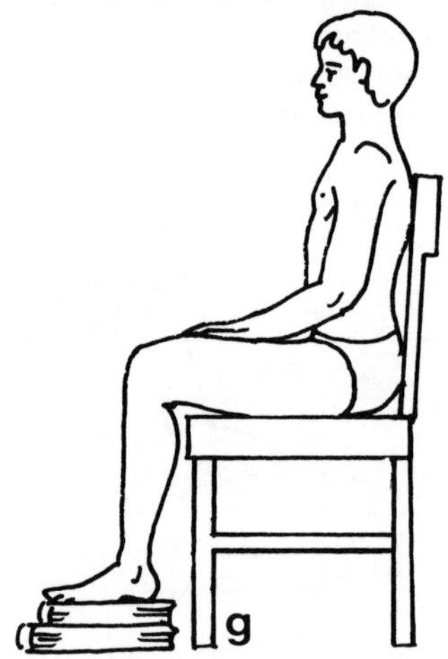

g Man kann dieses Problem lösen, indem man etwas unter die Füße schiebt.

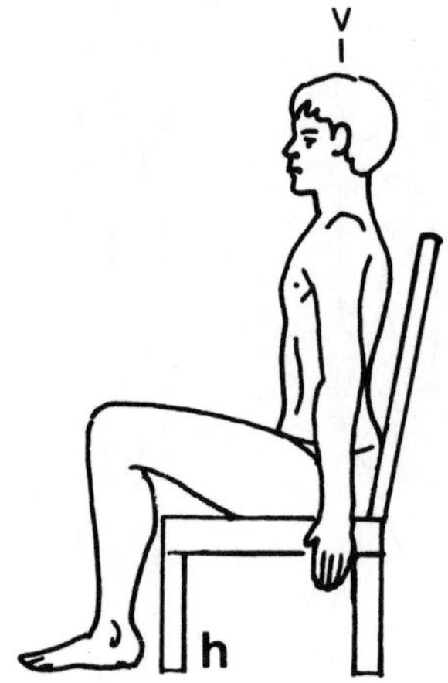

h Eine zu niedrige Sitzfläche belastet Knie und Hüften und verschiebt die Lendenlordose und das ganze Becken.

Im allgemeinen ist es ratsam, nicht zu lange bewegungslos auf einem Stuhl sitzen zu bleiben; verändern Sie Ihre Stellung leicht von Zeit zu Zeit, damit die Gesäß- und Lendenmuskeln nicht zu stark ermüden. Sitzen Sie viel beim Arbeiten, dann bewegen Sie sich öfter, damit Sie Ihre Blutzirkulation unterstützen und Fixierungen oder übermäßigen Belastungen vorbeugen.
Stühle mit schlechtem Design können den Rückfluß des venösen Blutes aus den Beinen behindern. Oft ist das die Ursache geschwollener Beine und möglicherweise auch von Krampfadern.

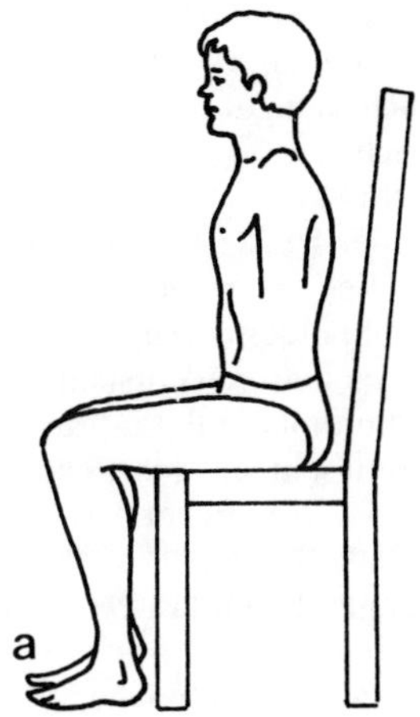

[a] Normale waagerechte Sitzfläche

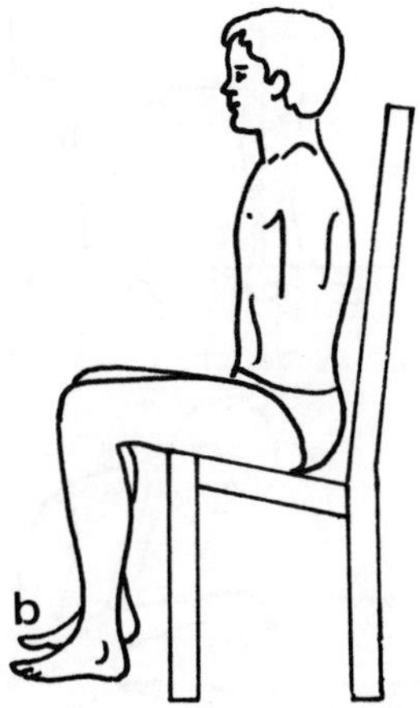

[b] Die Sitzfläche fällt schräg nach hinten ab. Das Gewicht der Beine liegt dann auf einer schmalen Fläche im unteren Teil der Oberschenkel auf. Auch die Wirkung der Schwerkraft behindert den Blutkreislauf.

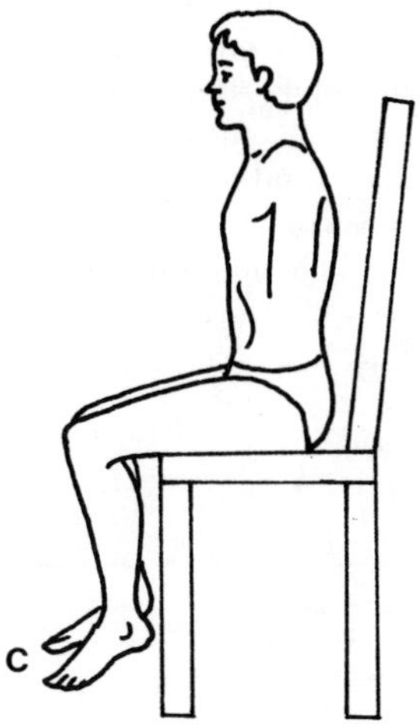

[c] Der Stuhl ist zu hoch für diese Person. Die Blutzirkulation wird hier durch die frei hängenden Beine behindert.

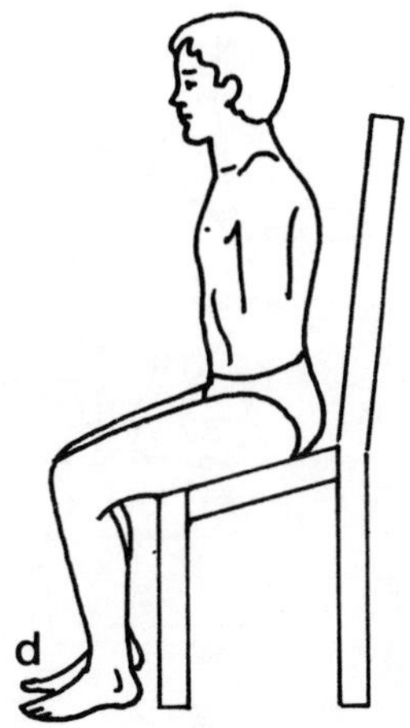

[d] Hier fällt die Sitzfläche schräg nach vorne ab. Bei dieser Sitzhaltung lastet das Körpergewicht vor allem auf dem Steißbein, dem Kreuzbein und auf der unteren Kante des Sitzbeins.

Eine der am meisten verbreiteten schlechten Angewohnheiten, die Beschwerden aufgrund der einseitigen Körperbelastung fördert, ist das Überschlagen immer des gleichen Beins über das andere wie in Abb. a, b und c. Diese Stellungen sind zwar nicht gerade ideal, können jedoch eingenommen werden, solange man die Beine öfters wechselt.

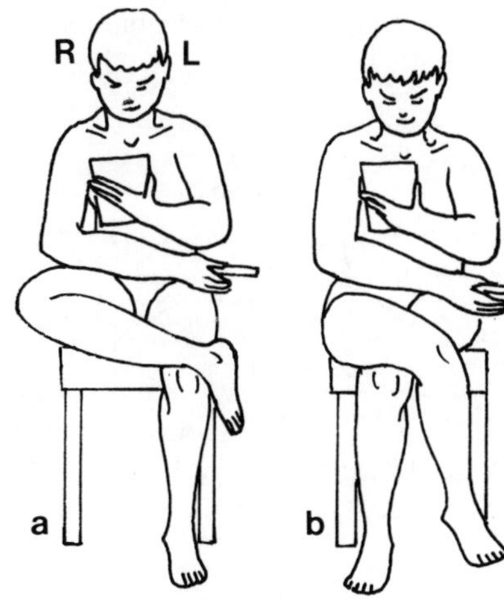

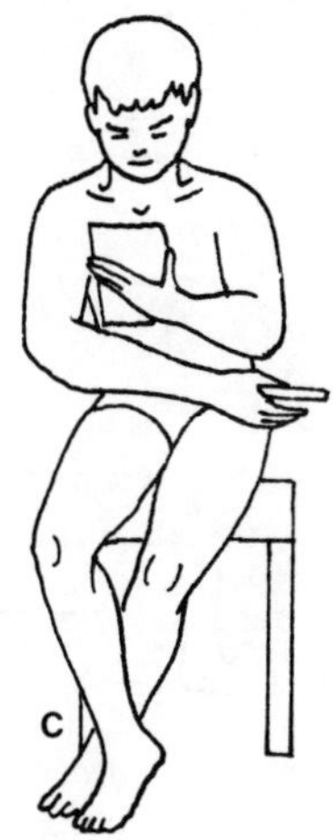

Die vorderen Spinalmuskeln und zu einem gewissen Grad die Bauchmuskulatur tragen dazu bei, den Körper aufrecht zu halten. Nur allzu oft nehmen wir Stellungen ein oder bewegen uns, ohne diese Muskeln vollständig zu beteiligen. Die Rückenmuskulatur wird dann überbeansprucht und verkrampft sich. Eine stark ausgeprägte Lendenlordose und die Tendenz zu einem vorstehenden schlaffen Bauch weisen auf solche Störungen hin. Am Aufstehen aus der sitzenden Stellung kann man fehlerhafte Bewegungen deutlich ablesen.

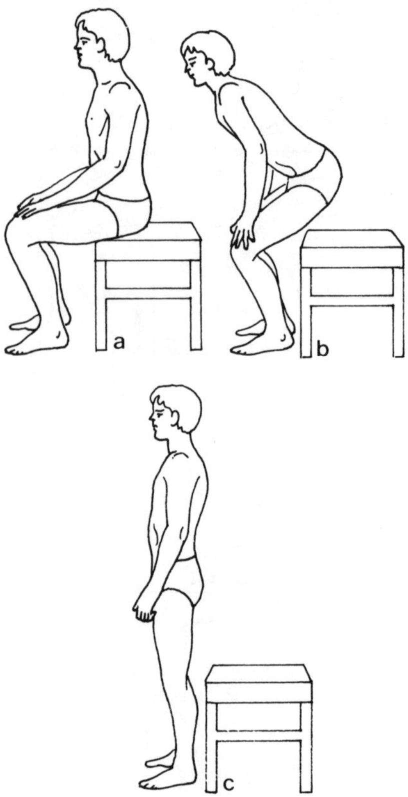

Wenn man den Rumpf beim Aufstehen nach vorne lehnt, werden die vorderen Spinalmuskeln geschont (Abb. b), und die Rückenmuskeln müssen die ganze Belastung des Aufrichtens allein tragen.

So steht man richtig auf. Man hält den Rumpf praktisch aufrecht (Abb. b) unter gleichmäßiger Beanspruchung der vorderen und der rückwärtigen Spinalmuskeln, während die Hebelaktion der Beine den Körper aufrichtet, so daß der Rücken weitgehend entlastet ist.

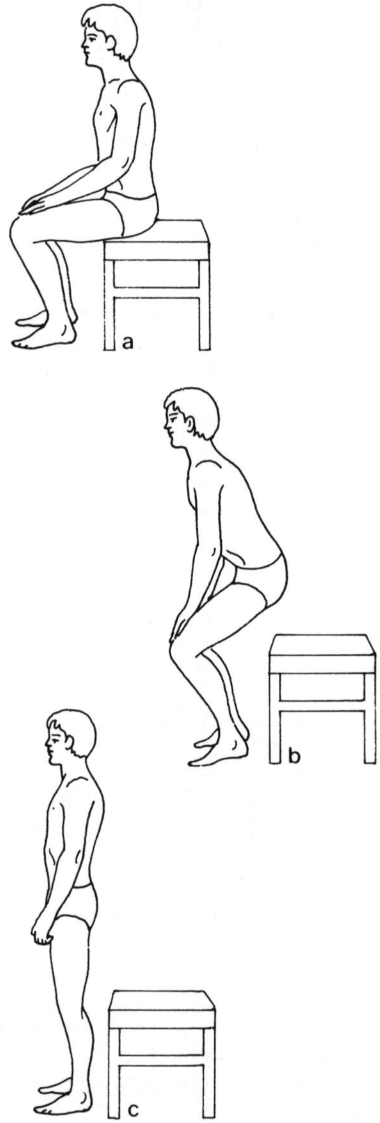

Sind Möbel und Körperhaltung aufeinander abgestimmt, dann ist das stundenlange Sitzen an der Schreibmaschine wesentlich weniger belastend und spannungsreich.

Die Wirbelsäule sollte aufrecht gehalten und der Rücken im Kreuz gestützt werden. Legt man die Schreibvorlage auf einen Ständer in Augenhöhe, bleibt der Nacken dadurch entspannt. Sitzfläche und Pulthöhe sollten so aufeinander abgestimmt sein, daß man Schenkel und Unterarme waagerecht wie in Abbildung a) halten kann.

Abbildungen b) und c) zeigen Haltungen, die häufig die Ursache von Spannungen und Rückenbeschwerden sind.

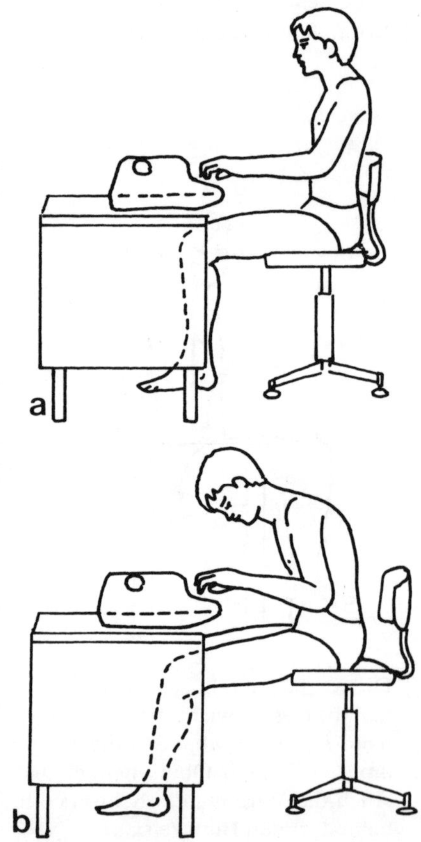

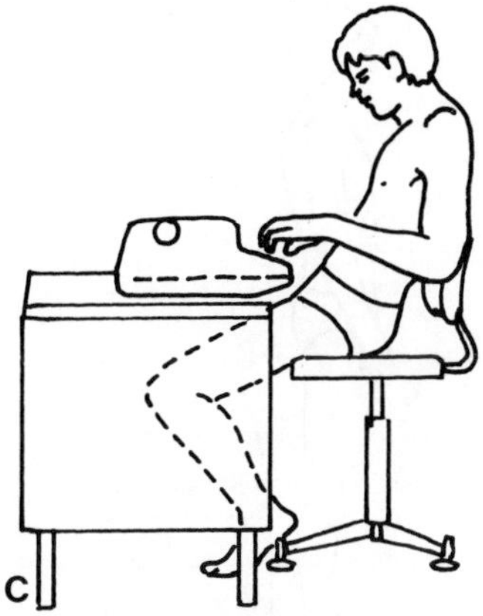

c

Hinsetzen und Aufstehen bei Kreuzschmerzen

Für viele Leute mit Rückenleiden ist das Aufstehen oder das Hinsetzen dermaßen schmerzhaft, daß sie sich vor diesen Bewegungen fürchten.

Sehr oft lassen sich die Schmerzen stark lindern, wenn man während der entsprechenden Bewegung die richtige Phase der dynamogenen Atmung anwendet. Die folgenden Abbildungen zeigen vier Möglichkeiten, wie die Atmungsphasen bei diesen Bewegungen schmerzlindernd eingesetzt werden können. Probieren Sie alle vier aus und entscheiden Sie, welche Ihnen am meisten hilft.

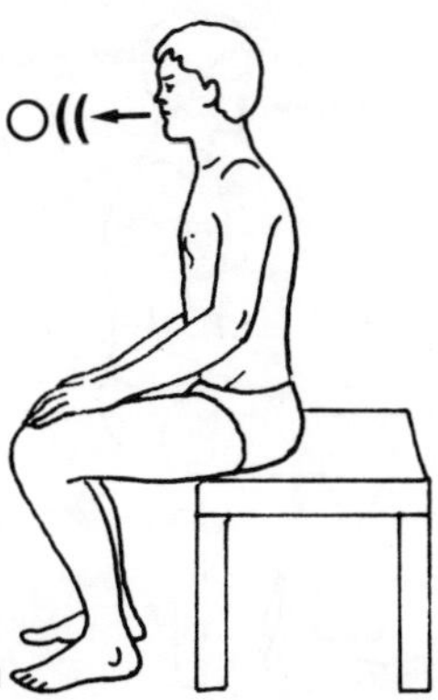

a

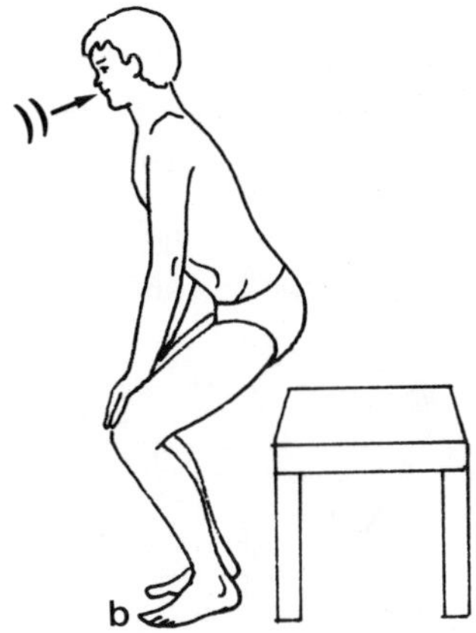

b

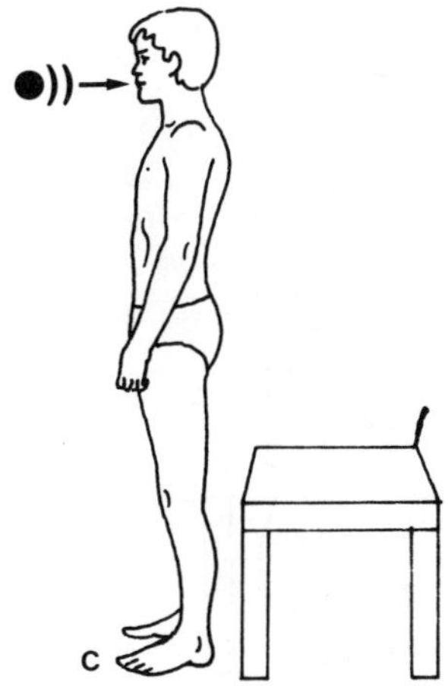

c

Aufstehen während des Einatmens

- Atmen Sie im Sitzen vollständig aus und verharren Sie fünf Sekunden lang mit entleerter Lunge (Abb. a).
- Atmen Sie während des Aufstehens langsam ein (Abb. b).
- Atmen Sie vollständig ein, wenn Sie stehen, und halten Sie den Atem fünf Sekunden lang an (Abb. c).

Hinsetzen während des Ausatmens

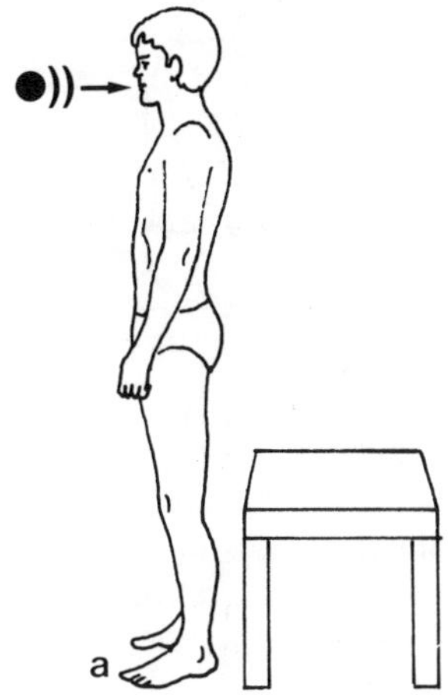

a

- Atmen Sie im Stehen vollständig ein und halten Sie die Luft fünf Sekunden lang an (Abb. a).

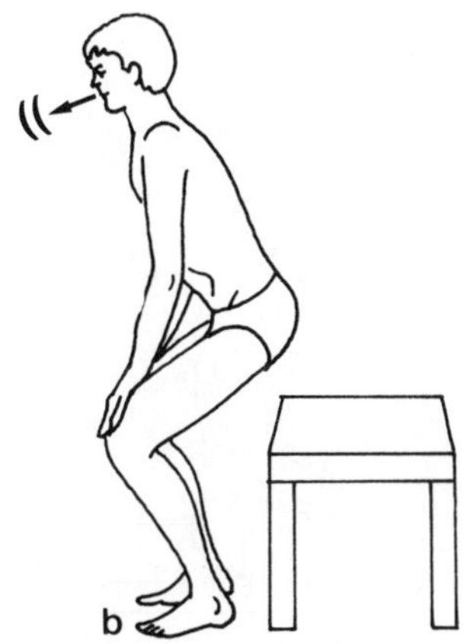

b

- Atmen Sie *während* des Hinsetzens langsam aus (Abb. b).

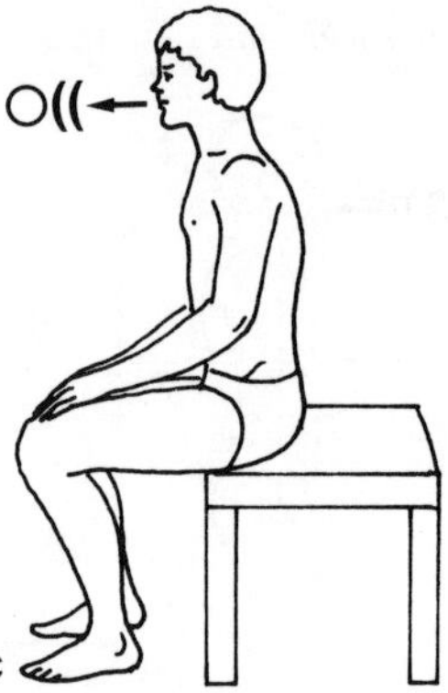

c

- Atmen Sie vollständig aus, wenn Sie sitzen, und verharren Sie fünf Sekunden lang mit entleerter Lunge (Abb. c).

Aufstehen nach dem Einatmen

- Atmen Sie im Sitzen vollständig ein (Abb. a).
- Stehen Sie mit angehaltenem Atem auf (Abb. b).
- Atmen Sie vollständig aus, sobald Sie stehen (Abb. c).

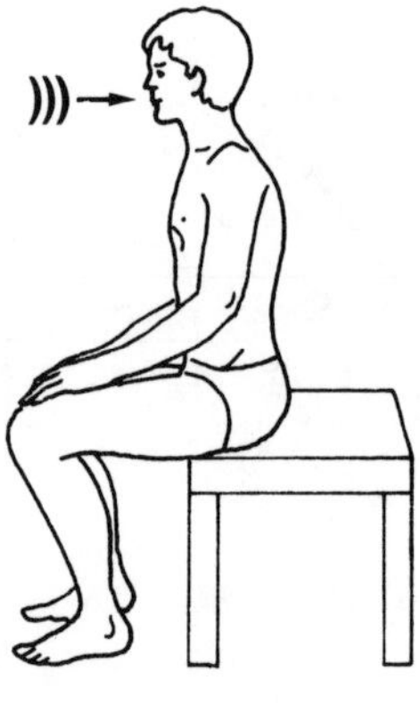

a

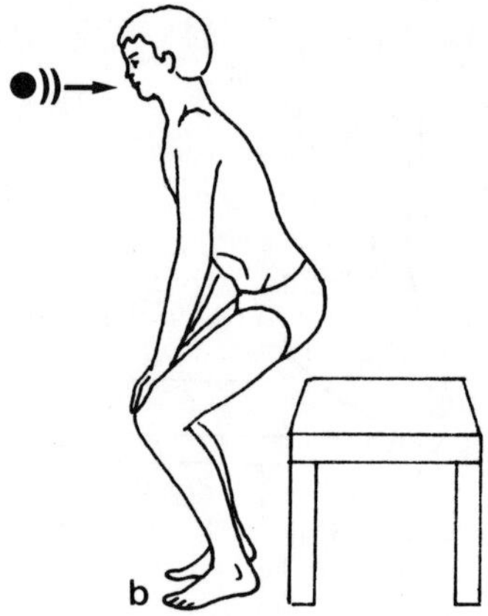

b

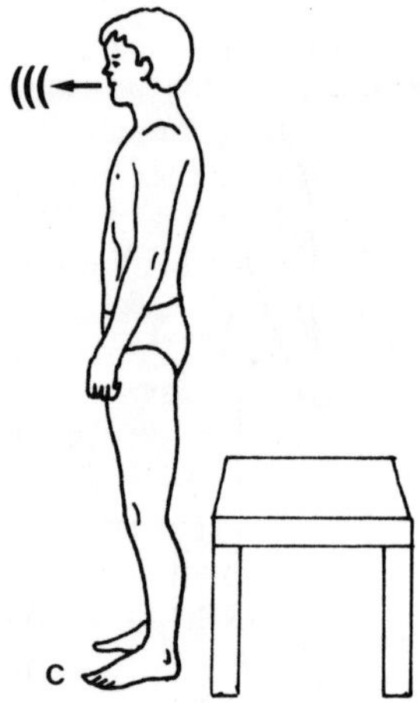

c

Hinsetzen nach dem Ausatmen

- Atmen Sie im Stehen vollständig aus (Abb. a).
- Setzen Sie sich während der fünf Sekunden Pause nach dem Ausatmen hin (Abb. b).
- Atmen Sie im Sitzen vollständig ein (Abb. c).

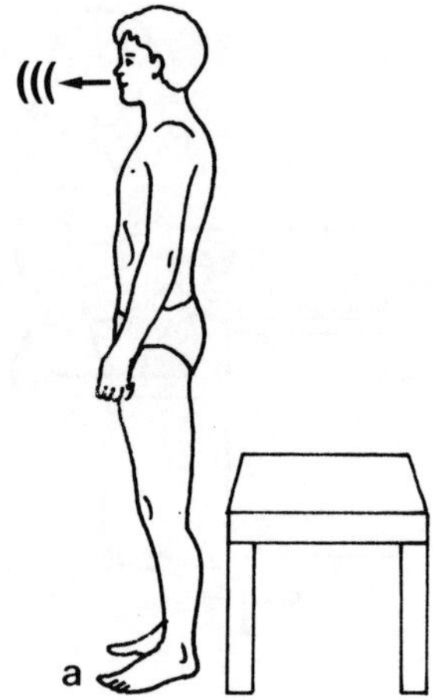

a

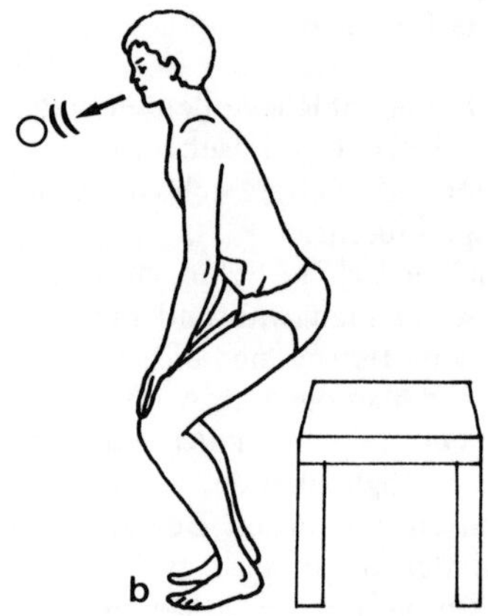

b

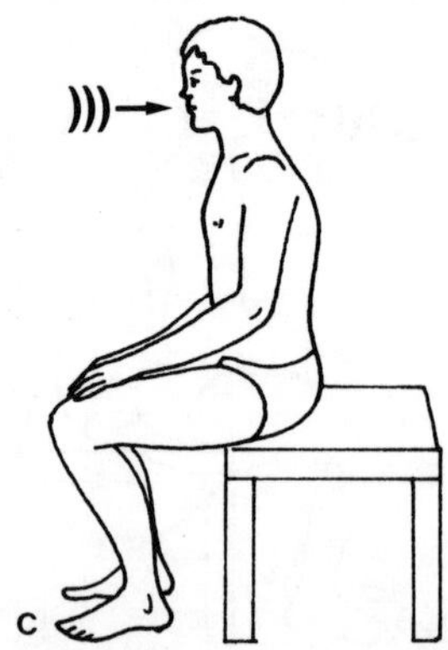

c

Lasten heben und tragen

Oft machen wir die falsche Bewegung beim Heben von schweren Gegenständen und wundern uns dann, wenn wir Rückenschmerzen und -beschwerden bekommen. Ein besseres Verständnis des Hebelgesetzes und der Wirkung der Schwerkraft auf unseren Körper sowie dessen, was in den Muskeln vorgeht beim Heben von Lasten, würde viel zur Schonung unseres Rückens beitragen.

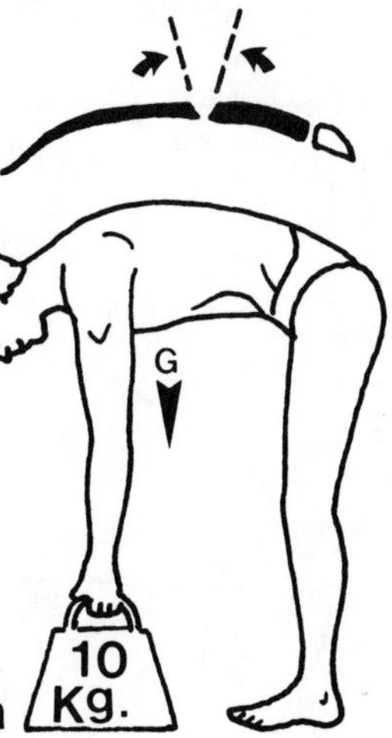

a

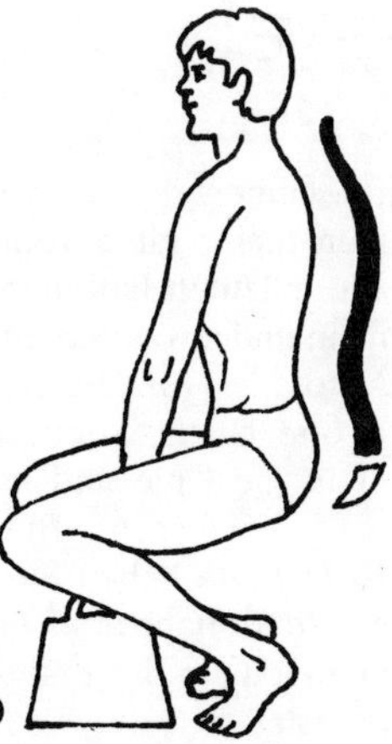

b

[a] Es ist *falsch*, ein Gewicht so zu heben. Rumpf und Wirbelsäule sind waagrecht und arbeiten in dieser Stellung gezwungenermaßen wie ein langer, ineffizienter Hebel mit Achse im Becken. Dabei wird der hintere Teil der Wirbelgelenke auseinandergezogen, wie die gestrichelte »V«-Linie anzeigt. Die Rückenmuskulatur entlang der Wirbelsäule muß sich nicht nur anstrengen, die anatomische Einheit der Wirbelsäule aufrecht zu erhalten, sondern sie muß auch das Gewicht des Oberkörpers in der Waagerechten tragen und der nach unten ziehenden Schwerkraft entgegenwirken. Die Belastung kann dann so groß werden, daß die Rückenmuskulatur einfach überfordert ist und daß es zu einer Zerrung, Verrenkung oder dergleichen kommt.

[b] So hebt man einen schweren Gegenstand richtig. Man hält die Wirbelsäule gerade. Die großen Beinmuskeln übernehmen den Hauptteil der Arbeit, die Schwerkraft ist auf eine viel kleinere Fläche begrenzt.

Die folgenden Abbildungen veranschaulichen die Wirkung des Hebelgesetzes auf die Wirbelsäule beim Heben einer Last.

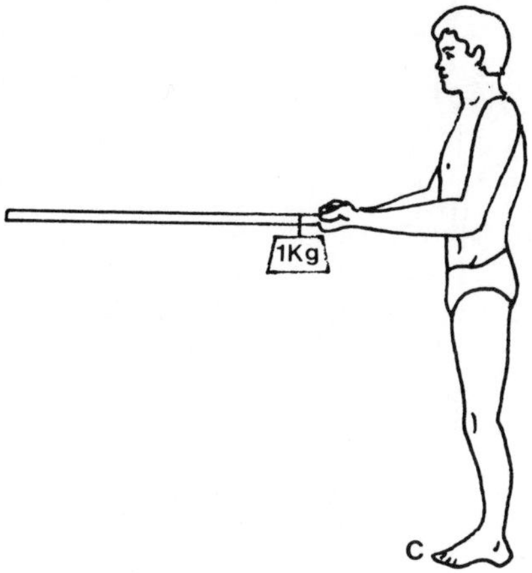

[c] An dem langen Stab, der die waagerecht gehaltene Wirbelsäule darstellt, hängt ein Gewicht von 1 kg. Da es nahe den Händen hängt, d. h. nahe der Achse, ist es leicht zu heben.

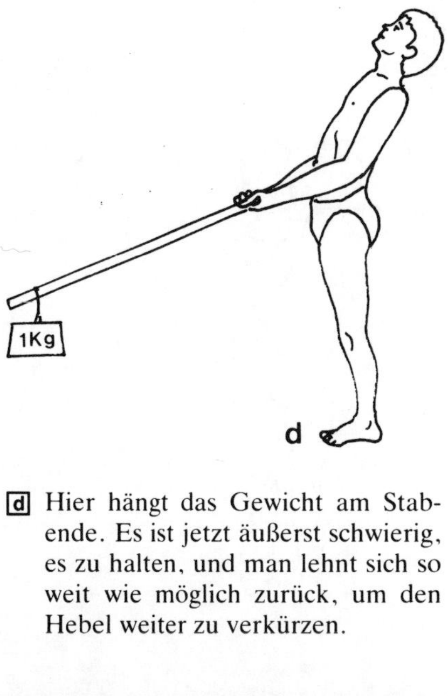

[d] Hier hängt das Gewicht am Stabende. Es ist jetzt äußerst schwierig, es zu halten, und man lehnt sich so weit wie möglich zurück, um den Hebel weiter zu verkürzen.

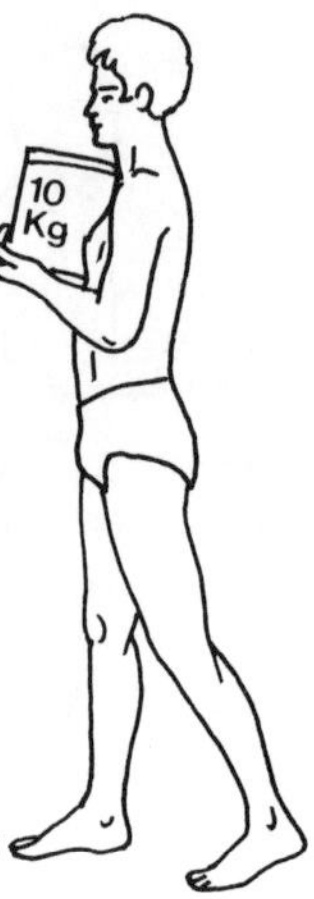

a

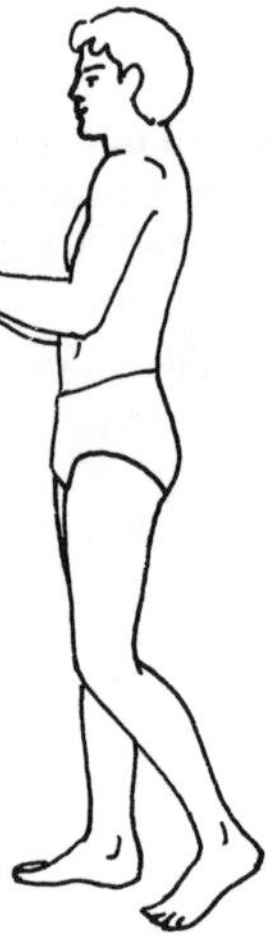

b

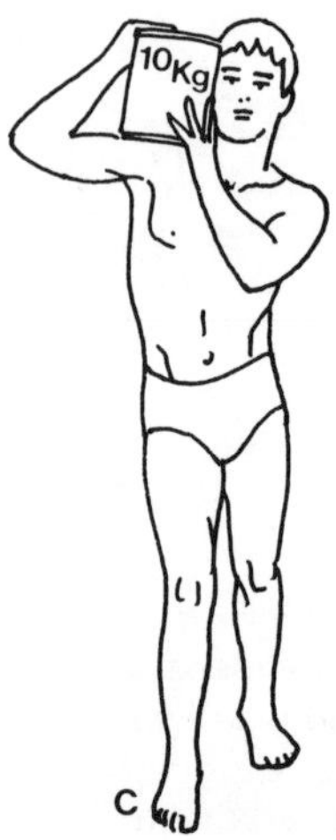

c

Je weiter schwere Gegenstände vom Körper entfernt getragen werden, desto mehr wird die Muskulatur beansprucht; richtiger und leichter ist es, Lasten nahe am Körper zu tragen (Abb. a und c).

Schwere Gewichte sollte man nicht in einer Hand tragen. Wenn das nicht zu vermeiden ist, halten Sie stets den freien Arm waagerecht zur Seite zum Ausgleich (Abb. a). Es ist jedoch immer besser, anstatt nur in einer, in beiden Händen Lasten zu tragen (Abb. b).

Sehr schwere Gewichte sollte man immer zu zweit tragen (Abb. c); auch hier streckt man den freien Arm aus. Gewisse Lasten trägt man sicherer und leichter mit Riemen (Abb. d).

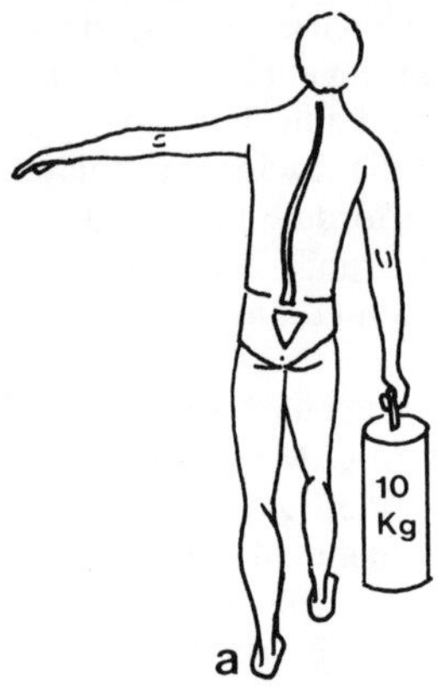

a

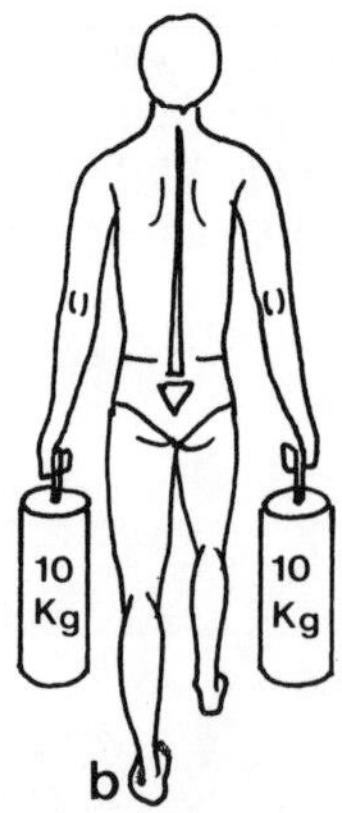

b

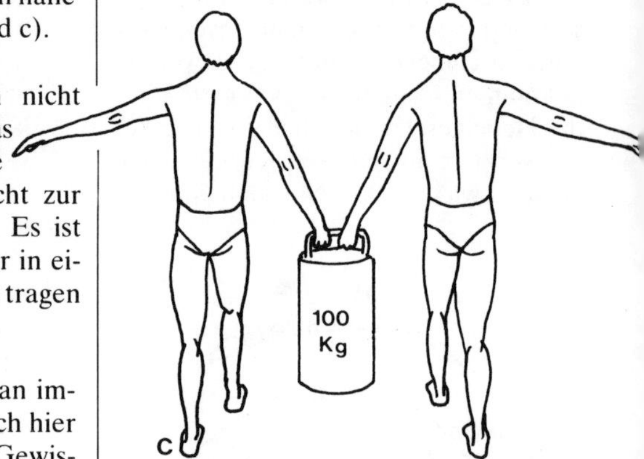

c

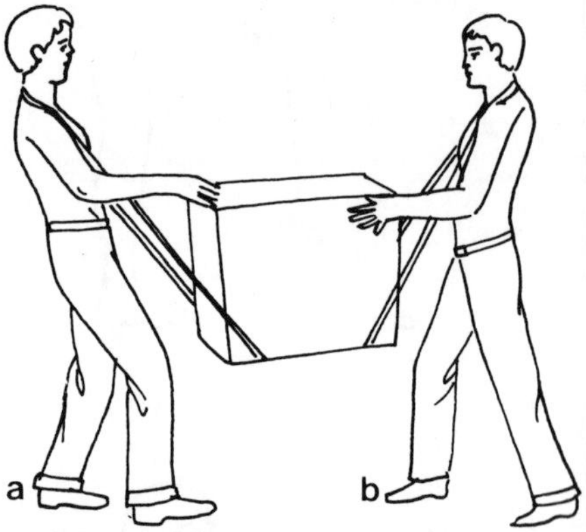

a b

Rückenschmerzen in der Ferienzeit kommen nicht selten vom Gepäcktragen. Nur allzu oft lädt man das Gepäck falsch ein und aus, aus dem Kofferraum des Autos, in Aufzüge etc. Heben Sie Koffer nie hastig, sondern gehen Sie immer in die Knie und halten Sie die Wirbelsäule aufrecht. Beim Laden in den Koferraum heben Sie das Gepäck erst möglichst nahe am Körper in Hüfthöhe und lehnen sich erst dann vor, um es zu verstauen.

Wenn immer möglich – vor allem bei schwerem Gepäck – verteilen Sie die Stücke gleichmäßig auf beide Körperseiten, damit Belastungen der Muskulatur und Beeinträchtigungen des Gleichgewichts vermieden werden. Wählen Sie beim Kauf neuer Koffer solche, d. h. entsprechende Form und Größe, die Ihren Rücken schonen und Ihren Gang nicht behindern.

Beim Tragen einer leichten Last auf einer Körperseite lassen Sie den freien Arm unbehindert schwingen. Das ist die einfachste Art, eventuellen Spannungen durch einseitige Körperbelastung vorzubeugen.

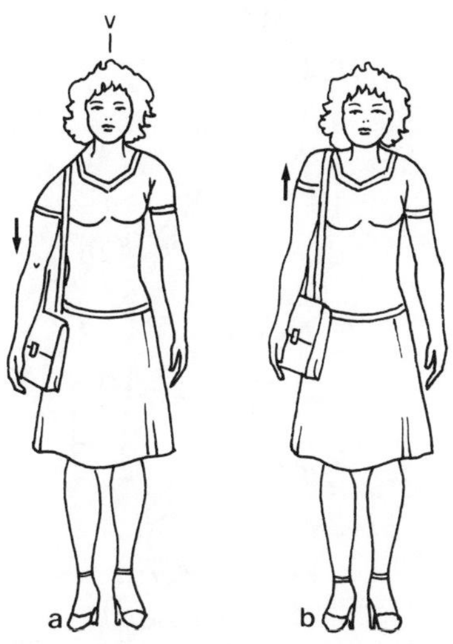

Beschwerden in Nacken, Schultern und Umgebung können auch mit dem Tragen einer Schultertasche zusammenhängen. Das Gewicht der Tasche zieht entweder eine Schulter nach unten (Abb. a), oder man selbst zieht eine Schulter hoch, damit der Riemen nicht herunterrutscht (Abb. b). In beiden Fällen verspannt sich der Nacken, und der Kopf wird leicht auf eine Seite geneigt. Dadurch kommen dann oft Kopfschmerzen, Nackenbeschwerden, Nervosität, Schmerzen in den Armen usw. zustande. Durch häufiges Wechseln der Schulter kann man gegen die diesbezüglichen negativen Wirkungen und Unbehagen vorbeugen.

Während des Wachstums kann das Kind oder der Jugendliche gar nicht oft genug ermahnt werden, Lasten nicht einseitig zu tragen. Der Körper hat sein Wachstum noch nicht abgeschlossen, und die Gefahr von Wirbelsäulen- und Körperhaltungsschäden durch einseitiges Tragen der Schultasche, ob mit oder ohne Schulterriemen, ist äußerst groß.
Am Anfang steht das Kind noch gerade; nach einer Weile jedoch, wenn sich Müdigkeit und Muskelverspannungen einstellen, neigt es den Oberkörper zunächst auf die Seite des Gewichtes und überlastet dadurch die Muskeln auf der gegenüberliegenden Seite der Wirbelsäule. Unwillkürlich versucht das Kind nun, das schlecht verteilte Körpergewicht durch das Gewicht der Schultasche auszugleichen, und neigt sich bei zunehmender Ermüdung in die entgegengesetzte Richtung. Dadurch werden die gleichen Muskeln auf der anderen Körperhälfte überbeansprucht.
Das einseitige Tragen der Schultasche über einen längeren Zeitraum kann Skoliose verursachen. Das kann vermieden werden, indem das Kind die Hand oder Schulter häufig wechselt oder, besser noch, einen Schulranzen auf dem Rücken trägt.

Mutter und Kind

Beim Kauf eines Kinderwagens sollte man nicht nur auf die Bequemlichkeit des Kindes, sondern auch auf die der Mutter achten (Abb. a). Die folgenden Abbildungen zeigen Haltungsfehler der Mutter durch eine zu kurze (Abb. b) oder zu lange (Abb. c) Stange am Kinderwagen.

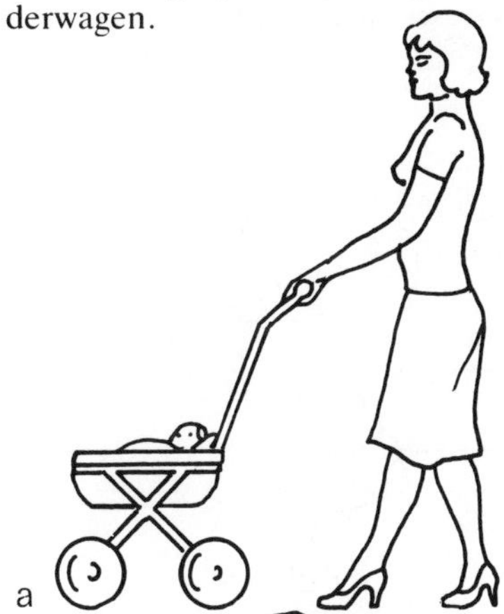

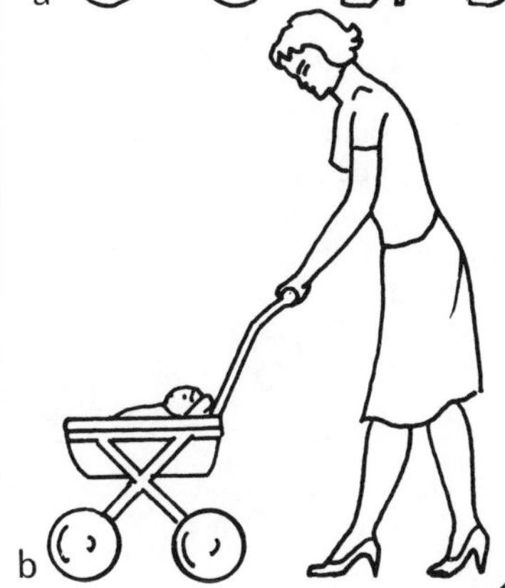

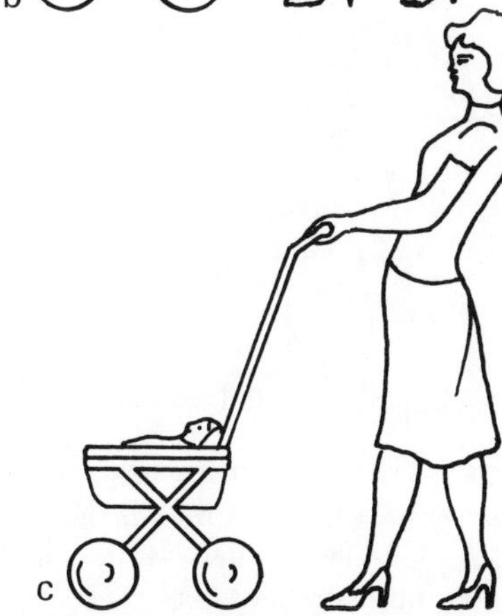

Auch das Tragen des Kindes kann zu Rückenbeschwerden führen. Hier wird gezeigt, wie man ein Kleinkind richtig trägt.

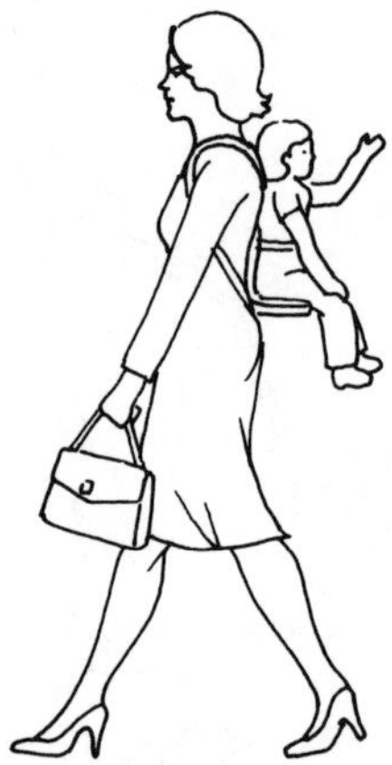

a

a Wie die Indianerfrauen. Die Mutter hat die Hände frei, und das Gewicht des Kindes liegt an ihrem Körper an, so daß die Wirbelsäule nicht überbelastet wird.

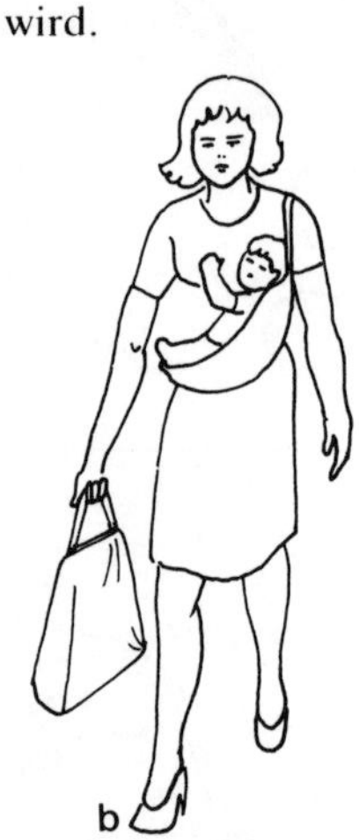

b

b Auch hier ruht die Last des Kindes nahe am Körper der Mutter, und sie hat die Arme frei; das Kind fühlt sich geborgen und zufrieden, es hört die Herzschläge der Mutter und fühlt ihre Körperwärme.

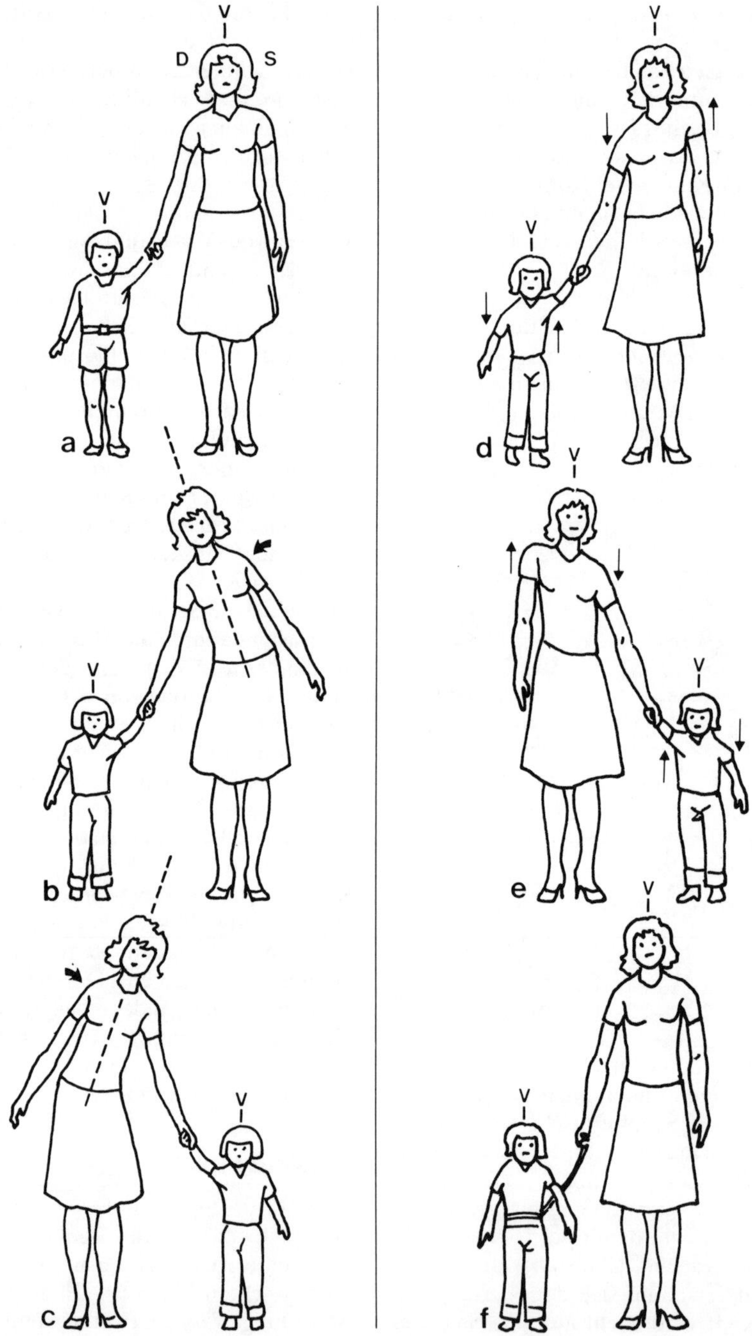

Wenn das Kind zu laufen beginnt, stellen sich bei Mutter und Kind leichte Muskelverspannungen durch die falsche Haltung an der Hand der Mutter ein (Abb. a, b, c, d und e). Durch häufigen Seitenwechsel kann dem abgeholfen werden. Noch besser ist es aber, dem Kind ein Gehgeschirr anzuziehen, das seine Arme nicht behindert und auch der Mutter mehr Bewegungsfreiheit läßt, ohne daß die Sicherheit des Kindes dadurch beeinträchtigt wird (Abb. f).

Strecken und Greifen

Ist es Ihnen auch schon passiert, daß Sie sich bei einer einfachen Bewegung wie dem Greifen nach einem etwas außer Reichweite liegenden Bleistift, nach einer Tasse im Schrank, oder als Sie etwas vom Boden aufheben wollten, plötzlich den Rücken, den Nacken oder die Schulter verspannt haben? Vermutlich haben Sie sich gewundert: »Wie kann bloß eine so einfache Bewegung solche Schmerzen verursachen?« Wäre es ein schwerer Gegenstand gewesen, könnte man die Zerrung oder Verspannung noch verstehen, aber bei etwas, was nur ein paar Gramm wiegt? Das Geheimnis liegt in der Atmung.

Die meisten Menschen atmen tief ein, wenn sie nach einem Gegenstand greifen. Das ist grundfalsch! Bedenken Sie, was Sie in diesem Buch gelernt haben. Beim Einatmen verstärken sich die natürlichen Wirbelsäulenkrümmungen, die Wirbelsäule wird also ein kleines bißchen kürzer. Dadurch wird es schwieriger, sich nach etwas zu strekken, weil man eigentlich in zwei entgegengesetzte Richtungen zieht. Öfter als man denkt ist das die Ursache für Verspannungen und Schmerzen. Richtig ist es, sich während des Ausatmens zu strecken oder nach etwas zu greifen, weil sich nämlich dann auch die Wirbelsäule leicht streckt. Das mag Ihnen zu Beginn seltsam und ungewohnt vorkommen, doch ist es eine sehr wirksame Art, den eingangs erwähnten Fällen vorzubeugen. Beachten Sie bei den folgenden Abbildungen, daß die jeweilige Bewegung immer beim Ausatmen ausgeführt wird.

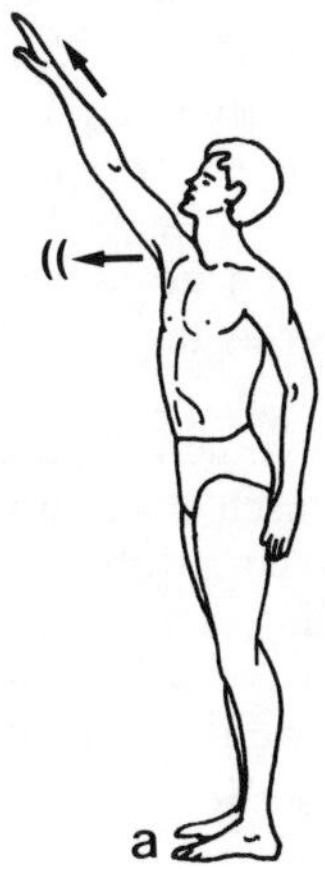
a

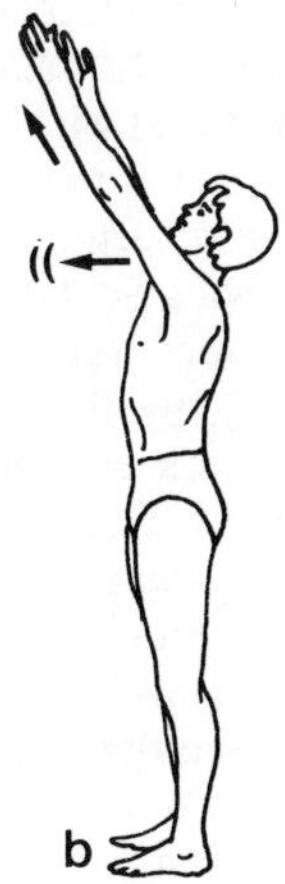
b

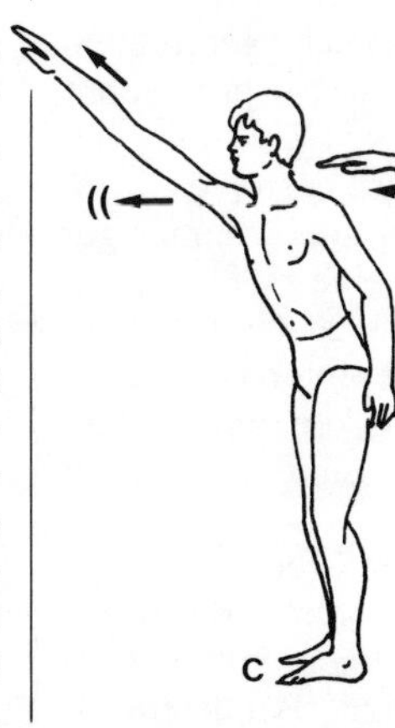
c

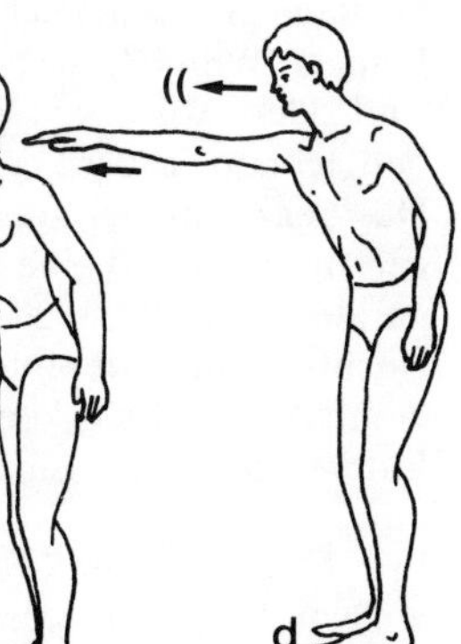
d

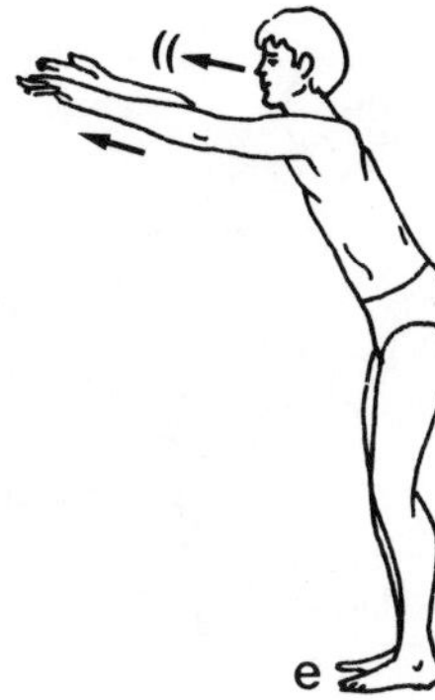
e

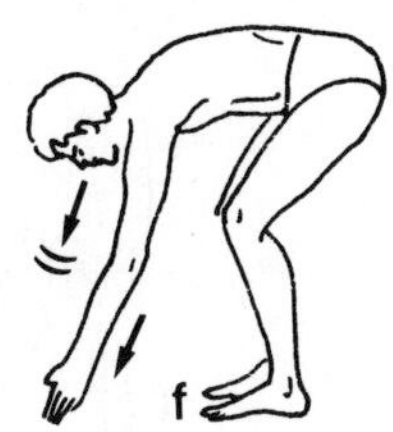
f

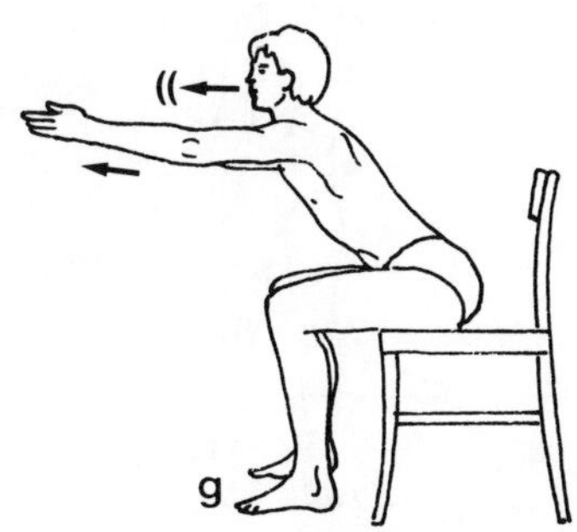
g

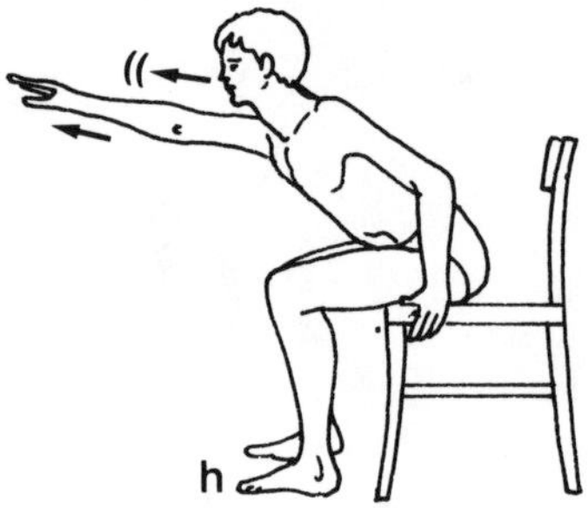

h

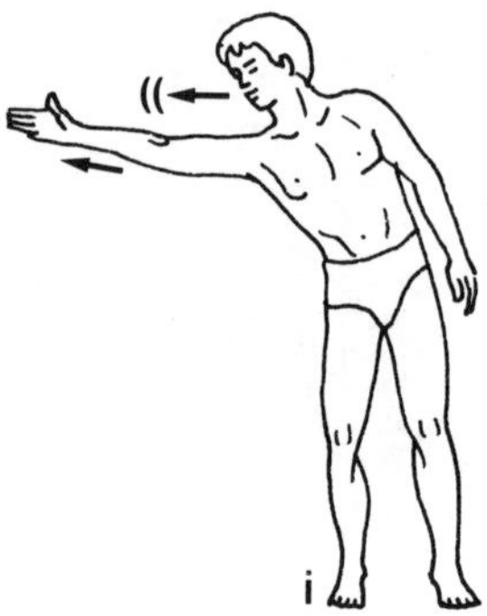

i

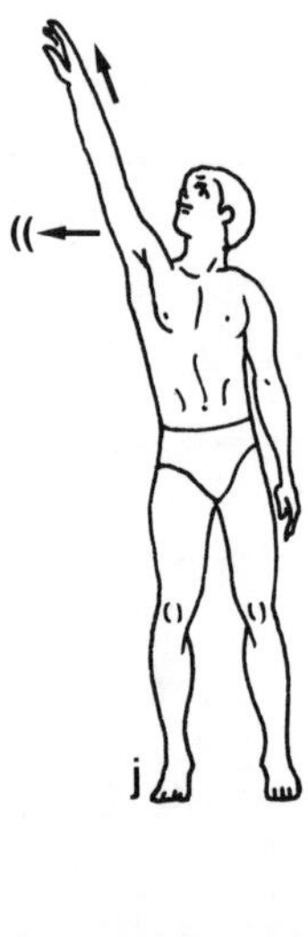

j

Der Schlaf

Schlaf trägt ganz wesentlich zur Erhaltung unserer Gesundheit und des psycho-physischen Gleichgewichtes bei. Man sagt ihm sogar nach, daß er jung halte und das Leben verlängere. Spricht man von Schönheitsschlaf und von Schlaf als die beste Medizin, sind das gewiß nicht nur leere Allgemeinplätze. Das Phänomen des Schlafes wird seit Jahrzehnten wissenschaftlich untersucht, und seine wohltuende, lebenswichtige Wirkung steht außer Zweifel. Um Körper und Geist wirklich zu regenerieren, muß der Schlaf tief, friedlich, möglichst ohne Unterbrechung und entspannt sein.

Zu viel Schlaf ist, entgegen der allgemeinen Auffassung, ebenso ungesund wie zu wenig. Um den neuen Tag ausgeschlafen und frisch zu beginnen, benötigt der Durchschnittsmensch etwa 7 bis 9 Stunden Schlaf pro Nacht, wobei es auch hier Ausnahmen gibt; dem einen genügen 4 bis 5 Stunden vollauf, während andere müde sind, wenn sie nicht jede Nacht mindestens 10 Stunden schlafen.

Die folgenden Ratschläge, viele davon allgemein bekannt, aber leider zu selten befolgt, sollen Ihnen zu einem gesunden und erfrischenden Schlaf verhelfen.

- Schlafen Sie mit leicht geöffnetem Fenster. Wenn Sie das nicht gewöhnt sind oder Angst vor Erkältung haben, lehnen Sie das Fenster leicht an. Das Schlafzimmer sollte immer gut gelüftet sein und eine mäßige Temperatur von 18 bis 20 Grad haben. Nachts ist die Luft reiner als am Tag, denn Autos, Fabriken und andere Luftverschmutzer sind vermindert tätig.
- Ihre Matratze sollte weder zu weich noch zu hart sein. Sehr wirksam gegen Rückenschmerzen ist ein Brett unter der Matratze. Benutzen Sie keine schweren Laken und keine synthetischen Fasern. Kopfkissen sollten die richtige Höhe haben und nicht zu hart und nicht zu weich sein. Leintücher und Bettbezüge sollten nicht aus schlüpfrigem Stoff sein, damit Sie nicht herumrutschen, wenn Sie sich im Schlaf drehen; man erwacht sonst morgens vollkommen verspannt.
- Die richtige Dicke Ihres Kopfkissens können Sie folgendermaßen feststellen:

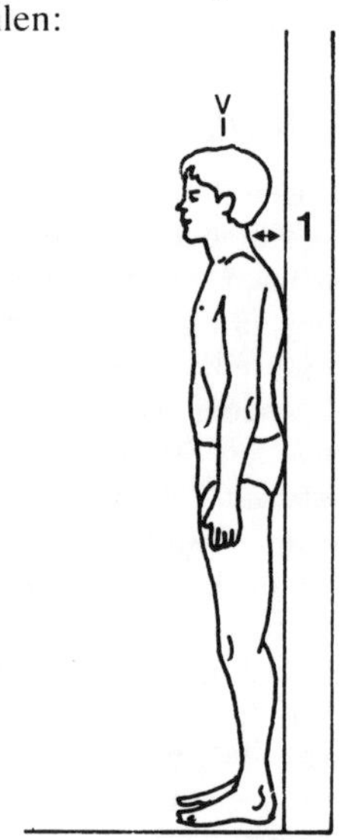

Stellen Sie sich aufrecht, aber entspannt mit dem Rücken gegen eine Wand. Halten Sie den Kopf in seiner physiologisch normalen Stellung, Schultern und Gesäß gegen die Wand, wie abgebildet. Bitten Sie jemanden, den Abstand zwischen Ihrem Nacken und der Wand zu messen (1). So dick sollte Ihr Kissen sein, wenn es durch das Gewicht des Kopfes und des Nackens zusammengedrückt ist.
- Schlafen Sie in einem ruhigen Raum, der einfach möbliert und mit beruhigenden Farbtönen ausgestattet ist.

- Gehen Sie nach schweren Mahlzeiten nicht gleich schlafen; die Verdauung kann den Schlaf stören.
- Sitzen Sie viel bei Ihrer Arbeit, dann machen Sie vor dem Schlafengehen einen Spaziergang oder gehen Sie mindestens 5 bis 10 Minuten lang die Treppe rauf und runter. Zehn Minuten Treppensteigen entspricht einem halbstündigen Spaziergang. Wer körperlich müde ist, leidet meist nicht an Schlaflosigkeit.
- Wenn Sie sehr sensibel und erregbar sind und an Schlafstörungen leiden, dann sollten Sie immer ungefähr zur selben Zeit ins Bett gehen und sich keine Bücher oder Filme zu Gemüte führen, die starke Eindrücke hinterlassen. Gewöhnen Sie sich an, vor dem Einschlafen fünf Zyklen der Zilgrei-Atmung zu machen, dann fünf Minuten zu warten und nochmals fünf Zyklen durchzuatmen. Wenn nötig, können Sie das bis viermal wiederholen.
- Bevor Sie zu Bett gehen, prüfen Sie, ob Sie das Gas und die Wasserhähne abgedreht haben, ob die Haustür zugeschlossen ist und ob die vielen kleinen Dinge verrichtet sind, die Sie gewöhnlich vor dem Schlafengehen tun. Dann können Sie beruhigt einschlafen.
- Befreien Sie sich von Spannungen und negativen Gedanken, denken Sie an schöne Dinge. Grübeln Sie nicht über Probleme nach, die Sie belasten könnten. Schlafen Sie lieber darüber, am Morgen sieht die Welt sowieso meist ganz anders aus, und man geht mutiger und frischer an die Dinge heran. Entspannen Sie Muskeln und Geist mit ein paar Zilgrei-Selbstbehandlungen zu diesem Zweck. Auch ein warmes Bad mit einem viertel Kilogramm grobem Meersalz ist sehr entspannend; oder trinken Sie einen Kräutertee, z. B. Kamille oder Lindenblüten, vor dem Schlafengehen.

  Wenn Sie trotz alledem nicht schlafen können, regen Sie sich vor allem nicht auf und geraten Sie nicht in Spannung; die Angst, nicht schlafen zu können, kann Ihnen mehr schaden als die Schlaflosigkeit selbst. Stehen Sie auf, machen Sie ein paar Zilgrei-Selbstbehandlungen zur Entspannung, trinken Sie ein wenig Wasser und gehen Sie wieder ins Bett. Lesen Sie ruhig ein bißchen, aber nichts zu Spannendes oder geistig Beanspruchendes. Sollte es Ihnen dann immer noch nicht gelingen, in Morpheus' Arme zu sinken, machen Sie sich keine Sorgen. Eine schlaflose Nacht tut der Gesundheit keinen Abbruch, und meistens holt man das Versäumte in der nächsten Nacht wieder auf.
- Wenn Sie sich bewußt oder unbewußt vor dem Dunkeln fürchten, ist das vielleicht auf frühe Kindheitserlebnisse zurückzuführen. Mag sein, daß Ihnen diese Erkenntnis hilft, die Geister der Dunkelheit zu bannen. Wenn nicht, lassen Sie einfach ein schwaches Nachtlämpchen brennen.
- Viele Leute sind sich darüber einig, daß die Liebe ein ausgezeichnetes natürliches Schlafmittel ist.

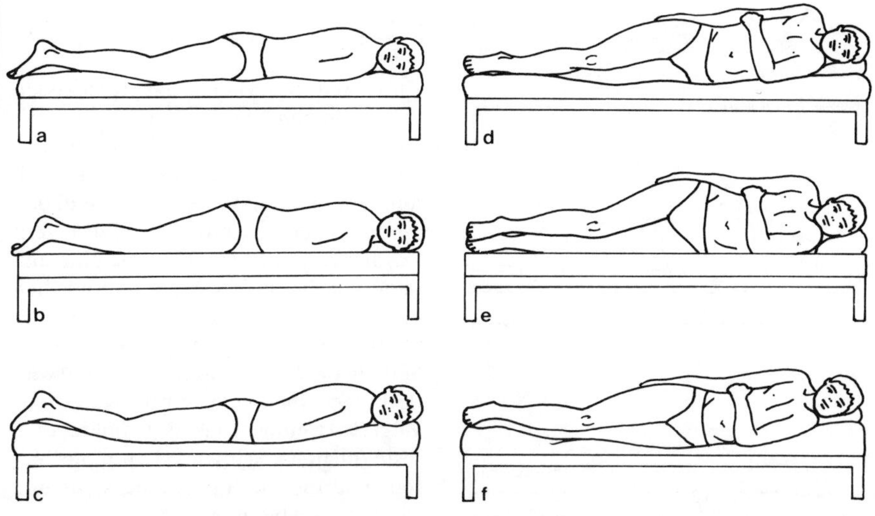

Richtige und falsche Matratzen

a + d Richtige Matratzen: der Körper hat einen guten Halt.

b + e Falsche Matratzen: zu hart; der Körper kann sich nicht entspannen.

c + f Falsche Matratzen: zu weich; der Körper sackt durch.

Übrigens ist die Bauchlage beim Schlafen nicht unbedingt empfehlenswert, denn man muß zum Atmen den Kopf drehen. Das kann sich auf die Dauer schädlich auf die Halswirbelsäule auswirken.

Nach dem Aufwachen

Das Rollen und Strecken des Körpers am Morgen kombiniert mit der Zilgrei-Atmung, hilft oft bei chronischen Rükken- und Nackenleiden oder zur Vorbeugung gegen diese und andere Beschwerden. In vielen Fällen melden sich Schmerzen unmittelbar nach dem Aufstehen. Sie sollten deshalb nicht gleich aus dem Bett springen, wenn Sie aufwachen. Nehmen Sie sich ein wenig Zeit und drehen und strecken Sie Ihren Körper behaglich. Das ist eine wesentlich bessere und gelöstere Art, den neuen Tag zu beginnen.

Die morgendliche Körperrolle

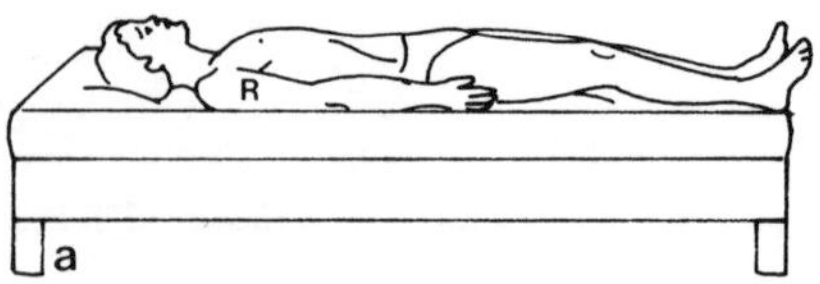

a

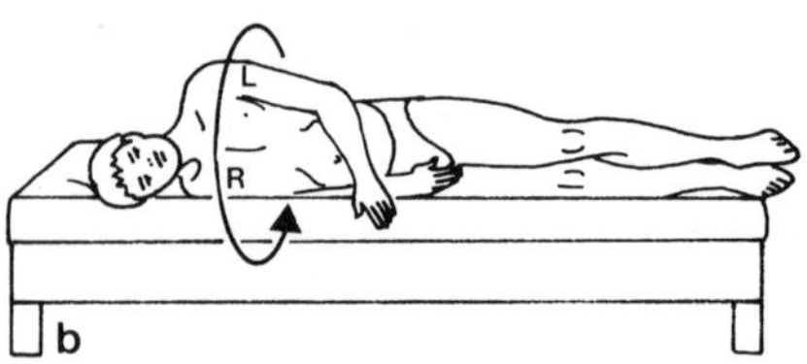

b

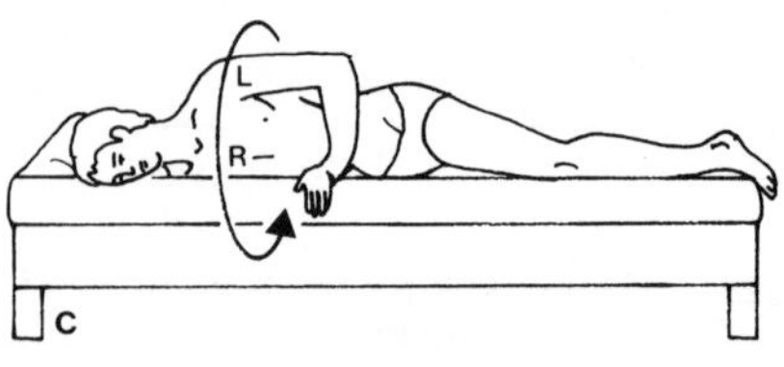

c

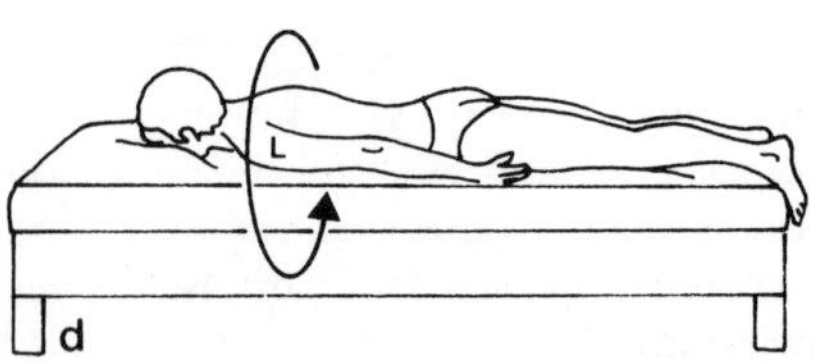

d

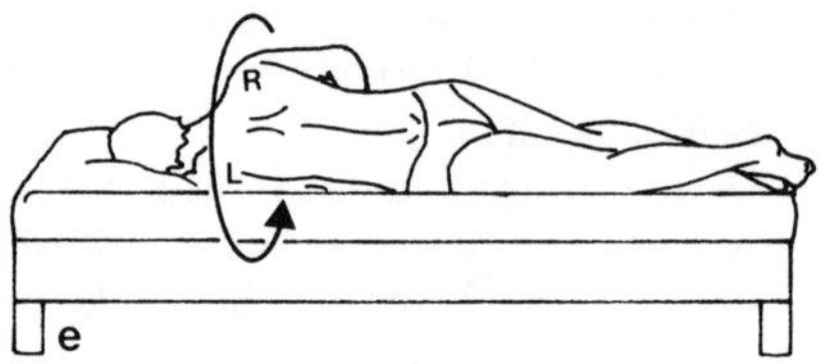

e

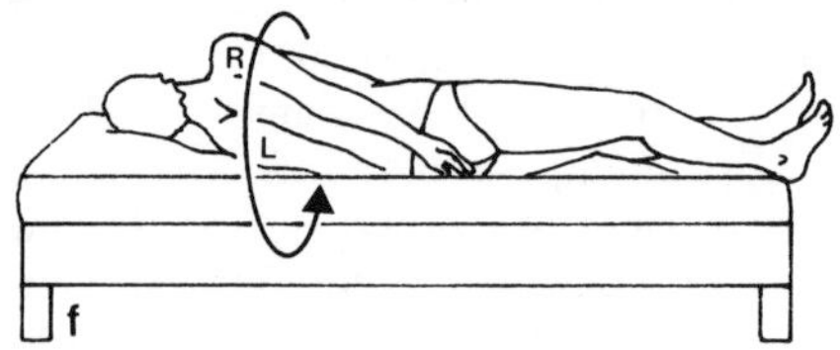

f

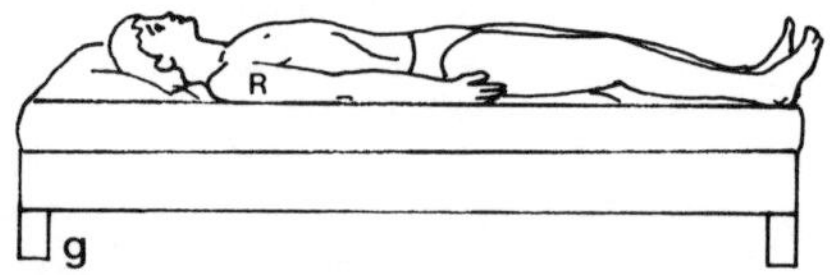

g

Entfernen Sie zuerst das Kopfkissen und beginnen Sie die Körperrolle mit zwei Zilgrei-Atmungszyklen in der Rückenlage (Abb. a). Drehen Sie sich nun langsam auf den Bauch, wie in den Abbildungen b, c und d gezeigt, lagern Sie den Kopf erst sanft auf die eine und dann auf die andere Seite und machen Sie ein paar weitere Atmungszyklen. Dann drehen Sie sich über die andere Seite in die Rückenlage zurück und wiederholen einen oder zwei Zyklen der Zilgrei-Atmung. Das Bett sollte eine feste, nicht nachgebende Unterlage bieten, und die Drehung sollte sanft und rhythmisch ablaufen.

Das morgendliche Körperstrecken
Wer sich eilt, gleich nach dem Aufwachen aufzustehen, verzichtet auf ein sehr einfaches Mittel gegen Rückenbeschwerden, von dem er sonst, wenn er Muße hat, ganz instinktiv Gebrauch macht. Ein sanftes Strecken am Morgen, vor dem Aufstehen, kann die morgendlichen Beschwerden und das bekannte Steifegefühl beim Aufwachen sehr mildern. Atmen Sie während des Streckens vollkommen aus.

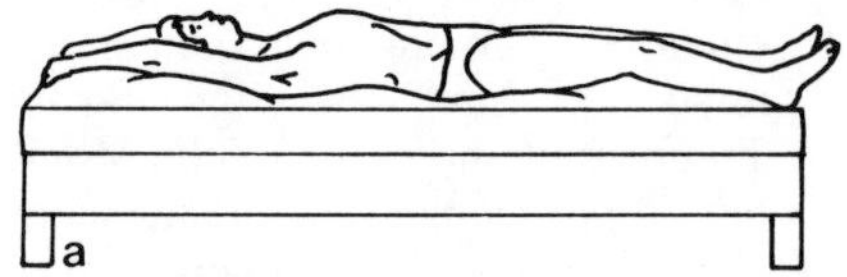
a

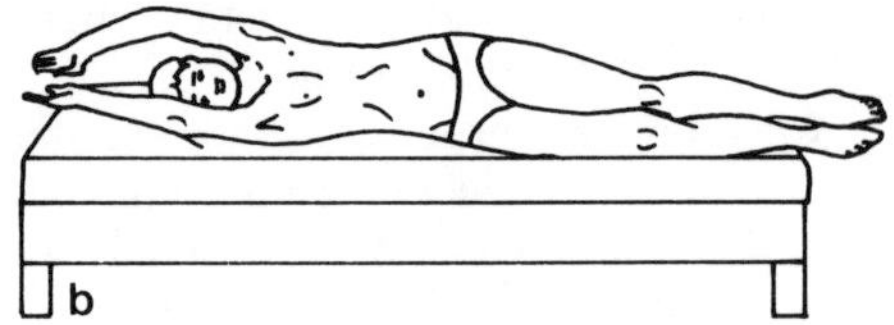
b

Wenn Sie aus dem Bett gestiegen sind, machen Sie erst ein paar einfache Bewegungen, bevor sie mit Ihrer Toilette beginnen. Das hilft oft gegen morgendliche Rückenschmerzen, vor allem gegen jene, die von der gebückten Stellung über dem Waschbecken herrühren. Diese halbgebückte Stellung belastet die Lenden- und Kreuzgegend stärker als eine volle Beugung.

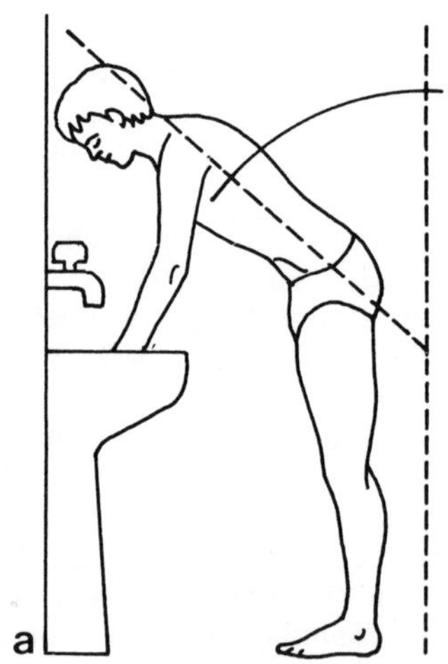
a

[a] Die halbgebückte Stellung beim Waschen, beim Geschirrspülen oder

bei anderen Beschäftigungen, bei denen man sich auf diese Art vorneigt, sollte vermieden werden.

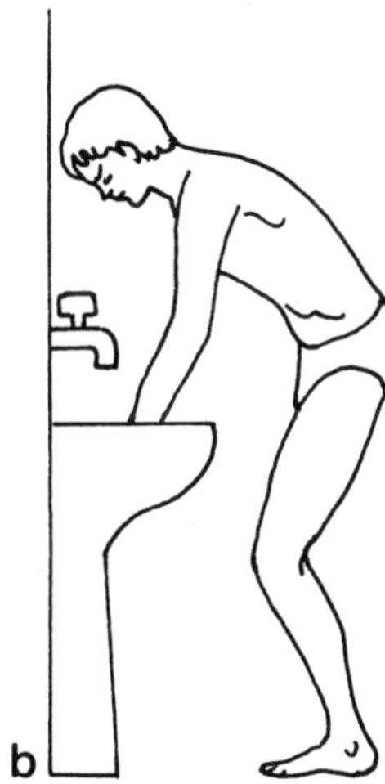

b So ist es richtig: die Knie sind leicht gebeugt, und die ganze Wirbelsäule ist leicht und gleichmäßig nach vorne gekrümmt. So verteilt sich die Last des Körpergewichts gleichmäßig auf die verschiedenen Gelenke.

Aufstehen aus dem Bett oder vom Boden

Rückenleiden können sich manchmal schon allein durch die Art, wie man aus dem Bett aufsteht, einstellen oder verschlimmern. Wenn Sie Rückenschmerzen haben oder dazu neigen, dann gehen Sie beim Aufstehen folgendermaßen vor, und zwar nicht nur am Morgen, wenn Sie das Bett verlassen, sondern auch, wenn Sie nach einer Zilgrei-Selbstbehandlung vom Boden aufstehen. Das ist sehr wichtig, denn man kann leicht durch falsches Aufstehen die Wirkung der soeben durchgeführten Selbstbehandlung beeinträchtigen oder zunichte machen.

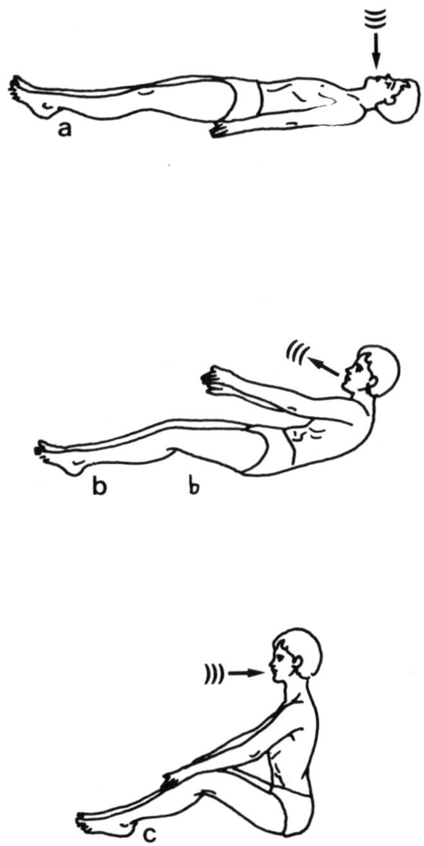

Stehen Sie *nie* so auf, wie in den obigen Abbildungen gezeigt, wenn Sie Rükkenbeschwerden haben, oder nach Anwendung einer Zilgrei-Selbstbehandlung. Das mag beim Turnen richtig sein, doch im Normalfall belastet es Ihren Rücken unnötig und zwar so, als würden Sie ein schweres Gewicht heben. Auch beim Turnen sollten Sie diese Bewegung mit der richtigen Atmungsphase verbinden (siehe Abbildung), um Ihren Rücken zu schonen.

Richtiges Aufstehen vom Boden

- Beginnen Sie, in der Rückenlage einzuatmen (Abb. a).
- Drehen Sie sich während des Einatmens auf die linke Seite (Abb. b) und beenden Sie das Einatmen, während Sie die rechte Hand auf den Boden legen und die Knie zur Brust hochziehen (Abb. c).

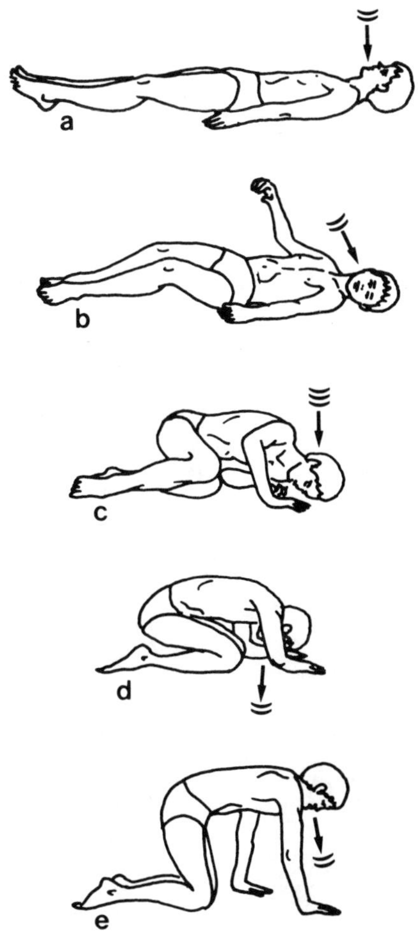

- Beginnen Sie auszuatmen, während Sie sich auf die Knie drehen (Abb. d). Gehen Sie während des Ausatmens auf alle viere (Abb. e) und stellen Sie ein Bein auf, während Sie vollständig ausatmen (Abb. f).

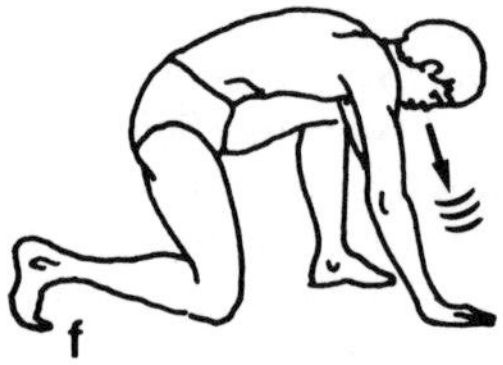
f

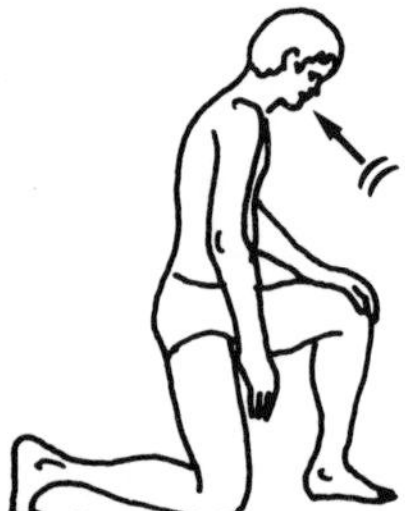
g

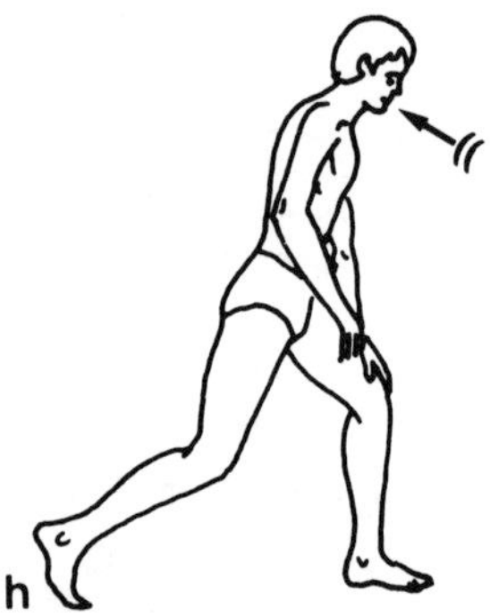
h

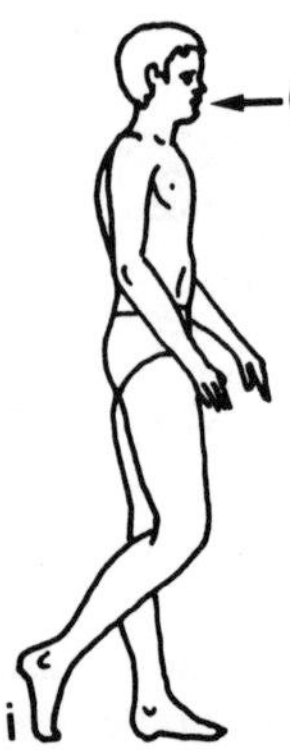
i

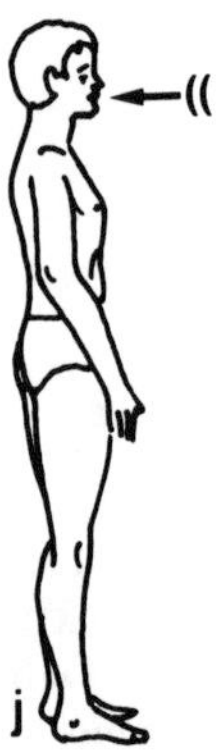
j

- Atmen Sie wieder ein, während Sie den Rumpf aufrichten und eine Hand auf dem Knie aufstützen (Abb. g).
- Während Sie weiter einatmen, stoßen Sie gleichmäßig mit Armen und Beinen den Körper hoch, so daß sich die Knie strecken (Abb. h). Atmen Sie weiter ein, während Sie das Gewicht auf das vordere Bein verlagern und sich ganz aufrichten (Abb. i).
- In dieser aufrechten Körperhaltung atmen Sie vollständig ein und halten den Atem fünf Sekunden lang an (Abb. j).

Aus dem Bett aufstehen

- Sie liegen auf dem Rücken im Bett (Abb. a).
- Beginnen Sie, langsam einzuatmen, während Sie sich zur Seite drehen (Abb. b).
- Atmen Sie ganz ein, während Sie die Knie hochziehen und sich mit den Armen hochstoßen (Abb. c).
- Atmen Sie fest aus, während Sie sich aufsetzen (Abb. d).
- Atmen Sie im Sitzen ein (Abb. e) und halten Sie die Luft fünf Sekunden lang an, dann atmen Sie aus.

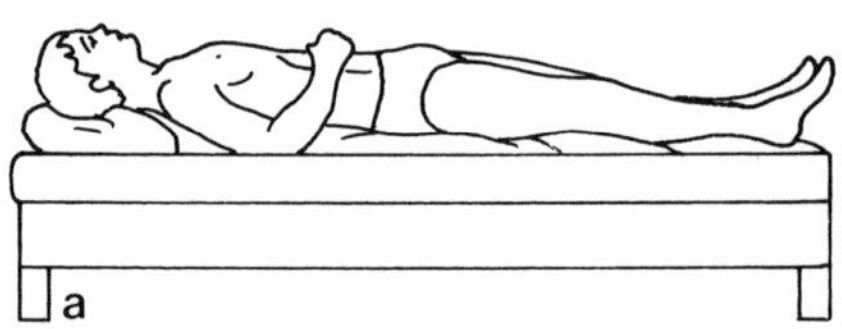
a

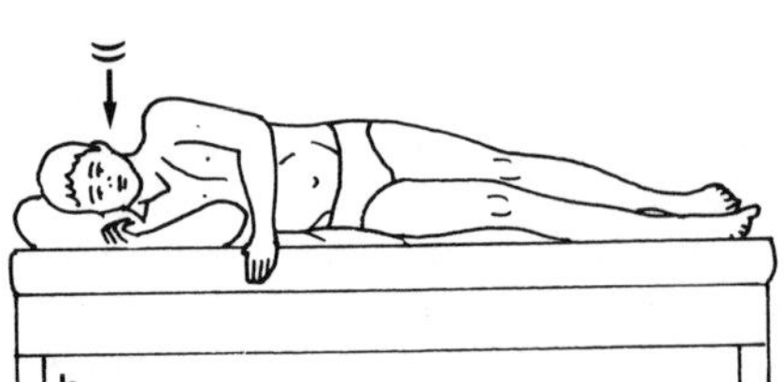
b

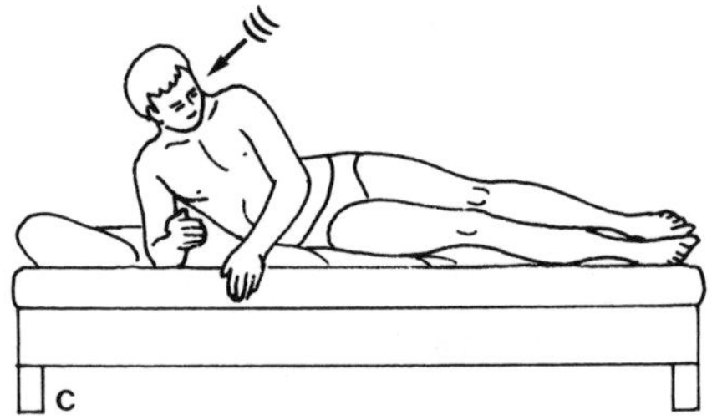
c

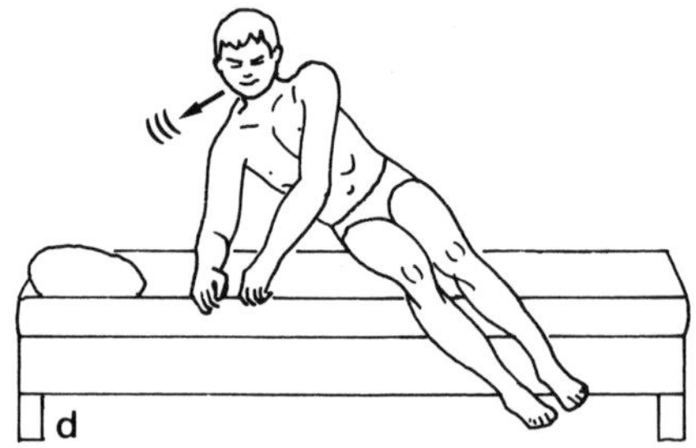
d

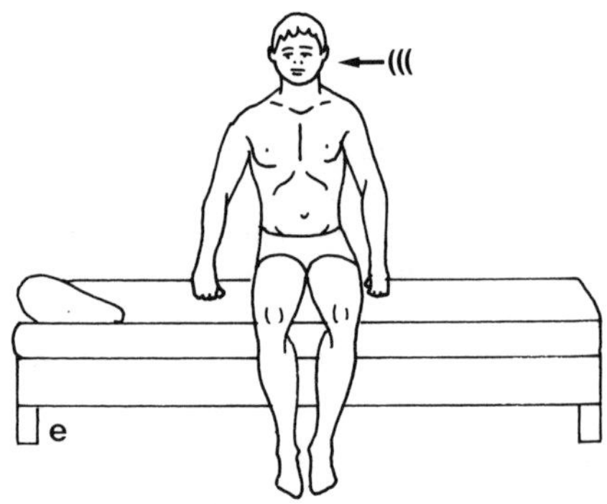
e

Wer sehr starke Schmerzen hat, sollte, wie abgebildet, aufstehen.

Nehmen Sie sich so viel Zeit und verwenden Sie so viele Atmungszyklen wie nötig, um die Stellung in Abb. c) zu erreichen.

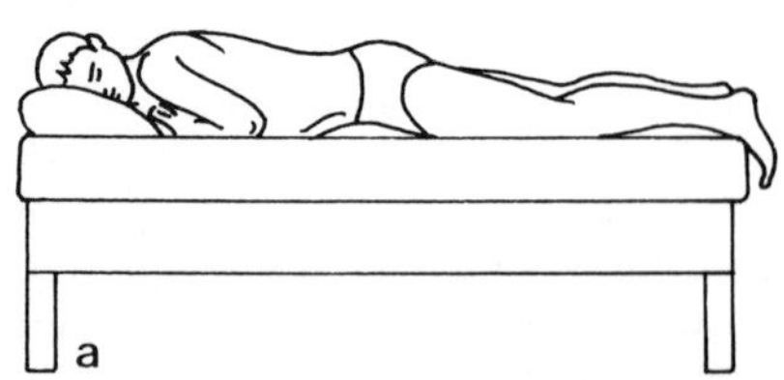
a

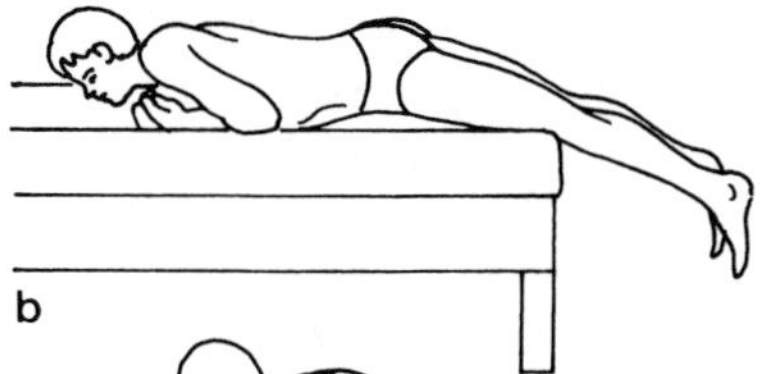

b

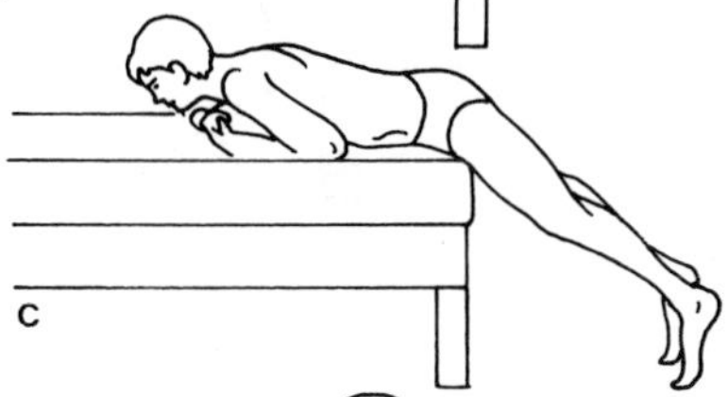

c

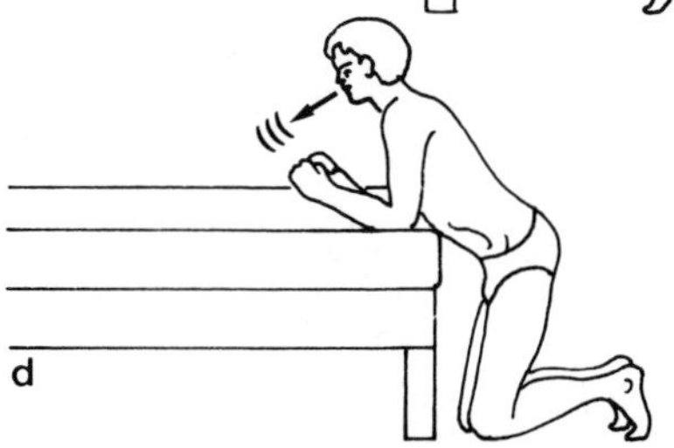

d

d Atmen Sie in dieser Stellung vollständig aus.

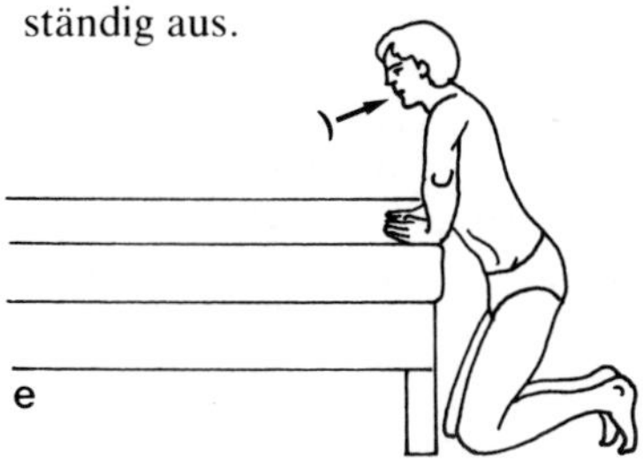

e

e Atmen Sie langsam ein und schieben Sie sich auf die Füße.

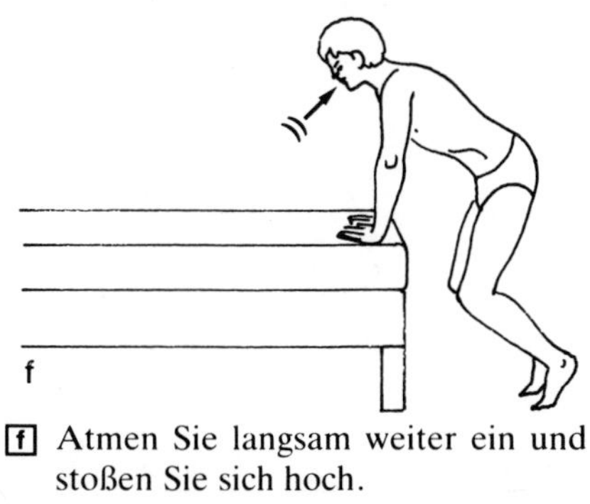

f

f Atmen Sie langsam weiter ein und stoßen Sie sich hoch.

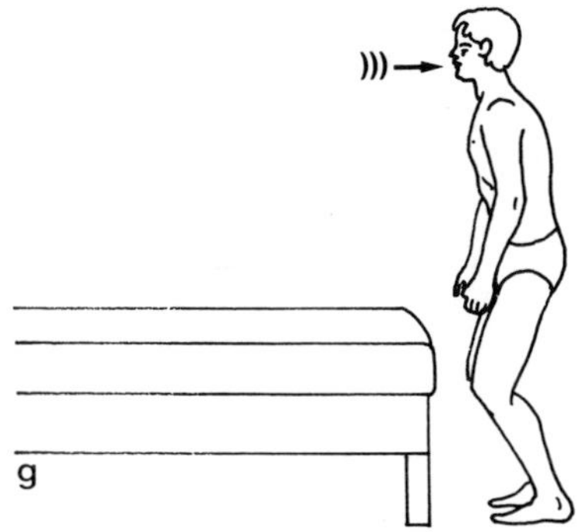

g

g Immer noch einatmend, richten Sie sich auf.

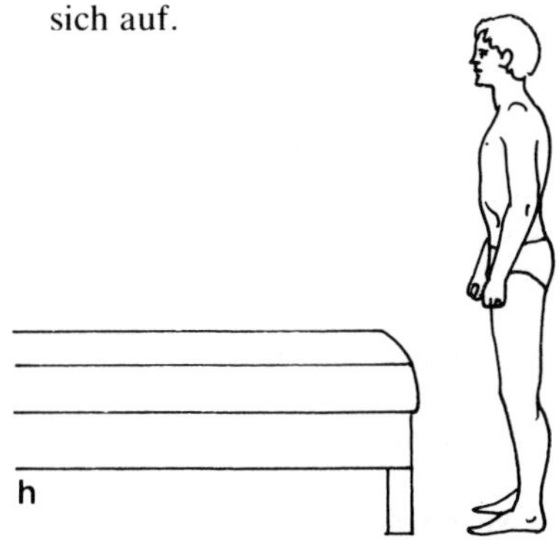

h

h Nun stehen Sie. Am besten machen Sie in dieser Stellung zwei vollständige Zyklen der Zilgrei-Atmung.

Wenn Sie den umgekehrten Atmungsablauf in Abbildungen d bis g als angenehmer empfinden bzw. dabei weniger Schmerzen verspüren, dann wenden Sie ruhig die Atmung entsprechend an.

Schlechte Angewohnheiten

Oft ist es gar nicht leicht, die Ursache von Nacken- und Lendenbeschwerden zu erkennen, vor allem dann nicht, wenn der Patient offenbar nichts getan hat, was seinen lädierten Zustand hätte auslösen können. Es ist jedoch erstaunlich, wie oft scheinbar harmlose Dinge, die wir im Laufe des Tages tun, oder ein paar kleine schlechte Angewohnheiten für diese Beschwerden verantwortlich sind. Wir beschreiben hier ein paar davon, die zwar belanglos und harmlos erscheinen, sich aber in sehr vielen Fällen als die Ursache von unerklärlichen Leiden herausgestellt haben.
Die Gewohnheit, den Bauch einzuziehen, damit man schlanker erscheint, ist oft der Grund für Beschwerden im Lenden-, Brustwirbel- und Nackenbereich; auch kann man Kopfschmerzen dadurch bekommen. Wenn Magen und Bauch dauernd eingezogen sind, behindert das die natürlichen Atmungsbewegungen von Bauch und Zwerchfell. Das wiederum beeinträchtigt die atmungsbedingten Bewegungen der Rippen und der Wirbelsäule sowie die Mikrobewegungen der Wirbel.
Am besten, Sie werden Ihren Bauch los durch eine entsprechende Änderung Ihrer Essens- und Trinkgewohnheiten sowie durch vermehrte Bewegung. Sollte Ihnen das wirklich nicht gelingen – in den meisten Fällen ist das eine reine Willenssache – dann strecken Sie Ihren Bauch lieber heraus, als daß Sie versuchen, ihn ständig einzuziehen.

Auf den folgenden Abbildungen wird deutlich, warum manche Leute Kopf-, Nacken-, Schulter- oder Armschmerzen bekommen, nachdem sie ihre erste Brille mit Doppellinsen tragen. Meistens kommt noch hinzu, daß man die Brille in einem Alter verpaßt bekommt, in dem auch Veränderungen im Körper durch Arthrose auftreten können.

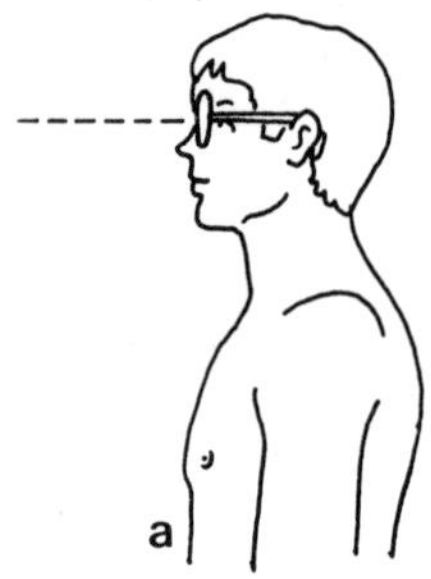

a Neutrale Kopfhaltung

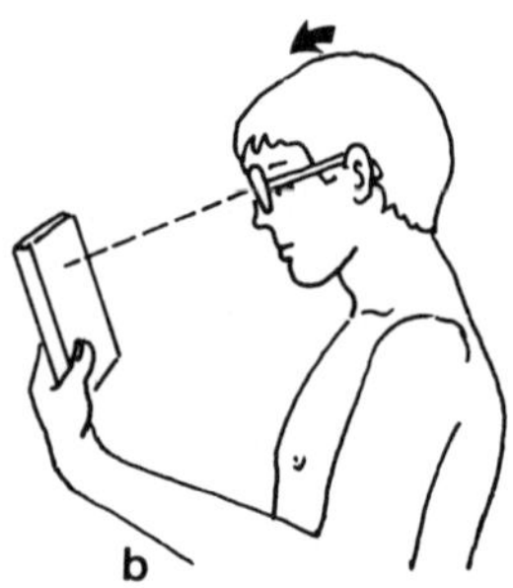

b Nach vorne gebeugter Kopf bei der normalen Lesestellung mit Doppellinsen.

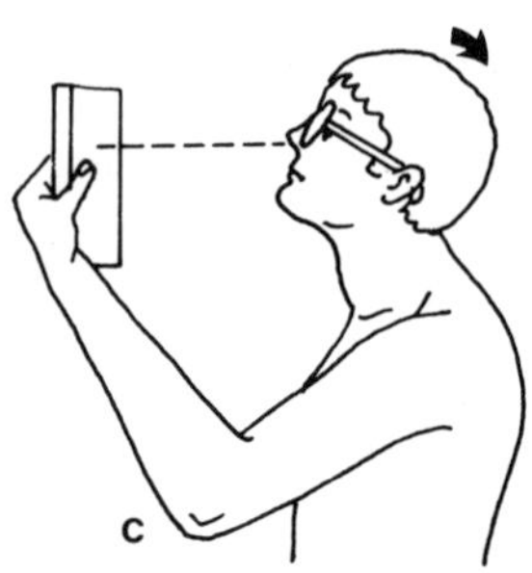

c Nach hinten gestreckter Kopf beim Betrachten eines hochgelegenen Gegenstandes durch die untere Linse. Meistens wird diese Bewegung bzw. Stellung übertrieben.

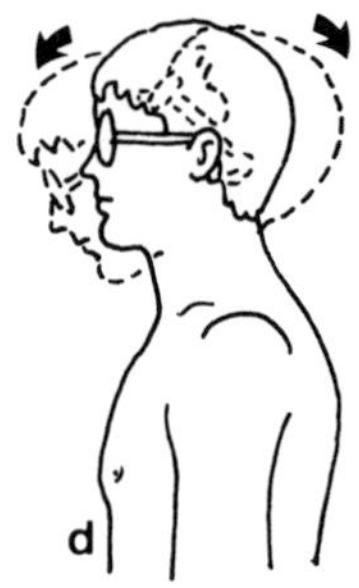

d Der Kopf muß also bei der Anpassung an die neue Brille mit Doppellinsen ständig vorwärts und rückwärts bewegt werden.

Eventuell durch Brillen mit Doppellinsen ausgelöste Beschwerden gehen zum Glück nach einer gewissen Eingewöhnungszeit vorbei. Trifft das bei Ihnen nicht zu, dann machen Sie zuerst die Zilgrei-Selbstuntersuchung für den Nacken und dann die entsprechenden Selbstbehandlungen.

Die Angewohnheit, den Telefonhörer zwischen Kopf und Nacken einzuklemmen, verursacht oft in leichten Fällen Unbehagen, in extremen Fällen Skoliose.

a Neutrale Stellung von Kopf und Nacken. Die Wirbelsäule ist gerade.

b Hier ist der Telefonhörer zwischen dem nach links geneigten Kopf und der linken, hoch- und einwärtsgezogenen Schulter eingeklemmt. Auf die Dauer kann dies zu einer rechtsseitigen Skoliose und anderen Problemen wie Kopfweh, Schulter-, Arm- und Rückenbeschwerden führen.

Wenn auch Sie bei der Arbeit den Telefonhörer so halten, dann sollten Sie sich auch angewöhnen, so oft wie möglich die Körperseite zu wechseln.

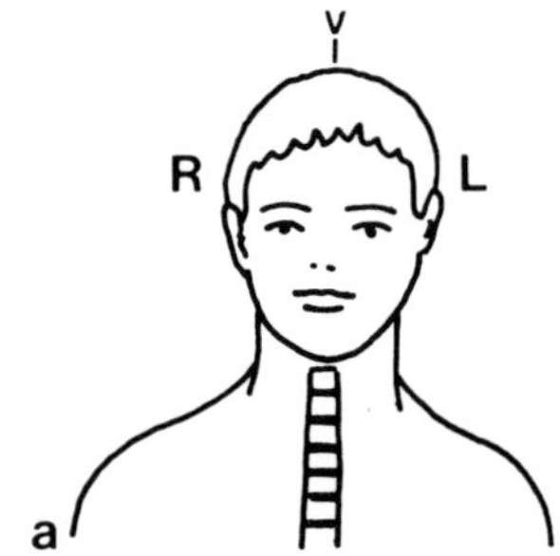

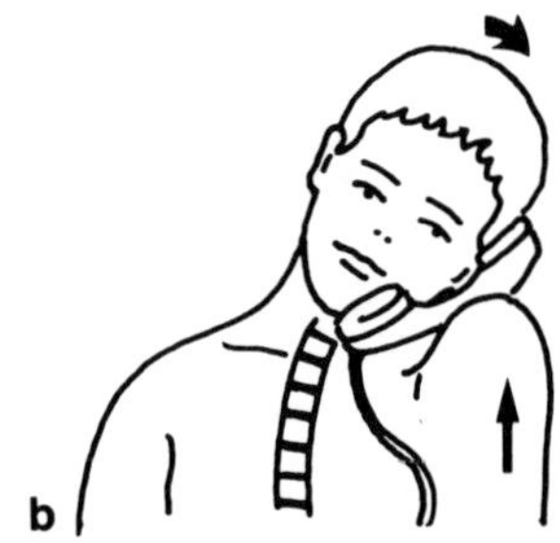

Es ist erstaunlich, in wie vielen Fällen längeres Sitzen mit der Brieftasche in der Gesäßtasche von zu engen Hosen die Ursache von Verschiebungen der Hüftknochen ist. Der ständige Druck der Brieftasche auf das Ileosakralgelenk kann Kreuzschmerzen, manchmal auch mit Ausstrahlung in die Beine, hervorrufen.

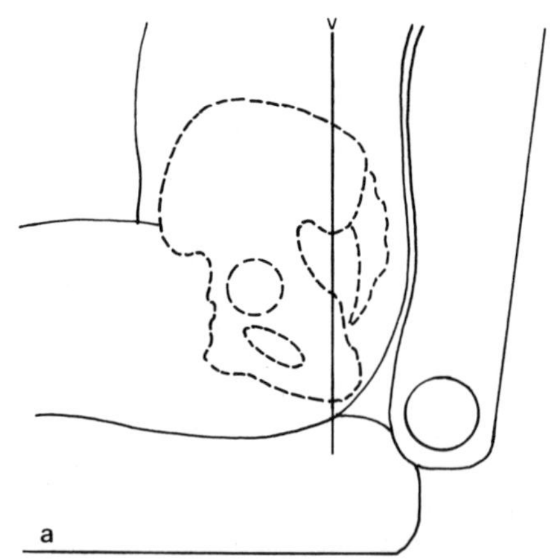

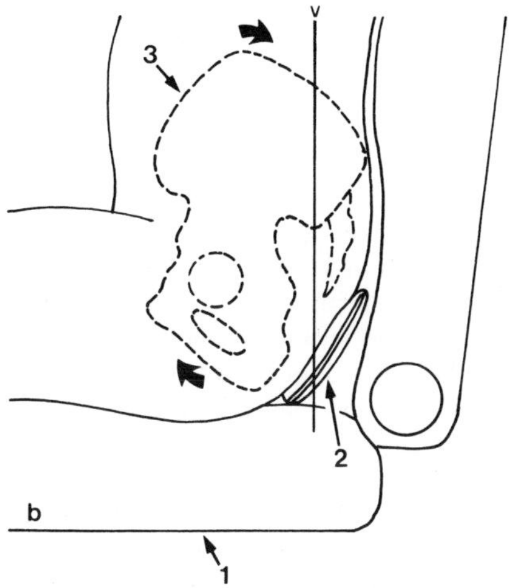

a Normale Stellung des Beckens beim Sitzen

b Zu enge Hosen werden beim Sitzen hinten nach unten gezogen. Der Geldbeutel in der Gesäßtasche verschiebt sich natürlich mit und liegt nun am unteren Rand des Hüftknochens. Die Lage der Brieftasche (2) zwischen dem hinteren, unteren Teil des Hüftknochens und dem Sitz bewirkt eine Verschiebung des Hüftknochens (3) nach hinten-unten, angezeigt durch die zwei Pfeile.

Einer der ärgsten Feinde der Wirbelsäule ist das Auto. Meistens ist der Fahrer durch den Sitzwinkel gezwungen, seinen Kopf steif nach vorne zu halten. Das führt zu Schulter- und Armbelastungen und Ermüdung nach etwa einer Stunde Fahrt. Auch die Lendenwirbelsäule und das Becken sind ständig unter Streß und zu stark nach vorn gekrümmt. Die Beine müssen wiederholt unnatürliche und vor allem einseitige Bewegungen ausführen.
Diese unausgewogenen Bewegungen, die oft unter nervenbelastenden Bedingungen wie starkem Verkehr, Nebel usw. ständig wiederholt werden, bringen die Körpermuskulatur aus dem Gleichgewicht und können auf die Dauer ernsthafte Probleme für die Gesundheit herbeiführen. Auch die dauernden Vibrationen des ganzen Körpers beim Fahren sind ein Belastungsfaktor.
Wenn Sie längere Zeit im Auto unterwegs sind, sollten Sie nach jeder Stunde anhalten, sich einige Minuten die Füße vertreten, ein paar Zilgrei-Atmungen und eine Selbstbehandlung für die gesamte Wirbelsäule durchführen. Das bringt Ihre Muskulatur wieder ins Gleichgewicht, belebt die Zirkulation und löst allfällige Fixierungen und Unbehagen.

Zusammenfassung

Einfach – klar – wirksam: Zilgrei

Wenn man die Zilgrei-Methode noch einmal abschließend zu würdigen versucht, dann wird man immer wieder dem Einwand begegnen, daß der Erfolg der Zilgrei-Selbstbehandlungen auf überraschend einfachen Grunderwägungen beruht. Einwand oder vorteilhafte Eigenschaft? Die Zilgrei-Selbstbehandlungen sind in der Tat, wie vieles durchschlagend Wirkende, völlig unkompliziert. Darüberhinaus ist hier nicht einmal – wie das in der modernen Orthopädie allmählich vorherrschend wird – »sanfte Gewalt« am Werk, sondern lediglich sanfte, aufmerksame Durchführung sorgfältig entwickelter Behandlungsvorgänge.

Noch unlängst sprachen sich drei angesehene Orthopäden, die Ärzte Hubert Baumgartner, Zürich, Hans Tischler, Wien und Hanns Dieter Wolff, Trier in einem Interview (»Ärztliche Praxis« vom 9. August 1983) für die sanfte, manuelle Therapie von Beschwerden, die von der Wirbelsäule ihren Ursprung nehmen, aus. Zugleich veröffentlichten diese Fachärzte eine überraschende Erfolgsbilanz der von ihnen angewandten Behandlungsmethoden. Vielleicht ließe sich dazu mit einiger Berechtigung erklären, daß die in Fachkreisen sogenannte »Handgriff-Medizin« nicht nur dem Trend der Zeit entspricht, sondern auch einen vielversprechenden Ausblick auf die Zukunft bietet. Die Zilgrei-Methode wird gegenwärtig von Professor Giorgio Marchetti (Ordinarius für Traumatologie und Orthopädie) an der Universität Pisa sowie im Staatlichen Italienischen Sportzentrum in Bassano del Grappa klinisch getestet. Die bisherigen Ergebnisse der wissenschaftlichen Untersuchungen sind – laut Professor Marchetti – außerordentlich vielversprechend.

Man hofft, auch die Leistungsfähigkeit der Sportler sowie ihre psychische und physische Ausgeglichenheit durch regelmäßige Anwendung der Zilgrei-Methode merklich verbessern zu können.

Es ist sicherlich nicht vermessen, wenn man – mit einem Blick auf die gegenwärtige Entwicklung des Gesundheitswesens in der Bundesrepublik – von einer gewissermaßen natürlichen »Kostendämpfung« spricht. Wir werden alle sicher wieder lernen müssen, ein bißchen mehr Eigenverantwortung, mehr Rücksicht auf unsere Mitmenschen zu praktizieren. Dazu gehört vor allem eine Rückbesinnung auf ein altes Prinzip, das über Jahrhunderte hinweg in der Heilkunde immer eine ganz wichtige Rolle gespielt hat: der beste Arzt ist der, welcher den Menschen in seiner Umgebung vermittelt, was richtige, also menschenwürdige Lebensführung bedeutet. Oder kürzer ausgedrückt: Vorbeugen ist besser als Heilen.

Gerade dieser Grundsatz könnte als Motto über der Zilgrei-Methode stehen. Denn Zilgrei gestattet jedem Menschen, ohne Aufwand, ohne Kosten, ohne große Selbstdisziplinierung, vor allem aber ohne die Inanspruchnahme anderer Mitbürger Alltagsbeschwerden, die wir alle kennen und selbst erfahren haben, erfolgreich loszuwerden. Somit erfüllt diese »lächerlich einfache« Methode eine Forderung, die mittlerweile angesichts leerer Kassen bei der öffentlichen Hand und bei den Krankenversicherungen laut wird nach jenem Eigenbeitrag, den man von jedem Mitbürger, ungeachtet seines Besitzstandes oder seiner wirtschaftlichen Existenz, verlangen sollte. Auch hier Einfachheit und Klarheit!

Ist es da zuviel gesagt, wenn man behauptet, daß eine solche Methode, hat sie erst einmal die richtige Verbreitung gefunden, durchaus imstande ist, eine soziale Aufgabe zu erfüllen?

In Zukunft wird sicherlich unter den Lesern dieses Buches der Wunsch geäußert werden, man wolle sich vielleicht im Erfahrungsaustausch und in gemeinsamer Einübung mit anderen eine weitergehende Beherrschung dieser Methode erarbeiten. Schließlich ist es nicht jedermanns Sache, methodisch zu lesen, Abbildungen zu folgen und dabei beharrlich weiterzumachen. Außerdem braucht ein jeder Bestätigung durch andere Menschen. Selbsthilfegruppen werden in immer größerer Zahl aktiv. Vielleicht werden wir Bürger tatsächlich mündig. Vielleicht wächst in uns auch das Gefühl für gemeinschaftliche Tätigkeit. Der Bildung von Zilgrei-Selbsthilfegruppen unter den Lesern dieses Buches unter Einschluß der vielen Menschen in unserem Land, die unter den Beschwerden leiden, die hier ausführlich beschrieben worden sind, steht nichts im Wege. Die Deutsche Zilgrei Gesellschaft e. V. (die Anschrift finden Sie auf Seite 8) gibt allen Interessierten bereitwillig Auskunft und vermittelt Adressen. Darüberhinaus ist die Gesellschaft jederzeit bereit, konkret

bei der Einrichtung von solchen Gruppen zu helfen. Die Erfahrungen im Ausland bieten dafür eine breite Grundlage.
Übrigens veranstaltet die Deutsche Zilgrei Gesellschaft e. V. regelmäßig Kurse für Interessierte. Das vermittelte Kursmaterial geht weit über die Ausführungen dieses Buches hinaus. Auch bildet die Zilgrei Gesellschaft Lehrpersonal und Therapeuten aus. Für diese Kurse gelten die grundsätzlichen Erwägungen über den Kompetenzgrad (siehe Seite 15). Selbstverständlich gilt besonders im Zusammenhang mit der Befähigung für die Zilgrei-Therapie der unverrückbare Grundsatz, den wir schon zuvor betont haben: Bei jeglichen Beschwerden, die Sie haben und nicht alsbald durch die Selbstbehandlung beheben können, ist es unbedingt notwendig, umgehend einen Arzt aufzusuchen.
Wir könnten jetzt noch die Bedeutung einer vorbeugenden Zilgrei-Selbstbehandlung für streßgeplagte Menschen unserer Tage ausführlich darstellen; wir könnten Bezug nehmen auf die leistungsfördernde Wirkung der Zilgrei-Methode für den Spitzen- und den Breitensport. Die Themen ließen sich noch weiter ergänzen, denn Zilgrei hat noch sehr viel Material, das bislang unveröffentlicht ist. Aber vielleicht ergibt sich in den Selbsthilfegruppen Gelegenheit zur Mitarbeit an anderen Problemkreisen, an neuen Aufgaben . . .

Glossar

ADRENALIN = Hormon des Nebennierenmarks, das auf den Kreislauf und das Herz, den Stoffwechsel und die glatte Muskulatur einwirkt
AFFERENT = aufsteigend, hinführend, z. B. die zum Gehirn hinführenden Nerven
ALLGEMEIN-DYNAMISCH = Variante der Zilgrei-Selbstbehandlung siehe Seite 43
ALLGEMEIN-STATISCH = Variante der Zilgrei-Selbstbehandlung siehe Seite 41
AMBIDEXTER = Leute, die mit beiden Händen gleich geschickt sind
ANTAGONISTISCH = hemmende Wirkung des Muskels
ANTIPYRETICA = fiebersenkende Medikamente
APEX = Spitze z. B. bei einer Skoliose
ARTHRITIS = Gelenkentzündung
ARTHROSE = Prototyp der degenerativen, nicht-entzündlichen Gelenk- und Knochenleiden, altersbedingter Verschleiß von Knorpelgeweben
AS = anterior-superior = vorne-oben, Bezeichnung für die Verlagerungsrichtung des Beckens bzw. der Beckenhälften
ASSIMILATION = Umwandlung der aufgenommenen Nahrungsstoffe zu körpereigenen Stoffen und Einbau in den Körper bei Mensch, Tier und Pflanze
ATLAS = erster Halswirbel, der den Schädel trägt
ATMUNGSPHASE = das Einatmen oder das Ausatmen, siehe Atmung Seite 34
ATMUNGSZYKLUS = in der normalen Atmung besteht er aus Einatmen und Ausatmen, bei der Zilgrei-Standardatmung besteht er aus Einatmen plus 5 Sekunden Pause und Ausatmen plus 5 Sekunden Pause, siehe Atmung Seite 34
AUTOSUGGESTION = die Fähigkeit, sich selbst so zu beeinflussen, daß seelische oder körperliche Veränderungen eintreten

BARBITURAT = Medikament bzw. Droge zur Hemmung des zentralen Nervensystems zum Zweck der Beruhigung, Krampflösung oder zum Einschlafen
BASISBEWEGUNGSEBENE = eine der drei grundsätzlichen Bewegungsebenen: Sagittal-, Horizontal-, Frontalebene. Siehe Seite 22
BASIS-SELBSTBEHANDLUNG = eine der beiden grundsätzlichen Zilgrei-Selbstbehandlungen; Schwan und Eisvogel. Siehe Seite 70 und 73
BETROFFENE EBENE = bei Zilgrei die Bewegungsebene, auf der ein Symptom auftritt
BIOKYBERNETIK = die Steuerungsmechanismen des lebenden Organismus
BIZEPS = zweiköpfiger Muskel, z. B. am Oberarm

CHIROPRAXIS = manuelle Wirbelsäulentherapie zur Beseitigung von Fehlstellungen der Wirbel, die durch vegetative Reizung Schmerzen oder Funktionsstörungen der inneren Organe bedingen können

DARMBEIN = Teil des Hüftbeins
DIABETES = Zuckerkrankheit
DIAGNOSE = Erkennung und Benennung einer Krankheit
DORNFORTSATZ = dornförmiger, nach hinten ragender Fortsatz des Wirbels an der Rückseite des Wirbelbogens
DORSALBEREICH = Bereich der Brustwirbelsäule
DYNAMOGENE ATMUNG = krafterzeugende Atmung, siehe Zilgrei-Atmung Seite 34

EFFERENT = herausführend, absteigend, z. B. efferente Nerven, die vom Gehirn zu den Organen hinführenden Nerven
ENDORPHIN = vom Körper produzierte, schmerzstillende Substanz
ENZYME = katalytisch wirksame Eiweiße
ERFORDERLICHE POSITION = bei der Zilgrei-Selbstbehandlung einzunehmende Position

FEMURKOPF = Kopf des Oberschenkelknochens
FRONTALEBENE = eine der drei Basisbewegungsebenen

GANGLIEN = Ansammlung von Nervenzellen
GEGENBEWEGUNG = bei Zilgrei die der symptomauslösenden entgegengesetzte Bewegung
GEGENPOSITION = bei Zilgrei die der symptomauslösenden entgegengesetzte Position
GEN = Erbfaktor im Sinne von Informationsträger
GOLGIZELLEN = große Körnerzellen in der Kleinhirnrinde
GRAVITATIONSEFFEKT = Schwerkraftwirkung

HERZARRHYTHMIE = unregelmäßige Herzschlagfolge
HORIZONTALEBENE = eine der drei Basisbewegungsebenen des Körpers
HORMON = körpereigene Wirkstoffe, Produkte der Drüsen, die gemeinsam

mit den nervalen Regulationen die Vorgänge des Stoffwechsels, des Wachstums und der Fortpflanzung steuern
HYPERKYPHOSE = zu stark ausgeprägte Krümmung der Kyphose
HYPERLORDOSE = zu stark ausgeprägte Krümmung der Lordose
HYPERTONIE = Bluthochdruck
HYPOCHONDER = eingebildeter Kranker
HYPOKYPHOSE = zu schwach ausgeprägte Krümmung der Kyphose
HYPOLORDOSE = zu schwach ausgeprägte Krümmung der Lordose
HYPOPHYSE = Hirnanhangdrüse
HYPOTONIE = niedriger Blutdruck

INTERKOSTALMUSKULATUR = Muskeln zwischen den Rippen
ISCHIAS = Syndrom, bei dem hauptsächlich Schmerzen auftreten, die aus der Kreuzbeingegend über die Außenseite des Oberschenkels in den Fuß ziehen

KAPILLAREN = die engen Röhrchen, die die Verbindung zwischen den Arterien und den Venen herstellen
KARDIOLOGE = Herzspezialist
KASUISTIK = Beschreibung eines Krankheitsfalles
KATALYSATOR = Stoff, der, ohne im Endprodukt der Reaktion zu erscheinen, die Geschwindigkeit der Reaktion verändert, nicht aber ihre Gleichgewichtslage
KOMPETENZGRAD = bei Zilgrei die Bestimmung, wer, Laie oder Fachmann, welche Zilgrei-Selbstbehandlungen anwenden darf
KONTRAINDIKATION = Gegenanzeige, die es verbietet, ein gewisses Behandlungsverfahren anzuwenden
KOXARTHRITIS = Arthritis des Hüftgelenks
KOXARTHROSE = Arthrose des Hüftgelenks
KREUZBEIN = der durch die Verschmelzung von fünf Sakralwirbeln gebildete untere Abschnitt der Wirbelsäule
KYPHOSE = normale Krümmung der Wirbelsäule nach hinten, z. B. in der Brustwirbelsäule

LAMINA = dünne, flache Knochenplättchen, die den Dornfortsatz mit den Wirbelkörpern verbinden
LORDOSE = natürliche Krümmung der Wirbelsäule nach vorne, Hals- und Lendenabschnitt der Wirbelsäule (Seitenansicht)

MIGRÄNE = einseitig auftretende Kopfschmerzen, meist mit Übelkeit, Erbrechen oder Überempfindlichkeit der Sinnesorgane verbunden
MIKROBEWEGUNGEN = kleinste Gelenkbewegungen, z. B. der Wirbel während des Atmens
MONOLATERALISMUS = bei Zilgrei einseitige Körperbeanspruchung und die dadurch verursachten Syndrome
MUSKELTONUS = Widerstand, den die Muskulatur passiver Dehnung entgegensetzt, so daß eine Haltefunktion zustande kommt, die mit relativ niedrigem Energieverbrauch einhergeht

NEPHROLOGE = Facharzt für Nierenkrankheiten
NEURALROHR = besteht aus den übereinanderliegenden Wirbelkörpern und enthält das Rückenmark
NEURONEN = Nervenzellen
NUCLEUS PULPOSUS = Bandscheibe

OSTEO-NEURO-MUSKULAR = die Knochen, Nerven und Muskeln betreffend
OSTEOPATH = Facharzt für Knochenerkrankungen

PAARIGE MUSKELN = ein gleiches Muskelpaar, wovon der eine Muskel zur rechten und der andere zur linken Seite des Körpers liegt
PALPATIONSTEST = Untersuchung durch Abtasten
PATHOLOGISCH = krankhaft
AS = posterior-inferior = hinten-unten, Bezeichnung für die Verlagerungsrichtung des Beckens bzw. der Beckenhälften
PLACEBO = Scheinmedikament
PROPHYLAXE = Krankheitsvorbeugung bzw. -verhütung

QUERFORTSATZ = Wirbelfortsätze, die zu beiden Seiten in der Querrichtung von den Wirbelbögen abgehen

RAMI COMUNICANTI = Verbindungsäste z. B. von Nerven
RESPIRO-DYNAMOGENIK = bei Zilgrei krafterzeugende Atmung – siehe Zilgrei Atmung Seite 34
ROTATION = Drehung

SAGITTALEBENE = eine der drei Basisbewegungsebenen des Körpers
SAKRO-ILIAKALGELENK (auch ILEOSAKRALGELENK) = Gelenk zwischen Kreuzbein und Darmbein
SCHEINBAR KÜRZERES BEIN = bei Zilgrei ein durch Verschiebung der Beckenhälften bedingtes kürzeres Bein. Siehe Seite 55
SCHONHALTUNG = seitliche Verbiegung der Wirbelsäule bei Ischiasreizung
SKOLIOSE = Seitenverbiegung der Wirbelsäule
SPEZIFISCH-DYNAMISCH = Variante der Zilgrei-Selbstbehandlung. Siehe Seite 43
SPEZIFISCH-STATISCH = Variante der Zilgrei-Selbstbehandlung. Siehe Seite 41
SPINALNERV = aus dem Rückenmark austretender Nerv
SPINDELZELLEN = spindelförmige Zellen des Bindestützgewebes
SUBLUXATION = unvollständige Verrenkung, bei der sich die Gelenkflächen noch teilweise berühren
SYMPTOM = Krankheitszeichen. Bei Zilgrei Schmerz, zunehmender Schmerz und/oder Bewegungseinschränkung

SYNAPSE = Verbindungsstelle, Umwertungsstelle der Erregung
SYNDROM = Symptomenkomplex, eine in typischer Kombination auftretende Gruppe von Krankheitszeichen
SYNERGISTISCH = gegenseitiges Zusammenwirken von Organen, z. B. mehreren Beuge- und mehreren Streckmuskeln

TACHYKARDIE = Frequenzbeschleunigung des Herzens, wenn diese über 100 Schläge in der Minute ansteigt
TRIZEPS = der dreiköpfige Streckmuskel des Oberarms

ZERVIKALARTHROSE = Arthrose im Halswirbelbereich
ZERVIKALBEREICH = Halswirbelbereich

ZILGREI-ATMUNG (DYNAMOGENE ATMUNG) = siehe Seite 37
ZILGREI-BEWEGUNG = die dem Symptom entgegengesetzte Bewegung
ZILGREI-POSITION = die dem Symptom entgegengesetzte Stellung

Danksagung

In den über fünf Jahren, die wir benötigt haben, um die Zilgrei-Methode auf den heutigen Stand zu bringen (über 1700 Selbstbehandlungen) galt es, viele Hindernisse zu überwinden und zahlreiche Vorurteile abzubauen. Dabei hatten wir das große Glück, oft unerwartet auf Verständnis, Unterstützung und Ermutigung zu stoßen. Nach Veröffentlichung der italienischen Zweitauflage bedeutet das Erscheinen der deutschen Ausgabe einen weiteren Meilenstein in unserem Bestreben, Zilgrei unseren Mitmenschen zugänglich zu machen. Wir möchten es nicht versäumen, an dieser Stelle unseren nachdrücklichen Dank jenen auszusprechen, die uns bei der Verrwirklichung dieser Aufgabe behilflich waren und es noch sind: den Hunderten von ehemaligen Patienten, die uns begeistert von ihren Genesungserfolgen berichtet haben, den Firmen und Industrieunternehmen, die uns im Interesse ihrer Mitarbeiter aktive Unterstützung zukommen ließen, den Gemeinden, die Personal ausbilden ließen, um ihren älteren Mitbürgern zu helfen, den zahlreichen Ärzten, die die Bedeutung und Wirksamkeit der Zilgrei-Methode anerkannt haben, und den vielen anderen, die uns moralische Unterstützung zuteil werden ließen und ernsthaftes Interesse zeigten. Unser ganz besonderer Dank gilt folgenden Personen, die spontan und unentgeltlich ihre Zeit und Einsatzfreude darauf verwandt haben, die Entwicklung der Zilgrei-Methode bis zum gegenwärtigen Stand zu ermöglichen:

Bruna Forti, Carlo Crovetto, Adriana und Maurizio Parini, Dr. Dennis Macklin D. C. (USA), Maverick Greissing, Flavio Fadda, Mario Vatrini, Giulio Picozzi, Iliana Biagiotti, Ausilio Basso, Sieghilde Zehrt, Betty Schildknecht, Dr. med. Roberto Pincolini, Dr. med. Giuliano Pogliani, Dr. med. Marco Pozzolini, Dr. med. Franco Carraro, Dr. med. Renate Hölscher, Dr. med. Anton Hölscher, Karlheinz Kugler, Dietmar Rummel, Prof. Dr. med. Carl Wegelius (Schweden), Dr. med. Ora Friberg (Finnland), Prof. Dr. med. Piergiorgio Marchetti (Universität Pisa), Prof. Dr. med. Danilo Tagliabue (Präsident der italienischen Kommission für Sportmedizin), Prof. Dr. med. Alfredo Caligaris (Dozent für Sportmedizin, Universitäten Chieti und Pavia), Magda Gaslini, Maya Kaufmann.

Register

Schreiben Sie uns über Ihre Erfahrungen mit Zilgrei. Sie würden damit einen wertvollen Beitrag zu unserer Forschung leisten und vielleicht auch anderen helfen.
Schreiben Sie uns auch, wenn Sie Hilfe beim Erlernen der Zilgrei-Methode brauchen; wir schicken Ihnen gerne Listen der in Deutschland tätigen Zilgrei-Therapeuten und -Lehrer oder informieren Sie über Lernhilfen anhand von Video-Kassetten.

Deutsche Zilgrei Gesellschaft e.V.
Geschäftsstelle
Savignystraße 80
60325 Frankfurt/M.
Telefon 069/749584